Kohlhammer

Der Autor

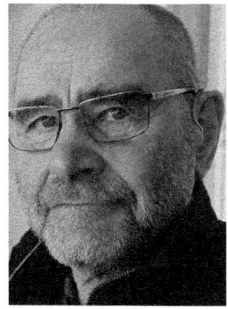

Franz Wienand, Dr. med. Dipl.-Psych., geboren 1949, absolvierte nach dem Studium der Psychologie und Medizin in Würzburg die Weiterbildung zum Facharzt für Kinder- und Jugendpsychiatrie und -psychotherapie an der Universität Marburg und promovierte bei Prof. Dr. Dr. H. Remschmidt über den Langzeitverlauf der Anorexia nervosa. Von 1987 bis 1992 leitete er die Abteilung für Kinder- und Jugendpsychiatrie und -psychotherapie an der Landesklinik Nordschwarzwald. Seit 1992 ist Dr. Wienand mit Diplom-Psychologin Monika Wienand in Böblingen niedergelassen, inzwischen in Privatpraxis. Er verfügt über abgeschlossene Weiterbildungen in Kinder-, Jugend- und Familientherapie, Gesprächspsychotherapie, Psychoanalytisch-Systemischer Kurztherapie, Psychoanalyse und Katathym Imaginativer Psychotherapie. Dr. Wienand ist Lehrtherapeut, Dozent und Supervisor in Katathym Imaginativer Psychotherapie der AGKB, Dozent und Supervisor am Kölner Institut für Kindertherapie KIKT und am Saarländischen Institut für tiefenpsychologisch fundierte Psychotherapie sowie Supervisor am ZAP Bad Salzuflen und an der Wiesbadener Akademie für Psychotherapie. Er ist bei der LPK Baden-Württemberg als Supervisor für analytische und tiefenpsychologisch fundierte Psychotherapie akkreditiert. Dr. Wienand ist Redaktionsmitglied des »Forums der Kinder- und Jugendpsychiatrie, Psychosomatik und Psychotherapie«. Er publiziert und hält Fortbildungen zur projektiven Diagnostik und Katathym Imaginativen Psychotherapie mit Kindern, Jugendlichen und Familien.

Die Mitwirkenden

Gabriele Meyer-Enders ist Gestalttherapeutin und Kinder- und Jugendlichenpsychotherapeutin in Köln. Sie gründete das Kölner Institut für Kindertherapie, den Verlag für therapeutische Materialien KIK-TheMa und die KIKT-Akademie e. V.

Michael Günter, Prof. Dr. med., ist Kinder- und Jugendpsychiater und Psychoanalytiker. Er leitete die Klinik für Kinder- und Jugendpsychiatrie und Psychotherapie am Klinikum Stuttgart. Er forscht und publiziert u. a. über Adoleszenz und forensische Kinder- und Jugendpsychiatrie.

Bertke Reiffen-Züger, Dipl. Päd., ist analytische Kinder- und Jugendlichenpsychotherapeutin, Dozentin und Supervisorin an verschiedenen Ausbildungsinstituten. Sie entwickelte den Plämokasten der Ärztlichen Akademie für Psychotherapie von Kindern und Jugendlichen e.V. in München. Zusammen mit Dagmar Lehmhaus mehrere Veröffentlichungen u. a. zum Thema Diagnostik und zum Spielen.

Dagmar Lehmhaus, Dipl. Soz., ist analytische Kinder und Jugendlichenpsychotherapeutin, Familientherapeutin, Dozentin, Selbsterfahrungsleiterin und Supervisorin an verschiedenen Ausbildungsinstituten. Sie schrieb zusammen mit Bertke Reiffen-Züger u. a. ein Handbuch zur psychodynamischen Diagnostik sowie zum psychotherapeutischen Spielen.

Franz Wienand

Projektive Diagnostik bei Kindern, Jugendlichen und Familien

Grundlagen und Praxis
Ein Handbuch

Unter Mitarbeit von Gabriele Meyer-Enders, Michael Günter, Bertke Reiffen-Züger, Dagmar Lehmhaus und Monika Wienand

Mit einem Geleitwort von Gerd Lehmkuhl

3., erweiterte und aktualisierte Auflage

Verlag W. Kohlhammer

Dieses Werk einschließlich aller seiner Teile ist urheberrechtlich geschützt. Jede Verwendung außerhalb der engen Grenzen des Urheberrechts ist ohne Zustimmung des Verlags unzulässig und strafbar. Das gilt insbesondere für Vervielfältigungen, Übersetzungen, Mikroverfilmungen und für die Einspeicherung und Verarbeitung in elektronischen Systemen.

Pharmakologische Daten, d. h. u. a. Angaben von Medikamenten, ihren Dosierungen und Applikationen, verändern sich fortlaufend durch klinische Erfahrung, pharmakologische Forschung und Änderung von Produktionsverfahren. Verlag und Autoren haben große Sorgfalt darauf gelegt, dass alle in diesem Buch gemachten Angaben dem derzeitigen Wissensstand entsprechen. Da jedoch die Medizin als Wissenschaft ständig im Fluss ist, da menschliche Irrtümer und Druckfehler nie völlig auszuschließen sind, können Verlag und Autoren hierfür jedoch keine Gewähr und Haftung übernehmen. Jeder Benutzer ist daher dringend angehalten, die gemachten Angaben, insbesondere in Hinsicht auf Arzneimittelnamen, enthaltene Wirkstoffe, spezifische Anwendungsbereiche und Dosierungen anhand des Medikamentenbeipackzettels und der entsprechenden Fachinformationen zu überprüfen und in eigener Verantwortung im Bereich der Patientenversorgung zu handeln. Aufgrund der Auswahl häufig angewendeter Arzneimittel besteht kein Anspruch auf Vollständigkeit.

Die Wiedergabe von Warenbezeichnungen, Handelsnamen und sonstigen Kennzeichen in diesem Buch berechtigt nicht zu der Annahme, dass diese von jedermann frei benutzt werden dürfen. Vielmehr kann es sich auch dann um eingetragene Warenzeichen oder sonstige geschützte Kennzeichen handeln, wenn sie nicht eigens als solche gekennzeichnet sind.

Dieses Werk enthält Hinweise/Links zu externen Websites Dritter, auf deren Inhalt der Verlag keinen Einfluss hat und die der Haftung der jeweiligen Seitenanbieter oder -betreiber unterliegen. Zum Zeitpunkt der Verlinkung wurden die externen Websites auf mögliche Rechtsverstöße überprüft und dabei keine Rechtsverletzung festgestellt. Ohne konkrete Hinweise auf eine solche Rechtsverletzung ist eine permanente inhaltliche Kontrolle der verlinkten Seiten nicht zumutbar. Sollten jedoch Rechtsverletzungen bekannt werden, werden die betroffenen externen Links soweit möglich unverzüglich entfernt.

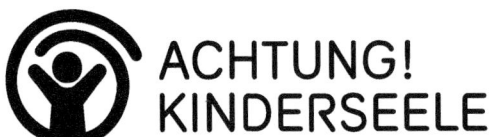

Im Kaufpreis dieses Buches ist eine Spende für die Stiftung »Achtung! Kinderseele« enthalten.

3., erweiterte und aktualisierte Auflage 2024

Alle Rechte vorbehalten
© W. Kohlhammer GmbH, Stuttgart
Gesamtherstellung: W. Kohlhammer GmbH, Stuttgart

Print:
ISBN 978-3-17-044066-1

E-Book-Formate:
pdf: ISBN 978-3-17-044067-8
epub: ISBN 978-3-17-044068-5

Für unsere Kinder und Enkel

Geleitwort

von Gerd Lehmkuhl

Projektive Verfahren finden aktuell im diagnostischen Prozess nur wenig Beachtung. Zu sehr liegt der Schwerpunkt auf gut standardisierten und validierten Verfahren, so dass dem scheinbar »Subjektiven und Qualitativen« kein großer Stellenwert mehr eingeräumt wird.

Doch das war nicht immer so:

Bei der im Jahr 2000 von Bölte und Mitarbeitern durchgeführten Befragung von 92 ambulanten und stationären kinder- und jugendpsychiatrischen Einrichtungen aus dem gesamten Bundesgebiet zu deren Handhabe und Einschätzung testpsychologischer Verfahren gaben gut 70 % an, projektive Tests immer oder oft einzusetzen. Aber schon 2008 konnten Roth und Herzberg feststellen, dass projektive Verfahren »merklich an Bedeutung in der Psychologischen Diagnostik verloren haben« (Roth & Herzberg 2008). Eine Zunahme verzeichneten hingegen vor allem sogenannte klinische Screening-Instrumente, die eine rasche Einschätzung der Symptomatik erlauben, wie z. B. der Angstfragebogen für Kinder oder die Child Behaviour Checklist (s. Döpfner & Petermann 2012).

Dass projektive Ansätze »aus der Mode« gekommen sind, hat mehrere Ursachen: Die testpsychologischen und methodischen Anforderungen sind ständig gewachsen, eine störungsspezifische und leitlinienorientierte Diagnostik wird sowohl für die Klassifikation als auch die Anwendung evidenzbasierter Therapieverfahren ebenso verlangt, wie für die prognostische Vorhersage von Verläufen psychischer Störungen und deren Evaluation und Veränderungsmessung.

In einer Zeit umfassender Standards für psychologische Tests (Baumann & Stieglitz 2001) haben projektive Verfahren scheinbar keinen Platz und keine spezifische Funktion. Andererseits blicken sie auf eine lange Tradition in der tiefenpsychologisch orientierten Kinderpsychotherapie zurück.

Und auch heute finden sie immer dann ihre Anwendung, wenn es um Fragen der intrapsychischen Dynamik, der Beziehungsgestaltung und um biographisches Material geht, das sich mit standardisierten Methoden nicht oder nur schwer erschließen lässt.

Das primäre Ziel besteht darin, auf diesem Weg einen Zugang zum inneren Erleben, zu verborgenen Ängsten und lebensstiltypischen Verarbeitungsstrategien zu finden.

Insofern kommt projektiven Verfahren vor allem ein »explorativer« Wert zu. Sie ermöglichen, über die Verhaltensbeobachtung, das Interaktionsverhalten, die Affektivität, die Motivation und die Kreativität eines Kindes einzuschätzen (Lehmkuhl & Petermann 2014).

Andererseits wird zunehmend deutlich, dass allein mit Fragebogenscores ein Zugang zur emotionalen Befindlichkeit des Patienten kaum gelingt. Es bedarf daher eines psychobiographischen, ideographischen, holistischen und narrativen Ansatzes, um die Lebens- und Krankheitsgeschichten unserer Patienten mehr kennenzulernen: »Die Befreiung der Biographien von Patienten aus ihrer isolierten Sicht, also ihrer Einbettung in die Cobiographien und in die gesellschaftlichen Prozesse und Zeitcharakteristiken, erfordert auch in der Klinischen Psychologie eine breitere Konzeption und eine stärkere interdisziplinäre Sicht des Lebenslaufes. Dabei ist stets die Gefahr zu bannen, dass biographische

Verläufe im normativ-idealtypischen Muster gesehen werden, in denen die jeweiligen Vorstellungen von »gelungenen« und »gescheiterten« Karrieren aus der Sicht des Diagnostikers oder aus der Sicht des Hier und Jetzt zum Ausdruck kommen« (Keßler 2001, 206).

Wie vielfältig, anregend und hypothesengenerierend projektive Ansätze sein können, veranschaulicht das vorliegende Handbuch in hervorragender Weise. Es bietet neben einer fundierten theoretischen Einführung die systematische Darstellung ganz unterschiedlicher projektiver Testverfahren. Dabei wird das breite Spektrum zeichnerischer, verbalthematischer, spielerischer sowie beziehungs- und familiendiagnostischer Methoden mit ihren Möglichkeiten und Grenzen vorgestellt. Man spürt die klinische Erfahrung der Autoren und ihre langjährige, intensive Beschäftigung mit dieser Thematik, die dem Leser viele Anregungen und Möglichkeiten bei der Anwendung nahebringt. Es wird deutlich, dass projektive Verfahren zu einem ganzheitlichen Verständnis psychischen Erlebens und Verhaltens entscheidend beitragen können und dass ihr qualitativer Zugang andere Sichtweisen ermöglicht als standardisierte Fragebogenverfahren und Interviews.

Die Lektüre des Buches belegt eindrucksvoll, dass der psychodiagnostische Prozess durch projektive Testverfahren entscheidend bereichert wird und vor allem Grundlegendes über die Persönlichkeit von Kindern und Jugendlichen vermittelt.

Projektive Ansätze, dies belegt das Buch eindrucksvoll, füllen die große Lücke zwischen hochstrukturierten und standardisierten Tests und ganz offenen Kontaktgesprächssituationen. Sie helfen uns, einen narrativen Zugang zu Patienten zu finden, ihm zu vermitteln, dass wir an seiner Person und Biographie Interesse haben, so dass ein therapeutischer Zugang leichter gefunden werden kann.

Köln, im Herbst 2015 zur 1. Auflage
Gerd Lehmkuhl

Danksagung

Dieses Handbuch verdankt seine Entstehung der Unterstützung vieler Personen. Zunächst danke ich Dr. Ruprecht Poensgen vom Kohlhammer Verlag, der dieses Projekt angestoßen und seine Entstehung in all den Jahren wohlwollend begleitet hat, sowie meinen Lektorinnen Ulrike Döring und Anita Brutler für ihre hervorragende Betreuung und Geduld. In den Seminaren von Prof. Joachim Wittkowski, damals noch Assistent am Lehrstuhl für Psychologie der Universität Würzburg, habe ich die projektiven Verfahren kennen und schätzen gelernt. Seine profunde Übersichtsarbeit über projektive Verfahren in der Enzyklopädie der Psychologie (2011), deren Manuskript er mir großzügig vorab zur Verfügung stellte, war eine wertvolle Hilfe für die Beschreibung und Beurteilung vieler Testverfahren. So ist dieses Buch auch ein später Dank für eine gründliche Ausbildung in projektiver Diagnostik, die in den 1960er und 1970er Jahren noch zum Psychologiestudium gehörte.

Neben vielen anderen Einflüssen hatte und hat besonders die Katathym Imaginative Psychotherapie mein Denken in Metaphern und Bildern entscheidend geprägt und bereichert.

Zu Dank verpflichtet bin ich auch meinem Praxisteam für den kontinuierlichen Erfahrungsaustausch und den Kinder- und Jugendlichenpsychotherapeutinnen des C. G. Jung-Institut Stuttgart Eva-Marie Feine-Enninger, Kornelia Ebert, Ingola Reichenstein, Christina Gnas, Isolde Eisele und Jasminka Zulic, die ihre Praxiszeit bei uns verbrachten und ihr Wissen mit uns teilten. Und natürlich verdanken wir unsere Erfahrung und unser Wissen ganz entscheidend den Kindern, Jugendlichen und Familien, die uns über mehr als zwanzig Jahre hinweg vertrauensvoll Einblick gewährten in ihre Sorgen, Konflikte und Nöte, aber auch in ihre Stärken und Fähigkeiten, Schwierigkeiten zu überwinden.

Für die großzügige Überlassung von Literatur und Material zu einzelnen Testverfahren danke ich Renate Blumenstock, Holzgerlingen, Judith Fuchs, Wuppertal, Doris Seitz, Karlsbad, Marianne Klauser, Winterthur, und Ulrich Jungbluth, Köln. Informationen über die Vita von Marta Kos verdanke ich Prof. Toni Reinelt, Wien und Dr. Ulrike Weninger, Klagenfurt.

Ich freue mich, dass Gabriele Meyer-Enders und Prof. Michael Günter bereit waren, in ihren Beiträgen ihr Wissen und ihre Erfahrung zur Verfügung zu stellen.

Ganz besonders aber danke ich meiner Frau Monika, die durch ihre Beratung und Mitarbeit, vor allem aber mit ihrer Geduld und Zuversicht die Verwirklichung dieses Projekts erst ermöglicht hat.

Böblingen und Calw, im September 2015
zur 1. Auflage
Franz Wienand

Es ist erfreulich, dass es seit dem Erscheinen des Handbuchs mit dem Projektiven Beziehungsdiagnostikum zum Beziehungserleben von Kindern und dem Sceno-2 Neu- bzw. Weiterentwicklungen sowie Validierungsstudien projektiver Verfahren gegeben hat, die in die 3. Auflage aufgenommen werden konnten. Es bleibt zu hoffen, dass die Einbeziehung systemischer, psychodynamischer sowie vor- und unbewusster Aspekte in die Psychodiagnostik weitere Verbreitung in Praxis, Lehre und Forschung findet.

Böblingen und Calw, im Sommer 2024
zur 3. Auflage
Franz Wienand

Inhalt

Geleitwort 7
von Gerd Lehmkuhl

Danksagung 9

I   Einleitung

II   Projektive Verfahren – Theorie und Problematik

1   Einführung 23

2   Zum Begriff der Projektion 24

3   Zur Geschichte projektiver Verfahren 25

4   Kreativität, Imagination und Symbolisierung 27

5   Bewusstsein, Unbewusstes und subjektives Erleben 32

6   Kritik an Projektiven Verfahren 33

7   Objektivität versus Subjektivität in der Psychodiagnostik .. 38

8   Projektive Verfahren als qualitativ-heuristische Methoden . 40

9   Bedeutung projektiver Diagnostik bei Kindern und Jugendlichen 45

III   Zeichnerische Gestaltungsverfahren

1   Einführung 49

2   Baum-Zeichnungen 66

3   Menschzeichnungen 75

4   Familie-Zeichnungen 95

5   Der Sterne-Wellen-Test (SWT) von Avé-Lallemant (1978, 1994) 118

6	Der Wartegg-Zeichen-Test (WZT) von Wartegg (1939).........................	126
7	Weitere orientierende Zeichentests..	137
8	Zwischen Zeichnen, Spiel und Therapie: Das Squigglespiel von Winnicott (1968/1989)	142

IV Verbal-thematische Verfahren

1	Einführung...	147
2	Wunschprobeverfahren..	150
3	Satzergänzungstests..	154
4	Die Fabelmethode von Düss (1942, 1956)	159
5	Der Picture Frustration Test (PFT) von Rosenzweig (1945, 1948, 1950) ...	164
6	Der Schweinchen-Schwarzfuß-Test (SFT) von Corman (1977/3. Aufl. 1995)..	170
7	Der Thematische Apperzeptionstest (TAT) von Morgan & Murray (1935)...	179
8	Der Kinder-Apperzeptions-Test (CAT) von Bellak & Bellak (1949)..........	199
9	Der Schulangst-Test (SAT) von Husslein (1978)	206
10	Der Geschichten-Erzähl-Test projektiv (GETp) von Preuß & Landsberg (1996)..	211
11	Der Apperzeptive Situationstest (AST) von Laufs (1990).....................	212
12	Märchentests...	213

V Spielerische Gestaltungsverfahren

1	Einführung...	221
2	Zur Entwicklung des kindlichen Spiels...	226
3	Zur diagnostischen Bedeutung kindlichen Spielens.........................	230
4	Diagnostik in der Sandspieltherapie... *Gabriele Meyer-Enders*	241

5	Der Scenotest von von Staabs (1964)	251

Gabriele Meyer-Enders
Franz Wienand

6	Neuentwickelte spielorientierte Testverfahren	267

Gabriele Meyer-Enders
Bertke Reiffen-Züger und Dagmar Lehmhaus

VI Formdeuteverfahren

1	Einführung	275
2	Der Rorschach-Test (Rorschach 1921)	276
3	Empirisch fundierte Weiterentwicklungen des Rorschach-Tests	289

VII Bindungsdiagnostik

1	Einführung	293
2	Familienzeichnungen	302
3	Der Separation Anxiety Test (SAT) für 4- bis 7-Jährige von Hansburg (1972) bzw. Trennungsangst-Test von Klagsbrunn & Bowlby (1976)	306
4	Geschichtenergänzungsverfahren zur Bindung 5–8-jähriger Kinder (GEV-B) von Gloger-Tippelt & König (2009)	310
5	ProDiBez – Projektives Diagnostikum zum Beziehungserleben von Kindern von Sticker, Willerscheidt & Fooken (2018)	317
6	Der Bochumer Bindungstest für 8- bis 14-Jährige von Trudewind & Steckel (1999, 2009)	321
7	Adult Attachment Projective (AAP) für Jugendliche und Erwachsene von George et al. (1999, 2001, 2009, 2012)	325
8	Bindungsaspekte in den gängigen projektiven Verfahren	331
9	Imaginative Methoden	332

VIII Familiendiagnostik

1	Einführung	345
2	Nicht projektive Verfahren der Familiendiagnostik	350

3	Semiprojektive Verfahren (Spielbasierte Befragungstechniken) (n. Sturzbecher 2001)	352
4	Projektive Verfahren der Familiendiagnostik *Gabriele Meyer-Enders*	361

IX Projektive Verfahren in der Begutachtung
Michael Günter

1	Einführung	375
2	Fallbeispiel	380
3	Indikationsstellung, Anwendung und Durchführung	382
4	Zu einigen projektiven Verfahren im Einzelnen	383
5	Sorge- und umgangsrechtliche Testbatterie (SURT; Hommers 2009)	387
6	Fazit	388

X Fallbeispiel

Verzeichnisse

Literatur	399
Stichwortverzeichnis	415

I Einleitung

Kinder und Jugendliche wachsen hierzulande in Frieden und Wohlstand auf, werden von ihren Eltern und Familien geliebt und behütet, gesundheitlich gut versorgt, sie haben gute Bildungschancen und ein reiches kulturelles Umfeld, das ihnen viele Möglichkeiten zur Betätigung und Entfaltung bietet. Sie werden nicht wie vielleicht noch ihre Großeltern autoritär unterdrückt oder körperlich gezüchtigt, sondern freier erzogen und sind daher offener, selbstbewusster und autonomer. Umfragen unter jungen Menschen in Deutschland weisen regelmäßig darauf hin, dass die ganz überwiegende Mehrzahl mit sich, ihren Familien und der Schule zufrieden und glücklich ist. Und die allermeisten entwickeln keine psychischen Auffälligkeiten oder Störungen und werden uns nie vorgestellt. So gaben 80 % der knapp 11 000 zu ihrer Lebensqualität befragten Kinder zwischen 9 und 14 Jahren an, sich wohlzufühlen, nur 7 % beschrieben sich als unglücklich (LBS-Kinderbarometer 2014).

In Beratungsstellen und Praxen kommen nur die jungen Menschen, die Verhaltensauffälligkeiten, Anpassungsprobleme, Ängste, Depressionen oder andere Störungen aufweisen. Daher ist unsere Sicht auf Kindheit und Jugend verzerrt, aber auch geschärft wie bei einem Blick durch das Mikroskop. Wir registrieren besorgt das atemberaubende Tempo, in dem sich die Welt verändert, in der wir und vor allem unsere Kinder leben.

Diese Veränderungen nehmen dabei so gut wie keine Rücksicht auf die Bedürfnisse junger Menschen. Wir sehen die Auswirkungen von Familienzerrüttung, Berufsstress bei überlasteten Eltern, überforderte alleinerziehende Mütter, Kleinkinder in Ganztagsbetreuung, Schulstress und Leistungsdruck, zunehmenden Medienkonsum und die Folgen von Passivität, Fehlernährung und Bewegungsmangel. In jüngster Zeit wird unser Sicherheitsgefühl und damit auch das unserer Kinder von näher rückenden Kriegen und anderen Katastrophen untergraben.

Kinder und Jugendliche passen sich diesen säkularen Veränderungen anscheinend erstaunlich gut an, zumindest nach außen hin. Die Erwachsenen sind vielleicht auch gar nicht so sehr daran interessiert, genau zu wissen, welche Belastungen vielen Kindern heute zugemutet (und welche entwicklungsnotwendigen Anforderungen ihnen vorenthalten) werden.

Nach internationalen Studien zur Prävalenz psychischer Störungen zeigen etwa 15–20 % aller Kinder und Jugendlichen psychische Auffälligkeiten, bei 6 % besteht dringender Behandlungsbedarf. Zwischen 10 und 15 % der Kinder, die mit acht Jahren als psychisch auffällig diagnostiziert wurden, leiden mit 25 Jahren immer noch an psychischen Störungen, vor allem diejenigen mit hyperkinetischen Störungen und Sozialstörungen (Blanz et al. 2006, 528).

Die häufigsten Störungsbilder sind dabei mit ca. 10 % Angststörungen, zu 7,5 % aggressive und dissoziale Störungen, mit über 4 % emotionale Störungen und über 4 % hyperkinetische Störungen (Fuchs et al. 2013, 205). Weniger als die Hälfte der jungen Menschen mit psychischen Störungen sind in Behandlung (Fuchs et al. 2013, 210).

Die wichtigsten Risikofaktoren für Kinder finden sich in ihrer unmittelbaren familiären und sozialen Umgebung: körperliche Misshandlung und sexueller Missbrauch, Ablehnung und Abwertung durch die Eltern, chronischer Streit in der Familie, abwesende, kranke oder kriminelle Elternteile und Broken-home-Verhältnisse (Ramoutar & Farrington 2006).

Ob und inwieweit sich der Anteil psychischer Störungen im Laufe der Jahre verändert hat, lässt sich aufgrund fehlender Voruntersuchungen nicht genau einschätzen. Eine aktuelle Übersicht (Fuchs et al. 2013) erwähnt lediglich eine Zunahme bei Essstörungen und Adipositas. Nach Beobachtungen von Fachleuten ist in den letzten 20 Jahren aber auch die Häufigkeit von Störungen des Lern- und Leistungsverhaltens, selbstverletzendem Verhalten und exzessivem Medienkonsum sowie von sozialen Problemen wie Mobbing und Schulvermeidung deutlich angestiegen.

Nachgewiesenermaßen zugenommen haben kindliche Entwicklungsstörungen. In einer Langzeituntersuchung mit standardisierter Methodik zur Häufigkeit von Teilleistungsstörungen an 11 000 Einschulungskindern in Bayern (Durchschnittsalter 5,97 Jahre, 90,6 % deutsche Kinder, ausgeglichenes Geschlechterverhältnis, schulärztlicher Dienst im Landkreis Dingolfing-Landau) fand Stich (2009) im 10-Jahresvergleich zwischen 1997 und 2007 eine Zunahme der Häufigkeit motorischer Störungen von 2–3 % auf über 10 % der Vorschulkinder. Im Bereich der Sprachentwicklung nahmen der Anteil von Artikulationsstörungen von 8,8 % auf 15,8 % und Dysgrammatismus von 1,4 % auf 6,7 % zu. Bei den kognitiven Fähigkeiten sank im gleichen Zeitraum die Häufigkeit von Störungen der Abstraktionsfähigkeit von 4,2 % auf 3,1 % etwas, während Störungen der Ausdauerfähigkeit von 4,2 % auf 8,2 % und Störungen der Merk- und Konzentrationsfähigkeit von 4,3 % auf 15,8 % stiegen. Auch der Anteil von Kindern mit psychosozialen Auffälligkeiten hat sich von anfangs 3,8 % auf 7,3 % am Ende des Untersuchungszeitraums nahezu verdoppelt.

Diese erschreckende Steigerung kindlicher Entwicklungsprobleme ist zweifellos die Folge von stark veränderten und immer weniger kindgerechten Entwicklungsbedingungen in unserer Gesellschaft, deren Auswirkungen dem pädagogischen, medizinischen und psychotherapeutischen Versorgungssystem zur Reparatur zugewiesen werden.

Symptome wie Zwänge, Ängste und depressive Verstimmungen erscheinen den Betroffenen und ihrem Umfeld, oft aber auch dem Untersucher zunächst rätselhaft und unerklärlich. Infrage kommen neben intrapsychischen auch entwicklungsbedingte, soziale und biologische Einflüsse sowie deren Wechselwirkungen. Zwangssymptome können beispielsweise Folge eines durchgemachten Streptokokkeninfekts sein; Ängste, Depressionen und Stimmungsschwankungen treten bei Infekten wie der Borreliose, aber auch bei Störungen des Hormonhaushalts auf. Anhaltende soziale oder kognitive Überforderung in der Schule kann sich als Demotivation und Schulversagen, aber auch als somatoforme Störung ohne erkennbaren Zusammenhang mit der auslösenden Ursache äußern.

Nicht erkannte und/oder unbehandelte Entwicklungs- und Teilleistungsstörungen bringen für das betroffene Kind erhöhte Anforderungen bei der Bewältigung von Alltagsaufgaben mit sich und bedeuten chronischen Stress, der nicht selten durch Unverständnis und Ungeduld der Umgebung noch verstärkt wird. Daraus entwickeln sich häufig sekundäre psychische Störungen, die ohne Kenntnis und Therapie der Ursache nicht adäquat behandelt werden können.

Aufgrund dieser Zusammenhänge können junge Menschen mit psychischen Störungen nur zusammen mit ihrem familiären, sozialen und pädagogischen Umfeld verstanden werden, ehe über die Frage einer Behandlung entschieden werden kann.

Die Diagnostik darf sich nicht nur auf die Symptomatik und den Entwicklungsstand beschränken, sondern muss auch therapierelevante Parameter beim Kind und seinem Umfeld einbeziehen. Wie bindungsfähig, wie einsichtsfähig ist das Kind? Kann es mentalisieren? Hat es Phantasie? Liegen strukturelle Defizite vor? Profitiert es mehr von suggestiven, strukturierten Interventionen oder braucht es einen freien Raum für seine Entfaltung? Auf welchem Wege ist es am besten in der Lage, sich auszudrücken? Auf welche Weise kann ich es wirklich erreichen? Müssen Therapievoraussetzungen erst hergestellt werden, eventuell durch (sozial-)pädagogische Interventionen, möglicherweise durch eine Medikation oder auch durch die Reduktion von Medienkonsum? Wie ist die Einstellung der Angehörigen zur Psychotherapie? Wie ist ihre Veränderungsbereitschaft und wo liegen ihre Ressourcen? Welche Rolle spielt das soziale Umfeld wie Schule, Großeltern, Freunde? Welche sequentielle Strategie ist sinnvoll, etwa der Beginn mit einer Einzeltherapie mit Weiterbehandlung in einer Gruppe oder umgekehrt? Sind vorbereitende oder begleitende Interventionen wie eine Familientherapie, funktionelle Behandlungen (Physiotherapie, Ergotherapie, Sport, Ernährungsberatung etc.), Jugendhilfemaßnahmen oder eine teilstationäre bzw. stationäre Behandlung notwendig? Wie viel Zeit steht für die Therapie zur Verfügung und was bedeutet das für die Behandlung?

Weitergehende Hinweise zur Psychodiagnostik liefern die Operationalisierte Psychodynamische Diagnostik im Kindes- und Jugendalter OPD-KJ (Bürgin et al. 2007), das Multiaxiale Klassifikationsschema MAS für psychische Störungen des Kindes- und Jugendalters nach der ICD-10 der WHO (Remschmidt et al. 2006) und die Leitlinien der kinder- und jugendpsychiatrischen Verbände Deutschlands (www.dgkjp.de).

Das im Folgenden skizzierte diagnostische Vorgehen zielt aus den genannten Gründen in die Breite und in die Tiefe. Es beruht in Bezug auf Umfang, Methodik und Ablauf der Diagnostik auf der Organisationsstruktur, die sich in meiner Praxis in den Grundzügen seit der Niederlassung 1992 bewährt hat.

Die Routinediagnostik umfasst neben Anamneseerhebung, Verhaltens- und Interaktionsbeobachtung je nach Fragestellung und Alter Fragebögen und Schulberichte, standardisierte Begabungs- und Entwicklungstests, projektive Verfahren und ergänzende neuropädiatrische, neuropsychologische und neurophysiologische Untersuchungen.

Fragebögen liefern eine bewusste Selbst- und Fremdbeurteilung, wichtig ist daher immer eine Kontrollskala zur Erfassung der sozialen Erwünschtheit.

Entwicklungs- und Begabungstests ermöglichen einen Normvergleich für wichtige Parameter der Lebensbewältigung wie allgemeine Intelligenz, Sprache, logisches Denken, Aufmerksamkeit, Belastbarkeit, Teilleistungsfunktionen. Auch wenn keine manifesten Hinweise auf Lern- und Leistungsprobleme vorliegen, gehört ein mehrdimensionales Begabungsprofil zur Psychodiagnostik bei jungen Menschen.

Projektive Methoden, der Gegenstand dieses Handbuchs, dienen dem besseren Verständnis der emotionalen Verfassung eines Patienten[1], seiner auch unbewussten Konflikte, seiner familiären Beziehungen und nicht zuletzt seiner Kreativität und weiterer Ressourcen. Sie werden dem Umstand gerecht, dass jüngere Kinder ihre Verfassung vielleicht

---

1 Aus Gründen der besseren Lesbarkeit nutzen wir für Personen- und Berufsbezeichnungen das generische Maskulinum, wobei sich dies selbstverständlich auf beide Geschlechter bezieht.

selbst nicht bewusst wahrnehmen, dass sie sich oft nicht gut verbal mitteilen können bzw. aus Rücksicht und Loyalität zu den Bindungspersonen oder aus Scheu im direkten Gespräch nicht offen sein können. Gerade bei unklarer Genese bzw. Psychodynamik einer Störung lassen sich im projektiven Material wichtige Hinweise finden, die den Schlüssel zum Verständnis des Kindes bzw. Jugendlichen liefern.

Projektive Verfahren liefern nicht nur Hypothesen, sondern können in der Gesamtschau mit den übrigen diagnostischen Befunden neue Einsichten liefern, bislang Unverstandenes verstehen helfen und so durchaus auch Hypothesen bestätigen. Sie sind ökonomisch in der Durchführung, erfordern aber Erfahrung in der Interpretation. Insbesondere die Zeichnungen sind (mit dem Einverständnis der Patienten) ein wichtiges und anschauliches Medium der Vermittlung der Ergebnisse an die Bezugspersonen und können so dabei helfen, dass die Eltern besser verstehen, wie ihr Kind die Welt und sich in seiner Familie sieht.

Selbstverständlich richten sich Umfang und Inhalt der Diagnostik in anderen Institutionen, etwa in einer Familien- und Erziehungsberatungsstelle, einer schulpsychologischen Beratungsstelle oder in einem sozialpädiatrischen Zentrum nach den jeweils spezifischen Aufgaben, Fragestellungen und Möglichkeiten. Die grundsätzliche Forderung nach einer sorgfältigen Diagnostik vor Aufnahme einer Therapie bleibt davon jedoch unberührt.

> Eine rein störungsspezifische Diagnostik läuft Gefahr, wesentliche Zusammenhänge zu übersehen, die nicht von Anfang an auf der Hand liegen.

Auswertung und Interpretation: Zur Vorbereitung des die Diagnostik abschließenden Gesprächs werden alle wesentlichen Details aus Anamnese und Fremdberichten sowie alle relevanten Einzelbefunde zusammengeführt und miteinander in Beziehung gesetzt. Von besonderem Interesse sind Übereinstimmungen, Muster, Widersprüche und signifikante Hinweise, die weitere Aufklärung verlangen. Die sich ergebenden Zusammenhänge haben jedoch vorerst den Charakter von Hypothesen, deren Validierung im Laufe der Besprechung mit dem Patienten und seinen Bezugspersonen erfolgt.

Die Besprechung der Befunde ist der anspruchsvollste Teil des gesamten diagnostischen Ablaufs, weil sie die Kenntnis der Einzelbefunde, ihres inneren Zusammenhangs und die Beachtung der Beziehungsdynamik sowie der Möglichkeiten und Grenzen der Familie erfordert. Sie erfolgt in der Regel mit beiden Eltern und dem Patienten, wobei es sich je nach Fall bei Kindern (im Gegensatz zu Jugendlichen) bewährt hat, den mittleren Teil des Gesprächs mit den Eltern alleine durchzuführen. Die Grundhaltung des Gesprächsführenden in der Befundbesprechung lässt sich vielleicht am ehesten (und idealerweise) als eine Mischung aus Respekt, mit Feingefühl gepaarter Offenheit und vorsichtigem Optimismus beschreiben. Respekt bezieht sich auf die Anerkennung und Würdigung der Ressourcen, bisherigen Anstrengungen und erreichten Erfolge von Kind und Bezugspersonen. Zur Ehrlichkeit gehört es, sowohl die Grenzen der eigenen Erkenntnis anzuerkennen als auch Befunde und Zusammenhänge zu benennen, die vielleicht nicht gerne gehört werden und kränkend wirken können.

Das Ziel der Besprechung sollte sein, dass sich der Patient verstanden fühlt (was nicht jedem Jugendlichen angenehm ist) und die Eltern die Ergebnisse auch als aus ihrer Sicht als zutreffend akzeptieren können. Unverständnis, Widerspruch und Protest sollten Anlass zur durchaus selbstkritischen Prüfung sein, ob die Sichtweise des Untersuchers korrigiert bzw. ergänzt werden muss oder ob es sich um einen Widerstand bzw. eine Abwehrhaltung des Kindes und/oder der Bezugspersonen handelt. In der Auseinandersetzung mit den Kommentaren und Einwänden aus der Familie erfolgt die abschließende Validierung der Psychodiagnostik. Darauf gründen dann die Besprechung der therapeutischen Möglichkeiten und die Beurteilung der Behandlungsmotivation.

Den **Abschluss der Diagnosephase** bildet – unter Beachtung des Datenschutzes und der Verpflichtung zu Kooperation – in der kinder- und jugendpsychiatrischen Praxis der zusammenfassende Bericht an den überweisenden Arzt als Befundbericht, falls gewünscht, an die Eltern und ggf. zusammen mit dem Konsiliarbericht an den Kinder- und Jugendlichenpsychotherapeuten, der im Gegenzug einen abschließenden Bericht über den Behandlungsverlauf schicken sollte. Für Kinder- und Jugendlichenpsychotherapeuten ergibt die Diagnostik die Basis für den Antrag an den Gutachter im Rahmen des Richtlinienverfahrens. In Behandlungsteams stellen Zusammenfassungen der Befunde auch eine wichtige Basis der internen Kommunikation dar.

Eine komplexe Welt erfordert eine komplexe Diagnostik.

Das Hauptanliegen dieses Handbuches ist ein Plädoyer für eine ganzheitliche Psychodiagnostik, die über eine reine Beschreibung von Symptomatik und Verhalten und über den Vergleich mit statistischen Normen hinaus das subjektive Erleben, vorbewusste bzw. unbewusste Motivationen und Konflikte und die Bindungswelten junger Menschen zu verstehen versucht. Die Verbreitung projektiver Methodik in der therapeutischen Praxis spricht dafür, dass es sich dabei um ein zentrales Bedürfnis handelt.

Dabei spielen die projektiven Verfahren, die sich der kindlichen Ausdrucksmöglichkeiten Spielen, Zeichnen und Erzählen bedienen, trotz ihres teils ehrwürdigen Alters eine wesentliche Rolle. Wenn das vorliegende Werk dazu beiträgt, der projektiven Diagnostik und damit einem verstehenden Zugang wieder eine größere Bedeutung in der Aus- und Weiterbildung an Instituten, Beratungsstellen, Kliniken und Universitäten zu verleihen, so hätte sich die Mühe gelohnt. Die Zukunft wird zeigen, ob eine deskriptive, neurobiologische und damit reduktionistische Diagnostik das Feld beherrschen wird oder ob das Desiderat der Autoren dieses Handbuchs nach mehr Forschung und der Entwicklung neuer, zeitgemäßer projektiver Verfahren in Erfüllung geht.

II Projektive Verfahren – Theorie und Problematik

1	Einführung	23
2	Zum Begriff der Projektion	24
3	Zur Geschichte projektiver Verfahren	25
4	Kreativität, Imagination und Symbolisierung	27
	4.1 Kreativität	27
	4.2 Imagination	27
	4.3 Symbolisierung	28
5	Bewusstsein, Unbewusstes und subjektives Erleben	32
6	Kritik an Projektiven Verfahren	33
	Exkurs Testtheorie (nach Pospeschill & Spinath 2009, 57 ff)	33
7	Objektivität versus Subjektivität in der Psychodiagnostik	38
8	Projektive Verfahren als qualitativ-heuristische Methoden	40
9	Bedeutung projektiver Diagnostik bei Kindern und Jugendlichen	45

1 Einführung

Das gemeinsame Merkmal aller projektiven Verfahren besteht darin, dass mehrdeutiges Testmaterial Reaktionen hervorruft, die in erster Linie von der Persönlichkeit des Probanden (und weniger vom Test selbst) bestimmt werden und daher Rückschlüsse auf seine Haltungen, Motive, Konflikte und Verarbeitungsmuster erlauben. Wenig strukturiertes Reizmaterial (wie die Tintenkleckstafeln des Rorschach-Tests) oder offene Aufgabenstellungen (wie die Aufforderung im Scenotest, irgendeine Szene aufzubauen) bieten einen Freiraum und einen Anreiz zur Entfaltung eigener Vorstellungen. Das Testhandbuch von Brickenkamp et al. (2002) verwendet daher auch die Bezeichnung »Persönlichkeits-Entfaltungsverfahren« mit den drei Untergruppen *Formdeuteverfahren, verbal-thematische Verfahren* sowie *zeichnerische* und *Gestaltungsverfahren*.

Formdeuteverfahren wie der Rorschach-Test (Rorschach 1921) bieten wenig strukturiertes visuelles Reizmaterial an, das von der Versuchsperson interpretiert werden soll. Bei verbal-thematischen Verfahren wird der Proband aufgefordert, zu vieldeutigen Bildszenen passende Geschichten zu erfinden, ein Beispiel ist der Thematische Apperzeptionstest TAT (Murray 1943). Bei den zeichnerischen und den Gestaltungsverfahren soll ein bestimmtes Motiv wie ein Baum, ein Mensch oder die eigene Familie gezeichnet bzw. mit Spielfiguren eine Szene gestaltet werden (Baumtest, Koch 2003; Scenotest, von Staabs 2004).

Gemeinsam ist den projektiven Verfahren auch das Angebot einer offenen, nicht eindeutig festgelegten Reizkonstellation. Die Versuchsperson antwortet entsprechend der Bedeutung, die diese Situation für sie besitzt (Franck 1939, n. Lehmkuhl & Petermann 2014, 11). Das Verhalten des Probanden in der Testsituation wird als modellhaft für seinen Umgang mit neuen, ungewohnten Situationen und Problemen angesehen. Die Reaktionen des Probanden auf das Material werden auf formale und strukturelle Aspekte hin untersucht: Wie differenziert und komplex oder stereotyp sind die Antworten im Rorschach, auf welches Entwicklungsalter verweisen die Proportionen einer kindlichen Menschzeichnung im Verhältnis zum Lebensalter, wie pedantisch oder schludrig erfolgt die visuomotorische Umsetzung einer Gestaltungsidee, wie sind die Figuren im Sandspiel oder Scenotest im Raum verteilt? Die inhaltliche Analyse fasst die Reaktionen als symbolisch verschlüsselte Hinweise auf Konflikte, Motive, Ängste und Bedürfnisse auf, die mehr oder weniger bewusst sein können. Psychoanalytisch geschulte Diagnostiker verwenden ihre Gegenübertragungsreaktionen (Wie erlebe ich den Patienten? Wie geht er mit mir um? Wozu sucht er mich zu bewegen? Welche Affekte und Impulse löst er in mir aus?) als Verweis auf dessen bevorzugte Strategien, mit Beziehungen umzugehen. Schließlich erfolgt eine zusammenfassende Analyse des Ablaufs des diagnostischen Prozesses und eine Zusammenschau aller erwähnten Aspekte zu einem Gesamtbefund, der mit anderen Informationsquellen wie der Vorgeschichte, objektiven Testverfahren und Fragebogentests verglichen und in ein Bild der Persönlichkeit des Probanden eingepasst werden kann.

2 Zum Begriff der Projektion

Die bis heute verbreitete Zusammenfassung dieser unterschiedlichen Verfahren als »projektive Methoden« geht zurück auf Frank (1939). Frank geht von einem allgemeinen Projektionsbegriff aus und bezieht sich auf die Abbildung der Innenwelt des Probanden in der Außenwelt als Gemeinsamkeit projektiver Tests (Fisseni 2004, 218). Die »klassische« tiefenpsychologische Definition von Projektion als ein unbewusster Verdrängungsmechanismus stammt von Sigmund Freud, der 1895 die Verschiebung innerer Erregung auf eine äußere Gefahr als wesentlich für die Entstehung der Angstneurose bezeichnet (GW I, 338). Abwehrmechanismen sind nach Freud Bewältigungsmechanismen, die der Kontrolle von für das Bewusstsein unerträglichen Vorstellungen oder Affekten dienen sollen. Später (1912/13 in »Totem und Tabu«) hat Freud Projektion nach außen (»zur Ausgestaltung der Außenwelt«) als allgemeines (und nicht nur neurotisches), auch für Gefühls- und Denkvorgänge wie für die Sinneswahrnehmungen charakteristisches Merkmal aufgefasst (GW IX, 81). Weitere Ausarbeitungen des Projektionsbegriffs führten zu verschiedenen Formen (Häcker & Stapf 2004, 735): Attributive Projektion liegt vor, wenn die eigenen Verhaltensweisen Anderen zugeschrieben werden; autistische Projektion meint, dass innere Bedürfnisse die Wahrnehmung äußerer Reize bestimmen oder überformen. Die wohl allgemeinste Definition stammt von Murstein und Pryer, nach denen Projektion dann vorliegt, »wenn ein Individuum Verhalten manifestiert, welches auf emotionale Werte oder Bedürfnisse des Individuums hinweist« (1959, 370).

Belege für die Bedeutung dieses Vorgangs liefert die Sozialpsychologie, insbesondere die Theorie der sozialen Wahrnehmung. Sie bestätigt mit zahlreichen experimentellen Ergebnissen die Alltagsbeobachtung, dass Motive und Bedürfnisse unsere Wahrnehmung bestimmen, und zwar umso stärker, je weniger strukturiert ein Reiz ist (zusammenfassend Fischer & Wiswede 2009, 191 ff).

Die Bedeutung unbewusster Prozesse für die Wahrnehmung wird auch durch die Erkenntnisse der Neuropsychologie bestätigt. Die Verbindungen unseres Bewusstseins und des Aufmerksamkeitssystems nach innen, also zu anderen Abschnitten des Gehirns, die mit Erinnerungen, Bedürfnissen, Gefühlen und Wünschen zu tun haben, sind sehr viel stärker ausgebaut als diejenigen von und nach außen. Während der Wahrnehmung eines äußeren, insbesondere eines sehr komplexen Reizes (also im Zeitraum von 300 Millisekunden bis zu einer Sekunde) findet eine sehr schnelle, unbewusste und komplexe Verarbeitung von Reizeigenschaften statt. Das Ergebnis dieser Abstimmung zwischen Gedächtnis- und Bedürfnissystemen innerhalb des Gehirns entscheidet über die subjektiv erlebte Bedeutung der Wahrnehmung und die Reaktion darauf (Grawe 2004, 118 ff). Erinnerungen, subjektive Bedeutungen, Bedürfnisse und Motive bestimmen also unsere Wahrnehmung und deren Interpretation entscheidend mit.

3 Zur Geschichte projektiver Verfahren

Die Entstehungszeit der meisten projektiven Tests liegt in der ersten Hälfte des 20. Jahrhunderts. Anders als der einheitliche Begriff suggeriert, liegt ihnen keine einheitliche Theorie zugrunde. Als Vorläufer lassen sich die Experimente mit Wortassoziationen von Wundt und Galton schon in der experimentellen Periode der Geschichte der Psychodiagnostik von 1890–1905 auffassen (vgl. hierzu und zum Folgenden Kroon 1999). Freud öffnet mit seiner »Traumdeutung« (1900) den Blick für das Unbewusste mit dem Mittel der freien Assoziation und prägt für lange Zeit die Bedeutung des Begriffs »Projektion« als Bezeichnung für einen psychologischen Abwehrmechanismus, der Angst dadurch reduziert, dass er eigene unerwünschte Impulse anderen Personen zuschreibt. 1910 veröffentlichte Jung seine diagnostischen Assoziationsstudien. Einen Meilenstein in der Geschichte der projektiven Testverfahren stellt die Veröffentlichung des Schweizer Psychiaters Hermann Rorschach (1921) dar. Auf den 10 Tafeln des Rorschach-Tests werden symmetrische Tintenkleckse vorgelegt, zu denen der Proband eigene Einfälle äußern soll. Die Deutungen wurden ursprünglich nach formalen (nicht nach symbolischen) Gesichtspunkten ausgewertet. Der Test diente seinem Autor als experimentelle Methode zur Untersuchung des Zusammenhangs zwischen Intelligenz und Phantasie. Der Rorschach-Test fand beiderseits des Atlantiks rasch weite Verbreitung in der Persönlichkeits- wie auch der klinischen Diagnostik und in der Forschung. Mehrere Varianten entstanden, die schließlich im »Comprehensive System« (Exner 1974, deutsches Handbuch 2010) zusammengeführt wurden und zu einem neuen Schub für das Verfahren in Praxis und Forschung in den angelsächsischen Ländern führten.

Murrays (Morgan & Murray 1935) Thematischer Apperzeptionstest, bei dem unscharfe oder mehrdeutige Bilder von Personen und Landschaften vorgelegt werden mit der Aufforderung, je eine passende Geschichte zu erfinden, wurde als Methode zur Anregung von Phantasiematerial entwickelt. Die Auswertung bezieht sich auf Hinweise zu inneren Bedürfnissen und äußeren Einschränkungen der untersuchten Person sowie den daraus resultierenden Konflikten und deren Lösungswege. Seine Verwendung erfolgte zunächst als Ergänzung zum Rorschach-Test, der mehr die formale Struktur der Persönlichkeit erfasst. Der TAT fand rasche Verbreitung, durch Revers (1958) auch in Deutschland; eine Reihe von Varianten wurde für verschiedene Fragestellungen und Zielgruppen entwickelt und in der Forschung, insbesondere zur Leistungsmotivation bis in die 1990er Jahre breit angewendet. Dazu gehören auch Untersuchungen mit dem Ziel, die Gütekriterien dieser Verfahren mithilfe quantitativer Parameter zu untersuchen und zu verbessern. Seitdem hat die Publikationsrate international jedoch stark nachgelassen. Der TAT gehört aber nach wie vor in der Praxis zu den meistverwendeten projektiven Verfahren (Wittkowski 2011, 301).

Wesentliche Impulse für die Entwicklung projektiver Verfahren, insbesondere der Zeichen- und Gestaltungstests, kamen aus der klinischen Beobachtung und Behandlung von Kindern und Jugendlichen. Der Scenotest (von Staabs 1938), bei dem Kinder mit Biegepüppchen und Spielmaterial ihre innere Welt darstellen, entstand als Weiterentwicklung des von Lowenfeld entwickelten »Weltspiels« (Brähler et al. 2002, Bd. 2, 1274, 331). In den 1930er Jahren entstand in Deutschland der »Wartegg-Test« (Wartegg 1939), bei dem acht in umrandeten Feldern angebotene einfache Zeichen wie ein Punkt, ein kleines Quadrat oder eine Welle zeichnerisch vervollständigt werden sollen.

Fast gleichzeitig wurden die Zeichentests »Draw-A-Person technique« (Machover 1949), die »House-Tree-Person technique« (Buck 1948) und der »Baumtest« (Koch 1949) veröffentlicht. Diese ohne großen Aufwand durchführbaren Tests sind zu einem festen Bestandteil in der Psychodiagnostik bei Kindern geworden.

Als verbal-thematisches Verfahren für Kinder entstand aus dem TAT heraus der »Children's Apperception Test« CAT (Bellak & Bellak 1949) mit Tierfiguren. In Frankreich entwickelte Corman 1961 den »Schweinchen-Schwarzfuß-Test« (»Patte Noir«, Corman 1992) dessen deutsche Version erstmals 1977 (3. Auflage Corman 1995) erschien.

Der Picture Frustration Test wurde von Rosenzweig (1950) als Forschungsinstrument zur Überprüfung der Frustrations-Aggressions-Theorie entwickelt und erst später in die diagnostische Praxis eingeführt (Wittkowski 2011, 340). In 24 comicartigen Zeichnungen frustriert, behindert oder tadelt eine Person durch einen kurzen Text in einer Sprechblase eine andere. Die Versuchsperson soll in die leere Sprechblase der frustrierten zweiten Person deren vermutete Antwort eintragen. Die Reaktionen werden entsprechend der zugrundeliegenden Theorie nach Aggressionstypen (ego defense, obstacle dominance und need persistance) und der Richtung der Aggression (intra-, extrapunitiv und impunitiv) ausgewertet.

Nach einer Blütezeit der Entstehung und raschen internationalen Verbreitung waren projektive Verfahren in der klinischen Praxis von Psychologie, Psychiatrie und Psychotherapie, in der Lehre an Ausbildungsinstituten und Universitäten und in der Forschung in den 1960er Jahren fest etabliert. In dieser Zeit boten nach verschiedenen Umfragen (Übersicht bei Wittkowski 2011, 241 ff) zwischen 64 % und 94 % der von der American Psychological Association APA anerkannten Ausbildungseinrichtungen für klinische Psychologen in den USA eine Rorschach-Ausbildung an. Die projektiven Verfahren standen 1970 an der Universitäten Westdeutschlands noch an erster Stelle im Lehrangebot in Psychodiagnostik, diesen Spitzenplatz verloren sie allerdings in der Folgezeit: Nach den letzten Umfragen (2005/06) kommen projektive Verfahren an rund 86 % der universitären Ausbildungsstätten für Diplompsychologen in den deutschsprachigen Ländern nicht mehr vor. Während in internationalen, insbesondere amerikanischen Fachzeitschriften weiterhin rege zu projektiven Verfahren veröffentlicht wird, ist die Rate der Publikationen in deutschsprachigen Zeitschriften zwischen 1970 und 1978 von 17 % auf 5 % abgefallen, heute erscheinen allenfalls noch einzelne Beiträge (Wittkowski a. a. O.). Es überrascht daher nicht, dass die psychologische Forschung in den letzten 40 Jahren weder zu Neuentwicklungen noch zu nennenswerten Verbesserungen der psychometrischen Qualität projektiver Verfahren geführt hat. Allerdings sind in diesem Zeitraum – abgesehen von Revisionen bestehender Verfahren und der Entwicklung von Computertests – auch kaum echte Neuentwicklungen psychometrischer Tests auf den Markt gekommen, so dass sich die Frage stellt, inwieweit die Psychologische Diagnostik insgesamt den sich rasch verändernden Herausforderungen ihrer Zeit künftig gewachsen sein wird (Kubinger 2010, 30 f).

4 Kreativität, Imagination und Symbolisierung

4.1 Kreativität

Erstaunlicherweise wurden in den bisherigen Debatten über Sinn und Wert projektiver Diagnostik die Bedeutung von Kreativität, Vorstellungskraft und Symbolisierung so gut wie nicht erwähnt, obwohl sie eine entscheidende Rolle spielen. Projektive Verfahren fordern zu einer Gestaltung heraus, sei es in Form einer Zeichnung, einer Geschichte oder der Gestaltung einer Szene im Sandspiel oder Scenotest.

Damit wird im Probanden ein spielerischer, kreativer, gleichsam poetischer Prozess [von gr. ποίησις (poiesis) = »das Handeln, Machen, das Verfertigen, das Dichten«, n. Liddell et al. 1940] in Gang gesetzt, begleitet von einer Wendung nach innen (Wie mache ich das jetzt?) und der Aktivierung der Vorstellungskraft oder Phantasie. Phantasie [von gr. φαίνειν (phainein) = »sichtbar machen, in Erscheinung treten lassen«, n. Liddell et al. 1940] ist laut Duden die »Fähigkeit, Gedächtnisinhalte zu neuen Vorstellungen zu verknüpfen«. Diese Definition verweist auf die neurobiologische Basis der Vorstellungskraft: Schon ohne therapeutische Einflussnahme ist »unser Gehirn […] unablässig neuronal aktiv und baut dabei geistige Inhalte auf, die im Zustand der Abschirmung äußerer Reize und einer damit einhergehenden Innenorientierung zu sensorischen Wahrnehmungen führen. […] Unter Bedingungen regressiver Art reichert sich das innere Erleben um weitere Qualitäten an« (Ullmann 2012, 21).

4.2 Imagination

Manche Verfahren wie z. B. der Rosenzweig Picture Frustration Test erfordern eine möglichst spontane, rasche und unmittelbare Reaktion. Hier beeinflussen in erster Linie vorbewusst bereitliegende, auf individuellen Mustern des Wahrnehmens, Urteilens und Verhaltens beruhende Schemata die Antworten. Bei den Zeichentests und spielerischen Gestaltungsverfahren hat der Proband demgegenüber Zeit, sich auf sein Inneres zu konzentrieren. Welchen Grad an Entspannung und Versenkung ein Proband bei einem projektiven Test erreicht, wird von seiner Bereitschaft bzw. Abwehr, der Haltung des Untersuchers und von der äußeren Situation beeinflusst. Die Spannbreite reicht von der auf die optische Dimension beschränkten Visualisierung bis zur Imagination im engeren Sinn, der »Umsetzung von Erlebnisinhalten in psychische Vorstellungen von sinnlicher und real anmutender Qualität« (Ullmann 2012, 23), die gedankliche und bildhafte Vorstellungen, motivationale und körperliche Zustände und ihre Interaktionen umfassen.

Eine entspannte und reizarme Situation, in der die Einflüsse der Außenwelt zurücktreten, ein wohlwollendes Beziehungsklima ohne Leistungsanspruch und die entsprechende Instruktion schränken die kognitive Kontrolle ein und fördern unter günstigen Umständen die Induktion eines leichten Trancezustands. Der Zugang zu unbewussten Inhalten und primärprozesshaften Vorgängen wird so erleichtert. Die Aufmerksamkeit verschiebt sich mehr oder weniger vom Wachbewusstsein (Sekundärprozess) weg auf den Primärprozess hin, wodurch die zugehörigen Prozesse wie Verschiebung, Verdichtung, assoziatives Verknüpfen und Symbolisierung aktiviert werden.

Sekundärprozess (Bewusstsein, Ich und Über-Ich, Realitätsbezug, kortikale Kognition, Planung und Kontrolle) und Primärprozess (Unbewusstes, Es, subkortikale Affekte, Assoziationen, Triebimpulse, Lustprinzip) sind keine Gegensätze, sondern stellen ein Kontinuum dar. Stigler und Pokorny (2008, 295) charakterisieren Primärprozess (PP) und Sekundärprozess (SP) wie folgt (kursiv im Original):

- »Der PP entwickelt sich *lebenslang* und beteiligt sich zu *jedem Zeitpunkt* am psychischen Geschehen als ein dem Sekundärprozess paralleler und komplementärer Modus. Es geht also nicht darum, ist jetzt der PP oder der SP am Zug, sondern in welcher Proportion stehen jetzt PP und SP zueinander.
- Der PP arbeitet im Dienste des Selbst, indem er Identität, Kohärenz und Kontinuität aufrechterhält: Er verarbeitet alles aktuell Erlebte in der Tiefe und nachhaltig. Der SP stellt sich in den Dienst der *Realität*: er sorgt im akuten Geschehen für effizientes Planen und Handeln.
- Den PP charakterisiert umfassendes Erleben des Ganzen; den SP *selektives, fokussierendes, aus dem Ganzen herausschneidendes* Erleben.
- Unverändert seit Freud verbleibt die Vorstellung, dass der PP mit den Mechanismen von Verschiebung und Verdichtung arbeitet und häufig mit verändertem Zeit- und Realitätserleben einhergeht.«

Im Ineinandergreifen von Sekundär- und Primärprozess werden die bildhaften Vorstellungen des Probanden sowohl von seiner aktuellen psychischen und körperlichen Verfassung als auch von den durch die Testinstruktion aktivierten Inhalten des deklarativen episodischen Gedächtnisses beeinflusst.

4.3 Symbolisierung

Wie Imaginationen re-präsentieren die Gestaltungen in projektiven Verfahren somit die vergangene, erinnerte und gegenwärtige Realität eines Probanden auf einem mehr oder weniger komplexen symbolischen Niveau. Symbole unterscheiden sich von Zeichen:

Ein **Zeichen** steht in direktem Verhältnis zu dem Bezeichneten, in dem sich seine Bedeutung im Allgemeinen erschöpft, wie etwa bei einem Verkehrs- oder Hinweiszeichen. Die inzwischen weltweit verbreiteten Piktogramme und Emoticons sind aufgrund ihrer Eindeutigkeit international verständlich und begleiten und erleichtern so den Prozess der Globalisierung unseres Daseins.

Ein **Symbol** verweist hingegen auf ein komplexes Bedeutungsfeld, das sich im Prinzip nicht vollständig erklären oder beschreiben lässt. Symbole überwinden Gegensätze und sind daher grundsätzlich mehrdeutig. Das Symbol stellt eine Repräsentation dar: Es verweist auf etwas anderes, das nicht angezeigt wird, sondern abwesend ist, aber im Symbol wieder vorgestellt, also (re-)präsentiert wird (Balzer 2006). In psychoanalytischer Sicht überwinden Symbole die Trennung (wie das Kuscheltier des Kindes die abwesende Mutter repräsentiert und dadurch trösten kann), die andererseits Voraussetzung und Anreiz zur Symbolbildung ist (das real Vorhandene braucht nicht symbolisiert zu werden). Symbole wie etwa die Sprache oder Bilder bilden das Material jeder Kultur. In der psychischen Entwicklung machen die Fähigkeit zur Symbolbildung und -verwendung das Kind unabhängig von der realen Erfahrung und dem Vorhandensein der Objekte. Damit wird Denken möglich, sich etwas vorstellen, Trost, Hoffnung, sich vorerst etwas versagen – Grundlagen für Motivation, Kommunikation, Identitäts- und Autonomieentwicklung, Gewissensbildung, Triebverzicht, Frustrationstoleranz, Arbeits- und Beziehungsfähigkeit, Gestaltungskraft und damit für die gesamte Persönlichkeitsentwicklung.

Symbolisierung spielt vor allem bei den zeichnerischen und Gestaltungsverfahren eine wesentliche Rolle. Die Fähigkeit zur Symbolisierung wird mitbestimmt von der kognitiven Entwicklung (Piaget 1993, 19 ff), aber auch von den Bindungserfahrungen eines Kindes. Nach Dornes (2002, 203 f) bildet sich die Fähigkeit zur Regulation von Gefühlen im Spiel des Kindes durch Externalisierung seines inneren Zustandes in die Spielfiguren aus, mehr noch aber durch die Verinnerlichung der begleitenden Kommentare der Eltern zum kindlichen Spiel. Die **Kenntnis der Entwicklung der Symbolisierungsfähigkeit** spielt eine wesentliche Rolle bei der Einordnung von Gestaltungen im Kindesalter. Die Fähigkeit zur Symbolbildung ist wie die Entwicklung der Intelligenz, deren Teil sie darstellt, eine Funktion der Reifung und von individuellen Erfahrungen, insbesondere von sozialen oder Beziehungserfahrungen. In der zweiten Hälfte des zweiten Lebensjahres entwickelt das Kleinkind eine symbolische Vorstellung von verschwundenen Objekten, die es sich jetzt bildhaft vorstellen und durch Nachdenken und Verstehen wiederfinden kann. Dieses **Stadium der permanenten Objektkonstanz**, der letzte Abschnitt der sensomotorischen Entwicklung nach Piaget (1975), bereitet die Entwicklung der verbalen Intelligenz vor, die mit dem Stadium der präoperativen Repräsentationen (2.–6. Lj.) beginnt und über das Stadium der konkreten Operationen (anschauliches Denken, 6.–11. Lj.) zum Stadium der formalen Operationen (abstrakt-logisches Denken, 11.–16. Lj.) führt. Das Auftauchen der Symbolfunktion ist die wesentliche Voraussetzung für die präoperationale Phase, in der das Kind lernt und übt, andere nachzuahmen, symbolische (Als-ob-) Spiele zu spielen und Dinge und Sachverhalte durch Worte zu bezeichnen, also den Übergang »vom Handlungsakt zum Denkakt« vollzieht (Resch et al. 1999, 126). Das symbolische Denken (Nachahmung, Probehandeln, Rollenspiel, Sprache) führt zum **präoperationalen Denken** (Tyson & Tyson 2001, 187): Im präoperationalen Stadium bildet das Kind allmählich sein Selbst- und sein Weltbild aus. Sein Ich und sein Denken sind dabei noch nicht von der Welt getrennt, es sieht seinen subjektiven Standpunkt als absolut, sein Denken ist egozentrisch, die Welt wird als belebt und absichtsvoll wahrgenommen (magisch-animistische Entwicklungsphase), die Übernahme der Perspektive anderer ist noch nicht möglich. Das magische Denken in dieser Phase folgt dem Primärprozess, bildhaften und emotional getönten Vorstellungen, die nach Ähnlichkeitsbeziehungen und nicht nach logischen Gesetzen konstruiert sind. Der Sekundärprozess, das logische Denken nach kausalen Gesetzen, entwickelt sich parallel dazu ab dem zweiten Lebensjahr und gewinnt in den folgenden Lebensjahren an Einfluss (Resch et al. 1999, 162 ff). Am Ende dieses Stadiums ist das Kind in der Lage, sich andere Menschen als von sich getrennt vorzustellen und deren Perspektive als eine andere als die eigene wahrzunehmen (Perspektivenübernahme, Mentalisierung).

> Projektive Diagnostik ist somit schon mit Kindern ab dem Alter von etwa drei bis vier Jahren sinnvoll möglich.

Innere Vorstellungen von sich selbst und seinen Beziehungspersonen, also positiv und negativ gefärbte Selbst- und Objektrepräsentanzen, entstehen unter dem Einfluss von Bindungserfahrungen der frühen Kindheit. Widrige Beziehungserfahrungen und Traumatisierungen behindern die Entstehung reifer Repräsentanzen, die widersprüchliche Erfahrungen und resultierende Ambivalenz beinhalten, mit der Folge von bleibenden Spaltungen zwischen guten und bösen Selbst- und Objektvorstellungen. Mögliche Folgen sind Strukturschwächen des Selbst mit Selbsthass und Störungen der Affekt- und Impulskontrolle sowie Störungen der Kommunikations- und Beziehungsfähigkeit. Bindungsstörungen beeinträchtigen die Symbolisierung auf unterschiedliche Weise (Salvisberg 2012, 43 ff): Bei vermeidend gebundenen Kindern ist die Symbolbildung beeinträchtigt, weil ihre Emotionen durch die distanzierten Mütter zu wenig gespiegelt wurden und daher dem Kind der emotionale Anteil seines Erlebens nur ungenügend zur Verfügung steht. Ambivalent gebundene Kinder entwickeln zu wenig Struktur in ihrem Affektleben mit der Folge einer gestörten Abstraktionsfähigkeit. Und der Aufbau innerer Repräsentanzen von Kindern mit desorganisiertem Bindungsmuster ist widersprüchlich und chaotisch. Daher stören bzw. hemmen Identitätsdiffusion, Dissoziation oder Affektüberflutung eine reife Symbolbildung. Vor diesem Verständnishintergrund bieten projektive Verfahren über die Beurteilung der Reife der Symbolisierungsfähigkeit eine wesentliche entwicklungspsychologische Perspektive. Andererseits eignen sie sich zur Bindungsdiagnostik wie zur Beurteilung der Übertragungsbeziehung des Kindes auf den Untersucher und liefern somit Hypothesen im Hinblick auf den zu erwartenden Therapieverlauf.

Im **Stadium der konkreten Operationen** (Latenzperiode, 6.–11. Lj.) dominiert der Sekundärprozess, das animistische und egozentrische Weltbild verblasst und das Kind ist zum logisch-anschaulichen Denken fähig. Logik und Realität bestimmen das Denken des Schulkindes, das sich um Trieb- und Gefühlskontrolle bemüht, Regeln und Gruppennormen und Gruppensymbole ernst nimmt und sich in andere hineinversetzen kann. Äußere und innere Welt werden strikt getrennt, der Primärprozess bleibt auf die Privatsphäre beschränkt, hat jedoch eine wichtige Funktion für die nach wie vor starken Triebimpulse und damit das seelische Gleichgewicht: Wichtig sind in dieser Phase die Gelegenheiten zu kreativem Tun, zur Betätigung der Phantasie, zur Beschäftigung mit Symbolwelten (Heldenmythen) und zum geregelten Ausleben von Impulsen wie im Sport, da sonst die Abwehrvorgänge zu Ängsten, Einengung und Erstarrung führen können (Tyson & Tyson 2001, 190 ff).

Im **Stadium der formalen Operationen** (Pubertät und Adoleszenz) wird die Fähigkeit zum logischen, abstrakten Denken voll ausgebildet. Zunehmend möglich sind jetzt verbale Argumentation, Bildung und Überprüfung von Hypothesen und Theorien, die Formulierung allgemeingültiger Gesetze und damit klarer Moralvorstellungen. Andererseits kommt es zu einer Wiederannäherung von innerer und äußerer Welt, zu einer erhöhten Sensibilität für innere Impulse und Triebwünsche und damit auch zur Wiederbelebung früherer und verdrängter Konflikte, aber auch zu einer oft beeindruckenden Kreativität und Originalität im Denken, Handeln, Schreiben, in Kunst und Gestaltung. Jugendliche tauchen in dieser Zeit ein in ganze Symbolwelten, ob in Form von Büchern, Musikstilen, Comics, Filmen oder (zunehmend) Computer- bzw. Internet-Rollenspielen. Der eigene Körper und seine Erscheinungsform von Bodybuilding über Tattoos, Piercings, Make-up, Bekleidung und Accessoires wird Medium und Träger symbolischer

Bedeutung. Hierher gehören auch die zunehmenden Möglichkeiten der Selbstschädigung wie Drogenkonsum, selbstverletzendes Verhalten oder Magersucht.

Zusammenfassend ist ein Symbol im tiefenpsychologischen Sinn durch die folgenden Aspekte gekennzeichnet:

»a) Das Symbol steht für etwas dahinter Liegendes; b) es trägt Bedeutungen, die über das Phänomen selbst hinausweisen; c) es ist in seinem Bedeutungsgehalt vielfach determiniert; d) es vermittelt sich auf sinnliche und anschauliche Weise, sei es nun mit den Augen zu sehen oder mit den Händen zu greifen; e) es kann real präsent sein oder allein in der Vorstellung existieren; f) es wurzelt tief im Empfinden der Körpervorgänge und Emotionen« (Ullmann & Wilke 2012, 24 f). Projektive Verfahren stellen eine auch neurobiologisch begründete Methodik zur Verfügung, über Vorstellungen und Imaginationen kreative Gestaltungen anzuregen, in denen im impliziten Gedächtnis gespeicherte emotional bedeutsame Erfahrungen mit aktuellen körperlichen, affektiven und motivationalen Zuständen verbunden sind und symbolisch zum Ausdruck kommen. Auf diesem Wege, als Bild, dargestellte Szene oder als Narrativ können sie anderen mitgeteilt, von anderen mitgefühlt und verstanden und somit auch interpretiert werden.

Daran schließt sich die Frage an, wie gewusst bzw. überprüft werden kann, ob eine Interpretation zutreffend ist. Entspringt eine bestimmte Antworttendenz oder ein Thema den Erfahrungen eines Probanden oder verweist es auf unerfüllte Bedürfnisse, auf einen dringenden Wunsch oder auf eine Angst? An dieser Frage entzündete sich die verbreitete Kritik an projektiven Verfahren.

5 Bewusstsein, Unbewusstes und subjektives Erleben

Unsere Sicht auf uns selbst suggeriert uns, dass wir rational handeln und unser Erleben wie unsere Motive von Vernunft bestimmt sind. Psychische Störungen weisen darauf hin, dass wir dabei einer Selbsttäuschung unterliegen: Sie werden »nicht als vom bewussten Ich bestimmt erlebt, sondern als von ihm erlitten, als etwas, das einem irgendwie auferlegt wird. Sie sind aber ein Teil von uns selbst, nämlich unseres impliziten Selbst, auch wenn sie vom bewussten Ich heftig abgelehnt werden« (Grawe 2004, 357). Die Ergebnisse der neuropsychologischen Forschung zeigen, dass die Grundlagen unserer Persönlichkeitsentwicklung in der frühesten Kindheit und damit vor der Ausbildung des expliziten (bewusst erinnerbaren) Gedächtnisses gelegt werden. Die frühen Erfahrungen hinterlassen ihre Spuren in Funktion und Struktur des Gehirns und in psychischer Hinsicht vor allem im Motivationssystem. Sie begründen unser »implizites Selbst« (Le Doux 2002, n. Grawe 2004, 356) und sind unter keinen Umständen erinnerbar, auch wenn sie unser gesamtes Erleben und Verhalten steuern. Unser bewusstes Erleben wird zwar auch von äußeren Einflüssen, in weit höherem Maße aber von Assoziationen innerhalb des Gehirns beeinflusst (Grawe 2004, 119). Die engen und vielfältigen Vernetzungen des assoziativen Cortex sind die neuroanatomische Grundlage dafür, dass unser subjektives Erleben von unbewusst gespeicherten Erfahrungen und den resultierenden Erwartungen, Hoffnungen, Sehnsüchten und Ängsten mitbestimmt wird. Im Falle psychischer Störungen erleben wir diesen Prozess als ängstigend, beschämend, entmutigend und behindernd. Zugleich sind diese Einflüsse aber auch Quelle von Zuversicht, Hoffnung, Phantasie, Kreativität, Spiel, Beglückung und positiver Motivation.

Projektive Verfahren bieten einen intermediären Raum an, der zwischen Realität und Irrationalität liegt und der eine Einladung für assoziatives (laterales) »Denken«, Phantasie und Kreativität darstellt. So verstanden sind projektive Gestaltungen Ausdruck einer höchst individuellen, subjektiven »Vernunft« im Sinne der persönlichen Wahrheit des Probanden.

Eine annähernde Zuordnung der diagnostischen Quellen zu unterschiedlichen Graden der Beteiligung von Bewusstsein und Unbewusstem erlaubt ▶ Abb. II.1.

bewusst ↑
- Schriftliche Äußerung
- Fragebogen
- Verbale Äußerung
- Psychometrischer Test
- Nonverbaler Ausdruck
- Beziehungsgestaltung
- Gegenübertragung
- Wunschprobe
- Verbalthematische Verfahren
- Scenotest
- Rorschach-Test
- Tagtraum
- Katathyme Imagination
- Traum

unbewusst ↓

Abb. II.1: Unbewusste Anteile in der Psychodiagnostik

6 Kritik an Projektiven Verfahren

Die Frage, wie wissenschaftlich projektive Verfahren sind, spaltet Wissenschaftler und Praktiker seit langem. Nach der klassischen Testtheorie sind **psychologische Tests** Messverfahren, die bestimmte Qualitätsmerkmale, die sogenannten »**Testgütekriterien**« (Lienert 1969), erfüllen müssen: Die Hauptgütekriterien sind Objektivität (von Durchführung, Interpretation und Auswertung) als Unabhängigkeit der Testergebnisse vom Testleiter; Reliabilität als Messgenauigkeit (unabhängig davon, was der Test misst) und Validität als Maß dafür, dass der Test auch das misst, was er zu messen behauptet.

Exkurs Testtheorie (nach Pospeschill & Spinath 2009, 57 ff)

Objektivität: Die Durchführungsobjektivität ist dann hoch, wenn ein Test so standardisiert ist, dass der Testleiter keinen Einfluss auf das Ergebnis hat. Die Auswertungsobjektivität ist dann gegeben, wenn die Verrechnung der Antworten unabhängig von der Person des Auswerters zu den gleichen Ergebnissen führt. Das Maß der Übereinstimmung verschiedener Auswerter wird mit einem sog. Konkordanzkoeffizienten bestimmt. Interpretationsobjektivität bezeichnet den Grad, mit dem verschiedene Testanwender bei gleichen Ergebnissen zu denselben Schlussfolgerungen kommen. Sie ist höher bei Tests, zu denen Normen entsprechender Eichstichproben vorliegen, und umso niedriger, je größer der Interpretationsspielraum bei der Testbewertung ist.

Die **Reliabilität** oder Zuverlässigkeit ist ein Maß für die Präzision, mit der ein Test ein Merkmal misst. Eine hohe Reliabilität bedeutet einen geringen Messfehler, niedrige Reliabilität einen hohen. Sie wird durch den sog. Reliabilitätskoeffizienten ausgedrückt, den Quotienten von wahrer Varianz (der Merkmalsstreuung der »wahren« Werte) zur Gesamtvarianz (einschließlich des Messfehlers) und beträgt im Idealfall $r = 1.0$. In der Psychologie gelten Reliabilitäten ab $r = 0.7$ (Persönlichkeitstests) als akzeptabel, Werte um $r = 0.9$ (komplexe Intelligenztests) als sehr gut. Die Bestimmung der Reliabilität erfolgt als Retest-Reliabilität durch Testwiederholung (in kürzerem oder längerem Abstand je nach Stabilität des zu prüfenden Merkmals) und durch den Vergleich der Testergebnisse miteinander, durch den Vergleich mit einer inhaltlich analogen Paralleltest-Form oder durch Aufteilung des Tests in zwei vergleichbare Hälften als Split-Half-Reliabilität. Paralleltest- und Testhalbierungsmethode stellen hohe Anforderungen an die Anzahl und Homogenität der einzelnen Items eines Tests. Mathematische Schätzungen der Reliabilität sind unter bestimmten Voraussetzungen mit Hilfe der sog. Konsistenzanalyse möglich.

Die **Validität** oder Gültigkeit ist das wichtigste Gütekriterium eines Tests und bezieht sich darauf, wie genau ein Test wirklich das

Merkmal misst, das er zu messen verspricht. Eine hohe Validität spricht für einen hohen Zusammenhang zwischen Testergebnis und der Realität des Probanden und besagt, dass das erfasste Testverhalten eine ziemlich gute Vorhersage für das untersuchte Merkmal außerhalb der Testsituation erlaubt. Bei der Augenscheinvalidität liegt die Gültigkeit eines Tests gewissermaßen auf der Hand, etwa bei einer Klassenarbeit in der Schule oder den Anforderungen eines Assessment Centers im Rahmen der Personalauswahl. Die Kriteriumsvalidität beschreibt den Zusammenhang zwischen den Testergebnissen und einem Außenkriterium, etwa dem beobachtbaren Verhalten oder einem anderen, gut überprüften Test. Bei einem zeitgleichen Außenkriterium spricht man von konkurrenter oder Übereinstimmungs-Validität; geht es um eine Prognose im Blick auf eine zukünftige Merkmalsausprägung, von prädiktiver oder prognostischer Validität.

Die Konstruktvalidität beruht auf dem Vergleich der im Test erfassten Merkmale mit den Annahmen eines theoretischen Modells, etwa zu Persönlichkeitseigenschaften oder Einstellungen. »Praktisch kann dies so aussehen, dass theoriegeleitete Zusammenhänge zwischen Konstrukten des vorliegenden Tests mit anderen Verfahren auf Ähnlichkeiten bzw. Unähnlichkeiten verglichen werden« (Pospeschill & Spinath 2009, 62). Wird eine Übereinstimmung mit einem Vergleichstest angestrebt, geht es um konvergente Validität; soll sich der Test von anderen unterscheiden, um divergente Validität.

Als **Nebengütekriterien** gelten Normierung (im Hinblick auf eine bestimmte Personengruppe), Ökonomie (Kosten, Zeitaufwand für Durchführung, Auswertung und Interpretation), Nützlichkeit (für Praxis oder Forschung) und Vergleichbarkeit mit anderen Verfahren (Lienert & Raatz 1994, 7, 11 ff.).

Für Leistungs- und Persönlichkeitstests sind diese Kriterien unbestritten. Sie werden nach den Regeln einer Testtheorie konstruiert, ihre geschlossenen Reizmuster (Aufgaben oder Fragen) werden ausformuliert vorgegeben, die Antworten werden (nach richtig/falsch durch den Testleiter oder als stimmt/stimmt nicht durch den Probanden) eindeutig gekennzeichnet, nach vorgegebenen Kriterien verrechnet und mit der Verteilung der Lösungen/Antworten in einer Normstichprobe verglichen. Daraus ergibt sich dann die Ausprägung des gemessenen Merkmals (etwa Intelligenz oder Extraversion) des Probanden im Hinblick auf die Vergleichspopulation seines Alters und Geschlechts.

Ganz anders **die projektiven Verfahren**: Ihnen liegt keine einheitliche Theorie zugrunde; die Reize/Aufgabenstellungen sind offen oder mehrdeutig (einen Menschen zeichnen, etwas aufbauen, eine Geschichte zu einem Bild erzählen); die Antworten sind nicht vorgegeben, sondern erfolgen spontan; die Auswertung erfolgt individuell und ist zeitaufwendig (jedoch durch Training in hohem Maße objektivierbar); die Interpretation der Antworten und Gestaltungen erfolgt in der Regel durch einen subjektiven Deutungsprozess; und kaum ein projektives Verfahren verfügt über aktuelle Normen (Fisseni 2004, 229, ausführliche Kritik bei Hörmann 1978).

Außer wissenschaftstheoretischen Einwänden gibt es noch weitere Gründe für die zunehmende **Skepsis gegenüber projektiven Verfahren**, den resultierenden Verfall ihrer akademischen Reputation und das Verschwinden aus Forschung und Lehre. Kroon (1999, 14 ff) sieht diesen Prozess als Teil eines allgemeinen Paradigmenwechsels in der Psychologie: In den 1960er und 1970er Jahren lösten Mental Health Bewegung und Sozialpsychiatrie in Europa und den USA die bis dahin dominierende psychoanalytisch und phänomenologisch ausgerichtete Psychiatrie ab. Auch in der Psychodiagnostik wurden soziale Aspekte der Entstehung von Krankheiten wichtiger als persönliche Gründe. Individuelle Diagnostik war somit entbehrlich, mehr noch verdächtig geworden als Versuch der Verschleierung der »wahren« gesellschaftlichen Ursachen. Die aufkommende Humanistische Psychologie war stärker an einer ganzheitlichen Sicht und der Entfaltung des Entwicklungspotentials eines Menschen als an der Feststellung von Defiziten interessiert, angesichts ihrer Fokussierung auf die Therapie verlor die Testdiagnostik zunehmend an Attraktivität. Weitere Faktoren waren der Siegeszug des Behaviorismus und der sich daraus entwickelnden Verhaltenstherapie ab den 1960er Jahren und die Ablösung psychodynamischer Modelle durch medizinische und biologische Modelle psychischer Störungen. Ab etwa 1950 gewann innerhalb der Psychologie die Testtheorie mit ihrer quantitativen Methodik enorm an Einfluss und die Anwendung projektiver Verfahren wurde aufgrund unzureichender Testgütekriterien zunehmend abgelehnt. Auch die Einführung und Verbreitung internationaler Klassifikationssysteme wie die ICD der Weltgesundheitsorganisation mit ihrem theoriefreien, deskriptiven Ansatz hat dazu beigetragen, dass beobachtbares und messbares Verhalten in Psychiatrie und Psychotherapie (und damit die Entwicklung entsprechender Methoden) Vorrang erhielt vor verstehenden, erklärenden und interpretierenden Ansätzen.

Die psychotherapeutische Weiterbildung wurde in Deutschland mit dem Psychotherapeutengesetz 1999 vereinheitlicht und verbindlich geregelt. Psychodiagnostik gehört zum Inhalt der Weiterbildung und zum Stoff der staatlichen Abschlussprüfung, der Schwerpunkt liegt aber auf psychometrischen Verfahren. Nach Lage der Dinge werden an den überwiegend verhaltenstherapeutisch orientierten Ausbildungsinstituten für Psychotherapeuten und Kinder- und Jugendlichenpsychotherapeuten zwar psychometrische Testmethoden wie Intelligenztests, Checklisten und Fragebogen vermittelt, die projektiven Verfahren führen lediglich noch an psychodynamisch orientierten Instituten insbesondere der Jung'schen Schule ein Nischendasein.

Versuche, die Ergebnisse einzelner projektiver Verfahren **quantitativ** verfügbar zu machen und damit die Objektivität zu erhöhen, waren vor allem in den USA erfolgreich, allerdings ohne dass diese Ergebnisse hierzulande zur Kenntnis genommen wurden (Wittkowski 2011, 383 ff). Ein Beispiel stellt der Familiensystemtest FAST (Gehring 1998) dar: Mit Holzfiguren, die je nach ihrem Einfluss auf Klötzchen platziert werden können, sind drei Familienszenen – eine typische, eine ideale und eine Konfliktszene – darzustellen. Zusätzlich zur qualitativen Auswertung kann auch der Abstand zwischen den Figuren und das Ausmaß ihrer Erhöhung gemessen werden. Mit dieser einfachen quantitativen Auswertung wurde die psychometrische Überprüfung von Objektivität, Reliabilität und Validität möglich (Schaipp & Plaum 2000, 33; vgl. Gehring et al.1989; Gehring & Marti 2001). Ein weiteres Beispiel ist das Comprehensive System des Rorschach-Tests von Exner (1974), das nur empirisch überprüfte Parameter berücksichtigt. Jedoch ist abgesehen von einigen Neuentwicklungen im Bereich der Bindungsdiagnostik (s. Teil VII) mit einem Interesse der psychologischen Forschung im deutschsprachigen Raum an der Neuentwicklung projektiver Verfahren bzw. der Verbesserung ihrer psychometrischen Qualität nicht zu rechnen (vgl. Kubinger 2010, 31 f).

Die bisherigen Versuche, die Wissenschaftlichkeit projektiver Verfahren zu belegen, waren deswegen nur zu einem kleinen Teil erfolgreich, etwa in Form des Rorschach Comprehensive Systems, weil sie in eine falsche Richtung zielten. Wittkowski konstatiert am Beispiel des TAT: »Von quantitativ orientierten Forschern, die in der wissenschaftlichen Gemeinschaft die Mehrheit bilden, werden die Erkenntnisse, die mit verbalthematischen Verfahren insbesondere in der klinisch-diagnostischen Praxis gewonnen wurden, als phänomenologisch, subjektiv und spekulativ abgelehnt. Die Anhänger verbal-thematischer Verfahren reagierten auf die Kritik mit dem Bemühen, auch für projektive Verfahren die Gütekriterien im Sinne eines quantitativen Paradigmas nachzuweisen statt sich auf die Kriterien zu berufen, die dem **qualitativen Paradigma** gemäß sind« (Wittkowski 2011, 302).

Mit den Erzählungen der Kinder zu ihren Zeichnungen und Gestaltungen liegt wie mit den TAT-Geschichten sprachliches Material vor, das – vergleichbar mit Interviewmaterial – prinzipiell der Methodik der qualitativen Forschung zugänglich ist, etwa für inhaltsanalytische Analysen von Narrativen und spezifische Methoden der Verhaltensanalyse (Wittkowski a. a. O., 302). Ein Beispiel für eine gelungene Anwendung qualitativer Analysemethoden bei einem projektiven Test ist die Auswertung des Adult Adaptive Projective (George et al. 1999, s. Teil VII, Bindungsdiagnostik), in die sogar unbewusste Abwehrmechanismen einbezogen werden. Ansonsten wurde das Potential qualitativer Analytik bislang kaum für projektive Verfahren genutzt

Während also projektive Verfahren in der Fachwelt umstritten und wissenschaftlich zumindest in Deutschland ins Abseits geraten sind, ist ihre **Anwendung in der klinischen und forensisch-psychologischen Praxis** weit verbreitet. Schorr (1995, s. a. Steck 1997) fand bei einer bundesweiten Umfrage unter Mitgliedern des Berufsverbands Deutscher Psychologen, dass unabhängig vom Ausbildungsalter projektive Testverfahren von mehr als zwei Dritteln der in Schule und Beratungsstellen und von knapp 60 % der in der Psychiatrie und psychologischen Praxen Tätigen regelmäßig angewendet wurden. In beiden Untersuchungen waren TAT, Scenotest und zeichnerische Gestaltungsverfahren wie Familie in Tieren und Baumtest die am häufigsten verwendeten projektiven Tests. Folgerichtig stellt Schorr (a. a. O, 16) die »wichtige Frage, wie man projektive Testverfahren für praktische Fragestellungen einsetzen kann, ohne für die Anwendung dieser Verfahren, für die man in früheren Zeiten im Rahmen des Diplomstudiums über mehrere Semester hinweg trainiert wurde, ausgebildet zu sein«.

In der **Psychodiagnostik bei Kindern und Jugendlichen** spielen die genannten Verfahren eine noch wesentlich bedeutendere Rolle, wie Bölte et al. (2000) in einer Umfrage unter 92 Einrichtungen für Kinder- und Jugendpsychiatrie und -psychotherapie nachweisen konnten. 89 % der Befragten nannten den Scenotest, 74 % die Verzauberte Familie, 60 % den Baumtest und jeweils 59 % den Kinder-Apperzeptionstest CAT und den TAT als regelmäßig angewendete Verfahren. Entsprechend lehnen auch nur etwa 11 % der mit Kindern arbeitenden Psychologen projektive Verfahren grundsätzlich ab.

Ein vergleichbares Bild ergab sich in der repräsentativen Umfrage von Nestler und Castello (2003) an 300 zufällig ausgewählten Erziehungsberatungsstellen in Deutschland. Bei einem Rücklauf von 57 % standen die projektiven Verfahren hinter den Schultests an zweiter Stelle der eingesetzten Verfahrensgruppen. Die am häufigsten benutzen Verfahren insgesamt waren 1. Familie in Tieren, 2. K-ABC, 3. HAWIK-III, Verzauberte Familie und SET.

Bei den projektiven Tests zeigte sich folgende Reihenfolge der Nutzungshäufigkeit:

1. Familie in Tieren,
2. Verzauberte Familie,
3. Satzergänzungstest SET,
4. Scenotest,
5. Baumtest,
6. Schwarzfuß-Test SF,
7. Kinder-Apperzeptions-Test CAT,
8. Family Relations Test FRT,
9. Picture Frustration Test PFT,
10. Düss Fabeltest,
11. Thematischer Apperzeptionstest TAT,
12. Wartegg Zeichen-Test WZT,
13. Rorschach-Test und
14. Apperzeptiver Situationstest.

Allerdings lehnten auch knapp 10 % der Beratungsstellen bestimmte Tests bzw. Verfahrensgruppen ab, in erster Linie die projektiven Tests. Als Gründe wurden genannt:

»Zuviel Spekulation, Nichterfüllung der Gütekriterien, passen nicht zur methodischen Ausrichtung der Beratungsstelle« (Nestler & Castello a. a. O., 32). Die Autoren stellen fest, dass die projektiven Verfahren offensichtlich einen ebenso hohen Praxisnutzen haben wie standardisierte mehrdimensionale Intelligenztests und eine zentrale Rolle in der Diagnostik an Erziehungsberatungsstellen spielen. Sie konstatieren: »Die Wertschätzung für Projektive Verfahren widerspricht der Tatsache, dass sie kaum mehr zu dem an Universitäten gelehrten testdiagnostischen Instrumentarium gezählt werden. Vor dem Hintergrund eines Generationenwechsels in diesem Bereich stellt sich die Frage nach einer hinreichenden universitären Vorbereitung auf die Anforderungen des Berufslebens. Es scheinen andere Gütekriterien als die akademischen zu sein, die Praktiker/innen in dem Arbeitsfeld Erziehungsberatung zum Einsatz dieser Verfahrensgruppe bewegen – gängige Gütekriterien für Testverfahren lassen die nicht von der Hand zu weisende praktische Relevanz projektiver Verfahren unberücksichtigt. Wird aus Sicht der Forschung dadurch den Projektiven Testverfahren ihre diagnostische Tauglichkeit abgesprochen, so müssten entsprechende alternative Verfahren oder aber auch adäquatere (ergänzende) qualitative Beurteilungsmaßstäbe entwickelt werden, da sonst eine immer größer werdende Lücke zwischen Forschung/universitärer Ausbildung und Praxis klaffen könnte« (a. a. O., 33).

7 Objektivität versus Subjektivität in der Psychodiagnostik

In der Kontroverse um die Wissenschaftlichkeit psychologischer Tests spiegelt sich die historische Kontroverse zwischen Natur- und Geisteswissenschaften, zwischen Erklären und Verstehen, zwischen mechanistischem und humanistischem Modell wider (Übersicht bei Kleining 1995, 29 ff). Ist das Dilemma zwischen Subjektivität und Objektivität unlösbar? Muss es dabei bleiben, wie Vane (1981, n. Wittkowski 2011, 326) konstatierte: Der TAT »bedeute eine Erbauung für den klinischen Psychologen und sei ein Alptraum für den Psychometriker«?

Ziel einer psychometrischen Diagnostik ist die möglichst präzise, objektive und vergleichende Messung von psychischen Merkmalsausprägungen wie Intelligenz, Aggressivität oder Angst. Jede Form von Subjektivität wird dabei als störend angesehen und so weit wie möglich ausgeschlossen. Im Bereich der Leistungs- und Fähigkeitstests und großer statistischer Untersuchungen ist dieser Ansatz sehr erfolgreich.

Selbstverständlich ist die diagnostische Psychologie aus ethischen, aber auch aus wissenschaftlichen und aus praktischen Gründen zu größtmöglicher Sorgfalt, zur Objektivität der Auswertung, zu Transparenz im Sinne von Nachvollziehbarkeit ihrer Ergebnisse und zur Vermeidung von jeglicher Willkür verpflichtet. Schließlich haben die getroffenen Aussagen in der Regel Konsequenzen, etwa für die Wahl einer Behandlungsmethode oder für die Entscheidungsfindung in einem Gerichtsprozess, beispielsweise wegen Missbrauchs von Kindern. Hier verbieten sich weitreichende und nicht weiter begründete Interpretationen unbewusster Prozesse oder die Anwendung von vermeintlich universell gültigen Symbolbedeutungen.

Zweifel an der Angemessenheit der Gütekriterien psychometrischer Tests für projektive Verfahren (z. B. Wittkowski 2011, 325 ff) gelten vor allem für die Einzelfalldiagnostik, in der es weniger um die Einordnung eines Individuums in eine Grundgesamtheit geht, sondern darum, einen in der Regel leidenden Menschen vor dem Hintergrund seiner Geschichte zu verstehen, sich in sein Erleben und seine Reaktionen einzufühlen und zu versuchen, die Welt mit seinen Augen zu sehen.

Ein Beispiel aus der Praxis:

Bei der Durchführung eines Intelligenztests bei einem Kind bemerke ich, dass ich ihm – ganz gegen meine sonstige Gewohnheit – mehr an Hilfen und Unterstützung gewähre als nach dem Manual zulässig ist. Ich ärgere mich und unterlasse fortan solches Entgegenkommen und verhalte mich nach Vorschrift neutral freundlich. Dabei kann ich es belassen.

Ich kann aber auch neugierig werden und mich fragen, was mich zu einer solchen Abweichung bewogen hat: War es meine Stimmung, mit der ich in die Praxis gekommen bin? Oder lag es am Kind? Mit welchen subtilen Manövern hat es mich dazu gebracht? An welche helfenden Einstellungen in mir hat es wie appelliert? Wie bringe ich das in Verbindung mit der Symptomatik und Anamnese des Patienten? Gibt es ein Muster, sich Schonung und Unterstützung zu organisieren? Ist dieses dysfunktional oder stellt es eine wichtige Fähigkeit des Kindes dar? Welche

Hinweise ergeben sich für die weiterführende Diagnostik, welche für Therapie und Prognose?

Das Beispiel zeigt, dass die Beschränkung auf objektive Daten den Verzicht auf wertvolle Information bedeuten kann. So erklärt etwa der Ausprägungsgrad einer Zwangssymptomatik ebenso wenig das Zustandekommen der Störung wie die Messung des Untergewichts die Entstehung einer Anorexia nervosa: »Das Objektive stellt sich heraus als unspezifisch« (Warnke 1993, 47). Das Abschneiden in einem Leistungstest etwa wird von Tagesform, der Bedeutung des Tests für den Probanden, der Beziehung zum Testleiter, von Vorerfahrungen mit Prüfungen und den erwarteten Konsequenzen für die Schul- oder Berufslaufbahn mit beeinflusst. Scheinbar objektive Fragebogenverfahren messen keine physikalischen Eigenschaften, sondern hypothetische Konstrukte wie emotionale Labilität oder Angst, und setzen die Fähigkeit und Bereitschaft des Probanden voraus, über sich selbst nachzudenken und das Ergebnis offen mitzuteilen. Fragebögen entsprechen einem schriftlichen Interview, also einer Sonderform des Gesprächs, und sind anfällig für bewusste und unbewusste Verzerrungen wie etwa die Tendenz, sich in ein günstiges Licht zu setzen, bestimmte Ziele anzustreben oder überwiegend positive Antworten zu geben (vgl. Plaum 1996, 91 f).

Aus dem Vergleich objektiver wie subjektiver Zugangsweisen ergeben sich unterschiedliche **Sichtweisen der Diagnostik** (modifiziert n. Plaum 1996, 24):

Tab. II.1: Unterschiedliche Sichtweise der Diagnostik

Methodologische Orientierung	Analytisch-positivistisch Messung	versus	phänomenologisch-hermeneutisch »Wesensschau«
Umfang des Untersuchungsgegenstandes	Elementaristisch Analyse von Komponenten	versus	holistisch Erstellung eines Gesamtbildes
Bedeutung individueller Besonderheiten	Nomothetisch Vergleich mit allgemeinen Gesetzmäßigkeiten	versus	idiographisch Beschreibung des Einmaligen
Ontologische Perspektive	Sein jetziger Status	versus	Werden Prozess-/Potentialdiagnostik
Angezielte Bereiche des Lebensraumes	Person	versus	Situation (Umwelt)
Normbezug	Statistische Norm, Realnorm Was ist normal?	versus	wertfrei oder Idealnorm Wie ist es? Wie sollte es sein?

Projektive Verfahren wären demnach auf der rechten Seite der Tabelle einzuordnen: Phänomenologisch beschreibend und mehr auf das Verstehen hin zielend, gesamthaft komplex und die Einmaligkeit der untersuchten Person in ihrer Lebenssituation erfassend, ohne Ausrichtung an einer Norm und ohne mit anderen zu vergleichen. Kann man da noch von Objektivität sprechen? Was ist »objektiv«?

8 Projektive Verfahren als qualitativ-heuristische Methoden

Ein vollständiger Verzicht auf den Einsatz projektiver Verfahren würde von vielen Wissenschaftlern begrüßt werden, dürfte sich in der Praxis aber aus guten Gründen nicht durchsetzen. Die Folge würde insbesondere von den Praktikern als Verarmung der Psychodiagnostik empfunden, vergleichbar mit der Rückkehr zum Schwarz-Weiß-Fernsehen.

Verbreitet ist insbesondere von verhaltenstherapeutischer Seite die Empfehlung, projektive Verfahren lediglich zur Gewinnung von Hypothesen zu verwenden. So schlagen Lehmkuhl und Petermann (2014 14, n. Döpfner & Petermann 2012, 88) folgende Leitlinie für Durchführung und Interpretation projektiver Verfahren vor:

- »Projektive Tests stellen hypothesengenerierende und keine hypothesenbestätigenden Verfahren dar. Sie geben keine ausreichend validen Informationen, so dass sie bei der Diagnostik von Verhaltensstörungen und emotionalen Auffälligkeiten nur einen begrenzten, hauptsächlich explorativen Wert besitzen.
- Projektive Verfahren können als Explorationstechniken sowohl beim Beziehungsaufbau als auch bei der Informationssammlung hilfreich sein, ohne dass weitreichende Deutungen vorgenommen werden müssen.
- Bei der Durchführung projektiver Tests sollte darauf geachtet werden, wie das Kind die Interaktion gestaltet, auf welche Weise es mit dem projektiven Material umgeht (z. B. zögerlich, freudig, kreativ) und welche besonderen Verhaltensweisen dabei auftreten (z. B. Ängste, Unsicherheit, Zwanghaftigkeit).
- Die Ergebnisse projektiver Verfahren können nur im Zusammenhang mit anderen diagnostischen Ergebnissen interpretiert werden.«

Projektive Tests werden danach als Erweiterungen von Exploration (bzw. Therapie) angesehen, sie liefern unsystematische Einblicke in das Erleben und Verhalten der Klienten, mit denen dann wie mit anderen klinischen Erfahrungen aus Gespräch und Behandlung auch umgegangen wird. Damit würde der Frage nach der wissenschaftlichen Qualität projektiver Verfahren einerseits ausgewichen werden, weil die daraus resultierenden Schlussfolgerungen von vornherein als subjektiv deklariert wären. Andererseits bedeutete es de facto die Preisgabe des Anspruchs, diese praktisch so bedeutsame Gruppe von Tests wissenschaftlich zu fundieren. Allerdings hieße das nach unserer Ansicht auch, das durchaus vorhandene Potential projektiver Verfahren zu unterschätzen und nicht ausreichend zu nutzen.

> Die Autoren dieses Handbuchs plädieren im Hinblick auf die psychodiagnostische Praxis für einen anderen Ansatz: für den reflektierten Einsatz projektiver Verfahren in einem geplanten psychodiagnostischen, heuristischen (Such-)Prozess, in dem sich je nach Fragestellung unterschiedliche diagnostische Methoden ergänzen. Damit könnten die Schwächen projektiver Methoden kompensiert und ihre durchaus vorhandenen Vorzüge genutzt werden.

Mattejat (1993, 119 f) konstatiert für die Familiendiagnostik: »Denn wenn Subjektivität nur als Irrtum und Fehler, als Verzerrung und Verwirrung aufgefasst wird, dann ist der Versuch, sie zu eliminieren, folgerichtig. Wenn wir Objektivität als das fassen, was nach Abzug der Subjektivität noch übrig bleibt, verlieren wir aber unseren Gegenstand«. Er plädiert dafür, Objektivität »als empirische Kontrolle und kritische Reflexion der Subjektivität« zu verstehen. Mattejat beschreibt zwei verschiedene Formen von Objektivität 1993, 129):

Tab. II.2: Zwei Formen von Objektivität (Mattejat 1993, 129)

Objektivierung als:	
Eliminierung bzw. Minimierung subjektiver Aspekte	Empirische Kontrolle und kritische Reflexion subjektiver Aspekte
Strategie der Reduktion durch Ausschließen subjektiver Elemente (Desubjektivierung)	Strategie der Anreicherung durch Einbeziehen subjektiver Aspekte (Transsubjektivierung)
Methodik der subjektunabhängigen/intersubjektiven Beobachtung und Beschreibung	Methodik der Koordinierung verschiedener Perspektiven
Zielt ab auf:	
Einfache Realität: Wirklichkeit an sich!	Mehrschichtige Realität: Wirklichkeit für wen?
Fixierung auf eine richtige Beschreibung	Dynamisierung durch Konflikt zwischen verschiedenen Beschreibungen

Nach diesem Verständnis schließen sich Objektivität und Subjektivität nicht gegenseitig aus, sondern stellen sich als sich ergänzende, methodische Unterschiede im Zugang zum Untersuchungsgegenstand dar. Wie aber lässt sich die Verbindung von Subjektivität und möglichst objektiver, transparenter und nachvollziehbarer Vorgehensweise in der Anwendung projektiver Verfahren umsetzen?

Schaipp und Plaum (2000) unterscheiden drei wissenschaftstheoretische und methodologische Strömungen: Psychometrie, Hermeneutik (Deutungskunst) und qualitative Heuristik. Heuristisch [griechisch εὑρίσκω (heurisko): ich finde (heraus), n. Liddell et al. 1940] bezeichnet nach Häcker und Stapf (2004) »etwas, das brauchbar ist zum Finden neuer Tatsachen«. Kleining (1995, 19) nennt Heuristik die »Lehre von den Such- und Findeverfahren«. Schaipp und Plaum stellen fest, dass projektive Verfahren den Ansprüchen psychometrischer Tests in der Regel nicht genügen und kritisieren den verbreiteten hermeneutischen, also interpretierenden Umgang damit (bei dem der Deuter besser weiß als der Interpretierte, worum es in Wahrheit geht) als mit zu vielen Vorannahmen und Fragwürdigkeiten belastet (2000, 38; zur Kritik an der Hermeneutik vgl. Kleining 1995, 141 ff). Die Autoren schlagen eine **»qualitativ-heuristische Verwendungspraxis«** projektiver Verfahren vor. Damit ist ein prozessorientiertes Vorgehen mit offenem Ausgang gemeint, in dessen Verlauf die unvermeidlichen Mehrdeutigkeiten projektiver Gestaltungen durch einen Dialog mit den Probanden möglichst aufgeklärt bzw. reduziert werden. Nach der Durchführung des Tests (Phase der Datenerhebung) und der Protokollierung erfolgt in einer 2. Datenerhebungsphase eine Nachbefragung, die »dazu dienen soll, mehrdeutige Äußerungen, Gestaltungen auf ihre Entstehungsbedingungen zu untersuchen« (a. a. O., 39). Dazu gehören

Fragen nach dem Zustandekommen der Einfälle und die Aufforderung zu weiteren Assoziationen innerhalb eines partnerschaftlichen Dialogs. Die so geteilte Subjektivität bzw. Intersubjektivität gestattet dem Untersucher auch, eigene Anteile an seiner Interpretation zu erkennen. Ursprüngliche Hypothesen werden im Dialog mit dem Probanden auf ihre Plausibilität überprüft, angepasst, im weiteren Verlauf erneut überprüft usw., es findet also ein Validierungsprozess mit offenem Ausgang statt.

Hierzu ein Beispiel:

In der »Familie in Tieren« zeichnet ein Junge seine Mutter als Ente. Der Untersucher (F.W.) assoziiert dazu ein unscheinbares Tier ohne besonders bemerkenswerte Eigenschaften. Auf die Frage hin, was für ihn das Besondere an Enten sei und was die so alles können, antwortet der Junge begeistert: »Ja, die Ente kann alles! Die kann Schwimmen, Tauchen, Laufen und Fliegen!« Durch diese positive Sicht des Kindes angeregt, fällt dem Untersucher noch mehr an bemerkenswerten Eigenschaften der Enten ein, etwa die Fürsorge für ihren Nachwuchs, ihre Treue, die Anpassungsfähigkeit und Genügsamkeit, aber auch das hohe Tempo einer Wildente im Sturzflug. Sein Blick auf die Ente hat sich durch dieses Erlebnis nachhaltig verändert, Vorsicht und kritische Distanz gegenüber eigenen Vorannahmen sind gewachsen.

Dieses Beispiel illustriert den Prozess einer qualitativ-heuristischen Vorgehensweise, wie er theoretisch von Kleining (1995) für den sozialwissenschaftlichen Forschungsprozess konzipiert wurde. Psychologische Diagnostik in Praxis und Klinik stellt nach unserer Auffassung einen solchen Entdeckungsprozess dar, für den die gleichen Annahmen und Regeln gültig sind. Kleining (1995, 125 ff) unterscheidet Alltagsmethoden, qualitative und quantitative Methoden: **Alltagsmethoden** wie die Berichte von Eltern über ihr Kind sind persönlich, wertend, naiv, unsystematisch, spekulativ und einseitig, aber lebendig und nah an der Wirklichkeit. **Qualitative Methoden** wie etwa projektive Verfahren versuchen, den Sinn des Untersuchungsgegenstandes zu erfassen, dabei Lebendigkeit, erlebbare Struktur und die Bewegung der Wirklichkeit zu erhalten, aber Subjektivität, Spekulation und Wertung durch ein strukturiertes Vorgehen zu verringern. Sie stellen ein höheres Abstraktionsniveau der Alltagsmethoden dar. **Quantitative Methoden** wie psychometrische Tests führen zu noch abstrakteren Ergebnissen. Dadurch sind sie leichter zu handhaben, zu digitalisieren und zu verrechnen, bilden aber (wie der Intelligenzquotient) aufgrund des hohen Abstraktionsgrades die Struktur der Wirklichkeit nicht mehr ab. Wissenschaftlich sind quantitative und qualitative Verfahren insofern, als und soweit sie reflektiert und auf systematische Weise angewendet werden (a. a. O., 129).

Die **Voraussetzungen für eine wissenschaftliche qualitativ-heuristische Anwendung von Methoden** sind nach Kleining (a. a. O., 227 ff) das Dialogprinzip, vier »Regeln« und bestimmte Prüfverfahren:

Das Dialogprinzip »ist der reflektierte, auf Intersubjektivität (›Objektivität‹) zielende Einsatz« aktiver und passiver Methoden (Experiment und Beobachtung) in systematischer, aufeinander aufbauender Abfolge, die inhaltlich durch das Gespräch mit dem Probanden gesteuert wird. Der Frage folgt eine Antwort, die eine neue Frage auslöst und so weiter. Damit wird der »Monolog des Deuters … zum Dialog des Forschenden mit dem Objekt« (145). Ziel ist »die Anpassung der Gedanken an die Tatsachen« (Ernst Mach, zitiert n. Kleining, a. a. O., 229), also die Erfassung des Untersuchungsgegenstandes in seiner Wirklichkeit, seinen Zusammenhängen und mit seiner Dynamik.

1. Regel: Die **Offenheit der Forschungsperson** (des Untersuchers) gegenüber ihrem Gegenstand, gegenüber der Untersuchungs-

person und gegenüber eigenen Vorannahmen. Konkret heißt das, der Verzicht darauf, zu wissen, was eine bestimmte Darstellung bedeutet (eine Kuh ist nicht immer ein Muttersymbol) und die Beziehung zwischen Untersucher und Probanden besonders zu beachten.

2. Regel: **Offenheit des Forschungsgegenstandes:** Alle Erkenntnisse über den Gegenstand sind so lange als vorläufig zu betrachten, bis er »ganz« entdeckt ist. Nicht selten ergibt sich in der kinderdiagnostischen Praxis eine psychologische »Gewissheit« erst dann, wenn die Befunde zusammenfassend mit den Patienten und ihren Bezugspersonen besprochen werden. Die Reaktionen der Betroffenen können die Interpretation stützen bzw. validieren oder infrage stellen und sind insofern Bestandteil der Diagnostik – sofern der Untersucher bereit ist, seine Hypothesen und sich selbst infrage stellen zu lassen.

3. Regel: **Maximale strukturelle Variation der Perspektiven:** Der Gegenstand ist von möglichst verschiedenen Gesichtspunkten aus jeweils neu zu betrachten. Tritt z. B. eine Aufmerksamkeitsstörung nur in bestimmten Situationen auf, etwa in der Familie, und nicht im Unterricht, ist eine ADS im Sinne einer neurobiologischen Störung sehr unwahrscheinlich und die Diagnostik müsste die familiäre Situation (Geschwisterrivalität, Leistungsdruck, familiärer Stress etc.) stärker einbeziehen.

4. Regel: **Analyse auf Gemeinsamkeiten:** Das Verfahren entdeckt das Gemeinsame in den Verschiedenheiten. So muss sich eine schulische Überforderungssituation bei einem Schüler, der seine Lernprobleme gut kompensieren kann, nicht in den Noten ausdrücken. Wenn sich dann aber im Gespräch Hinweise auf eine chronische Stressbelastung in Form psychosomatischer Beschwerden finden und Klagen über wenig Freizeit, wenn Anamnese und Fragebögen eine starke Anpassungsbereitschaft und Prüfungsangst belegen, die zeichnerischen Gestaltungen für ein niedriges Selbstbewusstsein und zwanghafte Tendenzen sprechen, wenn im TAT Hinweise auf hohen Ehrgeiz und Misserfolgserwartung auftauchen und die Begabung an der unteren Grenze des Anforderungsprofils der besuchten Schule liegt, findet die Hypothese einer schulischen Überforderung eine starke Bestätigung.

Die **Prüfverfahren qualitativ-heuristischer Methodik** (Kleining 1995, 273 ff) sind Validität, Reliabilität und Geltung, allerdings anders, nämlich qualitativ verstanden als die (quantitativ bestimmten) Gütekriterien psychometrischer Tests. Die **Validität** (Gültigkeit) ergibt sich als kommunikative oder intersubjektive Validierung im Verlauf des dialogischen Prozesses, als dessen Ergebnis sich eine eigene Plausibilität ergibt. Die **Reliabilität** (Verlässlichkeit) entsteht nicht durch die Ausmerzung von »Messfehlern« (Abweichungen werden als unvermeidlicher Teil der Subjekt-Objekt-Differenz aufgefasst), sondern durch die flexible Anpassung der Methodik an den Gegenstand, die Analyse von Gemeinsamkeiten und den Versuch, so weit wie möglich intersubjektive Übereinstimmung herzustellen. Und die **Geltung** (Reichweite) der Erkenntnis wird ebenfalls durch den Verlauf des diagnostischen Prozesses und die Einbeziehung aller Erkenntnisse (100 %-Regel, a. a. O., 272) bestimmt. So lässt sich etwa aus dem Gesamtbild von Vorgeschichte, Symptomatik, aus allen Befunden und den Veränderungen der Befindlichkeit des Patienten im diagnostischen Prozess plausibel entscheiden, ob eine aktuelle, reaktive und vorübergehende Belastungsreaktion, eine zunehmende affektive Störung oder eine strukturelle Störung der Persönlichkeitsentwicklung vorliegt.

Objektivität ergibt sich nach diesem Verständnis nicht aus dem Ausmerzen subjektiver Einflüsse oder durch abstrahierende formale Operationen, sondern durch den beschriebenen heuristischen Such- und Entdeckungsvorgang, der sich in einem dialogischen, zirkulären, (selbst-)kritischen und intersubjektiven Prozess seinem Untersuchungsgegenstand immer mehr annähert mit dem Ziel, ihn in seiner Dynamik, seinen Wechselwirkungen und Abhängigkeiten möglichst objektiv zu erfassen (Kleining 1995, 318 ff).

Es ist sehr zu bedauern, dass die hier beschriebenen Forschungsansätze (quantitative Methoden, qualitativ-heuristische Verfahren und inhaltsanalytische Methoden zur Analyse von Narrativen) bislang noch nicht systematisch auf projektive Verfahren angewendet werden. Für den Scenotest formulieren Lehmkuhl und Petermann (2014, 28) die nachfolgenden **Desiderate an die Forschung**, die analog auch für Zeichentests und verbale Gestaltungsverfahren gelten:

- »Standardisierte Kategorie und eine qualitative Definition formaler wie inhaltlicher Merkmale sollten entwickelt werden, um eine reliable Auswertung zu ermöglichen.
- Beobachtungssysteme für das Spielverhalten und den Spielverlauf könnten dazu beitragen, das Interaktions- und Kommunikationsverhalten systematisch zu erfassen.
- Durch eine systematische Auswertung von Scenotests bestimmter Diagnosegruppen bzw. spezifischer Fragestellungen könnte ansatzweise eine Normierung erreicht werden, zumindest aber eine ›qualitative Zusammenstellung formaler und inhaltlicher Besonderheiten‹ (Wittkowski 2011, 369).
- Das Scenomaterial erscheint überaltert. Gerade bei einem Verfahren, das auf Symbolgehalt und Lebenswirklichkeit abhebt, wäre eine Aktualisierung im Interesse eines besseren Ansprechens der Versuchspersonen notwendig. Der 2023 erschienene Sceno-2 trägt dem Rechnung (▶ Kap. V, 5.3.2).
- Wittkowski (2011, 368) weist auf den Mangel an theoretischen Ansätzen zur Erklärung der Entstehung des Spielverlaufs und der gebauten Szene hin, obwohl sie fundamental für das Verständnis des Verfahrens, die Auswertung und Interpretation sei.«

9 Bedeutung projektiver Diagnostik bei Kindern und Jugendlichen

Projektive Verfahren werden unter Berücksichtigung des Entwicklungsstandes junger Menschen eingesetzt: Während in der frühen Kindheit vorwiegend die Verhaltensbeobachtung im freien Spiel und in der Interaktion mit der Bezugsperson verwendet werden, eignen sich spielerische Gestaltungsverfahren für das Kindergartenalter. Projektive Zeichentests und verbal-thematische Verfahren sind ab dem Vorschulalter sinnvoll einsetzbar. Spiel- und Zeichentests werden von manchen, insbesondere männlichen Jugendlichen als kindisch abgelehnt, sind aber mit einer altersentsprechenden Instruktion grundsätzlich bis in die Adoleszenz hinein durchführbar.

Jüngere Kinder im präoperativen Stadium der kognitiven Entwicklung sind noch stark dem primärprozesshaften Denken verhaftet und drücken ihre Befindlichkeit unmittelbar über den Körper und symbolisch im Spiel aus. Einbildungskraft und die Fähigkeit zur Imagination sind vorhanden, die Möglichkeiten zur Wahrnehmung und Verbalisation innerer Zustände dagegen noch unzureichend entwickelt. Projektive Verfahren ermöglichen den Ausdruck der inneren Welt auch bei jungen Menschen, die noch über wenig Introspektionsfähigkeit verfügen. Spielerische Gestaltungsverfahren und Zeichentests stellen in diesem Alter eine Bühne zur Verfügung, auf der das Kind sozusagen zuhause ist.

Die Vielfalt der zur Verfügung stehenden Methoden und deren Kombination erlaubt die Erfassung ganz unterschiedlicher Ausdrucksebenen, damit können sich auch die Kinder mitteilen, die sich nicht so gut verbal, sondern besser durch Malen oder Spielen ausdrücken können (diesen Hinweis verdanke ich Günther Horn).

Bei Kindern im Stadium der konkreten Operationen, also etwa ab dem Grundschulalter, dominiert der Sekundärprozess, sprachliche Äußerungen werden also schon kognitiv kontrolliert. Erlebte Abhängigkeit von Bezugspersonen und Loyalitätskonflikte nehmen starken Einfluss auf das, was Kinder in diesem Alter Fremden gegenüber berichten. Ab dem Stadium der formalen Operationen werden die Aussagen (abgesehen von individuellen Abwehrmechanismen) auch durch überpersönliche Werte und (Familien-)Regeln überformt. In den projektiven Bildern und Geschichten von Kindern und Jugendlichen treten solche Einflüsse dagegen stark in den Hintergrund, offenbar weil es ihnen viel leichter fällt, sich symbolisch offen auszudrücken als sprachlich. Immer wieder machen wir in der Praxis die Beobachtung, dass ein Schulkind in der Kontrollskala »Soziale Erwünschtheit« des Angstfragebogens für Schüler AFS einen extrem hohen Wert erreicht, der für eine stark an soziale Erwartungen angepasste Selbstdarstellung und daher für einen Mangel an Offenheit spricht, dass es jedoch seine Konflikte in den Zeichen- und Spieltests auf prägnante Weise darstellt.

Die offene Fragestellung projektiver Methoden stellt einen Anreiz zu kreativer Eigenschöpfung und Gestaltung dar. Ideenreichtum und Gestaltungskraft sind wichtige positive Fähigkeiten, die in der standardisierten Psychodiagnostik üblicherweise nicht angesprochen werden. Insofern sind sie ein wesentlicher Bestandteil ressourcenorientierter Diagnostik bei jungen Menschen (Klemenz

2000). Die Motivation von Kindern wird gestärkt, sich im diagnostischen Prozess aktiv zu engagieren. Die Aktivierung von Ressourcen in der Therapie wiederum spielt für die therapeutische Beziehung und damit den Behandlungserfolg eine wesentliche Rolle (Grawe & Grawe-Gerber 1999).

Last but not least spricht die Verbreitung projektiver Verfahren in der psychodiagnostischen Praxis für ein starkes Bedürfnis nach Methoden, die eine Ergänzung zu den psychometrischen Verfahren darstellen. Das anhaltende Interesse an projektiver Diagnostik kommt aus der Praxis, wie auch das 2014 erschienene »Fallbuch Scenotest« (Lehmkuhl & Petermann) belegt. Offenbar ist es den erfahrenen Praktikern in den Beratungsstellen und in den kindertherapeutischen und kinder- und jugendpsychiatrischen Praxen und Kliniken, den sozialpädiatrisch engagierten Kinderärzten und allen anderen Anwendern projektiver Verfahren wichtig, junge Menschen nicht nur zu beschreiben und mit einer Normgruppe zu vergleichen, sondern sie darüber hinaus in ihrer individuellen Besonderheit mitsamt ihren Konflikten und Motiven zu verstehen. Projektive Diagnostik kann dazu besonders bei Kindern und Jugendlichen einen wesentlichen Beitrag leisten.

III Zeichnerische Gestaltungsverfahren

1		Einführung	49
	1.1	Historische Anmerkungen	49
	1.2	Theoretische Grundlagen	50
	1.3	Indikations- und Anwendungsbereiche	62
	1.4	Durchführung	62
	1.5	Allgemeine Hinweise zur Interpretation	64
	1.6	Gütekriterien	65
	1.7	Fazit	65
2		Baum-Zeichnungen	66
	2.1	Der Baumtest von Koch (1949)	66
	2.2	Imagination Baum nach Leuner (1985)	69
	2.3	Baum und Traumbaum von Bět´ák (2008)	73
3		Menschzeichnungen	75
	3.1	Der Draw-A-Person-Test (DAP) von Machover (1949)	75
	3.2	Der Human-Figure-Drawing-Test von Koppitz (1968), deutsch: Zeichne-einen-Menschen-Test (ZEM, 1972)	77
	3.3	Der Haus-Baum-Mensch-Test (House-Tree-Person Technique H-T-P) von Buck (1948)	82
	3.4	Der Haus-Baum-Feuer-Wasser-Mensch-Test (HBFWM-Test) nach Lutz (2007)	88
4		Familie-Zeichnungen	95
	4.1	Der Zeichentest »Familie in Tieren« (FiT) von Brem-Gräser (1957)	96
	4.2	Die Wunschfamilie in Tieren	104
	4.3	Die Verzauberte Familie (VF) von Kos & Biermann (1973, 2002)	106
	4.4	Die Kinetic-Family Drawing Technique (KFD) von Burns & Kaufman (1970, 1972, 1982)	110
	4.5	Die Besprechung der Familien-Zeichnungen mit Eltern oder der Familie	111
	4.6	Der Dreibaumtest von Corboz (1962, 1980)	114
	4.7	Imagination »Drei Bäume« in der Katathym Imaginativen Psychotherapie	117

5	Der Sterne-Wellen-Test (SWT) von Avé-Lallemant (1978, 1994)	118
6	Der Wartegg-Zeichen-Test (WZT) von Wartegg (1939)	126
7	Weitere orientierende Zeichentests	137
	7.1 Einführung	137
	7.2 Der »Button-Test«	137
	7.3 Das »Projektive soziale Atom« (Petzold & Orth 1990, 625 f; Petzold 1996, 206 ff; Müller & Petzold 1998)	138
	7.4 Das »Beziehungsrad« (nach Fliegel & Kämmerer 2009)	139
	7.5 Der »Problemkuchen« (Kirn 2009, 84 f)	139
	7.6 Zeichnerische Darstellung der Symptomatik am Beispiel der Migräne	140
8	Zwischen Zeichnen, Spiel und Therapie: Das Squigglespiel von Winnicott (1968/1989)	142

1 Einführung

Zeichnerische Gestaltungsverfahren sind Tests, bei denen der Proband aufgefordert wird, ein vorgegebenes Motiv frei zu zeichnen (thematische Zeichentests: Baum, Haus-Baum-Mensch-Test; Baum-Haus-Feuer-Wasser-Mensch-Test, Familie in Tieren), vorgegebene Zeichnungen zu vervollständigen (Wartegg-Test) oder das Zeichnen findet in der Interaktion mit dem Untersucher statt (athematische Zeichentests: freies Zeichnen, Squiggletechnik). Zeichnen kommt dem Ausdruckswillen von Kindern entgegen und regt zu angstfreier, spontaner kreativer Gestaltung an, sofern es in der Instruktion gelingt, in der Situation Leistungsdruck zu vermeiden. Daher eignet sich Zeichnen (oft besser als Reden) gut zur angstreduzierenden Kontaktaufnahme.

Die angesprochenen Themenbereiche wie familiäre Beziehungen, Selbstbild oder Welterleben sind meist konflikthaft oder ambivalent besetzt, so dass es insbesondere für Kinder schwierig ist, die eigene Meinung offen zu äußern. Die Aufforderung, stattdessen etwa Tiere zu zeichnen, ist dagegen unverfänglicher, weniger durch Gewissensbisse und Loyalitätsverpflichtungen der Probanden eingeschränkt und eröffnet einen Phantasieraum, in dem es ungefährlicher erscheint, die Wahrheit auszudrücken. Das trifft innerhalb gewisser Grenzen auch dann zu, wenn der Proband die Sache durchschaut.

Zeichentests sind ohne großen Aufwand an Zeit und Material durchführbar, also ökonomisch. Sie bieten eine Fülle an formalen und inhaltlichen Informationen, die zur Diagnose beitragen können. Formale Aspekte beziehen sich auf die Ausführung und Gestaltung, inhaltliche Aspekte beispielsweise auf symbolisch dargestellte Konflikte, die aktuelle emotionale Verfassung, auf erlebte Beziehungen und das Selbstbild. Durch ihre Ausdruckskraft eignen sich Zeichnungen besonders gut, um den Betroffenen psychologische Sachverhalte unmittelbar vor Augen zu führen und so ohne viele Worte Einsicht zu erzeugen.

1.1 Historische Anmerkungen

Nach Wittkowski (2011, 345 ff) lässt sich der Entwicklungsgang zeichnerischer Gestaltungsverfahren in fünf Phasen einteilen: eine Orientierungsphase im Übergang vom 19. zum 20. Jahrhundert, die sich mit Zeichnungen von Kindern und von Geisteskranken befasste und in der es um Leistungs- und Entwicklungsaspekte und die Erarbeitung von Normen ging. Dieser folgte eine zweite Phase (bis ca. 1928), in der Zeichnungen als Ausdruck der Gesamtpersönlichkeit betrachtet wurden. In der nächsten Phase (bis Ende der 1930er Jahre) erfolgte die Gegenüberstellung von beschreibenden und charakterologischen Aspekten. Psychoanalyse, Psychiatrie und Entwicklungspsychologie sahen in den Zeichnungen den Niederschlag krankhafter Zustände, die allerdings empirisch nicht verifiziert werden konnten. Die vierte Phase (1939–1968) ist gekennzeichnet durch die Einführung des Projektionsbegriffs in die zeichnerischen Gestaltungsverfahren und der resultierenden qualitativen Beurteilung auf der Grundlage subjektiven und intuitiven Verstehens. In der Praxis geschätzt, gerieten die projektiven Zeichentests bei den Wissenschaftlern nachhaltig in Misskredit. Die fünfte Phase (1968 bis heute) »steht im Zeichen einer selbstkritischen Haltung in Psychodiagnostik und Persönlichkeitspsychologie« (Wittkowski 2011, 347 f), die sich der Grundlagenforschung zuwendeten, während im Bereich der in der Praxis weitverbreiteten projektiven Verfahren offenbar kaum noch Anwendungsforschung stattfindet. Entsprechend enthalten die Neuauflagen der Monographien zu einzelnen Zeichentests seit den 1950er Jahren kaum neue empirische Befunde oder Weiterentwicklungen.

1.2 Theoretische Grundlagen

Zeichnen und Schreiben spielen eine bedeutsame Rolle in den ersten Jahren eines Kindes, das knapp die Hälfte der Zeit in Kindergarten und Schule mit diesen Tätigkeiten verbringt (Jenni 2013, 228).

Zur Funktion des Zeichnens im Kindesalter gibt es eine Fülle von Hypothesen. Die nachfolgende Darstellung orientiert sich an Jenni (2013, Seite 228 f) und beschränkt sich auf die wichtigsten Funktionen:

- **Nachahmungsfunktion:** Das Kind beobachtet die Erwachsenen und übt durch Nachahmung auf spielerische Weise deren Verhaltensweisen wie das Hantieren mit Stiften und Papier und die Planung von Arbeitsschritten ein, die es selbst später brauchen wird. Die Darstellung eines Inhalts steht dabei noch nicht im Vordergrund.
- **Abbildungsfunktion:** Das Kind versucht, durch Zeichnen die Wirklichkeit möglichst genau darzustellen, ohne den Zeichnungen eine tiefere Bedeutung geben.
- **Kommunikationsfunktion:** Das Kind tritt über die Zeichnungen mit der Umwelt in Beziehung und fordert seine Bezugspersonen auf, in Form eines Dialogs mit ihm zu spielen. Die Zeichnungen haben Mitteilungscharakter und erzählen eine Geschichte oder sie drücken die innere Befindlichkeit des Kindes (wie z. B. Schmerzen ▶ Kap. III, 7.5) besser aus, als es dies mit Worten könnte.
- **Ausdrucks- und Symbolfunktion:** Die Ansicht, dass Zeichnungen eine besondere Ausdrucksform des kindlichen Innenlebens, seiner Bindungserfahrungen und seiner emotionalen Befindlichkeit darstellen können, liegt den projektiven Zeichentests zugrunde, die nachfolgend im Einzelnen besprochen werden.

Ergänzend möchte ich noch hinzufügen, dass Kritzeln, Malen und Zeichnen die ersten Möglichkeiten für ein Kind darstellen, Spuren zu hinterlassen und etwas Bleibendes zu gestalten. Der Ausdruck **Funktionslust** (Bühler 1965, 157) meint die Freude an einer Tätigkeit um ihrer selbst willen. Sie ist eng mit Kreativität verbunden, der Spannung beim Ausprobieren von Neuem, mit der Erfahrung von Autonomie und Selbstkongruenz und mit dem Stolz darauf, etwas Eigenes geschaffen zu haben und dies zeigen zu können, einer wichtigen Quelle einer gesunden narzisstischen Entwicklung. Dieser Vorgang ist jedoch hoch sensibel und leicht irritierbar, z. B. durch leistungsbezogene Kritik, durch Vormalen oder Hineinmalen in das entstehende Bild des Kindes, durch Ausfragen oder Suggestivfragen, in der Schule durch die Vergabe von Noten. Auch gut gemeintes, aber allzu häufiges übertriebenes Loben ohne genaues Hinschauen kann vom Kind nicht eingeordnet werden und ihm das Gefühl geben, nicht ernst genommen zu werden (vgl. Seidel 2007, 16).

1.2.1 Entwicklungsaspekte von Kinderzeichnungen

Die formale Ausführung der Zeichnungen erlaubt lediglich eine ungefähre **Einschätzung des Entwicklungsstandes** und der Reife des Kindes im Altersvergleich.

Kinder im gleichen Alter und auf der gleichen Entwicklungsstufe gestalten ihre Zeichnungen so unterschiedlich detailreich und differenziert, dass sich die Zeichnungen zur ungefähren Einschätzung der Intelligenz verwenden lassen. In empirischen Untersuchungen zeigte sich die Differenziertheit der Menschzeichnung als wichtigster Indikator der allgemeinen Intelligenz, festgestellt mithilfe standardisierter Intelligenztests (Goodenough & Harris 1950, n. Grossmann & Grossmann 2012, 350). Allerdings können Zeichnungen Intelligenztests nicht ersetzen, wie noch ausgeführt wird.

Über die zeichnerische Entwicklung von Kindern gibt es eine Vielzahl von **Theorien**. Die wohl einflussreichste stammt (nach Jenni 2013) von Luquet aus den 1920er Jahren. Luquet (1977) beschrieb vier verschiedene, zeitlich gestaffelte Entwicklungssequenzen: »Beim *zufälligen Realismus* zeigt das sehr junge Kind noch keine Darstellungsabsicht, während diese beim *verfehlten Realismus* zwar vorhanden ist und vom Kind geäußert wird, aber Form und Gegenstand der Zeichnung vom Betrachter noch nicht erkannt werden. Unter *intellektuellem Realismus* versteht Luquet, dass Kinder zeichnen, was sie kennen und nicht, was sie tatsächlich sehen (wie beim *visuellen Realismus*). Typische und für das Kind wichtige Details eines Objekts werden beim intellektuellen Realismus unabhängig von ihrem tatsächlichen Aussehen immer dargestellt. Die Theorie von Luquet hatte großen Einfluss auf viele nachfolgende Studien über das kindliche Zeichnen. Er postulierte, dass Kinder ihre Wahrnehmungen mit einer mentalen Repräsentation verknüpfen und dass Kinderzeichnungen eine äußere graphische Darstellung dieser inneren Modelle seien. Piaget bezeichnete Luquets Theorie als die »wichtigste Inspiration für seine Theorie des Denkens« (Jenni 2013, 229).

Kinderzeichnungen werden nicht nur von den Fähigkeiten und der Intelligenz eines Kindes beeinflusst, sondern auch von Anregung, Förderung und Vorbildern in der Familie, von Talent und Motivation, von der Schule und den graphischen Codes der Kultur, in der das Kind aufwächst. Eine Studie, die Zeichnungen von annähernd 5000 eineiigen (also genetisch identischen) und 9560 zweieiigen, gemeinsam aufgewachsenen Zwillingen im Alter von 4 Jahren verglich (Arden et al. 2014), fand, dass bei hoher Variabilität genetische Faktoren einen etwas stärkeren Einfluss (.55) auf die Zeichnungen haben als Familie und Umwelt (.39).

Insgesamt sind die Altersspannen, in denen bestimmte Charakteristika auftauchen, sehr weit zu fassen. Eine Übersicht bietet ▶ Abb. III.1.

Aufgrund der großen Variabilität in Ablauf und in der Ausprägung von zeichnerischen Entwicklungsstufen stellt jede Phaseneinteilung nur eine allgemeine Orientierungshilfe dar.

Das zweite Lebensjahr markiert den Beginn der Zeichenentwicklung eines Kindes. Das Kind kritzelt zunächst ohne Darstellungsabsicht (»funktionelles Kritzeln«), erst im dritten Lebensjahr werden die Zeichnungen auch benannt (Jenni 2013, 231) Der »**Kritzelphase**« folgt die »**Schemaphase**«, in der es zur

III Zeichnerische Gestaltungsverfahren

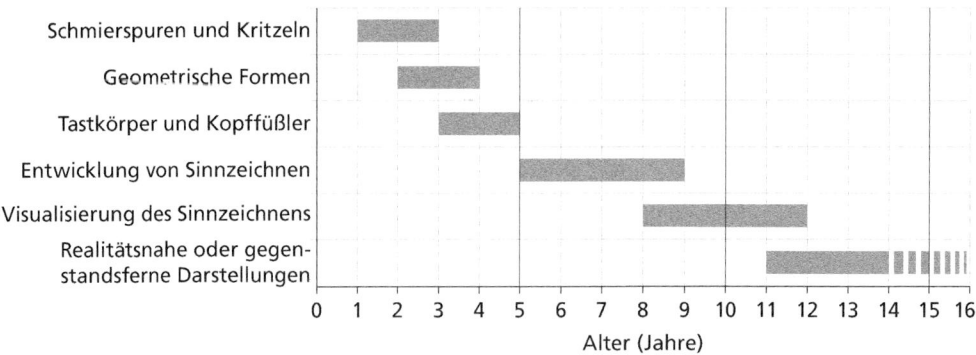

Abb. III.1: Entwicklung des kindlichen Zeichnens (Daten aus den Zürcher Longitudinalstudien, Jenni 2013, 229)

Ausbildung einfacher graphischer Elemente kommt, die dann länger beibehalten werden. Sie umfasst die Spanne von 2 Jahren und 6 Monaten bis etwa 5 Jahre. Die visuelle Erfassung und Kategorisierung, also die mentale Repräsentation geometrischer Grundformen, hat sich schon im zweiten Lebensjahr entwickelt, die Wiedergabe der Formen wird erst später möglich. »Unter **mentaler Repräsentation** versteht man innere und symbolhafte Darstellungen der Umwelt. Diese besondere Form der Gedächtnisstruktur umfasst mentale Bilder von Gegenständen, Menschen und Handlungen, die im Kopf (d. h. ›im geistigen Auge‹) ›repräsentiert‹ und kategorisiert werden. Besondere Ausdrucksformen von mentaler Repräsentation sind die Sprache, die Schrift oder das Zeichnen« (Jenni 2013, 228). Dieses **graphische Grundvokabular** von etwa zwanzig Zeichen (Punkte; Striche, gerade, gebogene und parallele Linien; Schraffuren, Dreiecke, runde Formen etc.) findet sich in unterschiedlichen Kulturen. Mit zunehmender graphischer Kompetenz entstehen im Alter von 3–5 Jahren aus der Variation und Ergänzung der Grundformen durch Striche sonnenähnliche Gebilde, sogenannte »Tastkörper«, aus denen sich »Kopffüßler« entwickeln, bei denen also Kopf und Bauch noch zu einer Einheit verschmolzen sind:

Das Sinnzeichnen (Vorschul- und frühes Schulalter) bezeichnet die Fähigkeit, graphische Grundelemente zu kombinieren und zu variieren und erlaubt es Kindern ab dem fünften Lebensjahr, motivisch zu zeichnen. Sie bilden ihre Umwelt, Tiere, Sonne, die Natur und vieles andere spontan und mit hoher Originalität ab. Die Kinder beschränken sich dabei auf das Wesentliche und orientieren sich an ihren mentalen Repräsentationen und noch nicht an der sichtbaren Realität. Zeichnungen aus der Phase des Sinnzeichnens sind durch bestimmte **formale Besonderheiten** gekennzeichnet (n. Jenni 2013, 233): Größendarstellungen sind nicht realistisch, sondern zufällig oder drücken die vom Kind erlebte Bedeutung aus. Bei Menschzeichnungen ist daher der Kopf besonders betont. Die Raumorganisation beginnt sich zu strukturieren, die einzelnen Bildelemente werden zunehmend miteinander in Beziehung gesetzt, daraus entwickeln sich Geschichten. Transparenz der Zeichnungen bedeutet, dass das Kind zeichnet, was es kennt und nicht, was es sieht. So werden Dinge dargestellt, die man nicht gleichzeitig sehen kann. Die Verwendung von Farbe erfolgt im Vorschulalter noch schematisch, erst ab dem zehnten Lebensjahr werden Farben realitätsgerecht verwendet und daher auch gemischt. Etwa ab dem gleichen Alter wird auch die Perspektive verwendet.

Naturalistische Zeichnungen, Karikaturen und Comics, Perspektive und Tiefendarstellung zeigen sich (frühestens) ab dem 8. Lebensjahr (n. Schuster 2001, 53 ff); die wesentlichen Entwicklungsmeilensteine im Zeichnen werden in den ersten 10 Lebensjahren erreicht. Die Übergangsphase vom Sinnzeichen zu realitätsgetreuen Darstellungen ist mit Frustrationen verbunden, so dass die Motivation zum Zeichnen oder Malen bei vielen Jugendlichen abnimmt, und die entsprechenden Fähigkeiten meist hinter den kognitiven, sprachlichen und sozioemotionalen Entwicklungsschritten zurückbleiben (Jenni 2013, 227).

Eine umfassende Übersicht über den aktuellen Forschungsstand zur Entwicklung des Zeichnens in der frühen Kindheit hat Machón (2013) vorgelegt.

Ein »**modifizierter Ansatz zur Charakterisierung der Stufen der Kinderzeichnungen**« wurde von Seidel (2007, 96 ff) auf der Basis des Stufenmodells der Intelligenzentwicklung von Piaget vorgelegt:

- Stufe 1: Sensomotorisches Denken (Geburt bis ca. 2,0 Jahre);
- Stufe 2: Voroperationales Denken (ca. 2,0–7,0 Jahre; Kritzel- und Schemaphase, Beginn des Sinnzeichnens): Innere Vorstellungsbilder werden attributiv mit Details angereichert;
- Stufe 3: Konkrete Operationen des Denkens (ca. 7,0–12,0 Jahre): Hier beginnt das Kind, Details ausdrucksstark zu gestalten und nach einem Gesamtplan zu integrieren;
- Stufe 4: Unterschiedliche Denkstile des Jugendalters (ab ca. 12 Jahren).

Die Zeichnungen der Stufe 4 sind danach weniger durch formal-operationale Funktionen, sondern vor allem durch unterschiedliche Denkstile geprägt, zu denen neben formalen Operationen auch intuitiv-kreative Gestaltungen, der expressive Ausdruck von Gefühlen und die Übernahme von Gestaltungsmustern aus der Lebenswirklichkeit der Jugendlichen (Werbung, Musik, Videos, Fernsehen und moderne Kunst) gehören. Seidel betrachtet die aufeinander aufbauenden und sich überlappenden Entwicklungsstufen als »integrierte Umstrukturierung«. Auf jeder Stufe erfolgt eine zunehmende Individualisierung der stufenspezifischen Gestaltungsmuster. Besonderen Wert legt Seidel auf emotionale Zeichen, die auf »konfliktreiche persönliche *aktuelle Erlebnisse* des Kindes, auf seine problematischen *sozialen Beziehungen, auf Traumatisierung, auf bewusste, unterbewusste (vorbewusste)* oder auch *unbewusste belastende Phantasien, Wünsche und Konfliktsituationen*« hinweisen (2007, 265, kursiv im Original). Der Autorin kommt es dabei nicht auf die tiefenpsychologische Interpretation an, sondern sie untersucht nach einem ganzheitlichen Ansatz »Ausdruckswert, Projektionswert und narrativen Wert der Zeichnung, soweit diese dem Bewusstsein des Kindes oder seinen vorbewussten Verarbeitungsmöglichkeiten zugänglich sind« (a. a. O., 267) innerhalb von jedem der acht Beobachtungsbereiche. Zur Vertiefung sei auf das reich bebilderte Werk von Christa Seidel mit dem anspruchsvollen Titel »Leitlinien zur Interpretation der Kinderzeichnung« verwiesen.

Auffallende Unterschiede zwischen Alter des Probanden und Reife der Zeichnungen im Vorschul- und Grundschulalter erfordern die Klärung der Frage, ob es sich um eine allgemeine Reifungsverzögerung handelt, um mangelnde Gestaltungsfähigkeiten, um eine unzureichend entwickelte innere Welt oder um das Ergebnis von Abwehrprozessen. Diskrepanzen zwischen Alter und scheinbarem Entwicklungsstand finden sich auch bei pseudoprogressiven Entwicklungen von Kindern in kritischen Lebenssituationen, wie in ▶ Abb. III.2 das Beispiel einer Zehnjährigen zeigt, deren Eltern sich in heftigen Trennungsauseinandersetzungen befinden.

III Zeichnerische Gestaltungsverfahren

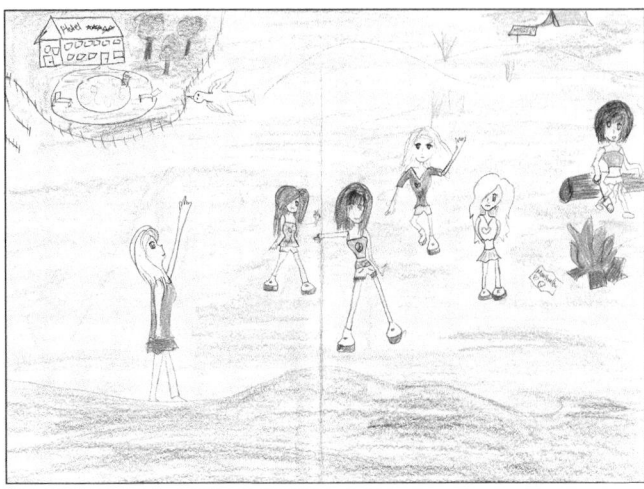

Abb. III.2:
Pseudoprogression eines
10;4-jährigen Mädchens in einer
Ehekrise der Eltern

Bei **allgemeinen Reifungsverzögerungen** gibt es außer der Diskrepanz zwischen Zeichnungsalter und biologischem Alter noch weitere Hinweise wie kognitive und Schulprobleme, nicht altersentsprechende Sprach- oder Verhaltenskompetenzen und emotionale Entwicklungsauffälligkeiten.

Eine zuverlässige Messung der **Intelligenz** ist mithilfe von Kinderzeichnungen nicht möglich, nur etwa 20 % der Varianz im Zeichnen kann mit dem kindlichen IQ erklärt werden. In den Zürcher Longitudinalstudien (Largo & Jenni 2005), die das Zeichnen mit verschiedenen Intelligenztests verglichen, »wurde eine Beziehung zwischen den intellektuellen Fähigkeiten und dem Zeichnen lediglich im Alter von sechs und acht Jahren festgestellt, nicht jedoch mit vier Jahren. […]. Es gibt weitere wichtige Faktoren, welche das Zeichnen beeinflussen (zum Beispiel die motorische Kompetenz und die Förderung durch Bezugspersonen)« (Jenni 2013, 247). Diese Befunde werden auch durch die Ergebnisse der schon erwähnten Zwillings- und Longitudinalstudie (Arden et al. 2014) unterstützt, die lediglich mäßige Korrelationen zwischen der Qualität der Kinderzeichnungen im Alter von 4 Jahren und der Intelligenz im gleichen Alter (.33) sowie der Intelligenz im Alter von 14 Jahren (.20) fand.

Bei Kindern mit einem **kognitiven Entwicklungsrückstand** (ER) treten die Zeichnungsmerkmale im Vergleich zu altersentsprechend entwickelten Kindern verzögert auf. »Verschiedene Studien konnten zeigen, dass das Zeichnungsalter der Kinder mit ER ihrem Entwicklungsalter entspricht und dass Zeichnungen dabei kaum qualitative Differenzen zu normal entwickelten Kindern mit gleichem Entwicklungsstand aufweisen. […] Kinder mit ER zeichnen dieselben geometrischen Formen und durchlaufen die gleichen Zeichnungsstadien wie normal entwickelte Kinder. Häufig treten aber höhere Stufen der Zeichnungsentwicklung bei diesen Kindern nicht mehr auf. […] Im Gegensatz zu sich normal entwickelnden Kindern lässt sich das Entwicklungsalter bei Kindern mit Entwicklungsrückstand anhand des Zeichenalters einschätzen« (Jenni 2013, 248) (▶ Abb. III.3).

Mit den Zeichnungen überdurchschnittlich kluger und intellektuell **hochbegabter** Kinder hat sich Seidel (2007, 563 ff) eingehend beschäftigt. Danach durchlaufen diese Kinder alle Stadien der Zeichenentwicklung in der gleichen Reihenfolge wie normal entwickelte Kinder, allerdings oft mit einem deutlich schnelleren Entwicklungstempo. Sie fallen oft schon im Kindergarten durch sehr gute graphomotorische Kompetenz und

1 Einführung

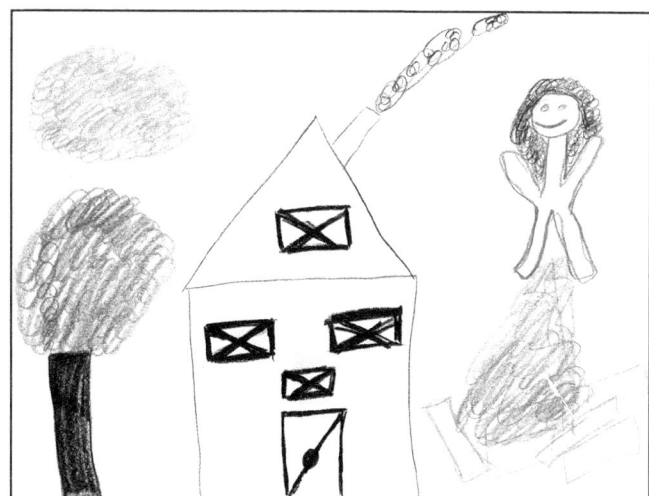

Abb. III.3:
Zeichnung einer 17;9-Jährigen mit Intelligenzminderung (IQ = 68)

ungewöhnliche und kreative bildnerische Darstellungen im Hinblick auf Form, Größe, Farbe, Bewegung und Raum mit unter Umständen einem hohen Abstraktionsgrad auf. Sie geben außergewöhnliche sprachliche Kommentare zu ihren Zeichnungen, die Humor verraten und nicht selten den Charakter von Karikaturen haben. In ihren Zeichnungen finden sich nach Seidel (2007, 567) häufig Hinweise auf eine erhöhte emotionale Empfindsamkeit, oft auch auf Störungen im emotional-sozialen Bereich.

Emotional bedingte Blockaden können ebenso wie **graphomotorische Teilleistungsstörungen** (häufig bei ADHS) die Zeichenkompetenz auch bei überdurchschnittlich begabten jungen Menschen beeinträchtigen. Unzureichende Kompetenzen in der graphischen Gestaltung zeigen sich isoliert nur auf diesem Gebiet (bei guten bzw. durchschnittlichen Kompetenzen in anderen Bereichen) und weisen auf einen Mangel an Übung bzw. Förderung oder auf einseitige Begabungsdefizite hin. Möglich ist auch die Kombination von niedrigem Selbstbewusstsein und hohem Anspruch an das eigene Können, die nicht selten durch leistungsorientierte Kommentare der Umgebung noch verstärkt wird.

Kinder, deren innere Welt nur wenig entwickelt ist, erscheinen phantasiearm, haben wenig Zugang zum eigenen Erleben und können ihre Befindlichkeit nur unzureichend zum Ausdruck bringen. Sie können mit einem Spielangebot wenig anfangen, wirken passiv, langweilen sich rasch und greifen auch Anregungen und Angebote kaum auf. Im freien Spiel fehlen Spielentwurf, Phantasie und Ausdauer. Ihre Sprache ist knapp, rudimentär, Wortschatz und Grammatik wirken verarmt.

Entwicklungsdefizite als Ausdruck bewusster bzw. unbewusster Abwehrprozesse fallen durch die Diskrepanz zwischen angemessener allgemeiner Reife und formal oder inhaltlich davon abweichender Gestaltung auf. Formal besonders karge, minimalistische Ausführungen insbesondere bei (männlichen) Jugendlichen sprechen in der Regel für den bewussten und demonstrierten Unwillen, sich der als kindisch und damit als Zumutung erlebten Aufgabe zu unterziehen. Das lässt sich klären, allerdings nicht immer überwinden, indem es angesprochen wird.

Auch **neurotische Konflikte** zwischen Impuls und Abwehr können als Entwicklungsdefizite erscheinen und dann auf emotional bedingte Reifungsverzögerungen hinweisen:

Bei ausgeprägter **Über-Ich-Pathologie** wie etwa bei Magersüchtigen kontrolliert die Abwehr auch die Gestaltung mit. Dann entstehen formal perfekte, liebevoll ausgearbeitete, betont idyllische, konfliktvermeidende, oft sehr kindliche Bilder, die dann unter Abwehrgesichtspunkten interpretiert werden müssen. Unter unbewusster Abwehr werden hier im psychoanalytischen Sinn unbewusste bzw. vorbewusste innere Prozesse verstanden, welche die bewusste Wahrnehmung und den Ausdruck psychischer Inhalte verhindern oder beeinflussen. Bei der Anorexia nervosa beispielsweise sind das vorwiegend Verleugnung, Affektisolierung und Verkehrung ins Gegenteil. Der »Sinn« dieser Mechanismen besteht darin, die kindlich-naive, idealisierende Sicht auf die Eltern entgegen den andrängenden Autonomie- und Ablösungstendenzen zu konservieren. Somit werden in den Zeichnungen dieser Mädchen in typischer Weise harmlose, idyllische Szenen mit Blumen, Häschen und Schmetterlingen dargestellt, die keinerlei Hinweise auf Konflikte oder Ambivalenzen enthalten.

Gelegentlich kommt es auch, meist bei Kindern, zu **Kompromissen zwischen Impuls und Abwehr**: So ist ein gewähltes Tier in der »Familie in Tieren« durchaus gefährlich, wie etwa ein Krokodil, in der Nachbesprechung wird diese Aggressivität jedoch verleugnet und durch eine verharmlosende Zuschreibung ersetzt: »Das ist ja ein liebes Krokodil.« Oder die gewählten Tiere sind sich ihrem Wesen nach gegenseitig Jäger und Beute, vertragen sich aber problemlos unter Verleugnung ihrer Natur: »Die spielen miteinander.« – »Der Bär isst kein Fleisch.« Das ist nicht selten bei jüngeren Kindern zu beobachten, die ihre familiären Beziehungen zwar präzise wahrnehmen, aber von ihrer inneren Entwicklung her noch stark und idealisierend an die Eltern gebunden sind. Bei älteren Schulkindern allerdings können solche Diskrepanzen durchaus auf erlebte Abhängigkeiten und gehemmte Autonomieentwicklung hinweisen.

Kreativität und Originalität zeigen sich in der differenzierten Art der Ausführung wie in überraschenden formalen Elementen. Allzu schematisch ausgeführte, stereotype Bilder können für einen Mangel an Phantasie oder für einen Widerstand gegen die Ausführung sprechen. Comiczeichnungen können schablonenhaft wirken, sind aber nicht selten Ausdruck von zeichnerischer Begabung in Verbindung mit ausdauernder Übung.

> Kinderzeichnungen eignen sich (abgesehen bei Kindern mit Intelligenzminderung) nur sehr bedingt für eine Diagnostik des Entwicklungsstandes. Da für die Entwicklungsdiagnostik differenzierte und normierte Tests zur Verfügung stehen, sollten in der projektiven Diagnostik nur besonders ins Auge fallende Entwicklungsabweichungen registriert werden.

1.2.2 Kultur und Kinderzeichnung

Einseitige und subjektive Interpretationen des Symbolgehalts freier Gestaltungen stellen eine große Versuchung dar und sind ein wichtiger Kritikpunkt an projektiven Verfahren. Junge Menschen (und nicht nur sie) gestalten Bilder vor dem Hintergrund ihrer Erfahrungswelt.

In zunehmendem Maße sehen wir Kinder und Familien aus anderen Kulturen in unserer Praxis, mit einem ganz anderen Erfahrungshorizont und einer uns fremden Sprache, insbesondere auch einer anderen Formen-, Bilder- und Zeichensprache. Die Interpretation von aus einer anderen Kultur stammenden Symbolen erfordert besondere Zurückhaltung und die Validierung der Hypothesen im Gespräch mit den Probanden. Ihre Begriffe, Namen und Symbole sind häufig enger mit dem spezifischen religiösen Hintergrund verknüpft. Zudem prägen auch Vorstellungen von Individualität und Gemeinschaft die Art und Weise, wie Erfahrungen strukturiert und repräsentiert werden. Davon werden auch die nachfolgenden Entwicklungsschritte beeinflusst (Keller 2011, 94), der Blick auf die Welt und den Platz, den das Kind in ihr einnimmt, aber auch die Formwahrnehmung und die Verwendung von Symbolen. Interpretationen von Zeichnungen müssen daher mit dem individuellen kulturellen Hintergrund ihres Urhebers abgestimmt werden.

Der Einfluss der Kultur auf die Entwicklung der Zeichnungen von Kindern zwischen 3 und 6 Jahren wurde von 2009 bis 2011 im **Projekt »Kinderzeichnungen im Kulturvergleich«** des Niedersächsischen Instituts für frühkindliche Bildung und Entwicklung untersucht. Die nachfolgende Darstellung bezieht sich auf die wesentlichen Ergebnisse dieser Studie (Gernhardt 2012; s. a. Rübeling et al. 2011), der auch die Abbildungen entnommen sind.

Die graphischen Grundelemente, mit denen Kinder zu zeichnen beginnen, sind in allen Kulturen gleich, die Verwendung dieser Elemente unterliegt jedoch kulturellen Unterschieden. Auch die Entstehung von figürlichen Darstellungen vom Kopffüßler zur differenzierten Menschzeichnung entwickelt sich in verschiedenen Kulturen ähnlich, zeitlicher Verlauf und Ausgestaltung dieses Prozesses können variieren. Kinderzeichnungen von Menschen, sich selbst und von der Familie werden offenbar vom Selbstkonzept mit beeinflusst. Westliche Kulturen fördern ein **»unabhängiges« Selbstkonzept**, in ländlichen Regionen der Erde leben die Menschen stärker in der Gemeinschaft und entwickeln so ein **»verbundenheitsorientiertes« Selbstkonzept** (Keller 2011, 16 ff). Das beeinflusst sowohl die Wahrnehmung und Darstellung der eigenen Bedeutung als auch die Zeichnung der familiären Ordnung. Kinder aus ländlichen Regionen in Kamerun und der Türkei zeichnen sich durchschnittlich um über ein Drittel kleiner als gleichaltrige deutsche Mittelschichtkinder. Bei in Deutschland lebenden Kindern mit türkischem Migrationshintergrund findet sich dieser Unterschied immer noch, aber deutlich weniger stark (▶ Abb. III.4).

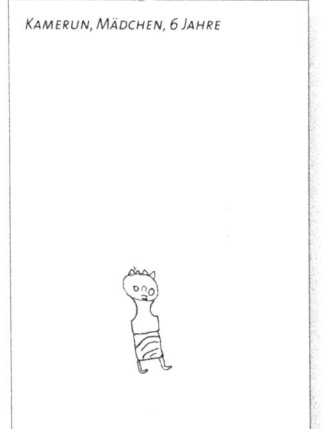 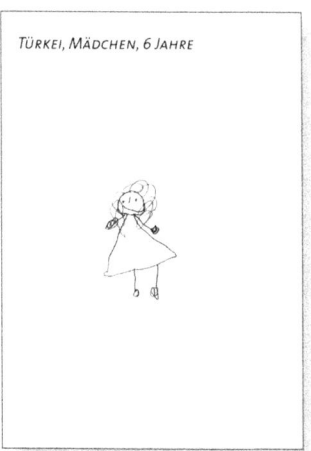 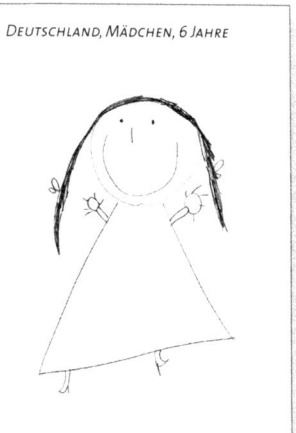

Abb. III.4: Kulturelle Unterschiede im Selbstkonzept (aus: Gernhardt 2012, S. 10; mit freundlicher Genehmigung des Niedersächsischen Instituts für frühkindliche Bildung und Entwicklung nifbe)

Gerade bei der Betonung oder dem Verbergen des Gesichts gibt es große kulturelle Unterschiede, ebenso im Ausmaß der Kontrolle von Gefühlen. In anderen Kulturen lassen Kinder die Gesichtsdetails aus, betonen aber die Einzelheiten des Körpers. Oder es ist üblich, die Lippen als zwei parallele Striche oder aber den Mund mit Zähnen zu zeichnen, was dann keinen Hinweis auf Missstimmung oder Wut darstellt.

Deutsche (und auch türkische) Mittelschichtkinder sehen ihre Familienmitglieder als unterschiedliche Individuen (Papa ist größer als Mama), während Kinder aus Kamerun ihre Familie stärker als Gemeinschaft, als Gruppe ohne individuelle Unterschiede darstellen (▶ Abb. III.5).

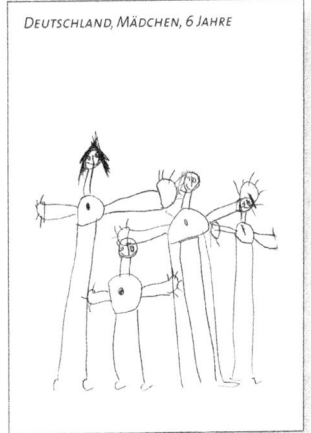
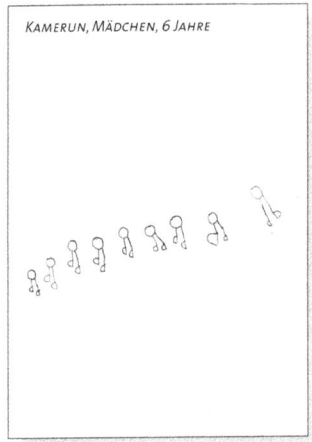
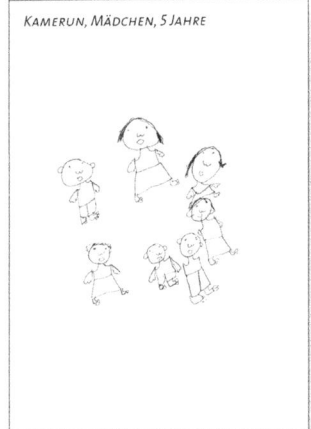

Abb. III.5: Kulturelle Unterschiede der Bedeutung von Individualität (aus: Gernhardt 2012, S. 12; mit freundlicher Genehmigung des Niedersächsischen Instituts für frühkindliche Bildung und Entwicklung nifbe)

Gernhardt (2012, 13 f) leitet aus den Ergebnissen dieser interkulturellen Studien folgende **Empfehlungen für die Praxis** ab:

- »Die Größe einer gezeichneten Figur hängt wesentlich davon ab, ob in einer Familie eher das Individuum oder die Gesellschaft im Vordergrund steht.« Kleine Figurzeichnungen aus anderen Kulturen weisen daher nicht unbedingt auf eine erhöhte Unsicherheit oder ein geringes Selbstbewusstsein hin.
- Für das Weglassen von Gesichtsdetails gibt es auch kulturelle Gründe wie Respekt oder emotionale Kontrolle.
- In manchen Kulturen ordnen Kinder ihre Familienmitglieder nicht auf einer Linie an, sondern verteilen sie frei im Raum oder reihen sie wie auf einer Perlenschnur auf. Das bedeutet dann nicht, dass das Kind und seine Familie keinen Boden unter den Füßen haben.
- Der Detailreichtum von Kinderzeichnungen wird auch von kulturellen Einflüssen und dem vorhandenen Zeichenmaterial (und nicht nur von der Intelligenz) bestimmt.

1.2.3 Symbolische Bedeutung formaler Aspekte in Kinderzeichnungen

Die Fähigkeit, Symbole zu erkennen, zu bilden und zu verwenden, ist Teil der kognitiven Entwicklung des Menschen und vollzieht sich sowohl im Primär- wie auch im Sekundärprozess, wenn auch auf unterschiedliche Weise und nach unterschiedlichen Gesetzen. Im Primärprozess, einem spezifischen Modus des Denkens (Freud 1900; ausführlich Salvisberg 2012, 477 ff), werden Symbole nach dessen Gesetzen (Ähnlichkeit, zeitliche Abfolge, Verschiebung, Verdichtung etc.) oft unbewusst verwendet, im Sekundärprozess nach logischen, meist bewussten Regeln (Grammatik, Zeichensysteme, Kausalität, Realitätsprinzip). Im Laufe der Entwicklung übernimmt der Sekundärvorgang die Führung, der Primärprozess bleibt jedoch lebenslang als Quelle von Traum, Phantasie, Kunst und Kreativität und als Verbindung zu unserem Unbewussten lebendig.

Symbole beinhalten sowohl einen überindividuellen, kollektiven Bedeutungshorizont als auch eine individuelle Färbung, die mehr oder weniger bewusst sein kann. Bei Zeichnungen im Kontext von Diagnostik und Psychotherapie kann die Beachtung der symbolischen Bedeutung von Raumaufteilung, Strichführung und Farbe zusätzliche wertvolle Hinweise für die Hypothesenbildung und Interpretation liefern.

Ein symbolischer Ausdrucksgehalt wird auch den formalen Elementen bildnerischer Gestaltung zuerkannt, insbesondere in der Tradition der psychoanalytischen Schule von Jung. Die folgende Darstellung bezieht sich überwiegend auf Ingrid Riedel (2005), die sich ausführlich mit Verständnis und Interpretation der Verwendung von Raum, Form und Farbe in Gestaltungen aus Kunst- und Religionsgeschichte und der Psychotherapie befasst hat.

Zur Raumorientierung

Riedel vermutet unter Verweis auf Michael Grünwald und Karl Koch (1949), dass unseren Raumvorstellungen Archetypen, also ordnende Muster des kollektiven Unbewussten zugrunde liegen, die letztlich ihre Wurzeln in der Orientierung und den Erfahrungen des menschlichen Körpers im Raum haben dürften (a. a. O., 43). Die symbolische Bedeutung der Richtung zeigt sich schon in der Sprache: Links ist falsch, rechts ist richtig, oben hat mit Gott, Geist, Erfolg und unten mit Hölle, Tiefe, Niedergang, dem Körper und der Triebwelt zu tun. Darauf aufbauende Modelle der Raumsymbolik lassen sich vereinfachend zusammenfassen (▶ Abb. III.6).

Der linke obere Quadrant eines Bildes korrespondiert danach mit der überpersönlichen geistigen Welt, aber auch mit Abgehoben-Sein oder Beiseite-Stehen. Der rechte obere Quadrant repräsentiert das kollektiv Bewusste, also Normen und Werte, aber auch Konventionen und wird als Zone der Auseinandersetzung mit der Realität verstanden. Der linke untere Quadrant steht für die Tiefe des kollektiv Unbewussten, die Regression, aber auch für noch nicht gelebtes schöpferisches Potential. Der rechte untere Quadrant wird mit der persönlicheren, bewusstseinsnäheren Seite des Unbewussten, mit dem Körper und seinen Bedürfnissen, aber auch mit Nähe, Geborgenheit und Urvertrauen in Verbindung gebracht.

Die Dynamik einer Bewegung oder Linie hinzunehmend versteht Riedel in der Richtung nach links oben eine Zuwendung zur Transzendenz, nach rechts oben eine progressive Zielrichtung der bewussten Entwicklung. Die Bewegung nach links unten korrespondiert mit der Zuwendung zu den inneren Bildern, zum Unbewussten und die Richtung nach rechts unten entspräche der Wendung vom Väterlichen zum Mütterlichen bzw. der Zuwendung zum Du. Allgemein wird die linke Seite mit Introversion, die rechte mit Extraversion in Verbindung gebracht.

Raum und Zeit

Räumliche Dimensionen verwenden wir auch, um zeitliche Abläufe zu repräsentieren: Unser Zeitstrahl in der westlichen Kultur verläuft von links nach rechts, die Vergangenheit liegt hinter uns, kommende Ereignisse stehen uns bevor. **Empirische Befunde** sprechen für die Annahme, dass das menschliche Gehirn Raum und Zeit automatisch gemeinsam repräsentiert, »weil es die beiden Größen

Symbolik der Höhe

Vergangenheit			*Zukunft*
	Luft	**Feuer**	
Welt des Geistig-Spirituellen Transzendenz, Gott Überpersönliches Bewusstsein Passivität		Kollektives Bewusstsein Werte, Normen, Über-Ich Konformität Progression, Aktive Auseinandersetzung Selbstverwirklichung	
Kollektives Unbewusstes Innenwendung, Introspektion Regression Noch unbewusste Ressourcen Schöpferisches Potential Innere Bilder		Körpergefühl Welt der Triebe und Bedürfnisse Geborgenheit, Urvertrauen	
	Wasser	**Erde**	
Introversion			*Extraversion*

Symbolik der Tiefe

Abb. III.6: Raumschema nach C. G. Jung

stets gekoppelt wahrnimmt, wenn es mit seiner Umwelt interagiert« (Weiler 2013). Die Raumdimensionen können wir sinnlich erfahren, die abstrakte Zeit können wir weder mit den Sinnen wahrnehmen noch beeinflussen. Erfahrungsbedingt haben Raum und Zeit eine gemeinsame Basis im motorischen System, unsere Zeitvorstellung beruht gewissermaßen auf räumlichen, koordinativen Erfahrungen, die im parietalen und präfrontalen Cortex verarbeitet und gespeichert werden (Bueti & Walsh 2009; Hayashi et al. 2013). Die Ausformung der Repräsentation von Zeit ist jedoch kulturell beeinflusst, offenbar über Sprache, Schrift und Metaphern. Briten schreiben von links nach rechts und stellen zeitliche Abläufe von links nach rechts dar. Für Menschen, deren Schrift von rechts nach links verläuft, läuft auch der Zeitstrahl in dieser Richtung (Fuhrmann & Boroditsky 2010). Menschen, die Mandarin sprechen, denken dagegen vertikal über die Zeit, auch dann, wenn sie von rechts nach links schreiben, wobei der Zeitstrahl meist von oben nach unten verläuft (Weiler 2013). Die Zeitvorstellung von Aborigines wiederum orientiert sich an den Himmelsrichtungen, ihre räumliche Repräsentation von Zeit verläuft von Ost nach West, unabhängig von der eigenen Position im Raum (Boroditsky 2010).

Symbolik der Bewegung

Im zweidimensionalen Bild stehen Raum und die Darstellung einer Bewegung in der Zeit in engem Zusammenhang, weil sich Zeit schlecht darstellen lässt und es andererseits nahe liegt, Zeitaspekte wie Vergangenheit oder Zukunft als Orte im Raum, einen Zeitabschnitt als Wegstrecke zu symbolisieren (Klessmann & Eibach 1996, 115). Dadurch lassen sich auch bisherige und anstehende oder künftige Entwicklungen abbilden, gerade bei jungen Menschen ein ganz wesentlicher und dynamischer Aspekt. Werden (deutschsprachige) Kinder und Jugendliche in der Endphase der Behandlung mit Katathym Imaginativer Psychotherapie aufgefordert, sich ihren Weg in der Therapie als Wanderung in einer Landschaft vorzustellen (Wienand 2012, 309 f) und die Imagination anschließend als Bild zu malen, führt der Weg immer von links nach rechts und so gut wie immer von unten nach oben.

Riedel unterscheidet (a. a. O., 93 ff) bei der Bewegung Richtung und Intensität. Bei Kinderzeichnungen von hohem Interesse ist es die Intensität der Strichführung, die Hinweise auf den Fluss oder die Hemmung emotionaler Bewegung des Probanden liefert. So spricht ein zügiger, entschlossener Strich für Schwung und Zielsicherheit, vielleicht auch Unbekümmertheit, während der zögernde, dünne, zaghafte und mehrfach neu angesetzte Strich auf Unsicherheit, Gehemmtheit, vielleicht auch Unentschlossenheit oder auf starke Selbstkontrolle und Zwanghaftigkeit hinweist. Allerdings ist bei der Interpretation, wie schon erwähnt, auch auf Entwicklungsdefizite zu achten.

Symbolik der Farbe

Weltweit verbreitet steht Rot für Gefahr und Halt, Grün für Entwarnung und Freigabe des Weges. Das spricht dafür, dass die Menschheit kollektive Vorstellungen der symbolischen Bedeutung von Farben entwickelt hat. Die Wahrnehmung von Farbe unterscheidet sich allerdings in unterschiedlichen Kulturen, und zwar abhängig von der Sprache. Je genauer eine Sprache unterschiedliche Farbtöne zu beschreiben vermag, desto differenzierter ist auch die Farbwahrnehmung der Menschen, die diese Sprache sprechen (Boroditsky 2010).

Farben stehen allgemein für Emotionalität und Lebendigkeit – jeder weiß, was mit einem »blassen Typen« gemeint ist. Die Vermeidung von Farben in der Psychodiagnostik kann bei jungen Menschen auf eine Hemmung oder Verweigerung hinweisen, sich zu öffnen und sich zu zeigen, oder sie spricht für einen Mangel an Lebensfreude etwa im Rahmen einer depressiven Verstimmung. Warme Farben (Gelb, Orange und Rot) heben die emotionale Bedeutung des dargestellten Elements hervor, betonen es und rücken es in den Vordergrund. Kalte Farben (Grünblau, Blau, Violett) vermitteln den Eindruck des Zurückweichens und der Distanzierung (Riedel a. a. O., 102). Konventionalität und Originalität im Umgang mit Farbe kann einen Hinweis auf allgemeine Einengung oder Realitätsbezug bzw. auf Spontaneität, Kreativität und Phantasie eines Menschen geben.

Ein **Beispiel** aus der Psychotherapie einer depressiven Jugendlichen, die unter schwierigen familiären Umständen leidet: ▶ Abb. III.7 zeigt eine Rose in der Wüste. Die Rose ist eines der am häufigsten verwendeten Blumensymbole und steht sowohl für die irdische wie für die göttliche Liebe. Die Dornen stehen für ihre Wehrhaftigkeit. Die weiße Farbe ist in der westlichen Kultur die Farbe der Unschuld und Reinheit und war auch die Farbe bevorzugter Opfertiere (Becker 1992, 331) – ein der Patientin sicher nicht bekannter Bedeutungsgehalt, der allerdings ihrem Erleben voll entspricht. Die Wüste, dargestellt durch ausgetrocknete Erde, der die Blume ihre Vitalität förmlich abtrotzt, symbolisiert den Mangel an Lebendigkeit und Liebe (seelischer Nahrung) in der Umgebung der jungen Künstlerin. Dass sich die Rose in dieser absolut lebensfeindlichen Umwelt behauptet, dass sie aufrecht dasteht, den Kopf nicht hängen lässt und sogar noch weitere Blüten treibt, lässt sich als Ausdruck eines starken und unbeugsamen Überlebenswillens interpretieren, der sich auch im weiteren Lebensweg der jungen Frau bestätigt hat.

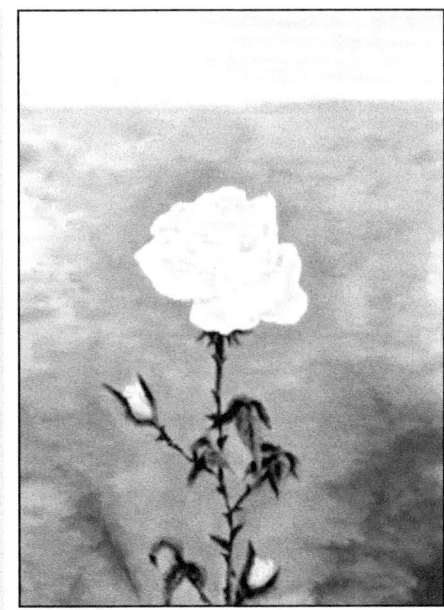

Abb. III.7: Rose in der Wüste

1.3 Indikations- und Anwendungsbereiche

Zeichnungen werden in der Entwicklungsdiagnostik ab dem Alter von 3 Jahren routinemäßig als orientierende und Screeningverfahren eingesetzt. Sie können Aufschluss geben über den Stand der psychomotorischen Entwicklung, der Formauffassung und über Gestaltungskraft und Kreativität. Sie geben in Form der projektiven Zeichentests Hinweise auf emotionale Befindlichkeit, Grundstimmung und aktuelle Gestimmtheit, über Konflikte und die Sicherheit von Bindungserfahrungen. Aufgrund der leichten Durchführbarkeit und hohen Ökonomie sind sie in der Psychodiagnostik von Kindern und Jugendlichen weitverbreitet.

1.4 Durchführung

Probleme bei der Durchführung: Wie in jeder Diagnostik ist es wichtig, ein wohlwollendes Klima und eine angstfreie Situation herzustellen. Nicht nur Jugendliche neigen zu starker Scham bzw. fürchten, irgendwie durchschaut und bloßgestellt zu werden. Daher ist es wichtig, den spielerischen Zweck der Tests als »Phantasiespiel« zu betonen und

Verschwiegenheit zuzusichern. Widerstand gegen das Zeichnen lässt sich nicht immer überwinden und ist dann zu respektieren. Allerdings sollte dann der behutsame Versuch unternommen werden, zu verstehen, worin genau das Problem liegt. Darin kann ein wichtiger Beitrag zur Diagnostik liegen. Außerdem macht der Proband die Erfahrung, dass der Untersucher die Beziehung nicht abbricht, wenn er etwas verweigert, sondern versucht, seine Motive, also ihn besser zu verstehen.

Um Fehlinterpretationen zu vermeiden, müssen Handicaps und Entwicklungsprobleme, die sich auf die Ausführung auswirken können, wie fehlendes räumliches Sehvermögen oder feinmotorische Schwächen, beachtet bzw. erfragt werden.

Die konkrete Durchführung wird bei den einzelnen Tests besprochen. Wir empfehlen, falls nicht anders erwähnt, Farbstifte anzubieten, weil deren Verwendung zusätzliche Informationen liefern kann. Lineal und Radiergummi werden nur auf Anfrage zur Verfügung gestellt.

Selbstverständlich beeinflusst auch die **Beziehung zwischen Proband und Untersucher** und die **aktuelle emotionale Verfassung** den kreativen Prozess. Für die Ausführung einer Zeichnung ist ein mittleres Aktivierungsniveau erforderlich, auch spielt eine entspannte, angstfreie Beziehung zum Untersucher und die Einstellung des Probanden zur Situation eine Rolle. Heftige Erregung, Widerstände, Trotz oder ausgeprägte Unlust sollten vor Ausführung der Aufgabe angesprochen und nach Möglichkeit geklärt werden. Am günstigsten sind eine mild positive Beziehung zwischen Kind und Untersucher und eine entspannte Aufgabenorientierung ohne Leistungsdruck.

Ehe ein Bild oder seine Elemente interpretiert werden können, sollte nach Möglichkeit geklärt sein, ob es sich um die Darstellung einer realen Erfahrung, eine Wunschphantasie, die Verarbeitung einer Angst bzw. eines Traumas oder um eine Botschaft des Kindes an den Betrachter handelt (vgl. Schuster 2001, 110f). Dies gelingt nur durch eine **Nachbefragung.** Deren Ziel ist es, die Motive und Absichten des Kindes beim Zeichnen genauer zu verstehen. Am besten ist es, mit einer Würdigung des Gestaltungsprozesses ein offenes Gesprächsklima herzustellen. Damit ist nicht ein Lob des Produkts gemeint, sondern die Anerkennung des Prozesses, etwa mit »Da hast du dir aber Mühe gegeben«, oder »Das war dir ganz wichtig, dass dein Bild so wird, wie du es dir vorgestellt hast«, oder auch »Kann das sein, dass du keine große Lust zum Malen hattest?«.

Die weiteren Fragen beziehen sich einerseits auf das Zustandekommen des Bildes und zielen dann auf das kindliche Verständnis und die assoziative Anreicherung der dargestellten Symbole. Auf den Entstehungsprozess beziehen sich Fragen, was sich das Kind vorgestellt hat beim Malen, ob es das Dargestellte kennt oder ob es damit etwas Bestimmtes darstellen wollte. Die Richtung der assoziativen Anreicherung ergibt sich aus dem Gesprächsverlauf: Fragen und Einfälle können den Erinnerungen des Probanden und deren emotionalem Gehalt (»Wie hast du dich denn gefühlt in jenem Urlaub?«) nachgehen und/oder sie orientieren sich an Wünschen und Motiven: »Möchtest du gerne in dem Haus wohnen?« – »Was fehlt denn zu deinem Traumhaus?« – »Was meinst du braucht der Baum, dass er gut weiterwachsen kann?« – »Wenn das dein Garten wäre, was würdest du denn am liebsten darin machen?«.

1.5 Allgemeine Hinweise zur Interpretation

Die nachfolgenden Bemerkungen resultieren aus den Erfahrungen des Autors und seines Praxisteams, stellen jedoch keine Gebrauchsanweisung zur Interpretation einzelner Testverfahren dar. Projektive Tests liefern keinesfalls Gewissheiten, sondern Hinweise, die zu weiteren Fragen, zum Vergleich mit Material aus anderen Quellen und zur Hypothesenbildung anregen.

Formale Aspekte betreffen die Frage, wie der Proband mit dem Handlungsangebot umgeht und wie die Gestaltung ausgeführt wird. Antrieb und Impulsivität zeigen sich darin, ob das Kind zögerlich bzw. gehemmt, bedächtig und abwägend oder spontan, ungestüm oder auch chaotisch an die Aufgabe herangeht. Die Sorgfalt der Zeichnung erlaubt Rückschlüsse auf Eigenschaften wie Zwanghaftigkeit, Pedanterie und Umständlichkeit gegenüber Nachlässigkeit und Oberflächlichkeit. Detailreichtum wiederum kann auf Liebe am Malen und kreatives Potential verweisen. Häufiges Radieren spricht für hohe Anforderungen an sich selbst in Verbindung mit einer selbstkritischen Haltung. Möglicherweise will der Proband den Untersucher auch beeindrucken, ein Hinweis auf narzisstische Bedürftigkeit.

Die Vermeidung von Farben, ein zarter, kaum sichtbarer Strich, eine geringe Größe und die Platzierung der Objekte am Rand des Blattes sprechen für geringes Selbstvertrauen, Gehemmtheit und vielleicht für depressive Tendenzen (Riedel 2005, 80 ff).

Der Umgang mit dem begrenzten **Raum** des Blattes kann Rückschlüsse auf die allgemeine Haltung des Probanden gegenüber Möglichkeiten und Grenzen erlauben: Nimmt er sich den Raum, den er benötigt? Teilt er ihn überlegt und angemessen ein, werden die Objekte an den Rand gedrängt oder beginnt er so raumgreifend, dass ihm der Platz nicht ausreicht? Zeigt sich darin ein Hinweis auf Selbstüberschatzung, auf Gier oder rebellischer Protest gegen Begrenzungen? Die räumliche Beziehung der Elemente der Zeichnung kann wichtige Hinweise auf Bindungs- und Beziehungskonflikte geben: Sind die Objekte dicht aneinander gedrängt und lassen sich gegenseitig kaum Platz oder verlieren sie sich unverbunden in der Weite des Blattes? Welche Bewegungsdynamik deutet sich im Bild an: Strebt der Baum nach oben oder lässt er seine Äste hängen? Scheinen die Objekte aneinander zu kleben oder voneinander weg zu streben?

Auf die **inhaltliche Interpretation** und das **Symbolverständnis** wird bei den einzelnen Verfahren eingegangen.

Entwicklungsbedingungen und Kinderzeichnungen: Balzer (2006) verweist darauf, dass die Fähigkeit zur im Entwicklungsverlauf komplexer werdenden Symbolbildung an bestimmte Voraussetzungen gebunden ist, die heute immer weniger zu finden sind: sichere Bindungen an einfühlsame, verlässliche Bezugspersonen, rhythmische Konstanz der Lebensvorgänge, Spiegelung der als ängstigend erlebten Affekte, körperliche und sprachliche Zuwendung, Raum für Langeweile als einer wichtigen Voraussetzung für die Entstehung einer Innenwelt. Die Bedrohung dieser Entwicklungsvoraussetzungen sieht Balzer im unkontrollierten Einbruch der neuen Medien in die Kinderzimmer und deren fatalen Folgen: Reizüberflutung, permanente Verfügbarkeit praktisch aller Inhalte, Omnipotenz durch Mausklick, Bindung an äußere Objekte und vorgefertigte Inhalte und Bedeutungsverlust realer Beziehungen.

Die Folgen bestehen auch nach den Erfahrungen in unserer Praxis nicht nur in einer Einschränkung der Fähigkeit zur Symbolbildung, zum Spiel und damit der unzureichenden Ausbildung eines stabilen Innenlebens, sondern auch in Beziehungsarmut, Reizoffenheit, mangelnder Impulskontrolle und nicht zuletzt auch der unzureichenden Ausbildung sensorischer, motorischer, sprachlicher und kognitiver Fähigkeiten (vgl. Spitzer 2012).

Entsprechend sind bei der Interpretation der von Kindern gestalteten Zeichnungen die Einflüsse von Mangelerfahrungen im Bereich personaler Bindungen, aber auch im Erleben von Natur und Tieren ebenso zu beachten wie die Verwendung ikonographischer Elemente aus der Welt von Comics, Werbung, Film und Internet.

1.6 Gütekriterien

Wie generell bei den projektiven Verfahren gibt es auch bei den Zeichentests aus wissenschaftlicher und methodenkritischer Sicht eine ganze Reihe von Kritikpunkten. In der Hauptsache sind das eine fehlende Theorie der Entstehung einer Zeichnung, fehlende Konzeptionierungen des Zusammenhangs zwischen Persönlichkeitsmerkmalen und zeichnerischen Elementen, die mangelnde Objektivität von Durchführung und Interpretation sowie die unzureichend nachgewiesene Reliabilität von Zeichentests.

Offenbar sind die Gütekriterien psychometrischer Tests hier nicht angemessen, weil sich zeichnerische Gestaltungsverfahren wie die projektiven Methoden überhaupt nur mit der Methodik heuristischer Sozialforschung erfassen und anwenden lassen. So werden projektive Tests, die für sich betrachtet Anlass zur Hypothesenbildung sind, erst durch die Miteinbeziehung der Kommunikation mit dem Untersucher (Exploration und Übertragungsgeschehen) und die Gegenüberstellung mit Anamnese, Verhaltensbeobachtung und den Ergebnissen aus anderen Untersuchungsverfahren (Fragebogen, Leistungstests, Fremdbeurteilung) zu vollwertigen Untersuchungsmethoden (vgl. Wittkowski 2011, 353). Das aber ist alles andere als wilde Spekulation oder subjektive Beliebigkeit.

1.7 Fazit

Zeichnungen geben Hinweise auf den motorischen und psychischen Entwicklungsstand. Sie zeigen, wie der Proband mit Leistungsanforderungen umgeht und erlauben Rückschlüsse auf sein kreatives Potential. Ausführung und Gestaltung können über Persönlichkeitsaspekte, Konflikte, Motive und die aktuelle emotionale Verfassung Aufschluss geben. Auch vermitteln sie einen Eindruck von seinen Bindungen und Beziehungen einschließlich der Übertragung auf den Untersucher. Sie sind mit einfachsten Mitteln durchführbar und haben einen hohen Aufforderungscharakter. Seit Jahrzehnten sind sie mit Recht ein fester Bestandteil der Psychodiagnostik im Kindes- und Jugendalter.

2 Baum-Zeichnungen

2.1 Der Baumtest von Koch (1949)

2.1.1 Einführung und historische Anmerkungen

Der Baumtest wurde von Karl Koch als projektives Verfahren 1949 in dem gleichnamigen Buch mit dem Untertitel »Der Baumzeichenversuch als psychodiagnostisches Hilfsmittel« erstmals veröffentlicht, die letzte, 11. Auflage erschien 2003. Koch verweist darauf, dass die Idee, das Baumzeichnen als psychodiagnostisches Hilfsmittel anzuwenden, von dem Schweizer Berufsberater Emil Jucker stammt.

2.1.2 Theoretischer Hintergrund

Der Baumtest ist als projektives Verfahren zur ganzheitlichen Erfassung der Persönlichkeit konzipiert. Der Baum wird als »Projektionsträger« verstanden, als »das Objekt, welches wie ein Spiegel das Bild zurückwirft, welches hineinprojiziert wird«. Die Zeichnung wird als ein Kompromiss zwischen unbewussten Motiven und Affekten einerseits und dem bewussten Kontrollbedürfnis andererseits aufgefasst, als »ein Mischgebilde aus einem unmittelbaren projektiven Kern mit einer mehr oder minder starken Bewußtseinsformung« (Koch 2003, 26 f).

Unter Bezug auf die Kulturgeschichte geht Koch von der Bedeutung des Baumes als uraltem Symbol aus, das für die Welt, den Sitz des Lebens und der Götter und für den Menschen steht. Entsprechend stellt der Baum für ihn ein ideales Symbol für den Ausdruck der Sicht dar, die ein Mensch auf sich selbst, auf seine Geschichte, sein Verhältnis zur Welt und den höheren Dingen hat.

2.1.3 Indikations- und Anwendungsbereiche

Diagnostik der emotionalen Verfassung und emotionalen Entwicklung, von Konflikten und Störungen im Selbsterleben und Weltbezug. Aufbauen des Kontakts und einer positiven Beziehung. Erfassen von Phantasie, Kreativität und Lebendigkeit. Der Baumtest ist geeignet als orientierendes Verfahren für Kinder ab dem Kindergartenalter, Jugendliche und Erwachsene in Beratung, Psychodiagnostik und Psychotherapie.

2.1.4 Durchführung

Material: Ein weißes Blatt Papier im Format DIN A4, Bleistift (Radiergummi nur auf Nachfrage, kein Lineal). Die Aufforderung lautet: »Zeichne einen Obstbaum«. Dauer: 5–10 Minuten.

2.1.5 Auswertung und Interpretation

Für die Interpretation zieht Koch intuitiv-ganzheitliches Verstehen, Interpretationsansätze der Ausdruckspsychologie und der Graphologie, das Raumschema nach Jung (vgl. Riedel 2005, S. 24 ff; ▶ Kap. III, 1.2.3, ▶ Abb. V.5) und die Größenverhältnisse in Beziehung zum Lebensalter des Probanden (»Wittgenstein-Index«, s. u.) heran. Als die Zeichnung mitbestimmende Einflussgrößen sieht Koch den Entwicklungsstand, Intelligenz und Bildungsstand, Retardierungen auch in Teilbereichen, unbewusste Einflüsse und neurotische Fehlentwicklungen.

Die zusätzlich verwendete formale Analyse der Baumzeichnung gründet Koch auf eigene Untersuchungen im Jahr 1953 an über 2500 Versuchspersonen, darunter 1202 Zeichnungen junger Menschen von Kindergartenalter bis zu 17 Jahren und einer Gruppe von 411 Sonderschülern (»Debile« und »Imbezille«). Die Registrierung einer Fülle von Einzelmerkmalen wie Strich- oder Doppelstrichstamm bzw. -ästen, Stamm- und Kronenformen, Größenverhältnissen von Stamm und Kronenhöhen und -breiten ergab zahlreiche Häufigkeitstabellen und -kurven, Normen im engeren Sinn wurden daraus jedoch nicht abgeleitet. Aus diesen »Entwicklungsreihen« berechnete Koch einen »Normalbaum«, dessen Stamm im Durchschnitt bei Sechs- bis Siebenjährigen etwa doppelt so hoch ist wie die Krone, bei »Debilen« zwischen acht und 17 Jahren noch deutlich höher, bei Primarschülern (8–17 Jahre) annähernd gleich hoch ist und bei Sekundarschülern (14–16 Jahre) nur noch zwei Drittel der Höhe der Krone misst.

Der **Wittgenstein-Index** geht auf den Vorschlag von Dr. Graf O. Wittgenstein zurück, die Höhe des Baumes von der Stammbasis bis zur Kronenspitze in Beziehung zum Lebensalter des Probanden zu setzen (Koch 2003, 45 ff). Zeichnet ein Zehnjähriger einen 100 mm hohen Baum, entspricht 1 cm Baumhöhe einem Lebensjahr von unten in der Entwicklungsrichtung des Baumes gemessen. Ähnlich schlägt Lutz (2007, 164) in einer weniger metrisch orientierten Sicht vor, den Stamm in die ersten prägenden Lebensjahre einzuteilen. Auffallende Merkmale der Zeichnung wie ein abgebrochener Ast oder andere Beschädigungen verweisen danach je nach ihrer Höhe auf ein einschneidendes reales oder erlebtes Trauma in dem entsprechenden Alter, was in der Exploration zu überprüfen wäre.

Lutz (2007, 164 f), an die sich die folgende Darstellung anlehnt, vertritt im Lehrbuch der Psychotherapie für die Ausbildung zum Kinder- und Jugendlichenpsychotherapeuten in Bezug auf die Analyse der Baumzeichnung einen ganzheitlichen, von der symbolischen Interpretation des Baumtests ausgehenden Standpunkt. Sie versteht die Baumzeichnung als »Abbild der eigenen Ich-Identität«, aus der sich Hinweise auf die Art ergeben, wie sich der Proband in der Welt sieht, aber auch auf ungelöste Konflikte oder defizitäre Kindheitserfahrungen. Größe und Lage des Baumes im Raum weisen auf Selbstsicherheit, Unzulänglichkeitsgefühle oder Selbstüberschätzung, auf Scham oder Stolz hin. Die Raumorientierung wird in Verbindung mit regressiven Tendenzen bzw. Leistungsorientierung gesehen. Überschreitung der Blattgrenzen oder Minimalisierung der Zeichnung geben Hinweise auf den Umgang mit Grenzen und Hemmungstendenzen, sich den Raum zu nehmen oder zu beanspruchen, der einem zusteht.

Die Verbindung zum Erdreich, die Betonung der Wurzeln und deren Verankerung in der Tiefe können auf eine sichere Bindungsbasis, aber auch auf regressive Tendenzen und eine Bindungsproblematik hinweisen. Die Gesamtform des Baumes, seine Harmonie oder Unausgewogenheit, seine Proportionen verweisen auf Ausgeglichenheit bzw. Unausgewogenheit der einzelnen Lebensbereiche, etwa auf das Verhältnis zwischen Zielvorstellungen bzw. Erwartungen der Umgebung und eigenen Ressourcen oder Entwicklungskräften. Der Stamm repräsentiert aus dieser Sicht die bisherige Kindheit mitsamt ihren eventuell erlebten Traumen und Entbehrungen, die Krone steht für die Leistungen und

Ansprüche des Ich, für die Beziehung zum Leistungs- und Wertebereich, aber auch für Über-Ich-Anforderungen, Leistungsehrgeiz und Selbstüberforderung. Früchte sind im Hinblick auf ihren Reifegrad und die Fülle der Fruchtbarkeit des Baumes ein Indiz für den Stand der psychosexuellen Entwicklung, aber auch für erlebte Fülle oder Mangel und die Bereitschaft, anderen davon abzugeben.

Den Baum in seinen räumlichen Beziehungen zu interpretieren, schlägt auch Avé-Lallement (2010, 14 ff) vor: Nach ihrer Auffassung (die mit dem schon mehrfach erwähnten Raumschema nach Grünwald korrespondiert) haben die Gestaltungen auf der linken Blattseite einen Bezug zum eigenen Selbst und dem seelischen Innenbereich, rechts entspricht dem Bezug zum anderen und zur Welt. Der Wurzelbereich »weist auf die Thematik des Verankert- und Geborgenseins im vitalen Sinne hin, während Stamm und Krone die Persönlichkeitsentfaltung symbolisieren«. Der Raum oben rechts werde von dem Aktiven und Ehrgeizigen bevorzugt, oben links entspricht der Wendung nach innen, unten links werde von scheuen oder gehemmten Menschen betont, unten rechts mehr von Extravertierten oder Kontaktsuchenden.

Depressive Zustände oder eine starke Belastung können sich in Atmosphäre und anderen Besonderheiten der Zeichnung (Herbst, Winter, ein Baum in der Wüste etc.) niederschlagen.

Sorgfalt und Detailreichtum der Zeichnung können auf Lebensfreude und innere Ausgeglichenheit, in der Übertreibung (jedes Blatt einzeln) jedoch auf zwanghafte Tendenzen hinweisen.

Eine Dokumentation mit über 200 Baumzeichnungen aus der psychiatrischen Universitätsklinik Zürich und deren Interpretation von einem phänomenologisch-symbolischen, tiefenpsychologischen Ansatz aus hat Zöllner (2004) vorgelegt.

2.1.6 Gütekriterien

Der Baumtest ist ökonomisch in der Durchführung und als Mittel der allgemeinen Verhaltensbeobachtung durchaus nützlich. Aktuelle Normen und weitere Informationen über Gütekriterien existieren für den Baumtest nicht.

2.1.7 Fazit

Der Baumtest ist ein orientierendes Verfahren. Er erfordert nur ein Minimum an Material und Zeit und ist sehr gut geeignet, insbesondere mit Kindern in Kontakt zu kommen. Die Verhaltensbeobachtung gibt Hinweise auf Arbeitshaltung, Konzentration, Leistungsanspruch und graphische Fähigkeiten. Die Interpretation hilft bei der Entwicklung von Hypothesen im Sinne eines heuristischen Prozesses. Der Baumtest muss durch Anamnese, Exploration, eine Nachbesprechung der Zeichnung und weitere diagnostische Verfahren ergänzt werden.

Die folgenden Abschnitte Imagination Baum (nach Leuner 1985) und Baum und Traumbaum (Bět'ák 2008) stellen **imaginative Erweiterungen der Baumzeichnung** dar.

2.2 Imagination Baum nach Leuner (1985)

2.2.1 Einführung

Bei projektiven Zeichentests ist der Proband wach, im Idealfall auf die Aufgabe konzentriert, die durch die Aufgabe angesprochenen Emotionen und unbewussten Inhalte sowie die Anfertigung der Zeichnung werden mehr oder weniger rational kontrolliert. Bewusste Kontrolle bedeutet aber, dass (gegen das Bewusstwerden unerwünschter Vorstellungen gerichtete) Abwehrprozesse und Widerstände das Ergebnis stark beeinflussen. Wenn Diagnostik aber auch unbewusste Inhalte, Konflikte, Wünsche und Themen mit erfassen will, ist ein Zuviel an Abwehr unerwünscht bzw. hinderlich. Das Bemühen, die Abwehr durch die Förderung von Regression zu lockern, stößt jedoch an Grenzen, weil dazu eine tragfähige therapeutische Beziehung benötigt wird. Diese Voraussetzung fehlt in der Psychodiagnostik zunächst, es sei denn, es handelt sich um Verlaufsdiagnostik in einer Therapie. Die tiefenpsychologischen Therapiemethoden versuchen mit unterschiedlichen Zugängen, kontrollierte Regression als wichtige Prozessvoraussetzung zu ermöglichen. Dazu gehören die liegende Position auf der Couch in der Psychoanalyse, Formen der Erlebnisaktivierung wie im Psychodrama oder der Körpertherapie und auch die Arbeit mit Träumen und Imaginationen. Eine systematisierte Methodik der Therapie mit Imaginationen stellt die Katathym Imaginative Psychotherapie (KIP; Katathymes Bilderleben nach Leuner) dar. Dabei sind therapeutische Imaginationen in den Therapieprozess integriert, sie werden mit einer Entspannung eingeleitet, finden in einem leichten Trancezustand statt, werden dialogisch vom Therapeuten begleitet und anschließend besprochen und vom Patienten bildnerisch dargestellt. Die Motive für die Imaginationen der Grundstufe der KIP sind einfach und naturnah wie Blume, Baum, Wiese, Bach, Quelle oder Berg.

2.2.2 Historische Anmerkungen

Hans Carl Leuner, der Vater des **Katathymen Bilderlebens**, hat auf der Suche nach einem einfachen Motiv, das sowohl Aufschluss über die Imaginationsfähigkeit seiner Patienten geben sowie ihnen den Einstieg in die Psychotherapie mit Imaginationen erleichtern sollte, den **Blumentest** entwickelt (Leuner 1985, 336 ff). Er bat den Patienten am Ende eines der Vorgespräche und vor Beginn der eigentlichen Therapiephase ohne große Einleitung oder Hinführung, sich entspannt hinzusetzen und sich eine Blume vorzustellen. Wenn dies gelingt, lässt sich der Therapeut weitere Einzelheiten der Blume und ihrer Umgebung beschreiben und fordert dazu auf, an der Blume zu riechen und sie zart zu berühren. Danach erkundigt er sich nach den Sinneswahrnehmungen in der vorgestellten Szene und leitet so über zum emotionalen Erleben, das die Blume im Patienten auslöst. Anschließend wird das Erlebte im Nachgespräch vertieft. Leuner verweist auf die Möglichkeit, ersatzweise ein anderes Motiv zu verwenden. Heute wird das Motiv Blume in der KIP gerne als initiale Imagination verwendet, jedoch nicht mehr als »Test« bezeichnet, weil dieser Begriff eine Wertung impliziert und die kinästhetische Fähigkeit zur Imagination grundsätzlich jedem in unterschiedlichem Maße zur Verfügung steht, also nicht getestet werden muss (Bahrke & Nohr 2013, 23).

2.2.3 Indikations- und Anwendungsbereiche

In der Katathym Imaginativen Psychotherapie wird die Imagination zum Motiv Blume im Sinne eines projektiven Tests in der allgemeinen Diagnostik eingesetzt. Bei Kindern und Jugendlichen bietet sich alternativ der

Baum als nahezu ideales Motiv an (diese Anregung geht auf Truus Bakker van Zeil zurück): Ein Baum ist nicht so empfindlich und verletzlich wie eine Blume, man kann ihn besteigen, sich in ihm verstecken, ein Baumhaus drin bauen, Vögel beobachten, sich in seinem Schatten ausruhen und vieles mehr. Darüber hinaus ist er ein Indikator für den psychologischen Entwicklungsstand und für erlittene Traumatisierungen. Im Folgenden wird der Praxis des Autors entsprechend das Motiv »Baum« verwendet.

2.2.4 Durchführung

Die Imagination »Baum« kann durchaus nach einem einleitenden Vorgespräch mit dem Kind oder Jugendlichen bei der ersten Vorstellung alleine oder in Verbindung mit weiteren Verfahren durchgeführt werden. Wesentlich ist, dass das Gespräch mit der Besprechung der Stärken, Begabungen und Ressourcen des Patienten endet, ehe sich die Überleitung zu einer kurzen Imagination von etwa 3–5 Minuten Dauer anschließt. Zuerst wird die Imagination durchgeführt, dann folgen die Zeichnung und danach die Besprechung von Imagination und Bild. Der Patienten wird gebeten, sich für ein »Phantasiespiel« bequem und entspannt hinzusetzen und erhält die Instruktion: »Stell dir bitte einen Baum vor, irgendeinen Baum, und erzähl mir, was du vor Augen hast.« Der Untersucher begleitet die Imagination mit anteilnehmenden Fragen nach Einzelheiten des Baums wie Gestalt und Größe, Art und Alter, Blüten oder Früchten, und nach der näheren und weiteren Umgebung. Die Frage nach Jahreszeit und Wetter leitet über zu den sinnlichen Wahrnehmungen des Patienten, was zu hören und zu fühlen ist, wie die Luft riecht und welche Gefühle seine Eindrücke beim Anblick seines Baums in ihm auslösen. Dies führt zur Frage, was er nun mit seinem Baum am liebsten machen möchte, ob er seine verschiedenen Teile berühren, ihn vielleicht umfassen oder an ihm hochklettern möchte.

Die Frage, ob alles so ist, wie er es gerne hätte, oder ob er noch etwas verändern möchte, führt zum behutsamen Ende der Imagination.

Unmittelbar anschließend wird der Patient gebeten, seinen Baum zu malen, dazu liegen ein DIN-A4-Blatt und Farbstifte bereit. Beim Malen oder danach entwickelt sich ein Gespräch über das, was der Patient erlebt hat und was er in dem Bild gestaltet. Die Fragen und Kommentare des Untersuchers beziehen sich auf die konkrete Symbolik, also auf den Baum, wie er da in der Landschaft steht, was sonst noch auf dem Bild zu sehen ist. Deutungen und Interpretationen werden nur aufgegriffen, wenn sie vom Patienten selbst stammen.

Erfahrungen des Untersuchers mit der Katathym Imaginativen Psychotherapie sind für diese Methode hilfreich und nützlich, jedoch nicht unbedingt erforderlich, da die Regressionstiefe begrenzt bleibt.

2.2.5 Auswertung und Interpretation

Im Unterschied zu den Zeichnungen im Baumtest oder Haus-Baum-Mensch-Test haben Imaginationen auch bei geringer Regressionstiefe zumeist einen überraschend starken Ausdrucksgehalt, der durch die dynamische Handlungskomponente noch vertieft wird. So bieten sich für die Interpretation das Erleben und Handeln des Protagonisten im Tagtraum als Hinweis auf Ängste, Motive, Wagemut, Initiative oder Hemmungen an; der Baum als Symbol für sein Selbst, für den Stand seiner inneren Entwicklung und für wichtige Beziehungspersonen; Landschaft, Tages- und Jahreszeit und Wetter als Ausdruck seiner aktuellen Gestimmtheit (oder Abwehr). Kargheit, Lebendigkeit und Ausgestaltung der Szene können auf Phantasie und Kreativität, aber auch auf den Charakter der Übertragung verweisen: Kann sich der Patient in der Situation für sein inneres Erleben öffnen und sich damit zeigen? Oder verschließt er sich und kapselt sich ab? Wie erreichbar dürfte er in der Therapie sein?

Die folgenden Beispiele geben einen Eindruck von der reicheren Ergiebigkeit der Imagination »Blume« bzw. »Baum« im Vergleich zu anderen Baumtests:

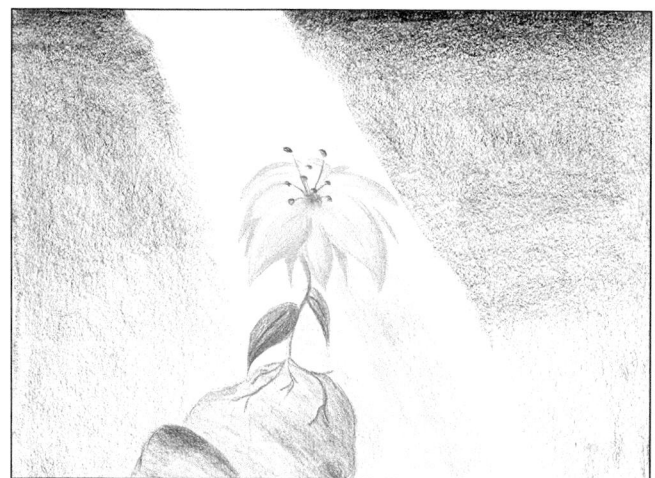

Abb. III.8:
Imagination einer depressiven Jugendlichen zum Motiv »Blume«

Die Darstellung symbolisiert auf sehr verdichtete Weise Selbstbild, innere Situation und Übertragung der Patientin: Die stark betonte und strahlende Blüte wird von einem zarten Stängel gehalten, der seine Last kaum tragen kann. Die Blume krallt sich mit nur wenigen Wurzeln an den Stein, einen Untergrund, der kaum Nahrung bietet – ein Hinweis auf die emotionale Kargheit, die sie in ihrer Umgebung erlebt? Die Blätter drücken wie herunterhängende Arme Hilflosigkeit und Resignation aus. Aus dem wenigen, was ihr zur Verfügung steht, hat sie ganz viel gemacht, dabei jedoch alle Energie in die Blüte investiert, die bei der Patientin für die Welt des Lernens und Wissens, aber auch für Liebe und Erotik stehen dürfte. Sie lebt im Dunkeln, in einer depressiven Welt, in die sich immerhin ein Lichtstrahl verirrt hat, dem sie sich mit verzweifelt anmutender Sehnsucht zuwendet – möglicherweise ein Bild für die Hoffnung, die sie auf der Grundlage einer positiven Übertragung mit der Therapie verbindet.

Nachstehend ein Beispiel für die größere diagnostische Ergiebigkeit der Imagination Baum im Vergleich mit der Baumzeichnung:

Die Patientin ist ein 6;7-jähriges traumatisiertes Mädchen, das wegen Störungen der Impulskontrolle und Einnässens vorgestellt wird. Nach 3 Jahren Aufenthalt in einem psychotherapeutischen Kinderheim lebt das Kind seit gut einem Jahr in einer Pflegefamilie, die Beziehung zur psychisch kranken leiblichen Mutter ist hoch ambivalent.

Zu ihrer Haus-Baum-Mensch-Zeichnung erzählt sie: »Das Mädchen ist rausgegangen vom Haus und ist zum Baum gelaufen. (Und wie geht's ihr da jetzt?) Es freut sich, dass es den Baum gibt. Im Stamm ist eine Vogelhöhle, der Vogel ist da drin. In der Krone ist ein Kabel (auf Nachfragen: ein Nest) von einem Eichhörnchen. Das Wetter ist sonnig, allen geht's gut.«

Bild und Erzählung weisen auf deutliche Bindungswünsche, eine Sehnsucht nach Bewunderung, aber auch auf erlebte Hilflosigkeit und eine schwierige Beziehung zu ihrer Familie hin:

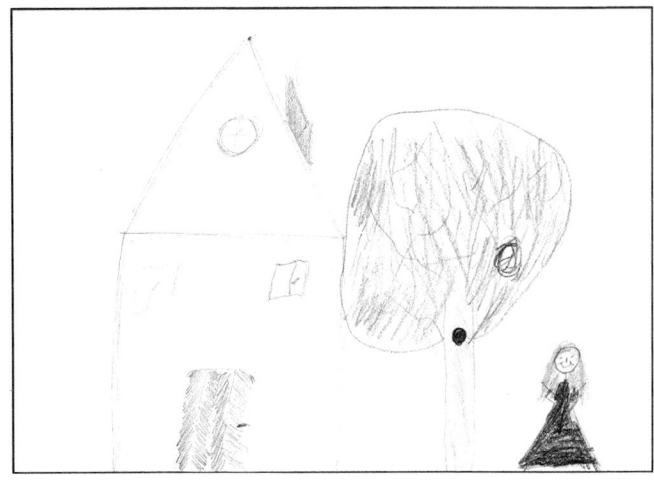

Abb. III.9:
Haus-Baum-Mensch-Zeichnung einer Sechsjährigen mit Bindungsstörung

In der Imagination zum Motiv »Baum« stellte sie sich Folgendes vor: »Ein kleiner dürrer Baum ohne Blätter, der sich im Wind biegt. (Wo steht der Baum denn?) Das sind Berge und Felsen, er hat keinen Halt. Er steht im Sturm, seine Blätter sind heruntergefallen, die anderen Bäume haben noch Blätter. (Was meinst du, magst du den Baum mal anfassen?) Ja, aber da brechen die Zweige ab. (Was meinst du, was der Baum braucht?) Dass es wieder warm wird und dass er festgehalten wird (Sie wird erkennbar traurig). (Was kannst du denn jetzt schon für deinen Baum machen?) Ich nehme ihn in den Arm und halte ihn ganz fest. (Ja und dann?) Dann hört der Wind auf und die Sonne scheint wieder und der Baum bekommt grüne Blätter.«

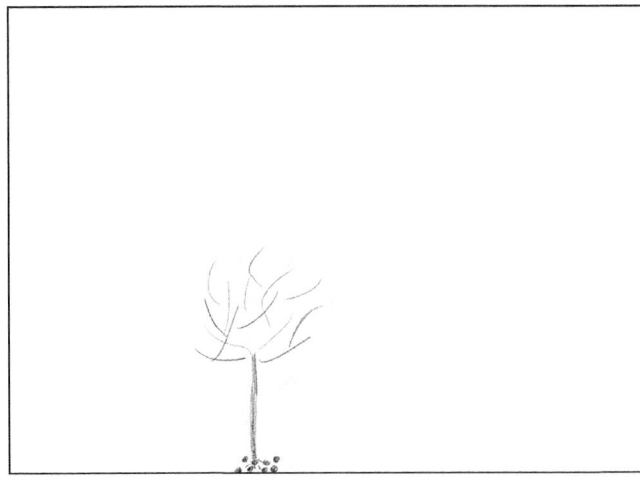

Abb. III.10:
Imagination Baum desselben Kindes

Während die Haus-Baum-Mensch-Zeichnung einen Konflikt zwischen Bindungssehnsucht und innerer Realität andeutet, drücken Imagination und Baumzeichnung mit erschütternder und anrührender Intensität symbolisch die Störung der Entwicklung ihres Selbst, die erlebte Not und die Dringlichkeit ihrer Bedürfnisse nach Beziehung, emotionaler Wärme und Halt aus.

Die Erfahrungen in der Katathym Imaginativen Psychotherapie belegen immer wieder eindrucksvoll, dass Imaginationen auf erstaunlich leichte Weise einen Zugang zum Unbewussten und zum Primärprozess ermöglichen. Damit können psychische Sachverhalte, Einstellungen, Ängste, Konflikte und Affekte in einer Deutlichkeit und Klarheit symbolisiert und emotional verstanden werden, die sich mit kognitiv orientierten Methoden nur höchst selten erreichen lässt.

2.2.6 Gütekriterien

Gütekriterien existieren nicht. Die ursprünglichen Bezeichnungen »Blumentest« und »Baumtest« sind innerhalb der Katathym Imaginativen Psychotherapie auch nicht mehr gebräuchlich, eben weil es sich nicht um einen klassischen Test handelt.

2.3 Baum und Traumbaum von Běťák (2008)

2.3.1 Einführung

Diese imaginative Methode erweitert den »Baumtest« nach Koch um die Aufforderung, sich zusätzlich einen unwirklichen, traumhaften Baum vorzustellen und zu malen. Die zu Papier gebrachte Phantasie wird dann im Dialog mit dem Patienten in ihrer persönlichen Bedeutung untersucht, assoziativ angereichert und weiterentwickelt.

2.3.2 Historische Anmerkungen

Ludvik Běťák hat gemeinsam mit Líba Hršelová das Verfahren »Baum und Traumbaum« auf der Grundlagen der Psychoanalyse und der Katathym Imaginativen Psychotherapie in über 15 Jahren entwickelt und 2007 auf dem 11. Kongress der Internationalen KIP-Gesellschaft (IGKB) in Prag vorgestellt. Die Veröffentlichung (Běťák 2008) zeigt anhand eindrucksvoller Fallbeispiele das diagnostische und therapeutische Potential von »Baum und Traumbaum«.

2.3.3 Theoretische Grundlagen

Der Baum wird als universales, archetypisches und schier unerschöpfliches Symbol für den Menschen, seine existentielle Situation zwischen Erde und Himmel und für sein Entwicklungspotential aufgefasst. Die Beziehung des Selbst zu dem Anderen, zur Andersartigkeit, zu dem Verschiedenen, das nicht identisch mit dem bewussten Selbst ist, ist im Leben und in der Psychotherapie konstitutiv für Entwicklung, Veränderung, Kreativität und inneres Wachstum. Die Aufforderung, zunächst irgendeinen Baum und dann einen ganz anderen, eher traumartigen Baum zu zeichnen, stellt eine Verbindung zwischen bewussten und den noch unbewussten, schöpferischen Selbstanteilen auf der Ebene der Zeichnung her. Aus der Imagination des Klienten, seiner Zeichnung und den Assoziationen von Therapeut und Klient kann der weitere therapeutische Prozess erwachsen oder neue Impulse bekommen.

2.3.4 Indikations- und Anwendungsbereiche

Das Verfahren hat seinen Platz in der Anfangsphase und im Verlauf einer Psychotherapie, kann aber durchaus auch im Rahmen der klinischen Psychodiagnostik auch bei Schulkindern und Jugendlichen durchgeführt werden. Da der Zeichner mit offenen Augen und im Sitzen imaginiert und zugleich die Zeichnung ausführt, bleibt die Regressionstiefe begrenzt. Der Traumbaum steht somit dem Tagtraum näher als der Katathymen Imagination. Daher ist der Anwendungsbereich eher breit. Von Seiten des Therapeuten, aber auch beim Klienten sind Interesse an Phantasie, Kreativität und Imagination hilfreich. Kontraindikationen stellen im Allgemeinen floride Psychosen dar. Einschränkungen liegen bei mangelnder Symbolisierungsfähigkeit und akuter Traumatisierung vor. Der Untersucher sollte idealerweise über Erfahrung mit der Katathym Imaginativen Psychotherapie verfügen.

2.3.5 Durchführung und Instruktion

Zunächst wird der Klient wie im Baumtest nach Koch aufgefordert: »Zeichnen Sie irgendeinen Baum, eher einen Obst- oder Laubbaum.«

Nach der Zeichnung folgt die zweite Bitte: »Stellen Sie sich jetzt noch einen Baum vor und zeichnen Sie ihn, einen Baum, der ganz anders ist, einen eher traumhaft unwirklichen Baum« (Běťák 2008, 154 f). Die zweite Instruktion kann sinngemäß variiert werden, entscheidend ist die Betonung des traumhaft unwirklichen, phantastischen Charakters des zweiten Baums.

Ziel ist es, dass der Klient in eine Art träumerische Verfassung, eine leichte Trance gerät und eine emotional getragene, primärprozesshafte Imagination entwickelt, in der er seinen Traumbaum zeichnet. Die Haltung des Therapeuten sollte dabei nicht von unbeteiligter Neutralität, sondern von lebendigem Interesse an der Kreativität des Klienten zeugen.

Das gezeichnete Bild ist dann der Ausgangspunkt für die zugehörige Geschichte des Zeichners und für gemeinsame weitere Assoziationen. Der Therapeut kann dabei vorwiegend auf die Erlebnisebene fokussieren oder versuchen, Bild und Geschichte mit dem Klienten kognitiv zu verarbeiten. Dieser Prozess kann sich durchaus, auch anhand fortführender Baumzeichnungen in den weiteren Therapiesitzungen fortsetzen.

2.3.6 Gütekriterien

Auch bei dieser Methode handelt sich nicht um einen klassischen Test.

2.3.7 Fazit

Die imaginative Methode »Baum und Traumbaum« bietet die Möglichkeit, dem nüchternen Blick auf die Realität eine träumerische Phantasie aus dem Innenleben des Protagonisten gegenüberzustellen und eröffnet so einen Möglichkeitsraum, einen Spielraum, einen Zugang zu vielleicht verdrängten Wünschen und Bedürfnissen, der in einer weiteren Psychotherapie kreativ genutzt werden kann.

3 Menschzeichnungen

Die Zeichnung eines Menschen wird in zwei verschiedenen Weisen als Instrument der Psychodiagnostik verwendet: als orientierendes oder ergänzendes Maß der allgemeinen Intelligenz und als kombinierter Entwicklungs- und projektiver Persönlichkeitstest (Draw-A-Person-Test, Machover 1949, deutsch: Zeichne einen Menschen, Koppitz 1972). Daraus haben sich viele Varianten entwickelt (ausführliche Übersicht bei Sehringer 1999).

Als Verfahren, die **Menschzeichnungen zur Entwicklungsdiagnostik** verwenden, sei hingewiesen auf den **Draw-A-Man-Test** von Goodenough 1926; deutsche Bearbeitung: **Mann-Zeichen-Test** von Ziler (1958), und das **Zürcher Bewertungssystem der Menschzeichnung** (Teplitz 2009). Die Abteilung Entwicklungspädiatrie des Kinderspitals Zürich hat ein in der Praxis einfach anzuwendendes und zuverlässiges System für Kinder im Vorschulalter und frühen Schulalter entwickelt (Teplitz 2009), das nicht der Intelligenzdiagnostik dient, sondern eine Einschätzung des Menschzeichnungsalters ermöglicht (Jenni 2013, 234 f). Das Bewertungssystem basiert auf den Daten der Zürcher Generationenstudie (Largo & Jenni 2005). Zwischen 1978 und 1985 zeichneten die teilnehmenden Kinder im Alter von 4, 6 und 8 Jahren jeweils einen Menschen. Zusätzlich wurden Befunde zur intellektuellen und motorischen Entwicklung erhoben. Diese Daten wurden ergänzt durch 380 Zeichnungen von Kindern zwischen 3 und 8 Jahren, die im Jahre 2009 in kinderärztlichen Praxen der Region Zürich im Rahmen der Vorsorgeuntersuchungen erstellt worden waren (Landis 2010). Die Adaptation der bekannten Bewertungssysteme von Menschzeichnungen für die Zeichnungsbeurteilung erfolgte anhand der Kinderzeichnungen der Zürcher Longitudinalstudien durch Teplitz (2009).

Die folgende Darstellung beschränkt sich auf Menschzeichnungen als projektive Verfahren.

3.1 Der Draw-A-Person-Test (DAP) von Machover (1949)

3.1.1 Einführung

Der DAP wurde als erster Mensch-Zeichentest auch zur Erfassung von Persönlichkeitsaspekten entwickelt. Machover ging davon aus, dass sich in der Zeichnung außer dem Stand der kognitiven Entwicklung auch Einstellungen, Befürchtungen und Persönlichkeitszüge äußerten. Der DAP wurde in der Erstveröffentlichung ausdrücklich als projektives Verfahren präsentiert.

3.1.2 Historische Anmerkungen

Karen Machover wurde 1902 in Minsk/Weißrussland als jüngstes Kind einer großen Familie geboren. Nach dem frühen Tod ihres Vaters emigrierte die Mutter 1910 mit ihren Kindern in die USA, wo sie kurze Zeit später starb. Die früh auf sich allein gestellte Karen musste die Highschool abbrechen und arbeiten, um zu überleben. Sie interessierte sich zunehmend für Psychologie und die Psychoanalyse und wurde 1924 am Brooklyn College und an der New York University zum Studium zugelassen. Nach ihrem Abschluss war sie von 1929–1970 als klinische Psychologin am Bellevue Hospital und am Kings County Psychiatric Hospital tätig. Ihr »Draw-A-Person-Test« wurde angeregt durch den Rorschach-Test und ist Ausdruck ihres Interesses, Konzepte der Tiefenpsychologie mit der Psychodiagnostik zu verbinden. Bis in die Mitte der 1980er Jahre behandelte sie Patienten und Klienten in einer psychotherapeutischen Privatpraxis. Karen Machover war verheiratet und starb 1996 im Alter von 93 Jahren. (Quellen: http://www.feministvoices.com/karen-machover; Download 28.2.2015; Nachruf in der New York Times vom 28.1.1996, http://www.nytimes.com/1996/01/28/nyregion/karen-machover-psychologist-dies-at-93.html, Download 28.2. 2015)

3.1.3 Theoretische Grundlage

Die theoretische Grundlage ist die klassische Psychoanalyse Freuds (Wittkowski 2011, 354). Machover geht von einer engen Beziehung der zeichnerischen Darstellung der menschlichen Gestalt zu den Impulsen, Ängsten, Konflikten und Kompensationen des Zeichnenden aus: »In gewisser Weise ist die gezeichnete Gestalt die Person selbst und das Papier deren Umwelt« (Machover 1949, 35, nach Ko 2004, 4).

3.1.4 Indikations- und Anwendungsbereiche

Persönlichkeitsdiagnostik bei Kindern, Jugendlichen und Erwachsenen.

3.1.5 Durchführung

Die Versuchsperson wird aufgefordert, einen Menschen mit einem Bleistift auf ein DIN-A4-Blatt Papier zu zeichnen, danach noch einen Menschen des anderen Geschlechts.

3.1.6 Auswertung und Interpretation

Machover kombinierte die Erfassung der Inhalte und Details der Zeichnung mit der Registrierung formaler Merkmale und einer Nachbefragung des Probanden bis hin zu der Aufforderung, eine Geschichte zu der dargestellten Person zu erzählen (Southers 2012). Die Interpretation erfolgt überwiegend qualitativ und klinisch-intuitiv. Ursprünglich existierten keine statistischen Normen, aber Zusammenstellungen von formalen und inhaltlichen Besonderheiten der Zeichnungen von Neurotikern und psychosomatisch Kranken als Anhaltspunkte für die Beurteilung einer Zeichnung (Wittkowski 2011, 355).

3.1.7 Gütekriterien

Die **Reliabilität** ist nach der schon älteren Übersicht von Sehringer (1983, 73 ff) zufriedenstellend. Die **Validität** erscheint eingeschränkt: Die Vorhersagevalidität ist statistisch nicht nachgewiesen, allerdings scheint der DAP doch eher globale Merkmale wie abweichendes Verhalten, Fehlangepasstheit und den Stand der kognitiven Entwicklung einigermaßen widerzuspiegeln (Wittkowski 2011, 356).

3.1.8 Fazit

Der DAP eignet sich im Sinne Machovers im Rahmen der Psychodiagnostik und Psychotherapie bei Kindern und Jugendlichen als Medium der Kontaktaufnahme, als orientierendes Verfahren und zum Einstieg in Themen, die das Selbstbild, das Körperschema, die Beziehung zur Sexualität und die Einstellung zum anderen Geschlecht betreffen.

3.2 Der Human-Figure-Drawing-Test von Koppitz (1968), deutsch: Zeichne-einen-Menschen-Test (ZEM, 1972)

3.2.1 Einführung

Der ZEM stellt den Versuch dar, die Menschzeichnung als Entwicklungs- bzw. Intelligenztest und als projektiven Persönlichkeitstest bei Kindern von 5–12 Jahren zu verwenden. Er ist ein Screeningverfahren, das Hinweise auf die Persönlichkeitsentwicklung und schwerwiegendere Auffälligkeiten geben soll.

3.2.2 Historische Anmerkungen

Der ZEM hat eine empirische Grundlage: Koppitz formulierte aufgrund bisheriger Anwendungen der Menschzeichnung und aus ihrer klinischen Erfahrung 30 Entwicklungsmerkmale und 30 klinische Merkmale, die an einer Stichprobe von 1856 Kindern zwischen 5 und 12 Jahren normiert wurden. Die daraus entwickelte Bewertungsmethode wurde an einer weiteren Stichprobe von 347 Kindern im Vergleich mit einem Intelligenztest (Wechsler oder Stanford-Binet) erprobt, die Korrelationen waren signifikant, die Methode insgesamt als Indikator der kognitiven Entwicklung geeignet. Abweichungen fanden sich bei Kindern mit schweren seelischen Störungen und bei kulturell benachteiligten Kindern. Der Vergleich von klinisch unauffälligen mit auffälligen Kindern spricht nach Ansicht von Koppitz dafür, dass sich in den Zeichnungen neben dem Stand der geistigen Entwicklung die aktuelle Einstellung zu anderen Menschen und zu sich selbst, jedoch keine bleibenden Charakterzüge widerspiegeln.

3.2.3 Theoretische Grundlage

Die Theorie der zwischenmenschlichen Beziehungen von Sullivan (1953), in der die sozialen Beziehungen und Bedürfnisse eine entscheidende Rolle für die Entwicklung des Selbst spielen, stellt die theoretische Grundlage des Tests dar. Dementsprechend soll der ZEM auch die projektive Darstellung vorwiegend der Einstellung des Kindes zu sich selbst und den wichtigen Bezugspersonen, die Spannungen und Belastungen seines Lebens und seine Auseinandersetzung damit und seine sozialen Ängste, Wünsche und Sorgen erlauben (Koppitz 1972, 18).

3.2.4 Indikations- und Anwendungsbereiche

Entwicklungs- und Persönlichkeitsdiagnostik bei Kindern von 5–12 Jahren.

3.2.5 Durchführung

Material: ein weißes Blatt Papier, ein mittelweicher Bleistift (im Kindergartenalter auch Farbstifte) und ein Radiergummi. Die Instruktion des ZEM lautet lediglich: »Zeichne eine ganze Person.« Die Wahl von Alter und Geschlecht bleibt dem Kind überlassen. Dauer etwa 10–15 Minuten. Durchführung bevorzugt als Einzeltest in Anwesenheit des Untersuchers, aber auch als Gruppentest.

3.2.6 Auswertung und Interpretation

Erfasst werden zwei verschiedene Arten graphischer Merkmale: 30 sog. »**Entwicklungsmerkmale**« als Parameter von Alter und Reife und 30 sog. »**emotionale Faktoren**«, die hauptsächlich mit der aktuellen emotionalen Verfassung und inneren Einstellung des Kindes in Verbindung gebracht werden.

Der ZEM als **Entwicklungstest**: Als »**Entwicklungsmerkmale**« gelten beispielsweise: ein klarer Umriss des Kopfes, Augenbrauen oder Wimpern, Nasenlöcher, zwei Lippen, Haare, richtiger Schulteransatz, Ellbogen, Füße, Kleidung und gute Proportionen. ▶ Tab. III.1 ist angelehnt an Goodenough und an Ziler (s. o.). Für die Entwicklungsmerkmale liegen Altersnormen vor, aus denen sich erwartete (in 86 % oder mehr auf einer Altersstufe vorkommende) und außergewöhnliche (seltener als bei 16 % einer Altersstufe feststellbare) Einzelheiten unterscheiden lassen. So ist bei einem 5 Jahre alten Jungen zu erwarten, dass der ZEM Kopf, Augen, Nase, Mund, Körper und Beine aufweist. Das Fehlen eines dieser Teile gilt als klinisch bedeutungsvoll. Pupillen und Lippen dagegen gelten (unter anderem) als außergewöhnliche Einzelheiten. Bei einem 12 Jahre alten Mädchen andererseits gelten weniger als zwei Kleidungsstücke als bedeutsam, als außergewöhnlich dagegen nur ein Knie (Koppitz 1972, 28 ff). Aus der Registrierung der erwarteten und außergewöhnlichen Einzelheiten einer ZEM-Zeichnung lässt sich anhand der Altersnormtabellen ein **ZEM-Punktwert** als Maß für die geistige Reife ermitteln

Als **klinischer Test** sollte der ZEM klinisch auffällige von normalen Kindern differenzieren, die Bewertung außergewöhnlicher (aus dem Rahmen fallender) Merkmale erlauben und unabhängig von der Reife und dem Alter der Kinder funktionieren (n. Ko 2004, 9).

Die sog. »**emotionalen Faktoren**« des ZEM sollten nicht mit Alter und Reife zusammenhängen, altersbezogen selten (bei 15 % der Kinder oder seltener) vorkommen und klinisch signifikant sein. Die Auswahl erfolgte anhand des Vergleichs der ZEM emotional auffälliger mit ausgeglichenen Kindern. Es resultierten 30 Faktoren, die sich in drei Gruppen aufteilen:

1. Merkmale der zeichnerischen Beschaffenheit wie unzulängliche Integration von Teilen der Gestalt, Schattierungen, grobe Asymmetrie der Gliedmaßen, schräg geneigte Gestalten, winzige (bis zu 5 cm) oder große (ab 23 cm) Gestalt und Transparenzen.

2. Ebenfalls gewertet werden **besondere Merkmale** (in weniger als 16 % der ZEM-Zeichnungen zu findende Auffälligkeiten) wie z. B. ein winziger Kopf, schielende Augen, Zähne, zu kurze oder zu lange Arme, am Körper anliegende Arme, Hände so groß wie das Gesicht oder größer, abgeschnittene Hände, zusammengepresste Beine, Genitalien, Ungeheuer oder groteske Gestalt (nicht aus Unreife des Kindes gezeichnet), drei oder mehr spontan gezeichnete Gestalten und Wolken.

3. Die dritte Gruppe betrifft das **Weglassen** von Einzelheiten: Fehlen der Augen, keine Nase, kein Mund, kein Körper, keine Arme, keine Beine, keine Füße, kein Hals (Koppitz 1972, 56 ff).

Diese definierten Einzelmerkmale werden nach Auswertungsanleitungen der Autorin gedeutet bzw. interpretiert. Die Autorin formuliert drei **Grundprinzipien der Interpretation des ZEM von Kindern**:

»1. WIE ein Kind eine Gestalt zeichnet, weist auf die Vorstellung hin, die es von sich selbst hat, gleichgültig, wen es zeichnet.

2. Die Person, die das Kind zeichnet, stellt die Person dar, die ihm zur Zeit der Zeichnung am wichtigsten ist und es am meisten emotionell beschäftigt.

3. WAS ein Kind in seinem ZEM sagt, kann zweifache Bedeutung haben. Es kann Ausdruck seiner Einstellung und seiner Konflikte, es kann ein Wunschtraum sein oder auch beides« (Koppitz 1972, 104 ff).

Beispiele für den Zusammenhang zwischen Persönlichkeitsbereich und emotionalen Faktoren bei Kindern und Jugendlichen nach Koppitz zeigt ▶ Tab. III.1.

Tab. III.1: Zusammenhang zwischen Persönlichkeitsmerkmalen und ZEM-Faktoren nach Koppitz (aus: Ko 2004, 10)

Problembereich	Emotionale Faktoren de ZEM bei Kindern und Jugendlichen
Impulsivität	Schlechte Integration, grobe Asymmetrie der Gliedmaßen, Durchsichtigkeit, grobe Figur, Weglassen des Halses
Unsicherheit, Gefühle der Unzulänglichkeit	Schräge Lage der Figuren(mehr als 12°), winziger Kopf, abgeschnittene Hände, Monster oder groteske Figuren, Weglassen der Arme, der Beine, der Füße
Angst	Schattieren des Gesichts, des Körpers und/oder der Gliedmaßen, der Hände und/oder des Halses, zusammengepresste Beine, Wolken, Regen, fliegende Vögel
Scheu, Schüchternheit	Winzige Figur, kurze Arme, Arme, die an den Körper gepresst sind, Weglassen der Nase, des Mundes
Niedergeschlagenheit, Zurückgezogenheit	Winzige Figur, kurze Arme, Weglassen der Augen
Wut, Aggressivität	Gekrezte Augenstellung, Zähne, lange Arme, große Hände, nackte Figur, Genitalien
In Kombination mit geringem Erfolg in der Grundschule	Schlechte Integration (Jungen siebenjährig, Mädchen sechsjährig), Schräglage über 15°, Monster oder groteske Figuren, drei oder mehr Figuren spontan gezeichnet, Weglassen des Körpers, der Arme, des Mundes

2007 erschien als Ergebnis einer niederländischen Studie das Handbuch »**Zeichne einen Menschen! Die Zeichnung eines Menschen als Screeningverfahren zur Erfassung der kognitiven Entwicklung und sozial-emotionalen Problematik**« von K. van de Vijfeijken. Dem Test liegt das wenig bekannte Bewertungsverfahren von Naglieri (1988) und Naglieri et al. (1991) zugrunde, das übersetzt, angepasst, standardisiert und an einer Stichprobe von 2076 Grundschulkindern zwischen 4 und 11 Jahren in Den Haag normiert wurde. Die Stichprobe ist nicht repräsentativ für die Niederlande.

Das zugrunde gelegte **System von Naglieri zur Entwicklungsbeurteilung** besteht aus 14 Kriterien (Körperteile und Platzierung), drei bis sieben Kategorien (Vorhandensein, Detail, Proportion und Bonus) pro Kriterium und 64 Items (die sich aus der Kombination der Kriterien und den Kategorien ergeben). Das Bewertungssystem beruht auf drei Zeichnungen: Der Proband soll einen Mann, eine Frau und sich selbst zeichnen. Ein Merkmal wird als emotionaler Indikator betrachtet, wenn er in weniger als 16 % der Menschzeichnungen vorkommt und nicht auf Alter bzw. emotionale Reife des Kindes zurückzuführen ist. Auch dieses System wurde an die Niederlande angepasst. Hier fand sich kein Unterschied zwischen Jungen und Mädchen

Das Testmaterial steht auf Deutsch zur Verfügung und umfasst ein Handbuch, zwei Anleitungshefte für das Selbsttraining, Schablonen und Auswertungsbogen.

Eine neuere deutsche Validierungsstudie zum ZEM wurde an der Abteilung für Kinder- und Jugendpsychiatrie der Universität Hamburg von Ko (2004) vorgelegt. Ko untersuchte in einer bundesweiten repräsentativen Fragebogenuntersuchung den Zusammenhang zwischen den Entwicklungs- und emotionalen Merkmalen des ZEM nach Koppitz mit der Beurteilung des Verhaltens von Kindern und Jugendlichen zwischen 4 und 10 Jahren im Elternurteil anhand der Child Behaviour Checklist CBCL bzw. zusätzlich im Youth Self Report YSR, dem Selbstbericht der Jugendlichen (beide Skalen nach Achenbach & Edelbrock 1983) im Alter von 11–18 Jahren. Insgesamt fand sich kein signifikanter Zusammenhang zwischen formal-strukturellen und den inhaltlichen Merkmalen des ZEM einerseits und den CBCL-Summenscores bzw. den CBCL Syndromskalen andererseits. Offenbar eignet sich der ZEM nicht als Screeningverfahren für die Identifizierung von im Elternurteil verhaltensauffälligen Kindern und Jugendlichen.

3.2.7 Gütekriterien

Objektivität: Aufgrund der Einfachheit der Testdurchführung und der genauen Definition der Einzelmerkmale ist der ZEM als ausreichend objektiv zu betrachten.

Die **Reliabilität** wird in einer gründlichen Übersicht als ausreichend beurteilt, wenn auch die Koeffizienten für Einzelmerkmale mit .30 bis .50 eher niedrig sind. Insgesamt scheint die Zuverlässigkeit von Einzelmerk-malen geringer zu sein als die von ganzheitlichen Beurteilungen (Sehringer 1983, n. Wittkowski 2011, 355 f). Zahlreiche Fallstudien haben die **Validität** von ZEM und des verwandten Draw-A-Person-Test nicht eindeutig belegen können, insbesondere besitzen die Tests keine Vorhersagevalidität, was die Annahme von Koppitz belegt, dass der ZEM nicht zur Messung von Charaktereigenschaften geeignet ist.

Dass formale Charakteristika von Kinderzeichnungen durch sozio-emotionale und Milieufaktoren in erheblichem Maße beeinflusst werden, zeigen die Untersuchungen von Winterstein & Jungwirth (2006) mit dem **Mensch-Zeichentest MZT für das Vorschulalter**, einer Variante des Mann-Zeichen-Tests von Ziler (1958). Die Autoren entwickelten vereinfachte Normen des Ziler'schen Tests und untersuchten 2004 und 2005 für das Gesundheitsamt Göppingen 1859 Kindergartenkinder im Alter von 5;5 bis 6;11 Jahren. Alle Kinder hatten ab dem dritten Lebensjahr den Kindergarten besucht. Kinder mit wesentlichen geistigen und körperlichen Behinderungen sowie unkorrigierten Sehstörungen wurden ausgeschlossen.

Durch Elternbefragung wurden auch die Rauchgewohnheiten in der Familie und der Fernsehkonsum der Kinder erfasst, der im Mittel bei 62 Minuten täglich lag. Kinder mit extrem langen Fernsehzeiten zeigten in der Untersuchung häufig Verhaltensstörungen, Störungen der Sprache, der Motorik und Aufmerksamkeitsstörungen. Passivraucher waren 37,5 % der Kinder. Diese Kinder zeigten im MZT ebenso schlechtere Leistungen wie die Kinder mit hohem Fernsehkonsum. ▶ Abb. III.11 vergleicht typische Menschzeichnungen von Vorschulkindern aus Nichtraucherfamilien (N = 1161) mit niedrigem (unter eine Stunde täglich) Fernsehkonsum mit denen von Kindern mit hohem TV-Konsum (über drei Stunden täglich).

Je höher der Fernsehkonsum, desto schlechter war die Qualität der Zeichnungen.

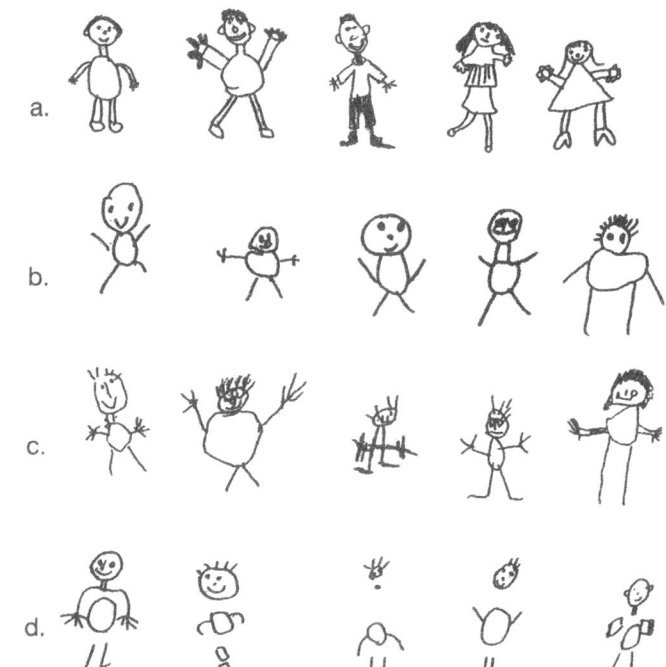

Abb. III.11:
Typische Menschzeichnungen von Vorschulkindern: a) aus Nichtraucher-Familien und einer täglichen Fernsehdauer bis 60 Minuten, b) bei einem täglichen Fernsehkonsum von mindestens 3 Stunden, c) bei einem elterlichen Nikotinabusus von mindestens 20 Zigaretten täglich und d) fragmentierte Menschzeichnungen als Hinweis auf mögliche psychotraumatische Erfahrungen
(aus: Winterstein & Jungwirth 2006, S. 206, mit freundlicher Genehmigung des Hansischen Verlagskontors)

Die Zeichnungen der Kinder aus Raucherfamilien wiesen ebenfalls eine schlechtere Qualität auf. Die Effekte summierten sich: Das beste Ergebnis im Kriterium »richtige Anzahl der Finger« zeigten mit 80,9 % Kinder, die weder einer Nikotinbelastung ausgesetzt waren noch viel fernsahen. Kinder mit übermäßigem Medienkonsum und passiver Nikotinbelastung malten nur zu 21,5 % fünf Finger an jeder Hand (Winterstein & Jungwirth 2006, 209). Die Ergebnisse der Studie von Winterstein und Jungwirth belegen eindrucksvoll die negativen Auswirkungen von übermäßigem Fernsehkonsum und von Nikotinabusus in der Familie auf die Entwicklung der Kinder.

Rauchen ist mittlerweile stärker tabuisiert, nachdem aber die Beschäftigung mit elektronischen Medien in der Zwischenzeit auch bei jüngeren Kindern weiter zugenommen hat, dürften solche Effekte weiterhin eine Rolle spielen.

3.2.8 Fazit

Der Test »Zeichne einen Menschen!« gehört zu den wenigen Zeichenverfahren, die aktualisiert wurden. Mit der vorgelegten quantitativen Auswertungsmethode eignet er sich besser zur orientierenden Entwicklungsdiagnostik als zur Diagnostik emotionaler Zustände oder von Persönlichkeitsaspekten. Die Normen sind für deutsche Verhältnisse nicht repräsentativ. Für die Testdiagnostik bleibt abzuwarten, ob die von Winterstein & Jungwirth (2006) aktualisierten Versionen des MZT breiter normiert werden und sich in der Praxis bewähren und durchsetzen werden.

3.3 Der Haus-Baum-Mensch-Test (House-Tree-Person Technique H-T-P) von Buck (1948)

3.3.1 Einführung

Der Haus-Baum-Mensch-Test ist ein einfach durchzuführender projektiver Zeichentest, der sich als orientierendes tiefenpsychologisches Verfahren zur Diagnostik emotionaler und sozialer Konflikte auch im Hinblick auf die Beurteilung der Übertragungsbeziehung versteht.

3.3.2 Historische Anmerkungen (nach Eckstein 1995)

Der H-T-P wurde in den 1940er Jahren als kombinierter Intelligenz- und Persönlichkeitstest für Erwachsene entworfen. Die ursprüngliche quantitative Bewertung der Zeichnungen erwies sich nicht als haltbar und wurde zunehmend von einer qualitativ orientierten Interpretation abgelöst (Buck & Hammer 1969). Eine weitere Adaptation betraf die Anwendung bei Kindern ab 8 Jahren (Jolles 1971). Die revidierte Fassung des Handbuchs (Buck & Warren 1992) beschreibt den H-T-P als projektives Verfahren, das Informationen darüber liefert, wie ein Individuum sich selbst in Beziehung zu anderen und in seiner häuslichen Umgebung erlebt und wie Persönlichkeitsaspekte und Konflikte in die therapeutische Beziehung übertragen werden. Damit wird die Diagnostik mit der Therapie im Sinne einer Prozessorientierung verbunden. 1982 gehörte der H-T-P zu den zehn am häufigsten verwendeten Verfahren in den USA. Obwohl nie eine Übersetzung ins Deutsche erfolgte, fand er als Haus-Baum-Mensch-Test auch im deutschsprachigen Raum weite Verbreitung.

3.3.3 Theoretische Grundlagen

Die Deutung des H-T-P »folgt psychoanalytischen Grundsätzen und stützt sich in der Hauptsache auf eine Symbolanalyse. Dabei wird angenommen, dass das Haus eher ein Selbstbild und/oder die Auffassung des Kindes über seine häusliche Situation und die innerfamiliären Beziehungen ausdrückt. Der Baum soll tiefere, eher unbewusste Gefühle der Kinder über sich selbst widerspiegeln. Bei der Personendarstellung wird unterstellt, dass sie mehr das bewusste Bild von sich und der Umgebung anspricht. Doch wird auch daran gedacht, dass sie als Selbstportrait, als Darstellung eines signifikanten Anderen oder als Selbstideal verstanden werden kann. Dementsprechend bestimmt der Baum die prognostische Tendenz: eher negativ, wenn er mehr psychopathologische Indikatoren als die Menschzeichnung aufweist, eher positiv im umgekehrten Fall« (Sehringer 1999, 409 f).

Soweit Haus, Baum und Mensch auf einem Blatt gezeichnet werden, liefert die Beziehung der Elemente der Zeichnung zueinander auch Hinweise auf die erlebte Bindungssituation des Kindes, die sich vor dem Hintergrund der Bindungstheorie interpretieren lassen (vgl. Teil VII).

3.3.4 Indikations- und Anwendungsbereiche

Der H-T-P eignet sich für die orientierende Psychodiagnostik in der Sozialpädagogik, der sozialpädiatrischen und kinder- und jugendpsychiatrischen Praxis und in der Psychotherapie mit Kindern und Jugendlichen.

3.3.5 Durchführung

1. Der Proband wird aufgefordert, auf getrennten Blättern mit Bleistift ein Haus (im Hochformat), einen Baum und einen Menschen (je im Querformat) zu zeichnen. Radieren ist erlaubt, die Verwendung eines Lineals nicht. Festgehalten wird die benötigte Dauer pro Zeichnung und die Reihenfolge. 2. Anschließend erfolgt eine Nachbefragung (»Post-Drawing-Inquiry«), in der sich der Diagnostiker anhand eines Fragenkatalogs nach der Meinung des Klienten zu Aspekten seiner Zeichnungen erkundigt. 3. Nun soll der Proband nochmals Haus, Baum und Menschen zeichnen, allerdings mit Buntstiften und ohne Radiergummi. 4. Eine erneute, eventuell verkürzte Nachbefragung ist nicht obligatorisch.

Eine Modifikation der Instruktion beruht auf **Burns** (1987), der in seinen »**Kinetic-House-Tree-Person Drawings**« Haus, Baum und Mensch auf ein Blatt Papier zeichnen lässt, eine Variante seiner »**Kinetic-Family Drawings** (Burns 1982; ▶ Kap. 4.4 in diesem Teil), in der der Proband sich und seine vollständige Familie zeichnen soll, wie sie etwas tun.

In unserer Praxis bitten wir die Patienten, »irgendwie« ein Haus, einen Baum und einen Menschen auf ein DIN-A4-Blatt zu zeichnen. Zur Verfügung stehen Buntstifte und ein Bleistift; Radiergummi und Lineal gibt es nur auf Anforderung.

3.3.6 Auswertung und Interpretation

Die Auswertung umfasst die Nachbefragung, eine quantitative und die qualitative Analyse, zu denen es in den Manualen jeweils Checklisten bzw. Auswertungshilfen und Beispiele gibt. Der Testverlag Western Psychological Services bietet für Auswertung und Interpretation des H-T-P derzeit an: »Manual and Interpretative Guide« von Buck & Warren (1992), die kurzgefasste alphabetische Interpretationshilfe »A Catalog for the Qualitative Interpretation of the House-Tree-Person (H-T-P)« Jolles (1971) und ein illustriertes Handbuch von Wenck (1970). Diese Hilfen listen für viele Einzelheiten der Zeichnungen eine mögliche Bedeutung auf, so dass ein Eins-zu-Eins-Zusammenhang zwischen Merkmalen der Zeichnung und solchen der untersuchten Persönlichkeit suggeriert wird. Sehr kleine Zeichnungen etwa sprechen danach für Gefühle von Unzulänglichkeit, die Überbetonung der Größe von Details wird als Hinweis auf eine besondere emotionale Bedeutung verstanden.

Die Autoren betonen andererseits, dass der H-T-P nur Anhaltspunkte für Hypothesen liefert, dass die Bedeutung einzelner Merkmale ja nach Kontext völlig unterschiedlich sein kann und dass für eine diagnostische Aussage eine Fülle von weiteren Informationen zur Absicherung herangezogen werden muss (Buck & Warren 1992, 14 und 126, n. Eckstein 1995).

Die Auswertungsschritte des H-T-P im Einzelnen (in Anlehnung an Buck & Warren 1992):

Zur **Nachbefragung** (»**Post-Drawing-Inquiry**«) gehören beispielsweise folgende Fragen:

Haus: Wem gehört das Haus? Würdest du gerne in diesem Haus wohnen? Warum (warum nicht)? Mit wem? Welches Zimmer hättest du gerne für dich?

Baum: Wo steht dein Baum? Was bedeutet für dich (ein Wald bzw. Wiese oder Bach)? Wie ist das Wetter, ist dein Baum gesund? Ist er stark? Was bräuchte er, um zu wachsen?

Mensch: Was macht die Person? Wie geht es ihr? Wie kommst du darauf, dass es ihr gut (schlecht) geht? Wer ist es oder an wen denkst du? Was fehlt dem Menschen, was braucht er, was könnte ihm helfen? (nach Buck & Warren 1992, 85).

In unserer Praxis bitten wir die jungen Patienten, vergleichbar dem TAT, einem verbalen Gestaltungstest, eine Geschichte zu erzählen, die zu ihrem Bild passen könnte: Was ist da los? Was denkt, macht, will der Mensch? Wie geht es dem? Wie geht die Geschichte wohl weiter?

Nach der Originalanweisung wird der Klient am Ende, sofern er das nicht schon spontan getan hat, gebeten, in jedem Bild die Sonne und die Grundlinie einzuzeichnen.

Die quantitative Analyse bezieht sich auf formale und strukturelle Aspekte der Zeichnungen und bestand in dem Versuch, den H-T-P als psychometrisches Verfahren zur Messung der Intelligenz bzw. sozialen Anpassung und Lebensbewältigung zu etablieren, was sich allerdings insbesondere bei Kindern nicht bewährte und nicht weiter verfolgt wurde (Eckstein 1995, 228).

Die **qualitative Analyse** sollte dazu beitragen, die folgenden Fragen zu beantworten: Welche Merkmale der Zeichnungen differenzieren zwischen psychisch kranken und seelisch gesunden Personen? Welche Faktoren stehen in Verbindung zu bestimmten Störungsformen?

Die qualitative Analyse des H-T-P umfasst die Beobachtung und ggf. Registrierung folgender Aspekte: Umgang des Klienten mit der Aufgabe, Verhaltensaspekte und qualitative Merkmale der Zeichnung, insbesondere Details, Proportionen, Perspektive und die Verwendung der Farben. Diese Aspekte werden in Verbindung gebracht mit Problemen, Konflikten und Eigenheiten der Persönlichkeit einschließlich der Ressourcen des Klienten.

Die folgende Darstellung stellt eine modifizierte und durch eigene Erfahrungen ergänzte Auswahl der Hinweise aus den Manualen (s. o.) dar.

»**Attitude**«: **Umgang des Klienten mit der Aufgabe und Testverhalten:** Wie ist die Einstellung des Klienten/Patienten zum Test? Die Haltungen reichen von begeistert über willig, akzeptierend, indifferent bis widerwillig nachgebend bzw. offen verweigernd. Falls es Widerstände gibt, können sie besprochen und überwunden werden? Geht es um die Angst, sich zu blamieren oder darum, dass der Test als Zumutung erlebt wird? Gibt es Hinweise auf Zwanghaftigkeit, eigene Leistungsansprüche und narzisstische bzw. oppositionelle Tendenzen?

»**Drive**« und »**line quality**«: Mit welchem Schwung geht der Proband an die Aufgabe heran? Wie ist der Energieeinsatz und -fluss im Testverlauf? Zeigt sich auffallend viel oder auffallend wenig emotionale Beteiligung? Wie ist die Selbstkontrolle? Veränderungen bzw. Korrekturen an einer bestimmten Stelle weisen auf emotionale Bedeutsamkeit des zu zeichnenden Elements hin.

»**Emphasis**«: Widmet sich der Proband einem Thema oder Detail mit auffallendem Nachdruck, kann man davon ausgehen, dass dieser Bereich für ihn eine besondere Bedeutung hat. Das kann sich in starker Beschäftigung mit nicht notwendigen Einzelheiten, in Form des Hängenbleibens an einer Sache, in starker Betonung, heftigem Radieren, in ungewöhnlicher Reihenfolge und in Hinweisen auf traumatische Erfahrungen äußern. Ein Beispiel von einem Jugendlichen mit einer extrem schwierigen Lebensgeschichte: Er zeichnet einen vom Blitz getroffenen, gespaltenen Baumstumpf, der sich an einer Felsspitze festzukrallen scheint.

Die **Strichführung** liefert Hinweise auf die eingesetzte Energie (»**force**«), feinmotorische Kontrolle und Defizite, aber auch auf Übung und Erfahrung im Umgang mit dem Stift.

Auffälligkeiten in der Linienführung wie Unterbrechungen, Unsicherheiten oder auffallend zarte, kaum sichtbare Linien lassen an Selbstunsicherheit oder depressive Tendenzen denken. Schattierungen und Schraffierungen werden als Hinweis auf gute kognitive Begabung und Sensibilität gewertet, sofern sie dem dargestellten Material (etwa Baumrinde) entsprechen und beiläufig (und nicht verkrampft oder verbissen als Hinweis auf Konflikte) eingesetzt werden.

»**Organization**« und »**time**«: Wie systematisch und strukturiert oder chaotisch die Arbeitsweise ist, wird verstanden als Hinweis auf die Struktur und Selbstorganisation der ausführenden Person. Hierzu gehört auch eine sehr detaillierte, anmutende zeitintensive Ausführung: Je nach Arbeitsweise kann es ein Hinweis auf Begeisterung für die Aufgabe oder auf zwanghaft-perfektionistische, das Werk nicht abschließen könnende Vorgehensweise sein, bei der dann meist viel korrigiert, radiert und verbessert wird.

Zeit und Prozess: Treten Pausen und Stockungen im Malprozess am Anfang als initiale Hemmung oder im Verlauf (wo?) auf? Auffallend ist eine sehr kurze (Antriebssteigerung? Widerstand?) und eine sehr lange benötigte Zeitspanne im Verhältnis zur Qualität der Ausführung (Aufmerksamkeitsstörung, Trödeln, Zerfahrenheit im Denken und Handeln, Zwanghaftigkeit?). Hierzu gehört auch die Beachtung einer logischen oder der üblichen Reihenfolge (»**sequence**«) beim Zeichnen. Üblicherweise zeichnet ein Kind beim Haus zuerst das Dach, dann die Wände, und dann die Einzelheiten. Auffallende Abweichungen können für Originalität, aber auch für Verwirrung sprechen.

Mit **Konsistenz** (»**consistency**«) ist die Übereinstimmung in der Ausführung der Einzelelemente der Zeichnung gemeint: Passen die Einzelelemente zueinander oder wurden etwa Haus und Baum sehr detailliert, der Mensch aber nur rudimentär ausgeführt? Für auffallende Inkonsistenzen muss es Gründe geben, nach denen im Nachgespräch gesucht werden sollte.

Hier lassen sich auch »**criticality**« und »**comments**« einordnen: Spontane, insbesondere selbstkritische oder testkritische Kommentare, Radieren, Verwerfen des ganzen Blattes und Neubeginn: An welcher Stelle der Zeichnung? Warum gerade hier? Worauf weist das hin?

Je weiter die Kommentare von der aktuellen Zeichnung abweichen, desto eher weisen sie auf eine Störung hin (etwa auf assoziative Lockerung oder hohen Problemdruck).

Die Rubrik »**Details**« unterscheidet essentielle, nicht essentielle und bizarre Details:

Essentielle Details: Das Haus muss mindestens eine Tür, ein Fenster, eine Wand und einen Schornstein aufweisen. Der Baum benötigt einen Stamm und mindestens einen Ast. Zur Person gehören Kopf, Rumpf, zwei Arme und Beine. Das Gesicht braucht zwei Augen und Ohren, Nase und Mund. Aufgrund von Perspektive und Körperhaltung nicht sichtbare Teile werden als vorhanden gewertet. Jedes Fehlen dieser Teile wird als pathologisch gewertet, und zwar umso stärker, je mehr davon fehlen. Fehlende essentielle Details weisen auf Konflikte bzw. Vermeidung eines wesentlichen Bereichs hin.

Bei der Kategorie der **nicht essentiellen Details** kommt es sowohl auf die Menge wie auch auf die Relevanz an. Sie reichern die Zeichnungen an wie beispielsweise Gras, Blumen, ein Zaun, ein Weg zum Haus; Zweige, Blätter und Früchte am Baum; Vögel in der Luft; Haare, Wimpern, Kleidung, Schuhe und Accessoires bei der Menschzeichnung. In begrenztem Ausmaß sprechen sie für eine gute Realitätsanpassung. Übermäßiges Ausschmücken spricht für eine übermäßige Verwicklung bzw. Beschäftigung mit der Umwelt, entweder allgemein oder bezogen auf den Bereich, in dem sich die Detailfülle findet. Einzelheiten, die für das gezeichnete Motiv nur geringe oder keine Bedeutung haben wie Wolken, Berge oder andere Objekte, gelten als umso stärkerer Hinweis auf Störungen, je zahlreicher sie sind und je mehr eine Beziehung zum darzustellenden Objekt fehlt.

Bizarre Details wie etwa die Darstellung innerer Organe durch Haut und Kleidung hindurch werden als wichtige Hinweise auf stärkere Störungen gewertet.

Erotische Darstellungen müssen ganz besonders vom Entwicklungsstand des Kindes, seiner Alltagserfahrung und vom Kontext der Zeichnung her betrachtet werden. Nähere Aufklärung gibt das Nachgespräch. Ist die Diskrepanz zwischen der Darstellung erotischer oder sexueller Details und der übrigen Szene stark, kann man vermuten, dass das Thema eine besondere, möglicherweise traumatische Bedeutung hat. Auf keinen Fall belegen sexuelle Details im H-T-P für sich genommen einen sexuellen Missbrauch.

Proportionen und Perspektive beziehen sich auf die Größenverhältnisse und Beziehung jeder Einzelzeichnung zur Blattgröße und die Proportionen der Einzelelemente zueinander und zum Ganzen. Winzige Darstellungen sprechen für Gefühle von Insuffizienz und Rückzugstendenzen. Eine übergroße Zeichnung, etwa ein Haus, das die Blattgrenzen zu sprengen scheint, könnte je nach Kontext auf Größenphantasien oder Aggressionstendenzen hinweisen. Verzerrte Proportionen der Teile einer Zeichnung werden umso eher als Hinweis auf Störungen gewertet, je ausgeprägter sie sind. Exakte, genau mittige oder hochsymmetrische Platzierungen sprechen für Rigidität und zwanghafte Züge. Anordnung der Elemente in der linken Blatthälfte wird entsprechend des schon erwähnten Raumschemas als Hinweis auf Zufriedenheit, Selbstbezogenheit und Rückwärtsorientierung verstanden. Anordnung mehr am rechten Rand weist auf expansive, außenorientierte und aktive Tendenzen hin, wiederum umso stärker, je exzentrischer die Position der Zeichnung ist.

Die Vogelperspektive wird als mögliches Zeichen von Überlegenheitsgefühlen und Distanzierung zum Komplex Familie verstanden, die Wurmperspektive, also der Blick von unten, könnte auf Unterlegenheitsgefühle, Scham und eventuell auf unerfüllte Sehnsucht nach einer Beziehungsheimat hinweisen.

Zur Illustration ein Beispiel aus meiner Praxis:

Das 13-jährige Mädchen wird wegen Trotz, Verweigerungstendenzen, Interesselosigkeit, Lern- und Leistungsproblemen und Schwierigkeiten mit der sozialen Integration vorgestellt. Die Probleme begannen mit dem Wechsel auf das Gymnasium, nachdem sie zuvor die Hauptschule und dann die Realschule besucht hatte. Die Eltern des Einzelkindes leben seit dem 2. Lebensjahr getrennt.

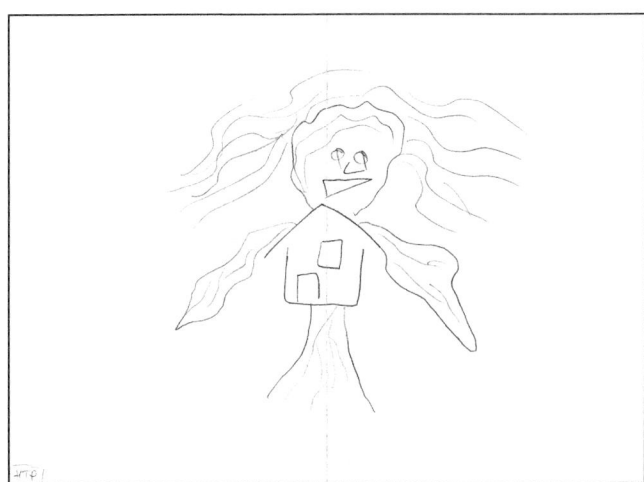

Abb. III.12:
Haus-Baum-Mensch-
Zeichnung einer 13-Jährigen

Ihre Haus-Baum-Mensch-Zeichnung schüttelt sie aus dem Handgelenk. In der Nachbefragung äußert sie sich knapp und in Frageform: »Baum, Haus und Mensch sind zu einem Menschen geworden? Dann hat er die Welt gerettet? Und hat alles gereinigt?«

Die Bleistiftzeichnung beeindruckt zunächst durch die ungewöhnliche Verdichtung der Einzelelemente, allerdings auf Kosten der Differenzierung. Zugleich wirkt sie aber auch nachlässig ausgeführt, emotional sowohl heftig bewegt wie zugleich karg. Die komplexe Gestalt scheint in einem Sturm zu stehen, zu leiden, verzweifelt, aber auch durch die senkrechten Pupillenschlitze und den verzerrten Mund voller Wut. Der Stamm als Basis scheint zwar breit, aber auch zart und mit wenig Substanz. Das Haus als Symbol der Familie wirkt leer und traurig. Die ausgebreiteten Arme bzw. Äste hängen hilflos oder resignierend herunter.

Die Diagnostik spricht insgesamt für eine erhebliche Störung von Antrieb und Leistungsmotivation bei schulischer Überforderung, für eine enorme Aggressionsproblematik bei dem Grundgefühl, zu kurz zu kommen, für eine starke Sehnsucht nach dem Vater und für heftige, aber blockierte Autonomiewünsche. Diese Konflikte münden in eine resignativ-trotzige passive Haltung als Grundlage der beschriebenen Symptomatik.

3.3.7 Gütekriterien

Die dargestellte Art der Auswertung könnte so aufgefasst werden, dass einzelne Charakteristika der Zeichnungen eins zu eins auf bestimmte seelische Eigenheiten hinweisen. Diese Gefahr wurde auch von den Verfassern gesehen, die mehrfach darauf hingewiesen haben, dass sie nicht so verstanden werden möchten. Die Interpretation des H-T-P geht davon aus, dass jede Zeichnung im Grunde ein Selbstportrait ist. Die spezifische subjektive Bedeutung allerdings ist durch Beobachtung, Interview und andere diagnostische Verfahren herauszufinden. So ist beispielsweise unklar, ob das Haus den derzeitigen Wohnort und die aktuelle Familiensituation spiegelt, ob es das Haus darstellt, in dem das Kind gerne wohnen möchte oder ob es einen Ort aus seiner Vergangenheit symbolisiert. Der Baum kann als Selbstsymbol verwendet werden, aber auch eine wichtige, vielleicht verlorene Beziehungsperson, eine bestimmte, emotional bedeutsame vergangene Szene oder auch einen Sehnsuchtsort repräsentieren. Die Menschzeichnung kann ebenso subjektstufig als Ausdruck des Selbst (real oder erwünscht) wie objektstufig als Bezugsperson verstanden werden. Und natürlich kann sich all das mehrdeutig verbinden und vermischen. Abweichungen sprechen umso eher für das Vorliegen einer Störung, je stärker sie sind. Alle Interpretationen müssen als heuristische Hypothesen verstanden und durch das Gespräch und weitere diagnostische Methoden überprüft und validiert bzw. verworfen werden.

Auf die Versuche, Einzelelemente des H-T-P wie die Mensch- oder die Baumzeichnung als Test im psychometrischen Sinn zu fundieren, wurde schon eingegangen, insgesamt erwiesen sie sich als wenig zufriedenstellend. Dies gilt umso mehr für den H-T-P, da dieser durch die Kombination dreier oder mehr Elemente zu noch größerer Komplexität führt. Der H-T-P lässt sich im Grunde nur als qualitativ heuristisches projektives Verfahren auf der Grundlage von viel Erfahrung und Kenntnissen von kindlicher Entwicklung, Symbolik und Psychodynamik im Kontext mit anderen Verfahren interpretieren.

3.3.8 Fazit

Der Haus-Baum-Mensch-Test gibt als Screeningverfahren der Entwicklungsdiagnostik Hinweise auf Entwicklungsprobleme und Ressourcen. Als projektives, nonverbales Verfahren kann er insbesondere jungen Menschen den Ausdruck ihrer Sicht auf sich selbst, die Familie und die Welt erleichtern, erste bzw. ergänzende Informationen über Art und Ausmaß emotionaler Konflikte und Stabilität liefern und damit die Richtung der weiteren Diagnostik mitbestimmen.

3.4 Der Haus-Baum-Feuer-Wasser-Mensch-Test (HBFWM-Test) nach Lutz (2007)

(Ich danke Ingola Reichenstein für Anregungen zu diesem Abschnitt.)

3.4.1 Einführung

Der HBFWMT ist ein tiefenpsychologisches projektives Verfahren, das in der Psychodiagnostik und Psychotherapie als Zugang zu Persönlichkeitsaspekten, emotionalen und sozialen Konflikten, für den Bezug des Probanden zum individuellen und kollektiven Unbewussten, zur Mitwelt und zum Bereich der Transzendenz eingesetzt wird.

Die folgende Darstellung bezieht sich auf Lutz (2007, S. 167 ff) und auf eigene Erfahrungen.

3.4.2 Historische Anmerkungen

Der HBFWMT stammt aus dem C. G. Jung-Institut Stuttgart und wurde nach Lutz (2007) über 30 Jahre hinweg erprobt, gelehrt und weiterentwickelt. Eine eigenständige Veröffentlichung des Verfahrens existiert bislang nicht.

3.4.3 Theoretische Grundlage

Das theoretische Fundament bildet die Psychologie und Symbollehre von C. G. Jung.

3.4.4 Indikations- und Anwendungsbereiche

Psychodiagnostik zu Beginn und im Verlauf einer tiefenpsychologisch fundierten Kinder- und Jugendlichenpsychotherapie, in der Kinder- und Jugendpsychiatrie, der klinischen Psychologie und Heilpädagogik sowie im Rahmen von gutachterlichen Fragestellungen.

3.4.5 Durchführung

Die Kinder und Jugendlichen werden aufgefordert, einen Baum, ein Haus, Feuer, Wasser und einen Menschen auf ein weißes Blatt Papier (wählbar: DIN A3 oder A4) zu zeichnen. Erklärt wird zusätzlich, dass es dabei nicht um Leistung, sondern um die Phantasie geht. Bleistift und/oder Farbstifte können verwendet werden, aber kein Lineal.

Während des Zeichnens herrscht konzentrierte Stille. Die Haltung des Untersuchers entspricht der technischen Forderung Freuds an den Psychoanalytiker nach »gleichschwebender Aufmerksamkeit« (Freud, GWW, VIII, 1999, 377).

Der Untersucher registriert die Reihenfolge der Zeichnungselemente, spontane Kommentare, emotionale Gestimmtheit und Arbeitsverhalten des Klienten, die Beziehung und Atmosphäre sowie seine eigenen emotionalen Reaktionen während des Zuschauens.

Die anschließende Besprechung des Bildes zielt auf die Anregung der assoziativen Konnotationen des Patienten zu seinem Werk. Er wird gefragt, wie es ihm beim Zeichnen ergangen ist, was es da zu sehen gibt, und gebeten, sozusagen im Bild spazieren zu gehen und zu erzählen. In diesem Gespräch wird grundsätzlich nicht suggestiv nachgefragt und nicht gedeutet oder interpretiert. Von Interesse ist alleine die Sicht des Patienten auf die Welt, seine Subjektivität. Es geht um ein »szenisches Verstehen« (Lorenzer 2006) der Gesamtsituation von Zeichnung, Verhalten des Patienten und erzähltem Text in der Beziehung zum Untersucher.

3.4.6 Auswertung und Interpretation

Die Interpretation beruht auf dem Jung'schen Symbolverständnis einschließlich der Raumsymbolik, der Farbpsychologie nach Max Lüscher und dem aktuellen Übertragungs- und Gegenübertragungsgeschehen.

Zunächst geht es um den **Gesamteindruck**, den das Bild und die zugehörige Geschichte machen, und die emotionalen Reaktionen darauf. Ist die Zeichnung altersentsprechend ausgeführt oder trägt sie regressive Züge? Wie lebendig oder unlebendig wirkt das Ensemble auf dem Blatt, wie ist die Grundstimmung zwischen traurig-düster über bedrohlich bis heiter-idyllisch? Wie verbunden oder isoliert sind die einzelnen Elemente, wie bezogen aufeinander? Mit weitem Abstand oder eng zusammengedrängt? Rührt mich die Darstellung an? In welcher Weise? Worüber wundere ich mich? Was irritiert mich? Empfinde ich einen Appell in der Zeichnung oder der Szene, eine Aufforderung wie etwa »hilf mir« oder »rette/schütze mich«?

Der nächste Aspekt ist die **Symbolik von Raum und Farbe**, die oben ausführlich besprochen wurde (▶ Kap. III, 1.2.3). Links oben repräsentiert die geistig-spirituelle Ebene, aber auch die der Abwendung; links unten stellt den Bereich des kollektiv Unbewussten und der Regression dar, rechts oben symbolisiert Realität, Normen und Werte, aber auch Entwicklungsziele; rechts unten verweist auf Körperlichkeit, Nähe, Geborgenheit und Aufgehoben-Sein, vielleicht auch auf den Wunsch, aufgehoben und geborgen zu sein.

Die **Farbe** trägt entscheidend zur Gesamtstimmung des Bildes bei. Werden Farben großzügig oder sparsam eingesetzt? Kräftig ausgemalt oder zaghaft angedeutet? Hierin spiegeln sich die emotionale Lebendigkeit oder starke Selbstkontrolle, Vitalität und Trauer, Gehemmtheiten oder Probleme mit der Impulskontrolle, also energetische Qualitäten und der Umgang des Patienten damit.

Zur Symbolik der einzelnen Elemente

Haus: Das Haus steht subjektstufig als abgegrenzter Bezirk für den menschlichen Körper, wobei seine Ebenen auch als dessen Einzelaspekte oder als Symbol des Selbst verstanden werden können, der Keller als die Triebwelt und das Unbewusste, das Dach für Kopf oder das geistige Prinzip, die Küche für Oralität und Versorgungswünsche, aber auch für Verwandlungsprozesse (Becker 1992, 123). Im weiteren Sinne steht es auch für Heimat und Geborgenheit und insbesondere bei Kindern objektstufig bzw. symbolisch gesehen für die Familie, für Erfahrungen von Sicherheit, Geborgenheit und Halt. Feste Mauern und ein umgebender Zaun können einen Rahmen und Schutz bieten, aber auch einsperren und ausschließen, also Entwicklung und Kommunikation behindern.

Schon der Typ des Hauses kann über die seelische Stabilität und das Selbstgefühl Auskunft geben: Handelt es sich um ein zeltartiges Gebilde, das jederzeit von einem starken Wind umgerissen werden, aber auch leicht auf Reisen und Abenteuer mitgenommen werden kann? Oder um ein verrammeltes Blockhaus ohne Fenster, um ein Hochhaus, in dem viele Bewohner ein- und ausgehen, um ein idyllisch wirkendes Einfamilienhaus mit blühendem Garten oder um eine Kirche oder einen repräsentativen Palast? Öffnet sich das Haus einladend für Besucher und die Welt (Türschild, Klingel, Anzahl der Fenster, Briefkasten, Antenne) oder wirkt es abweisend und verschlossen?

Ausgestaltung und Detailreichtum von Haus und Umgebung verweisen auf die Atmosphäre in der Familie und auf Kargheit oder Fülle des familiären und sozialen Umfelds. Die Betonung der Mauern, eine hohe oder dichte Umzäunung, ein finsterer, abweisender Gesamteindruck und eine karge Ausstattung können für einen Mangel an Wärme und Lebensfreude, für ein Gefühl von Eingesperrt-Sein und Frustration in der Familie, aber auch für ein erhöhtes Schutzbedürfnis sprechen. Wichtig ist auch ein Schornstein zur Abfuhr von Rauch, Dampf und aggressiver Energie. Ist ein Weg vorhanden, kann das auf Kontaktwünsche oder je nach dessen Verlaufsrichtung auf regressive oder progressive Entwicklungstendenzen hinweisen. Beherrscht das Haus die rechte obere Bilddecke, ist zu fragen, ob familiäre Bindungen nicht anstehenden Entwicklungsprozessen im Wege stehen (Lutz 2007, 167).

Baum: Der Baum symbolisiert in der Kultur- und Religionsgeschichte der Menschheit wichtige Gegensätze und deren Überwindung: einmal den zwischen unten und oben, zwischen dem Wurzelwerk der unterirdischen Welt, dem Unbewussten; der Erde, die den Stamm, das Ich trägt; und dem Himmel, dem Reich Gottes, des Numinosen und der Ewigkeit, in den die Krone, das Bewusstsein, die Vernunft ragt. Der Baum der Erkenntnis der Bibel repräsentiert das Gesetz Gottes, das Tabu, und damit das ethisch-moralische Prinzip, die Unterscheidung zwischen Gut und Böse. Dann repräsentiert und verbindet der Baum die Gegensätze der Geschlechter: Der phallische Stamm steht für das männliche Prinzip, den Vaterarchetyp, während die Schutz und Schatten spendende, Früchte tragende Krone das mütterlich-bergende und schöpferische Prinzip repräsentiert. Die Stärke des Stamms verweist auf die Belastbarkeit oder Verletzlichkeit im Sturm des Lebens, die Gestaltung der Krone auf die Entfaltung und Differenzierung des Selbst. Im Wechsel der Jahreszeiten steht der Laubbaum für Werden und Vergehen, die Wiedergeburt des Lebens, der Nadelbaum für Unveränderlichkeit und Unsterblichkeit (nach Becker 1992, 34 ff). Der wachsende Baum ist ein Symbol für das Selbst, das sich entwickeln und wachsen will. Kinder zeigen in ihren Zeichnungen junger, zarter oder dürftig erscheinender Bäume mit wenigen Blättern häufig ein gutes Gespür für den Stand ihrer inneren Entwicklung. Manchen allerdings wachsen ihre Bäume auch in den Himmel, wirken überladen von eigenen und vielleicht fremden Ansprüchen oder Überschätzungen. Der Baum kann, insbesondere im Verlauf einer Therapie, auch objektstufig vor dem Hintergrund der Übertragungsbeziehung verstanden werden und auf Anlehnungs- und Schutzbedürfnisse verweisen. Hängende Zweige können je nach Kontext auf regressive oder depressive, aufstrebende Äste auf progressive Tendenzen hinweisen. Die Position des Baumes auf dem Blatt mehr im linken (unbewussten, zurückgezogenen) oder mehr im rechten (bewussten, nach außen gerichteten) Bereich gibt Hinweise auf regressive und progressive bzw. introvertierte oder extravertierte Tendenzen. Strichführung und Farbgebung sind Ausdruck der Stärke oder Schwäche von Vitalität, Energie und Aktivität (vgl. Lutz 2007, 164 ff).

Feuer: Wie der Baum ist auch das Feuer ein ausgesprochen vielschichtiges Symbol (vgl. Becker 1992, 87): Es gilt als vom Himmel kommend, steht also für die Sonne, das Heilige, für Gott, in der Katholischen Kirche repräsentiert durch das Ewige Licht. Als Fegefeuer und in der Alchemie gilt es als Durchgangsort für Wandlungsphänomene, für Reinigung und Läuterung, aber auch für die ewige Verdammnis im Feuer der Hölle (Eschenbach 1978, 89). In seinem irdischen Bedeutungsfeld ist das Feuer Energie, Wärme, Zentrum der Gemeinschaft, aber auch Zerstörung, Krieg und Bestrafung. In der energetischen Kraft des Feuers besteht auch die Verbindung zur Triebwelt, zur Liebe und zur sexuellen Energie, zum väterlich-phallischen Prinzip und dem männlichen Entwicklungs- und Wandlungspotential insbesondere des Jungen (Lutz 2007). Wesentlich ist die Art des Feuers und seiner Zähmung. Energie braucht Kontrolle: Die Feuerzeichnungen im BHFWM-Test spiegeln die Balance zwischen der Energie, die Gutes bewirken, wärmen und Nahrung genießbar machen, aber auch Unheil anrichten und vernichten kann, und ihrer Einhegung oder Bändigung. Ein geschürtes Feuer im Ofen oder eine mit Steinen umhegte Feuerstelle hat eine andere Bedeutung als ein unkontrollierter Brand. Ein

Hinweis auf das Bemühen um Begrenzung der destruktiven Energie ist die Feuerwehr, die den Brand mithilfe des Wassers löschen kann – aber auch zu spät kommen kann. Ein Brand, der Haus und Baum zerstört, weist auf nur wenig integrierte aggressive bzw. autoaggressive Impulse hin, deren Herkunft im Gespräch über die Zeichnung und im Kontext der anderen Befunde näher untersucht und verstanden werden sollte.

Wasser: Wasser ist wie das Feuer mit seiner Dualität zwischen lebensspendend und todbringend, zwischen dem schöpferischen und dem zerstörerischen Pol, ein sehr komplexes Symbol. Das früheste der Elemente, aus dem das Leben kam, repräsentiert in seiner Undifferenziertheit den Ursprung des Seins und die Fülle aller Möglichkeiten (Becker 1992). Damit steht es für das weiblich-schöpferische, lebens- und fruchtbarkeitsspendende Prinzip. Zum weiblichen Archetypus gehören sowohl seine Tragfähigkeit, Weichheit, Nachgiebigkeit und Anpassungsfähigkeit wie auch seine Unzerstörbarkeit und zerstörerische, alles verschlingende Macht (Lutz 2007). Das von seiner Quelle zum Meer fließende Wasser symbolisiert Entwicklung und vorwärts gerichtete Lebensenergie, die einen Halt gebenden Rahmen, ein Ufer benötigt, aber auch überfluten oder aufgestaut und blockiert sein kann. Mit seinen unbekannten Tiefen, der Dunkelheit und den dem Blick verborgenen Lebewesen und Ungeheuern steht es für die menschliche Tiefe, das Unbewusste, und zwar sowohl dessen schöpferisches Potential wie seine Abgründe (vgl. Eschenbach 1978, S. 490 f). Wie das Feuer gilt das Wasser als Element der Reinigung und Erneuerung sowohl auf der körperlichen (Jungbrunnen) wie auf der spirituell-geistigen Ebene, etwa in Form des Taufwassers. Wasser in Form von Regen ist einerseits belebend und sorgt für Wachstum, symbolisiert andererseits über die Assoziation mit Tränen Trauer und Depression.

Feuer und Wasser sind polare Gegensätze, die sich bekämpfen. Für das Verständnis einer Zeichnung ist daher auch die Beziehung zwischen den beiden Elementen in der Auffassung des Zeichnenden wichtig. Hat das Wasser eine Funktion, einen Verlauf, ein Ziel? Auch beim Wasser ist die Halt gebende, einhegende Begrenzung wichtig, die Verbundenheit mit anderen Elementen, seine Dimension und Position auf dem Bild (Lutz 2007).

Mensch: Nach dem Herder Lexikon der Symbole (Becker 1992, 186 f) erscheinen der Mensch sowie Teile und Prozesse seines Körpers in vielen Kulturen als Sinnbild außermenschlicher Zusammenhänge. Der Körper wird in Analogie zum Weltall verstanden, die Organe den vier Elementen zugeordnet: die tragenden Knochen der Erde, die Lungen der Luft, Kopf und Geist dem Feuer, das Blut dem Wasser. Lutz (2007) geht für das Verständnis des Tests davon aus, dass das Kind in aller Regel sich selbst als Ich-Symbol zeichnet. Wichtig sind dann die Größe der Gestalt, die Proportionen der Körperteile zueinander, die Vollständigkeit und die Position im Raum. Als Symbol des Selbst oder Ich kann die Zeichnung Hinweise auf das Erleben verschiedener Facetten bzw. »funktionale modulare Untereinheiten des Ichs« (n. Roth 2004, 36) liefern: Dazu zählen unter anderem das Körper-Ich, das Handlungs-Ich, das autobiographische Ich oder das ethische Ich bzw. das Gewissen. Fehlende Hände und Füße oder eine instabile Haltung können auf erlebte Unselbstständigkeit und Hilflosigkeit hinweisen, auf das nicht Handeln bzw. nicht auf eigenen Füßen Stehen-Können. Befindet sich der Mensch innerhalb des Hauses, vielleicht noch eng gedrängt mit anderen Familienmitgliedern und Haustieren, liegt möglicherweise eine ängstlich getönte Bindungsproblematik vor. Wie liebevoll oder nachlässig wird die Menschzeichnung ausgeführt? Wie ist die Haltung und die Gesamtausstrahlung: Selbstsicher? Trotzig herausfordernd? Verschämt und blass? So ergeben sich Hinweise auf Selbsteinschätzung, Selbstbewusstsein, auf den Stand der Autonomieentwicklung und auf Bindungsaspekte (Lutz 2007, 167 f).

Das Ensemble von Haus, Baum, Feuer, Wasser und Menschen ergibt einen Gesamteindruck, der mehr ist als die Summe seiner Teile und den Ausgangspunkt für das sich anschließende Gespräch mit dem jungen Künstler über sein Werk und die zugehörige Geschichte bildet (s. o.). Im Vergleich der Einzelelemente werden thematische Übereinstimmungen wie z. B. Fragilität oder mangelnde Differenzierung, aber auch Unterschiede und Widersprüche deutlich. Die Erzählung zur Zeichnung wird wie bei den verbal-thematischen Tests anhand von Thematik, Verlauf, Ausgang, Dramatik und Identifikationen interpretiert. Die Gesamtwirkung der Zeichnung, die Beziehung der Einzelelemente zueinander und die Geschichte des Patienten ergeben Fragen, Assoziationen, Vermutungen und Hypothesen.

Das nachstehende **Beispiel** aus meiner Praxis belegt das Potential des HBFWMT:

Die Zeichnung stammt von einer 15-Jährigen, die von ihrem Vater wegen anfallsartiger Zustände und sozialen Rückzugs vorgestellt wird. Die Eltern sind seit Jahren konflikthaft getrennt, die Mutter, zu der sie kaum Kontakt hat, stammt von einem anderen Kontinent. Weitere Symptome sind eine tiefgreifende depressive Verstimmung mit Suizidgedanken, Ängsten und emotionaler Labilität, eine soziale Scheu und vor allem ausgeprägte dissoziative Phänomene bis zu akustischen Halluzinationen. Eine organische Störung liegt nicht vor, die Intelligenz ist normal. Im weiteren, sehr wechselhaften Verlauf entwickelte die Patientin eine chronische halluzinatorische Psychose.

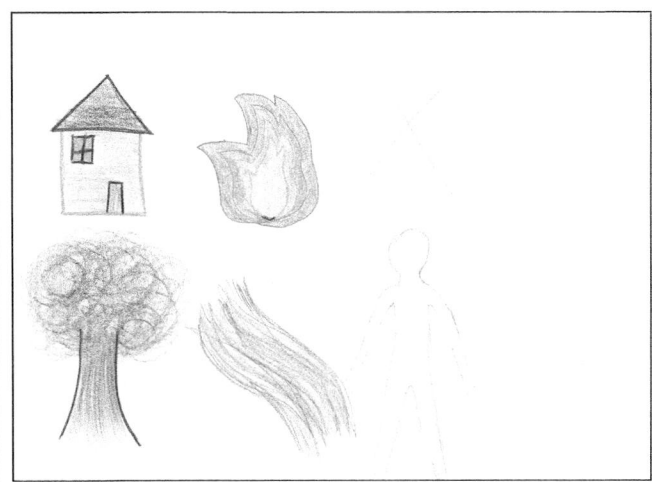

Abb. III.13: HBFWMT einer 15-Jährigen mit dissoziativer Symptomatik

Nachgespräch: »Das habe ich einfach so gemalt. Dieser Mensch wohnte in dem Haus, und da wächst ein Baum. Der zeltet draußen und macht ein Lagerfeuer.« (Was ist mit dem Haus?) »Das ist instabil, aber das Licht brennt.«

Interpretation: Insgesamt wirkt das Bild eher schematisch gezeichnet, mit teils betonten Konturen, die psychischen Energien wirken wie eingefroren, als wollte bzw. müsste die Protagonistin ihre Affekte stark kontrollieren. Auffällig ist die Raumeinteilung: Bis auf den Menschen sind alle Elemente in der linken Bildhälfte, also im Bereich der Regression, des Unbewussten platziert. Die Symbole sind nicht zu einem Bild miteinander verbunden, nicht aufeinander bezogen, ein Hinweis auf eine Bindungsstörung.

Das Haus ist einfach und kindlich dargestellt, die Tür ohne Türgriffe und Namensschild, kein Schornstein. Es wirkt einerseits abweisend, mit dem hell erleuchteten Fenster aber auch anziehend. Für den Menschen im Bild ist es viel zu klein. Der Kommentar der Patientin, es sei instabil, verwundert. Zeigt sich darin eine ambivalente Sehnsucht der Patientin nach dem unsicheren, verlorenen Paradies der Kindheit, dem sie schon entwachsen oder entfremdet ist?

Der Fluss hat keinen Anfang und kein Ende. Offenbar fehlt es der Patientin sowohl am Gefühl der Verbundenheit mit ihrer Herkunft und der Familie wie an einer Vorstellung von Entwicklung, von ihrer Zukunft.

Wie das Haus wirkt das Feuer nicht lebendig, zwar stark und gut differenziert mit dem heißen Glutkern im Inneren, aber mit nur sehr wenig Brennmaterial. Hier zeigt sich wieder eine starke Kontrolle bis zur Erstarrung der Affekte, die jedoch nicht geerdet, mit der Mitwelt unverbunden sind.

Der Baum hat keine Äste, keine Wurzeln, ist also nicht geerdet, hat keinen Halt. Die Krone hat etwas Diffuses: Das Geistige ist ungeordnet und chaotisch.

Den ersten Ansatz zur Menschzeichnung hat die Patientin verworfen, man könnte dies auch so verstehen, als dürfe der Mensch oder ein Teil des Menschen nicht sein, im Sinne einer Wertlosigkeit, Auslöschung, Spaltung?

Die zweite Version wirkt allerdings ebenfalls wie eine durchsichtige Hülle, geistartig, die Gestalt hat keine Hände, keine Füße, hat keinen Stand, ist nicht handlungsfähig, nicht bewegungsfähig. Das Geschlecht ist nicht erkennbar, das Gesicht fehlt: Das spricht für ein sehr gestörtes Selbstbild und eine Identitätsstörung. Der Mensch ist durch den Arm mit dem Wasser verbunden, möglicherweise ist hier die Überflutung des Menschen durch das Unbewusste oder ein Todeswunsch angedeutet. (Ich danke Jasminka Zulic, C. G. Jung-Institut Stuttgart, für ihre Anregungen.)

Zusammenfassend weist der Test auf eine beeinträchtigte Persönlichkeitsentwicklung hin mit zugrundeliegenden Bindungsstörungen, unsicherer Identität, einem Ringen um Kontrolle von Affekten und um die Kohärenz des Selbst, mit erlebter Hilf- und Ziellosigkeit und Instabilität des Selbst und seiner Beziehungen.

3.4.7 Gütekriterien

Der HBFWMT ist ökonomisch in der Durchführung und hat einen hohen Aufforderungscharakter.

Seine Validität wurde zwischen 2014 und 2016 in einer kleinen Pilotstudie der Katholischen Hochschule Freiburg und des C. G. Jung-Institutes Stuttgart an 16 Kindern und Jugendlichen zwischen 5 und 18 Jahren im Vergleich des HBFWMT mit anderen projektiven Verfahren und der Untersuchereinschätzung untersucht. Eingeschätzt wurden als Dimensionen der Psychodynamik Affekte, psychische Energie, Komplexe (nach C. G. Jung im episodischen Gedächtnis gespeicherte, unbewusste und affektiv aufgeladene Beziehungsepisoden, die aktuelle Beziehungen beeinflussen), Konflikte und Ressourcen. Die Untersucher waren Kinder- und Jugendlichenpsychotherapeuten in Ausbildung und niedergelassene KJP. Die höchsten Übereinstimmungen wurden für die Bereiche Komplexe (87 %), Affekte und Konflikte (je 81 %) und Ressourcen (75 %) berichtet (Reitz & Usländer 2016).

3.4.8 Fazit

Der Haus-Baum-Feuer-Wasser-Mensch-Test wird als heuristisches Verfahren der Persönlichkeits-, Konflikt- und Ressourcendiagnostik vorwiegend im Rahmen der tiefenpsychologischen Diagnostik und Psychotherapie verwendet. Er bietet eine Projektionsfläche zur Entfaltung von innerseelischen und sozialen Konflikten, für das Selbstbild und Kreativität sowie einen sehr guten Einstieg in die assoziative Weiterentwicklung der symbolisch dargestellten Themen Familie, Entwicklung, Vitalität, Triebdynamik und Beziehungen. Die Auswertung und Interpretation erfolgt individuell in einem intersubjektiven Dialog und Beziehungsprozess. Die Validierung ergibt sich im weiteren Verlauf der Therapie.

4 Familie-Zeichnungen

Die bisher besprochenen Zeichenverfahren haben in erster Linie das Selbst- und das Weltbild der jungen Probanden im Blick. Für die Diagnostik der emotionalen Situation von Kindern und Jugendlichen ist es allerdings ebenso bedeutsam, wie sie die familiären Beziehungen, Bindungen und Konflikte wahrnehmen und erleben. Das Klima in der Familie, die Beziehung der Eltern untereinander, die Bedeutung des einzelnen Kindes im Verhältnis zu den Geschwistern, innerfamiliäre Koalitionen und Machtverhältnisse, Erwartungen und Forderungen der Erwachsenen an die Kinder, die Einflüsse der getrennten Elternteile bei Alleinerziehenden oder Patchwork-Familien, die Rolle der Großeltern – all diese Bedingungen beeinflussen das Wohl und Weh des Kindes, sein Selbstwertgefühl, sein Bindungssystem, seine übrigen sozialen Beziehungen, den Schulerfolg und seine gesamte Entwicklung.

Aus verschiedenen Gründen ist es nicht einfach, in Erfahrung zu bringen, wie ein Kind sich in seiner Familie sieht. Ein Teil dieses Erlebens mag unbewusst sein, weil seine bewusste Wahrnehmung etwa von Zurückweisung durch ein geliebtes Familienmitglied unerträglich wäre. Auch können Kinder vorbewusst geahnte oder unklar gefühlte Empfindungen je nach Alter und Entwicklungsstand nur schwer präzise in Worte fassen. Eine Tendenz zur Antwort in Richtung sozialer Erwünschtheit, typisch für ängstliche, unsichere und angepasste junge Menschen, erschwert den Zugang zu ihrem Innenleben. Auch haben Untersucher eine berechtigte Scheu, im zunächst rein diagnostischen Kontext heikle Themen und vorbewusste Konflikte anzureißen und ins Bewusstsein zu holen, ohne damit weiterarbeiten zu können. Vor allem aber verbietet es Kindern die familiäre Loyalität, die eigenen, insbesondere die konflikthaften Gefühle den Eltern gegenüber Außenstehenden zu offenbaren. Besonders eindrucksvoll zeigt sich diese Treue und Rücksicht bei Kindern getrennter Eltern, die wie Doppelagenten äußerst bedacht darauf sind, jedem der Elternteile nur das zu zeigen, was sie meinen, dass er oder sie hören möchte oder sollte.

Daher spielen projektive Verfahren zur Erhellung der Familienstrukturen und -dynamik in der Psychodiagnostik und insbesondere in der Begutachtung von Kindern in Sorgerechtsprozessen eine wichtige, wenn auch wegen der mangelnden Objektivität nicht unumstrittene Rolle (Esser 2008, 75). In der Kinderpsychologie und Kinder- und Jugendpsychiatrie gehören sie auch heute noch zu den am häufigsten angewendeten diagnostischen Instrumenten (Bölte et al. 2000).

Im deutschsprachigen Raum sind zwei Verfahren verbreitet: **»Familie in Tieren«** (FiT) von Brem-Gräser (1957/2001) und **»Die Verzauberte Familie«** (VF) von Kos und Biermann (1973/2002). Nicht durchgesetzt hat sich die **»Kinetic-Family Drawing Technique«** (KFT; Burns & Kaufman 1970). Den genannten Verfahren ist gemeinsam, dass sie den Probanden auffordern, eine Familie zu zeichnen. Ansonsten unterscheiden sie sich in der Konzeption, Instruktion und Interpretation.

Zunächst werden die drei Verfahren im Einzelnen dargestellt, dann zusammenfassend die Möglichkeiten der Auswertung und Interpretation von Familie-Zeichnungen in der Praxis besprochen.

4.1 Der Zeichentest »Familie in Tieren« (FiT) von Brem-Gräser (1957)

4.1.1 Einführung

Der FiT entstand aus der Praxis der Erziehungsberatung. In ihm »geht es im Wesentlichen darum, die Stellung eines Kindes im Familienkontext zu verstehen und in diesem Zusammenhang die unbewusste Selbsteinschätzung im Verhältnis zum Umfeld zu erfahren« (Lutz 2007, 165).

4.1.2 Historische Anmerkungen

Die Grundidee stammt von 1950, die erste Veröffentlichung durch Brem-Gräser erfolgte 1957. Luitgard Brem-Gräser hat nach dem Studium der Psychologie und Promotion die Zentrale für Erzieher- und Jugendberatung des Schulreferates der Stadt München geleitet und im Fachbereich Sozialwesen an der Fachhochschule München gelehrt.

4.1.3 Theoretische Grundlagen

Ausgangspunkt des Tests sind die praktischen diagnostischen und therapeutischen Fragestellungen, die sich in der Erziehungs- und Schulberatung ergeben. Ein spezifischer theoretischer Hintergrund wird nicht mitgeteilt. Die Familie ist der Ort der primären Sozialisation des Individuums. Die gezeichnete Tierfamilie wird als »Projektionsträger der erlebten Familienverhältnisse« (Brem-Gräser 2001, 14f) verstanden, die Aufschlüsse über die teils unbewusste Struktur und Dynamik innerhalb der Familie gibt. Als hauptsächlich mit dem Test angesprochene Themen werden Geborgenheit, Kontakt und Macht benannt. Die Beziehung der Themen zu den Eltern (Geborgenheit und Kontakt: Mutter; Macht: Vater) hat sich im Demokratisierungsprozess der Familie in der Zeit seit dem Erscheinen des Tests gelockert und verändert, ihre Bedeutung für die Kinder nach Auffassung der Autorin jedoch nicht (a. a. O., 11 f).

4.1.4 Indikations- und Anwendungsbereiche

Der FiT gehört zu den kinderdiagnostischen Routineverfahren mit der weitesten Verbreitung an Beratungsstellen, in den Praxen von Kinder- und Jugendlichenpsychotherapeuten und Kinder- und Jugendpsychiatern, in Sozialpädagogik und Sozialpädiatrie, in der klinischen Kinderpsychologie und Heilpädagogik sowie bei familienrechtlichen Fragestellungen.

Explizite Angaben zum Altersbereich und zur Anwendung als Gruppen- oder Einzeltest fehlen. Die von Brem-Gräser mitgeteilten 29 Fallbeispiele stammen von Kindern und Jugendlichen zwischen 7 und 16 Jahren, die empirischen Daten wurden an 2000 jungen Menschen im Gruppenverfahren gewonnen. In der Praxis sollte der Test als Einzeltest im Kontakt mit dem Untersucher durchgeführt werden.

4.1.5 Durchführung

Der FiT wird als Einzeltest durchgeführt, gleichzeitig untersuchte Geschwister zeichnen in unterschiedlichen Räumen. Der Testleiter sitzt in einer stillen, gewährenden Atmosphäre mit am Tisch, so dass ein freundliches, konzentriertes, achtsames Beziehungsklima herrscht, ein intermediärer Übergangsraum, in dem sich der Patient aufmerksam seinen Einfällen überlassen kann. Die Beobachtung des Zeichenvorgangs ist Teil der Diagnostik, sollte mit Rücksicht auf mögliche Schamtendenzen bei unsicheren Jugendlichen jedoch unaufdringlich erfolgen.

Dem Probanden werden ein Blatt Papier der Größe DIN A4 und Farbstifte (Lutz 2007, 165 empfiehlt Bleistift) vorgelegt, kein Lineal, Radiergummi nur auf Anfrage. Die Instruktion sollte dem Alter des Kindes angepasst werden und lautet sinngemäß:

> »Du kennst doch Märchen, da werden oft Menschen in Tiere verwandelt und umgekehrt. Stell Dir einmal vor, Deine Familie wäre eine Tierfamilie und zeichne Euch alle, natürlich auch Dich selbst, als Tiere. Nummeriere bitte die Reihenfolge, nach der Du zeichnest, und schreibe unter jedes Tier, wen es darstellen und was für ein Tier es sein soll. Es kommt nicht darauf an, dass Du besonders schön zeichnest, sondern nur darauf, was Du darstellen willst« (Brem-Gräser 2001, 14).

Wir halten es für günstiger, wenn der Untersucher Reihenfolge, Person und Tierart notiert.

Im Protokoll (nicht auf der Zeichnung) wird festgehalten, in welcher Reihenfolge die Tiere gezeichnet wurden, um was für ein Tier es sich jeweils handelt und wen genau es darstellen soll. Da Scheidungs- und Patchwork-Familien heute nahezu die Regel in unseren Praxen sind, kommt es auf die genaue Unterscheidung zwischen leiblichen, Stief- bzw. sozialen Vätern, Müttern und Geschwistern an. Bei den Geschwistern sollte auch das Alter notiert werden.

Sollte das Kind fragen, wen von seiner Familie es alles malen soll, antworten wir: »Na dich selbst, Eltern und Geschwister und wer sonst noch von deiner Familie wichtig für dich ist.« Bei Jugendlichen, die sich nur ungern mit vermeintlich kindlichen Übungen abgeben, kann der Hinweis entlastend wirken, dass es nicht um richtig oder falsch geht, sondern um Phantasie und Vorstellungsvermögen, und dass der Test auch mit Erwachsenen durchgeführt wird. Weigert sich ein Patient dennoch, den Test durchzuführen, akzeptieren wir das, würden aber gerne die Gründe erfahren. Die Bereitschaft zur Kooperation ist schließlich ebenfalls Teil der Diagnostik.

4.1.6 Auswertung und Interpretation

Der FiT wird hinsichtlich formaler und inhaltlicher Aspekte ausgewertet und anschließend interpretiert.

Zusammenfassend nennt Brem-Gräser (a. a.O., 92 f) **die wichtigsten Merkmale:** 1. Graphologische Analyse, 2. Reihenfolge des Zeichnens der Tiere, 3. Darstellung der Familie mit gleichen oder verschiedenen Tieren, 4. Gruppierung der Tierfamilie, 5. Größenverhältnis der Tiere im Vergleich zur Wirklichkeit, 6. Ausdrucksgebaren der Tiere, 7. Charakter der Tiere und 8. Deutung in Bezug auf die Problematik des Kindes.

Die **formale** Interpretation bezieht sich auf graphologische Kriterien wie Strichführung und Verwendung von Farbe, Ausnutzung des Blattraums, Größenverhältnisse, Sorgfalt der Zeichnung, Ausführlichkeit, bzw. Kargheit oder Lieblosigkeit der Zeichnung, Ausbesserungen und Radierungen etc.

Inhaltliche Interpretation (die nachfolgende Darstellung beruht auf den langjährigen Erfahrungen in meiner Praxis):

Die eigentliche Bildbesprechung bleibt auf der Symbolebene, Nachfragen beziehen sich also auf das Tier und nicht auf die damit dargestellte reale Person. Wir lassen uns der Reihe nach etwas über jedes Tier erzählen, was das Besondere daran ist, was das Kind darüber weiß oder an ihm mag oder was gerade dieses Tier besonders gut kann – und was es auch an ihm nicht so gut leiden kann. Jugendliche erklären häufiger von sich aus die Zuordnung zu Eigenschaften von Familienmitgliedern, das lässt sich aufgreifen, etwa mit der Frage: »Warum passt das Tier denn zu deinem Bruder?« Relativ häufig begründen die Patienten ihre Symbolwahl mit dem Sternzeichen oder sie erklären, sie hätten sich gar nichts dabei gedacht bzw. sie könnten nur bestimmte Tiere zeichnen. Wir kommentieren dies nicht als Widerstand, sondern lassen die Bemerkung so stehen und fragen dennoch nach, was der Patient mit dem betreffenden Tier verbindet.

Die folgenden **Fragen** vertiefen das Verständnis der familiären Beziehungen: »Wem geht es denn von den Tieren jetzt am besten? Und warum wohl? – Wem geht es am schlechtesten – und warum?« »Was haben sich die Tiere zu sagen?« »Welches Tier kann anderen am besten helfen? Welches sorgt gut für seine Jungen?« Welches ist gefährlich und die anderen müssen ihm aus dem Weg gehen?« Und zum Schluss: »Was machen die denn jetzt wohl miteinander, die Tiere auf deinem Bild?«

Anhand der dargestellten Symbole lässt sich im Gespräch auch eine Verbindung zur Symptomatik herstellen: »Gibt es für dein Symptom ein Tier?« – »Gibt es ein Tier, das dein Problem nicht hat?« Hier ist viel Raum für eine weitere kreative und assoziative Anreicherung der Thematik. Die Antworten werden wörtlich protokolliert.

Bei der **Interpretation** der Familienzeichnungen beziehen wir uns üblicherweise auf die formale Gestaltung, den in der Zeichnung ausgedrückten Entwicklungsstand, inhaltliche und symbolische Bedeutungen, Bindungs- und Beziehungsaspekte, dargestellte Konflikte, Wünsche und Bedürfnisse. Wir achten auch auf Widerstände sowie auf Übertragungsaspekte, die sich möglicherweise finden lassen. Schwung- und kraftvolle Linienführung etwa können auf Initiative und Energie, je nach Kontext auch auf aggressive Anspannung hinweisen. Zarte, unsichere Linienführung sprechen möglicherweise eher für Zaghaftigkeit, Selbstunsicherheit oder depressive Tendenzen.

> Cave: Der FiT wird in einer Beziehungs- und damit einer Übertragungssituation durchgeführt!

Gerade dynamische Parameter der Testdurchführung (Tempo, Energiefluss, Stärke des Strichs etc.) werden von der Motivation und aktuellen Gestimmtheit des Zeichnenden bestimmt, dem eine bestimmte Aufgabe gestellt wird. Daher muss besonders auch auf die Bereitschaft des Patienten zur Mitarbeit, auf offenen oder gehemmten Protest oder betont nachlässige, schludrige Ausführung geachtet werden. Sonst besteht die Gefahr, dem Probanden Aspekte der aktuellen Beziehungssituation fälschlicherweise als Hinweis auf Eigenschaften zuzuschreiben. Darüber hinaus stellt wie in jeder analytischen Situation die gemeinsame szenische Inszenierung beider Partner und die Gegenübertragung des Untersuchers eine wichtige diagnostische Erkenntnisquelle dar.

Die Frage nach dem **Entwicklungsstand** versucht zu erfassen, welchem psychologischen Entwicklungsniveau die Gestaltung entspricht. Hinweise liefern der psychomotorische Entwicklungsstand und die Art der dargestellten Inhalte. Eine Zeichnung mit Blümchen, Häschen und insgesamt idyllischem Ausdrucksgehalt ist bei einem Grundschulkind altersentsprechend, spricht aber beispielsweise bei einer 17-jährigen Jugendlichen mit einer anorektischen Symptomatik für eine Fixierung in der Latenzphase.

Die insbesondere von der Jung'schen Schule weiterentwickelte **Raumsymbolik** wurde weiter oben (▶ Kap. III, 1.2.3) ausführlich behandelt.

Bei der Interpretation der verwendeten **Farben** fragen wir nach dem emotionalen Ausdrucksgehalt und der Ausstrahlung des Bildes: Wird trotz des Angebotes von Farbe ein Bleistift oder eine einfarbige Gestaltung verwendet, entsprechen die Farben der Realität? – Bei auffallenden Kontrasten fragen wir nach der Bedeutung. Wirkt die Zeichnung insgesamt oder in Bezug auf einzelne Gestalten fröhlich, lebendig, warm oder kühl, vielleicht auch aggressiv oder depressiv?

Tiersymbolik: Besondere Vorsicht ist bei der Interpretation der Symbolik der dargestellten Tiere angebracht. Symbole beinhalten immer einen überindividuellen Teil, wie etwa den Machtaspekt beim Löwen, dem König der Tiere, und einen individuellen Anteil. Wichtig ist, die individuellen Konnotationen der Zeichner in Erfahrung zu bringen, da diese entscheidend für das Verständnis der inneren Situation des Kindes sind. Dabei fließen selbstverständlich eigene Erfahrungen der Patienten mit Tieren in ihre Assoziationen ein.

Auf Bindungs- und Beziehungsaspekte sollte in der Interpretation der Familienzeichnung ein besonderer Fokus gelegt werden. Wichtige Parameter sind Größenverhältnisse, Nähe bzw. Distanz, Blickrichtung als Hinweis auf Kontakt oder Kontaktwünsche sowie die Bewegungsimpulse und dargestellte Bewegungen. Wer steht nahe bei wem, wer erscheint isoliert und in welcher Weise? Häufig finden sich die Väter am Rande des Blattes mit der Blickrichtung von der Familie weg gerichtet, je nach Kontext ist dies Ausdruck von mangelnder Bedeutung in der Familie oder von familiofugalen Tendenzen. Nicht selten stehen jüngere Geschwister in engem Kontakt oder im Fokus der Aufmerksamkeit der Elterntiere, während das zeichnende Kind sich selbst am Rande darstellt. Überhaupt sind die Hinweise auf die Zugehörigkeit von Geschwistern zu den Elternfiguren von großer Bedeutung. Eine Machtthematik kann sich darin ausdrücken, dass sich das Kind in seiner symbolischen Bedeutung über die Eltern erhöht, sich über sie zeichnet oder eine überlegene Tiergestalt wählt. Die näheren Umstände und die Beziehungsdynamik geben dann weitere Hinweise, ob es sich um eine narzisstische Dynamik, um Trotz und Abgrenzung oder um den Wunsch nach Beherrschung und Kontrolle handelt.

Die Verbindung von Tiersymbolik mit der Bewegungsdynamik kann ein aufschlussreiches Muster ergeben: So finden sich Jäger-Beute-Beziehungen wie bei Katze und Maus, Konkurrenz- und Rivalitätsbeziehungen auf derselben (etwa Löwe und Elefant) oder auf unterschiedlichen Ebenen (Adler und Löwe). Hier können sich Ängste und Wünsche der Zeichner am deutlichsten ausdrücken.

Hinweise auf Abwehr von Impulsen oder Ängsten können sich in widersprüchlichen oder auffallenden Abweichungen finden lassen: Zum Beispiel in den Größenverhältnissen wie dem Unterschied zwischen einer riesenhaften Maus und einem winzigen Löwen, eventuell ein Hinweis auf den Mechanismus der Verkehrung ins Gegenteil. Verleugnungstendenzen dürften vorliegen, wenn offenkundig dargestellte und symbolisch eindeutige Merkmale umgedeutet und damit in ihrem Charakter verändert werden. Nicht selten finden sich zu potentiell gefährlichen Tieren verniedlichende Kommentare wie »Das ist eine liebe Schlange« oder »Das will nur spielen« als Hinweis zu einem Krokodil. Die Verharmlosung von Spannungen findet sich auch in Antworten auf die Frage, was die Tiere denn miteinander machen; wenn etwa alle zusammen, Jäger und Beutetiere, miteinander spielen oder reden.

Die zusammenfassende Interpretation versucht im Grunde anhand dieser genannten Merkmale, den Blick des zeichnenden jungen Menschen auf seine Familienmitglieder und deren Beziehungen untereinander und im Gegenüber zu erfassen und dabei Hinweise auf Bedürfnisse und Wünsche, deren Erfüllung oder Frustration, auf Konflikte, Ängste und Ambivalenzen sowie auf Bindungsaspekte wie Koalitionen und Rivalität zu bekommen, also das Kind zu verstehen und nicht nur zu beschreiben.

Weitere Anregungen und Beispiele zur Interpretation der »Zoofamilie« finden sich bei Manes (1998).

Es folgen Beispiele aus der Praxis.

Die FiT-Zeichnung eines Sechsjährigen, dessen Vater vor einem Jahr auszog, drückt den Wunsch nach einer wiedervereinten Familie anschaulich aus.

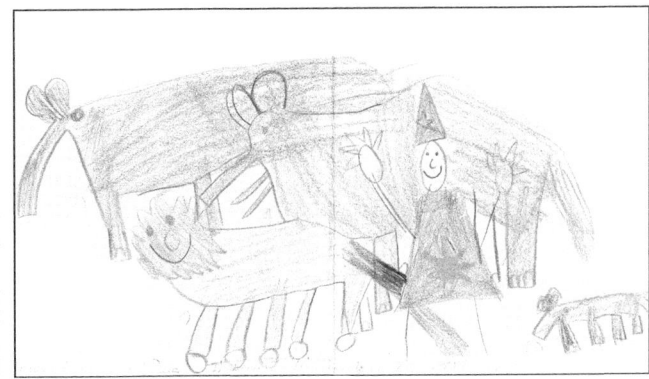

Abb. III.14:
FiT eines 6-Jährigen nach Trennung der Eltern

Er stellt sich als zufrieden strahlenden Löwen in den Vordergrund, eng bei den Eltern und ganz nahe beim Vater, die wie die Schwester am Rande in Elefanten verzaubert wurden. Hier geht es nicht um Jäger und Beute, sondern um Bindungswünsche.

Das folgende Beispiel stammt von einer 15-Jährigen, die wegen einer komplexen emotionalen Störung vorgestellt wurde. Sie war vor etwa einem Jahr von einem Onkel sexuell belästigt worden und hatte ihren Eltern davon berichtet, die den Vorfall nach einem Telefonat mit dem Täter auf sich beruhen ließen. Bei Familientreffen kam es so immer wieder zu Begegnungen der Jugendlichen mit dem Onkel und damit zu einer Retraumatisierung.

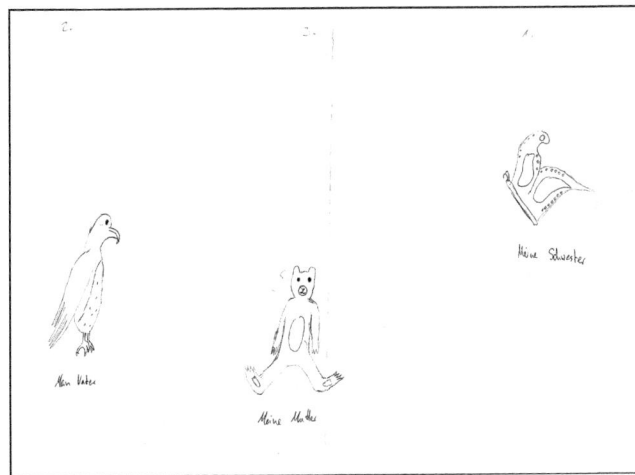

Abb. III.15:
Familie-Zeichnung einer Fünfzehnjährigen nach sexueller Belästigung

Das Bild verdeutlicht die Lähmung der Familie, unter der die Patientin leidet: Die Schwester als Schmetterling sitzt passiv auf einem Zweig; der Vater ist als Adler am Boden dargestellt, der die Flügel hängen lässt; die Mutter sitzt in der Bildmitte mit hängenden Armen und ausgebreiteten Beinen, ein ratloser Bär oder harmloser Teddy. Die Zeichnung und meine Gegenübertragung, die von Wut und Fassungslosigkeit über die Passivität der Eltern bestimmt wurde, konnten genutzt werden, um den Eltern die innere Situation ihrer Tochter klarzumachen und ihnen die Wichtigkeit einer familientherapeutischen Bearbeitung des Familienkonflikts nahezubringen.

Die 17-jährige Jugendliche, von der die nachstehende Familien-Zeichnung stammt, hatte nach der Mittleren Reife vor einem Jahr die Schule nicht mehr besucht und sich zunehmend in eine magische innere und Internetwelt zurückgezogen. Eine Gruppentherapie hat sie abgebrochen. Sie beschreibt sich als hochaggressiv, »Ich habe das Gefühl, jedem eine reinzuhauen, der mir zu nahe kommt«, sehr scheu, misstrauisch und sozial unsicher, aber auch manipulativ. Emotional ist sie hochlabil, mit schlechter Impulskontrolle, einer Reihe von psychosomatischen Beschwerden und dissoziativen Symptomen, insbesondere in Form von Absorption durch ihre Gedankenwelt, die von miteinander kämpfenden Fabelwesen beherrscht wird. Dabei ist der Realitätsbezug durchgängig vorhanden. Anamnestisch deutet sie eine Traumatisierung, vermutlich einen sexuellen Missbrauch, während der Grundschulzeit an, an Einzelheiten könne (will?) sie sich nicht erinnern.

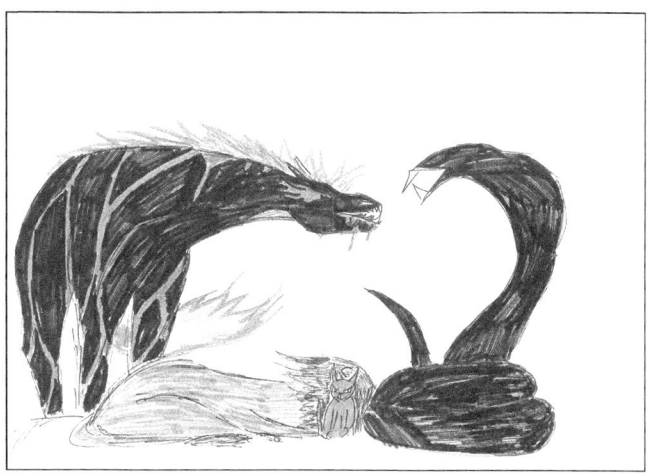

Abb. III.16:
Familie in Tieren einer 17-Jährigen

Die Schlange rechts im Bild ist die Mutter, sie selbst gegenüber das »Alptraumpferd«, dazwischen am Boden der Vater als Löwe und der jüngere Bruder als Katze, die an einen Teufel erinnert. Sie erklärt das Bild: »Die Schlange schnappt nach dem Alptraumpferd und dieses schlägt zurück. Es ist mein absolutes Lieblings-Fabelwesen. Es ist eines der mächtigsten Wesen. Sie lassen sich nicht unterkriegen, sind störrisch, stur und halten durch. Die Kobra ist meine Lieblingsschlange, hochgiftig und aggressiv. Der Löwe ist der König der Tiere. Er ist stark, faul und hat ein schönes Brüllen. Katzen sind meine Lieblingstiere in der Realität, sie sind frech und verschlagen. Am besten geht es der Katze. Alle beschützen sie. Dem Alptraumpferd geht es am schlechtesten. Es blutet.«

Die traumatisierte Patientin hat sich offenbar, ohne psychotisch zu sein, sehr weitgehend in eine Parallelwelt zurückgezogen, die von dämonischen, miteinander kämpfenden Kräften beherrscht wird. Sie erlebt ihre Mitmenschen, insbesondere ihre Familienmitglieder, mitsamt ihren Ansprüchen als lästige Zumutung. Wieweit es sich um real vergiftete Beziehungen handelt, konnte nicht geklärt werden. Möglicherweise erlebt die Patientin vor dem Hintergrund ihrer Parallelwelt und deren Regeln alltägliche Konflikte und Entwicklungsanforderungen als dramatische Kämpfe auf Leben und Tod, denen sie aus dem Weg gehen möchte, auch um anderen keinen Schaden zuzufügen. Die Annahme liegt nahe, dass die Jugendliche ihr Ringen um Autonomie, Anerkennung und Sicherheit symbolisch auf eine Weise erlebt und darstellt, die an antike Tragödien erinnert.

4.1.7 Gütekriterien

Brem-Gräser hat ihr Verfahren als Methode des Verstehens und als Ergänzung, als Wegbereiter des Gesprächs mit dem Kind sowie als Hilfe bei der Therapieplanung und nicht als Messinstrument konzipiert. Der FiT wurde anhand einer dreistufigen Gruppenuntersuchung an über 2000 (1067 männlichen und 955 weiblichen) Münchner Volksschülern zwischen 7 und 16 Jahren entwickelt. Zunächst erhielten die Probanden die Aufgabe: »Zeichne drei Tiere.« Sie diente zur Klärung der »Frage, welche Tiere im kindlichen Erleben überhaupt eine Rolle spielen und welcher Stellenwert dem einzelnen Tier innerhalb der Gesamtzahl der genannten Tiere zukommt« (2001, 32). Zwei Wochen später wurden die Kinder mit der oben genannten Instruktion aufgefordert, die eigene Familie in Tieren zu zeichnen. 14 Tage darauf wurden die Probanden schriftlich nach den positiven und negativen Eigenschaften aller 108 verwendeten Tiere befragt. Daraus resultieren Häufigkeitsangaben und qualitative Hinweise für die Interpretation.

Kritisch konstatiert Wittkowski (2011, 358 f), dass damit bestenfalls Original- von Vulgärantworten unterschieden werden können; Gütekriterien werden von der Autorin nicht angegeben.

Ein **Validierungsstudie** (Wartemann 1998, Projektleitung: Schmidt, Laucht & Esser) untersuchte im Rahmen einer gründlichen Diagnostik (einschließlich einer häuslichen Untersuchung) am Zentralinstitut für Seelische Gesundheit in Mannheim die FiT-Bilder von 340 achtjährigen Kindern. Die Zeichnungen wurden mit Daten zur Familie, zu der Eltern-Kind-Beziehung und der kindlichen Entwicklung in Beziehung gesetzt und nach den Kriterien von Brem-Gräser (Geborgenheit, Kontakt und Macht) ausgewertet (Wartemann 1998, 79 ff). Die drei Konstrukte erwiesen sich nicht, wie von Brem-Gräser postuliert, als voneinander unabhängig. Ein gesicherter Zusammenhang ergab sich für die **Validität** des Geborgenheitsindex: »Kinder, die häufiger gelobt werden, stellten sich in ihrer Familie als geborgener dar als Kinder, die weniger oft gelobt werden. Für das Kontakterleben konnte gezeigt werden, dass Kinder mit depressiven Symptomen sich weniger mittelpunkthaft in der Familie darstellen. Aggressive Kinder stellen im FiT das Machterleben stärker in den Vordergrund als Kinder, die nicht aggressiv sind« (a. a. O., 94). Die **Objektivität** wurde über die Interrater-Reliabilität erfasst und erwies sich als nicht ausreichend; die Expertenratings erbrachten weder für eine globale Einschätzung noch für einzelne Beziehungsdimensionen übereinstimmende Zuordnungen. Abgesehen von den erwähnten einzelnen signifikanten Zusammenhängen waren die gefundenen Beziehungen »zu heterogen und widersprüchlich, als dass wesentliche Konstrukte des Testverfahrens als validiert gelten könnten« (Esser 2008, 75). Insgesamt stützt die Untersuchung die Brauchbarkeit des FiT im Kontext weiterer diagnostischer Informationen: »Wenn überhaupt, dann kann das Verfahren nur in Verbindung mit den Interaktionen zwischen Untersucher und Kind zu einer validen Einschätzung der Familienbeziehungen beitragen« (Wartemann 1998, 95).

Weitere Kritik bezieht sich auf die Veränderungen der Bilder- und Symbolwelt junger Menschen in den letzten Jahrzehnten: Wittkowski (2011, 359) weist auf die medienvermittelten und rasch wechselnden neuen Gestalten wie Tamagotchi und andere hin und stellt fest, dass auch die Neuauflagen völlig veraltete Literatur zitieren, insbesondere fehlten Arbeiten zu den spezifischen Merkmalen des jeweiligen Untersuchungsverfahrens.

Unveröffentlichte Abschlussarbeiten der Katholischen Hochschule Freiburg, deren freundliche Überlassung ich Prof. em. Traudel Simon verdanke, kamen zu folgenden Ergebnissen:

Ein Vergleich der zehn am häufigsten gezeichneten Tiere mit den »Top Ten« von Brem-Gräser (1957) bei 545 Kindern ergab, dass Haustiere unverändert häufig genannt wurden. Nicht mehr darunter waren Schlange, Fisch, Ente und Schwein, neu gehörten dazu die wilden Tiere Löwe (Nr. 1), Tiger (Nr. 5), Leopard und Affe (Nr. 9 und 10).

Die häufigsten Selbstdarstellungen von *Jungen* waren 2005 die Raubtiere Löwe, Gepard, Tiger, Leopard und Dinosaurier, alle wurden bei Brem-Gräser nicht vorrangig genannt. Bei *Mädchen* wurden die Haustiere Pferd, Katze, Hund, Hase am häufigsten als Selbstsymbol gewählt (Kitzinger 2005).

Eine weitere Studie, in der von Kindern unterschiedlichen Alters zehn Adjektive den zehn häufigsten Tieren nach der Studie von Kitzinger zugeordnet wurden (Kohler & Meißmer 2006), ergab allerdings, dass den Raubtieren häufig verniedlichende Attribute zugesprochen wurden – eine Bestätigung des Einflusses von Medien wie Film und TV auf die kindliche Vorstellungswelt.

Eine Wiederholung der Studie von Kitzinger nach zehn Jahren an 232 Kinderzeichnungen zeigte, dass 80 Tierarten, insbesondere Haustiere, über die Zeit stabil genannt wurden, während ansonsten eine große Vielfalt von Tieren vorkam (Müller 2015).

Dass die Wahl der Tiere auch von kulturellen und ökologischen Faktoren beeinflusst wird, zeigte eine Untersuchung zur Häufigkeit der Tierwahlen bei Kindern aus Sibirien (Erdmann 2017): Sehr häufig wurden von diesen Kindern die Katze, die als Haustier in der russischen und sibirischen Kultur einen hohen Stellenwert hat, und als Symbol für den Vater der Bär gewählt. Zudem kamen neue Tiere wie das Burunduk (das asiatische Streifenhörnchen) hinzu (Erdmann 2015).

4.1.8 Fazit

Auch wenn der projektive Test »Familie in Tieren« die Gütekriterien psychometrischer Tests nicht erfüllt, so spricht seine weite Verbreitung und Anwendung doch dafür, dass es sich um ein in der Praxis wichtiges Verfahren der klinischen Psychodiagnostik bei Kindern und Jugendlichen handelt. Im Rahmen der Individualdiagnostik kann der Test einen sehr anschaulichen Eindruck davon liefern, wie ein junger Mensch sich im Familienverbund sieht und erlebt. Im Rahmen einer Psychotherapie können die Assoziationen von Patient und Therapeut in einem dialogischen Prozess vertieft und weiterentwickelt werden. Insbesondere eignen sich die Zeichnungen (mit dem Einverständnis der Urheber) sehr gut dafür, den Eltern die Sicht ihres Kindes auf seine Familie buchstäblich vor Augen zu führen, ja manchmal sogar dazu, ihnen die Augen zu öffnen.

Weitere Forschungen mit dem Verfahren sind sicherlich notwendig und sinnvoll. Nach Angaben der Autorin (2001, 8) ist der FiT inzwischen in Japan eingeführt. Da kulturelle Einflüsse die Wahrnehmung von und die Beziehungen zu Tieren entscheidend beeinflussen und Kinder mit Migrationshintergrund auch hierzulande längst zum Alltag in Beratungsstellen und Praxen gehören, wären weitere Untersuchungen über den FiT in unterschiedlichen Kulturkreisen wertvoll. Der regelmäßige Jugendreport Natur des Natursoziologen Rainer Brämer (2010) belegt in den letzten 20 Jahren eine zunehmende Entfremdung der Jugend von Natur und Tierwelt. Da wir weder aus empirischen Untersuchungen noch im Einzelfall sicher wissen, wie sich die Bedeutung von und das Wissen über Tiere bei heutigen Kindern entwickelt, ist bei der Durchführung des FiT die ausführliche Nachbefragung mindestens so wichtig wie die Zeichnung selbst.

4.2 Die Wunschfamilie in Tieren

Dieser Test stellt eine Weiterentwicklung des FiT durch F. Wienand dar. Nicht ausgeschlossen ist, dass diese Variante woanders verwendet wird, eine entsprechende Veröffentlichung ist mir jedoch nicht bekannt.

Der leitende Grundgedanke besteht darin, das Kind oder den Jugendlichen einzuladen, von der Darstellung der aktuell erlebten Familiensituation ausgehend eine lösungs- und zielorientierte Phantasie für seine Familie zu entwickeln. Voraussetzung ist dabei, dass die zuvor erstellte Familienzeichnung die derzeitige Situation aus der Sicht des Probanden widerspiegelt, was sich aus der Besprechung ergibt oder erfragt werden sollte. Der Untersucher legt die FiT-Zeichnung zur Seite und gibt dem Jugendlichen ein neues DIN-A4-Blatt.

4.2.1 Instruktion

> »Du hast ja deine Familie in Tieren gezeichnet, so wie sie jetzt für dich ist. Nun bitte ich dich, dir einmal vorzustellen, du bist selbst der Zauberer/die Zauberfee, und du verzauberst dich und deine Familie in Tiere, so wie du es dir wünschen würdest, wie es für dich am besten wäre. Wie das ist, wenn du das gemacht hast, das zeichnest du jetzt bitte auf ein neues Blatt Papier.«

Diese Aufgabe ist komplexer als der FiT und nach unseren Erfahrungen erst ab dem Grundschulalter durchführbar.

4.2.2 Auswertung und Interpretation

Die beiden Zeichnungen werden nebeneinander gelegt und gemeinsam betrachtet. Meist fallen die Unterschiede von selbst ins Auge und es entwickelt sich ein Gespräch über die Unterschiede zwischen den beiden Zeichnungen und den damit zum Ausdruck gebrachten Familiensituationen. Uns interessiert dabei vor allem die emotionale Ausstrahlung der Bilder: Was genau ist anders? Was lösen die Zeichnungen im Betrachter aus, was verbindet der Zeichner an Wünschen, Hoffnungen und Bedürfnissen damit? Welche davon werden in seinem Erleben derzeit frustriert, kommen zu kurz oder werden gar nicht geäußert und warum? Wie reagiert der Patient auf die Konfrontation mit seinen Bildern?

Zentrale Themen der Wunschfamilien in Tieren sind der Wunsch nach einer klaren familiären Ordnung auch unter Verzicht auf die eigene omnipotente Rolle, nach mehr Aufmerksamkeit und Verbundenheit, Frieden, Entspannung und Harmonie in der Familie.

Hierzu eine Fallskizze aus der Praxis des Autors:

Das Beispiel stammt von einem 14-jährigen Jungen, der mit psychosomatischen Beschwerden und dem Verdacht auf eine Aufmerksamkeitsstörung vorgestellt wird. Die FiT-Zeichnung des jüngsten von drei Brüdern, der sich selbst als nicht beachtetes Schaf an den Rand malt, verweist aus Sicht des Patienten auf eine gestörte familiäre Ordnung, die aggressive Dominanz des mittleren Bruders, Ratlosigkeit der Eltern und eine Koalition zwischen dem Vater und dem großen Bruder.

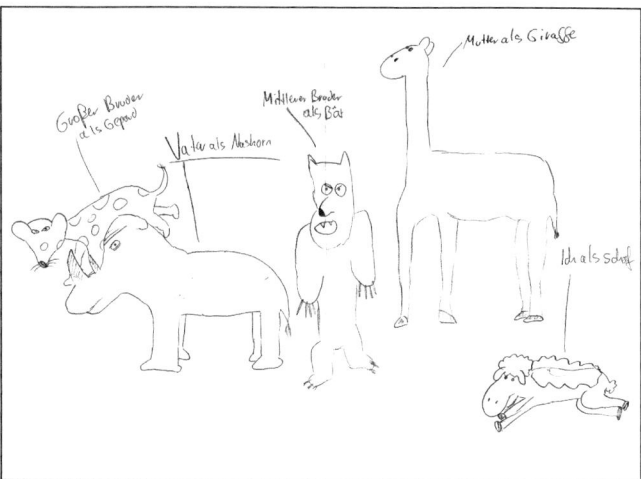

Abb. III.17:
FiT eines 14-Jährigen

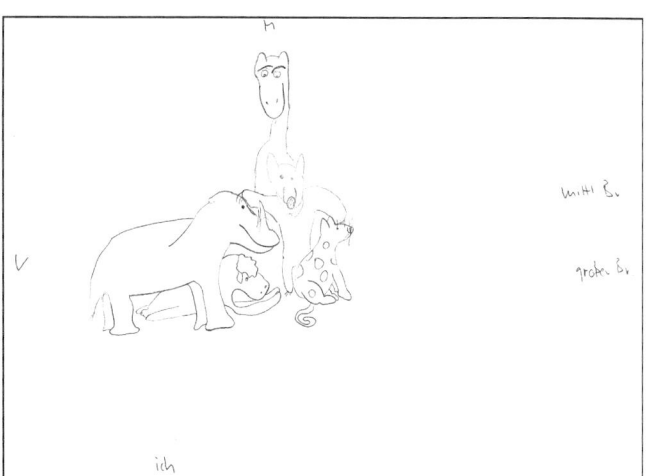

Abb. III.18:
Wunschfamilie in Tieren desselben Jungen

In seiner Wunschfamilie in Tieren sind die ganz unterschiedlichen Tiere aneinandergerückt, aufeinander bezogen und wirken zufrieden, der mittlere Bruder scheint die Familie zusammenzuhalten anstatt zu spalten, und er selbst ruht jetzt in der Mitte der Familie an der Seite und im Schutz seines Vaters.

4.2.3 Fazit

Die vergleichende Interpretation von FiT und Wunsch-FiT kann wertvolle ergänzende Informationen im Hinblick nicht nur auf die aktuell erlebte innere Situation des Kindes in seiner Familie liefern, sondern darüber hinaus wesentliche Einsichten vermitteln und Impulse mit Blick auf die Beratung der Eltern und die Therapie von Kind und Familie geben.

4.3 Die Verzauberte Familie (VF) von Kos & Biermann (1973, 2002)

4.3.1 Einführung

Der Test stellt eine Variante und zugleich Erweiterung der Familienzeichnung als tiefenpsychologisch fundiertes diagnostisches Verfahren dar. In Bezug auf die Symbolwahl gibt es keine Vorgabe. Von der Aufforderung, das Kind solle eine (und nicht seine) Familie zeichnen, erwarten die Autoren eine Abschwächung der »Zensureinwirkung«, insbesondere auch bei Jugendlichen. Die Einkleidung in ein Zaubermärchen soll die Projektionsmöglichkeiten und die Symbolwahl erweitern und differenzieren (Kos & Biermann 2002, 14). Die Verbindung mit der Tierwunschprobe dient der Vertiefung und Ergänzung der Exploration (274).

4.3.2 Historische Anmerkungen

Die VF wurde von Marta Kos und Gerd Biermann ab 1956 entwickelt, an 4000 Kindern und Jugendlichen der Kinderpsychiatrie der Universität Wien und der psychosomatischen Beratungsstelle der Universitäts-Kinderklinik München erprobt und 1973 veröffentlicht.

Marta Kos wurde 1919 als Kind einer jüdischen Familie in der ČSSR geboren und studierte Psychologie und Philosophie in Prag. Unter der Naziherrschaft kam ihre Familie im KZ um, sie selbst überlebte drei Jahre in den Lagern Theresienstadt und Auschwitz. 1949 beendete sie ihr Studium in Prag mit einer Dissertation, in der sie ihre Erlebnisse und Beobachtungen im KZ wissenschaftlich aufarbeitete (Frauenschicksale in Konzentrationslagern, 1998). Sie kam als politischer Flüchtling nach Wien und arbeitete zunächst in einem Therapieheim für schwer gestörte Kinder, ab 1952 im Psychologischen Labor der Universitätsklinik Hoff und wechselte dann auf die neuropsychiatrische Kinderstation der Universität Wien, die von Walter Spiel geleitet wurde. Sie absolvierte eine Ausbildung zur Kindertherapeutin, arbeitete als eine der Ersten familientherapeutisch, unterrichtete Studenten und angehende Erzieherinnen und wurde Lehranalytikerin des Österreichischen Vereins für Individualpsychologie. In Forschung und Veröffentlichungen befasste sie sich fächerübergreifend mit traumatisierten (1974, 1987) und schwer gestörten Kindern, mit der psychoanalytischen Kindertherapie, deren Beziehungen zur Pädagogik und mit projektiver Testdiagnostik. Zusammen mit Gerd Biermann entwickelte sie »Die Verzauberte Familie«. Marta Kos-Robes starb 1989. (Quellen: Heitger/Spiel 1984; Reinelt 1994. Ich danke Prof. Toni Reinelt, Wien, für die freundliche Überlassung des Materials).

Gerd Biermann, geboren 1914 in Berlin, war nach dem Medizinstudium als Pathologe tätig, wurde Pädiater und absolvierte eine psychoanalytische Weiterbildung in Heidelberg und Zürich und eine psychiatrische Facharztausbildung in der Schweiz. Als Psychoanalytiker und Psychosomatiker leitete er von 1959–1970 die psychosomatische Beratungsstelle für Kinder an der Universitäts-Kinderpoliklinik München und von 1970–1978 das von ihm mitbegründete Institut für Psychohygiene des Kreises Köln. Er entwickelte das »Brühler Modell«, das alle mit auffälligen Kindern und ihren Familien befassten Dienste unter ärztlicher Leitung zu einem interdisziplinären Team zusammenfasste. 1977 gründete er die renommierte Ärztliche Akademie für Psychotherapie von Kindern und Jugendlichen, München, in deren Seminaren und Balintgruppen in Benediktbeuren und Brixen bislang über 1000 Kinderärzte und Kinder- und Jugendpsychiater psychotherapeutisch weitergebildet wurden. Auf seine Arbeit gehen auch psychohygienische Reformen an Kinderkrankenhäusern wie das Rooming-in zurück. Er hat eine Fülle von Publikationen über Psychologie, Psychosomatik und Psychotherapie des Kindesalters veröffentlicht und das dreibändige Handbuch der Kinderpsychotherapie herausgegeben. Gerd Biermann ist 2006 in Brixen verstorben. (Quellen: www.munzinger.de/search/portrait/Gerd+Biermann/0/15861.html, 15.7.2015; Website der Ärztlichen Akademie, 19.5.2013).

4.3.3 Theoretische Grundlage

Die Grundlage der »Verzauberten Familie« bildet die Psychoanalyse, insbesondere die Metapsychologie von Anna Freud und die zugehörige phasen- und triebspezifische Diagnostik. Die zahlreichen in der Monographie zur VF berichteten Beispiele werden in Bezug gesetzt zur psychoanalytischen Entwicklungspsychologie (orale, anale, phallische und Latenzphase, Schulzeit und Pubertät), zu Störungen von Familie und Umwelt (wie misshandelte Kinder, Adoptivkinder, Kinder aus Heimen oder Scheidungsfamilien) und zu psychosomatischen oder organischen Krankheiten.

4.3.4 Indikations- und Anwendungsbereiche

Der projektive Zeichentest VF dient der Diagnostik kindlicher Neurosen, Verhaltensstörungen und psychosomatischer sowie psychiatrischer Krankheitsbilder (Kos & Biermann 2002, 11).

4.3.5 Durchführung

Der Test besteht aus drei Teilen: dem Zeichentest, der Märchenerzählung zur gezeichneten Familie und dem Pigem-Test (Tier-Wunsch-Test, nach dem spanischen Psychiater Pigem-Serra). Die Durchführung erfolgt ausschließlich als Einzeltest.

Dem Kind werden ein weißes DIN-A4-Blatt im Querformat und ein weicher Bleistift (Nr. 2) ohne Radiergummi vorgelegt.

Die Instruktion lautet:

1. **Zeichentest**:
   »Du kennst doch Märchen? Wir werden nun ein eigenes Märchen machen. ... Stell dir vor, es kommt ein Zauberer und verzaubert eine Familie, und zwar alle Menschen dieser Familie, Große und Kleine. ... Da hast du ein Blatt Papier und einen Bleistift, und nun zeichne, was da geschehen ist!«
2. **Märchenerzählung**:
   »Und jetzt erzähl mir, was da geschehen ist. Erzähl mir die Geschichte der Verzauberung!« (a. a. O., 15)
3. **Pigem-Test**:
   »Wenn du dich in ein Tier verwandeln könntest, welches Tier würdest du am liebsten sein und warum?«
   »Welches Tier möchtest du aber nicht sein und warum?« (a. a. O., 272)

Das Verhalten des Kindes wird beobachtet und wie die Reihenfolge der Gestaltungen protokolliert. Nach der Zeichnung wird das Kind gefragt, wie die dargestellten Geschwister heißen und wie alt sie sind. Die Geschichte und die Antworten im Pigem-Test werden möglichst wörtlich protokolliert, Jugendliche werden aufgefordert, die Geschichte selbst zu schreiben.

4.3.6 Auswertung und Interpretation

Im Vordergrund der Interpretation von Familienzeichnung und Märchenerzählung stehen die tiefenpsychologische Deutung und das Symbolverständnis. Zusätzliche Informationen liefern die formalen Kriterien der Zeichnung und das Testverhalten.

Zu den **formalen Kriterien** der Zeichnung gehören die Raumanordnung und die Zeichenart (Reihenfolge, Komposition und graphische Durchführung). Diese werden in Beziehung zu inhaltlichen Aspekten gesehen: Nach den mitgeteilten empirischen Befunden korreliert die Reihenfolge der gezeichneten Figuren hoch ($r = 0.86$) mit den anamnestisch erhobenen Identifikationen eines Kindes (a. a. O., 147). Die Raumaufteilung wird nach der Jung'schen Raumsymbolik interpretiert, die jedoch empirisch nur eingeschränkt bestätigt wird: So zeichnen knapp drei Viertel der Buben links und derselbe Anteil der Mädchen rechts (a. a. O., 136); für die Seitenbevorzugung dürfte somit stärker das Geschlecht als regressive bzw. progressive Orientierung verantwortlich sein. Auch ist die Bevorzugung der Höhe eher abhängig von der (eher schwachen) zeichnerischen Begabung (gute Zeichner und ältere Kinder nutzen das ganze Blatt) als ein Hinweis auf Sublimierung (a. a. O., 138).

Inhaltliche Interpretation: Die Autoren vergleichen Märchen mit Träumen und sehen in ihrem »Märchen-Zeichentest eine besonders breite, neutrale Projektionsmöglichkeit« für die verborgenen Wünsche, wobei wie bei der Traumanalyse die »Verschiebungen, Verdichtungen und Entstellungen« der Traumzensur in Rechnung zu stellen sind – deren Wirkung allerdings bei wachem Bewusstsein noch stärker sein dürfte als im Schlaf (a. a. O., 170 f).

Im Einzelnen werden betrachtet: der Schauplatz der Verzauberung (überwiegend Wald oder im Haus), die beteiligten Personen (Zauberer, Familienmitglieder und Helfer), und »die Geschehnisse der Verzauberung« (a. a. O., 198), also die Handlungsdynamik.

Zentral für das Geschehen ist der **Zauberer**, dem sowohl Über-Ich- wie Es-Anteile zugeschrieben werden. Der Zauberer zaubert oft ohne Begründung und aus Willkür, in erster Linie bestraft er aber und am zweithäufigsten stellt er Forderungen und nur in einem Viertel ermöglicht er die Erfüllung von Triebwünschen (a. a. O., 180). »Der Zauberer personifiziert sowohl infantile Allmachtsphantasien, wie auch Vater, Mutter, die Familie als Schicksal« (a. a. O., 174). Besondere Erscheinungsformen des Zauberers weisen nach Kos & Biermann auf spezielle Konflikte hin: Der Archetypus des Alten Weisen nach Jung spreche für einen Vaterkonflikt, der direkt auf den Zauberer projiziert werde; bei Abwertung des Vaters als alter Mann fühle sich der Proband nicht angenommen, die Erscheinungsform als Bettler komme bei depressiven Zügen von Probanden vor.

Die gezeichnete Familie ist nach den Ergebnissen der Autoren am häufigsten die eigene bei Kindern aus problematischen Familienmilieus. Die eigene Familie wird selten dargestellt von Kindern aus harmonischen Familien, Familien mit Aufstiegsproblematik und aus »Schneckenhausfamilien« und umso seltener, je intelligenter die Probanden sind (a. a. O., 187). Hinzuphantasierte Geschwister oder erfundene/hinzugefügte Verwandte bekommen in der Regel Hilfs-Ich-Funktionen zugewiesen und dienen als Helfer gegen Angst und Verlassenheitsgefühle (a. a. O., 191). Die Beziehungen zu ausgelassenen Geschwistern und Elternteilen sind immer ambivalent und konflikthaft (a. a. O., 194). Das Weglassen kann dann einen kindlichen Versuch der Konfliktlösung darstellen.

Die **Symbol- und Handlungsinterpretation** der Autoren bezieht das Material auf die psychoanalytische Triebentwicklung, wie sich den klinischen Beispielen entnehmen lässt. Symbiotische Beziehungen äußern sich in enger Zuordnung zur oder Überschneidung der Gestalten des Kindes überwiegend mit der Mutterfigur. Eine Dynamik der Gier, des Haben-Wollens, des Versorgt-Werdens oder Nicht-genug-Bekommens spricht für eine ungelöste orale Thematik. Trotz und Zorn (Rumpelstilzchen!), Starrsinn, Lust an der Beschmutzung oder aggressive Gehemmtheit verweisen auf Störungen, deren Genese in die anale Phase zurückreicht. Phallisch-ödipale Themen finden sich in Geschwisterrivalität, einseitiger Bevorzugung eines Elternteils bei Abwertung des anderen oder allgemein in Konkurrenz- und Siegesdynamiken. Selbstaufwertung und Selbstüberhöhung sprechen für ungestillte narzisstische Bedürfnisse.

Der Pigem-Test dient der Erweiterung der Interpretationsmöglichkeit dann, wenn es Übereinstimmungen zwischen der Wahl des Kindes und der Darstellung eines Familienmitglieds in der VF gibt. Positive Wahl (so möchte ich sein) spricht für eine Identifizierung des Kindes oder den Wunsch nach Verbundenheit mit dem ähnlich dargestellten Familienmitglied. Übereinstimmung mit einem abgelehnten Tiersymbol (so möchte ich auf keinen Fall sein) kommt relativ selten vor, ist dann aber eine eindeutige Äußerung von Ablehnung.

In der Latenz und Schulzeit lassen sich mit der VF familiäre Konflikte als Untergrund für Leistungshemmungen und -ängste und für Schulversagen identifizieren. Konflikte zwischen Autonomie und Abhängigkeit finden sich in den meisten Märchen und können, wenn sie in der VF auftauchen, zum Verständnis von Symptomen und Entwicklungskrisen beitragen (a. a. O., 31 ff).

4.3.7 Gütekriterien

Zu den Gütekriterien teilen Kos & Biermann lediglich mit (a. a. O., 275 f), dass die Auswerter-Übereinstimmung »bei einer großen Zahl von Testprotokollen, die durch drei Beurteiler unabhängig voneinander ausgewertet wurden, übereinstimmende Ergebnisse gefunden wurden« und dass der Test VF »aufgrund von Einfühlung und Erfahrung bei der Interpretation des Symbolgehalts sinnvoll ausgewertet werden« könne.

4.3.8 Fazit

Die »Verzauberte Familie« ist wie die »Familie in Tieren« ein tiefenpsychologisch fundierter projektiver Test, der eine etwas weitere Projektionsebene anbietet und die assoziative Erweiterung in Form der Märchenerzählung und des Pigem-Tests beinhaltet. Die märchenhafte Gestaltung fordert die kindliche Vorstellungskraft und Kreativität heraus, damit verfügt er über einen hohen Anregungsgehalt. Die Interpretation erfolgt auf der Symbolebene. Der Test stellt eine anschauliche Ergänzung zu anderen Verfahren der Psychodiagnostik im Kindes- und Jugendalter dar.

4.4 Die Kinetic-Family Drawing Technique (KFD) von Burns & Kaufman (1970, 1972, 1982)

4.4.1 Einführung

Die von der Instruktion zur »Familie in Tieren« nur geringfügig abweichende Aufforderung, eine oder die eigene Familie zu zeichnen, stellt eine Aufforderung oder Einladung an das Kind dar, Interaktionen und emotionale Beziehungen der Familienmitglieder darzustellen, einschließlich seiner selbst als aktiv und defensiv beteiligten und reflektierenden Teil des Familiensystems (Handler & Habenicht 1994, 440 f).

4.4.2 Historische Anmerkungen

Die KFD stellt die Erweiterung verschiedener Versionen von Familie-Zeichnungen dar (z. B. Appel 1931; Family Drawing Test FDT, Hammer 1958; Reznikoff & Reznikoff 1956).

4.4.3 Theoretische Grundlage

Die KFD beruht auf dem Modell der Projektion und dem entwicklungspsychologischen Tatbestand, dass Kinder von ihren familiären Bindungen abhängig sind und es ihnen leichter fällt, ihre Gefühle und ihre Sicht der Familie zeichnerisch als verbal auszudrücken. Die KFD zielt dabei speziell auf Art und Qualität der familiären Interaktionen als konkreten Ausdruck der Beziehungen.

4.4.4 Indikations- und Anwendungsbereiche

Individual- und Familiendiagnostik in der Beratung, Psychologie, Psychiatrie und Psychotherapie des Kindes- und Jugendalters.

4.4.5 Durchführung

Das Kind wird aufgefordert, sich selbst und eine oder seine Familie zu zeichnen, wie sie etwas unternehmen (»everyone in your family, including you, doing something« Handler & Habenicht, 1994, S. 441). Das Kind wird anschließend zu seiner Zeichnung befragt, wer die dargestellten Personen sind und was da geschieht.

4.4.6 Auswertung und Interpretation

Verschiedene Auswertungsmethoden der KFD wurden inzwischen publiziert. Die Version von 1982 verwendet vier Hauptkategorien: Handlungen (actions), Abstände (distances), Hindernisse (barriers) und Position der Personen, die noch um formale Kriterien (physical characteristics) und die Gesamtwirkung der Darstellung (styles) ergänzt wurden.

Handlungen: Welcher Aktivität geht jede der Personen nach? Gemeint sind Kategorien wie Kooperation, Kommunikation, Anspannung, Masochismus, Sadismus, Narzissmus oder sich kümmern. Abstand und Position, Blickrichtung und Bewegungsintention der Personen sowie Hindernisse zwischen ihnen symbolisieren die Beziehungsdynamik. Zu den formalen Kriterien zählen etwa Vollständigkeit und Proportionen der Körperzeichnungen, Größe und Gesichtsausdruck. Variablen von »styles« sollen Hinweise auf emotionale Verwirrung bzw. Psychopathologie liefern. Dazu gehören Abgrenzung; Platzierung abseits, am Rande, ganz oben oder unten oder rechtwinklig zu den anderen; Abkapselung durch Linien, Gegenstände oder Falten des Papiers; Linien unter einzelnen Figuren und die Verwendung der Vogelperspektive (n. Handler & Habenicht 1994, 442).

4.4.7 Gütekriterien

In ihrer Übersicht erwähnen Handler und Habenicht (1994, 441 f) mit Werten zwischen 46 % und 90 % erstaunlich hohe Übereinstimmungen zwischen verschiedenen Auswertern. Allerdings beziehen sich die mitgeteilten Übereinstimmungen auf einzelne Variablen. Unterschiedliche Auswertungssysteme erschweren den Vergleich von Reliabilitäts- und Validitätsstudien und ganzheitliche klinische Interpretationen wurden bislang nicht untersucht. Auch für die Validierung »wurden meist einzelne Signa herangezogen, obgleich dies unangemessen ist« (Wittkowski 2011, 359). Handler und Habenicht resümieren bedauernd (1994, 441), dass der KFD trotz zahlreicher Untersuchungen immer noch hauptsächlich ein klinisches Verfahren mit unzureichenden Normen und fragwürdiger Validität darstellt.

In einer **Pilotstudie an 90 Grundschulkindern in Taiwan** verglich Fan (2012) drei Gruppen: traditionelle (vollständige) Familien, Kinder von Alleinerziehenden (fast ausschließlich Müttern) und von neu Eingewanderten. Die Auswertung erfolgte nach dem Schema von Burns & Kaufmann (1972). Die Korrelationsstatistik ergab signifikante Unterschiede zwischen den drei Gruppen in den Kategorien Action, Charakteristik der Figuren und Symbole; keine Unterschiede fanden sich in den Kategorien Distanz bzw. Barrieren und Gesamtwirkung (styles). In der Literaturübersicht fasst Fan (2012, 183–190) zusammen: Der KFD erfasst aktuelle Stimmungen, ist jedoch nicht geeignet, überdauernde Persönlichkeitszüge zu erfassen. Er gestattet nicht, sicher zwischen Kindern mit und ohne familiäre Gewalterfahrungen zu unterscheiden. Nachgewiesen wurden Geschlechterdifferenzen und kulturelle Unterschiede im KFD: Taiwanesische Kinder zeichnen ihre Mutter, japanische Kinder den Vater größer, was für die unterschiedliche Bedeutung von Vater bzw. Mutter in der Familie spricht. Durch Training lässt sich eine hohe Interrater-Reliabilität erreichen, die Retest-Reliabilität ist demgegenüber nur schwach, der KFD ist nicht zeitstabil.

4.4.8 Fazit

Die Grundidee der KFD, eine Handlungsdynamik in der Zeichnung der Familie anzuregen, ist einleuchtend. Unklar bleibt, warum sich der Test im deutschsprachigen Raum nicht durchsetzen konnte. Das Fehlen einer einheitlichen, plausiblen und empirisch abgesicherten Auswertungsmethode könnte dabei eine Rolle gespielt haben, andererseits erfüllen andere projektive Tests diese Forderung auch nicht. Möglicherweise ist die Aufgabe für viele, vor allem jüngere Kinder zu komplex und erfordert im klinischen Alltag doch relativ viel Zeit.

4.5 Die Besprechung der Familien-Zeichnungen mit Eltern oder der Familie

Die Einbeziehung der Bezugspersonen auch in die Diagnostik ist umso wichtiger, je jünger das Kind ist. Die Reaktion der Eltern in der gemeinsamen Besprechung der Ergebnisse kann die Erkenntnisse und Hypothesen validieren, aber auch infrage stellen und neue Fragen aufwerfen. Nicht selten hat sich in der Zeit der Diagnostik auch Entscheidendes verändert, so dass die Momentaufnahme der Testdurchführung um den weiteren Verlauf ergänzt bzw. korrigiert werden kann.

Voraussetzung für eine gelingende Therapie ist, dass die Eltern über ihre Klagen über das Kind und ihr Leiden an seiner Problematik hinaus zu einem angemessenen Verständnis seiner inneren Situation, seiner Bedürfnisse, Konflikte, Reaktionsmuster, seiner Stärken und Grenzen kommen. So sehen wir unsere Aufgabe auch darin, den Eltern emotional (und nicht nur kognitiv, etwa über einen Brief oder Ergebnistabelle) zu vermitteln, wie ihr Kind »tickt« und wie es die Welt sieht.

Die Familien-Zeichnungen eignen sich in besonderer Weise als Grundlage zur Besprechung der Befunde mit den Eltern bzw. der Familie am Ende der Diagnostik und als Ausgangspunkt für die gemeinsame Therapieplanung. Überraschenderweise wird in den vorliegenden Manualen zu den projektiven Familientests dieser Aspekt nicht behandelt.

Unabdingbare Voraussetzung für die Verwendung der Kinderzeichnungen im Elterngespräch ist die zuvor, ggf. im Einzelgespräch, eingeholte Zustimmung der Patienten.

Immer wieder äußern vorwiegend Jugendliche, dass die Eltern ihre Zeichnungen (und manchmal auch anderes Material wie den Satzergänzungstest) auf keinen Fall sehen dürfen, daran halten wir uns selbstverständlich. In Einzelfällen kommt es auch unabhängig von der Zustimmung des Patienten vor, dass die Zeichnung von uns aus nicht verwendet wird, weil sie zu diesem Zeitpunkt eine zu starke Konfrontation der Eltern oder ein Risiko für den Patienten bedeuten könnte.

Die große Chance der Konfrontation der Eltern mit den Gestaltungen ihres Kindes besteht darin, dass die Erwachsenen durch die Bilder auf unmittelbare Weise emotional erreicht werden und so zu Einsichten kommen können, die ihnen bisher aus unterschiedlichen Gründen nicht zugänglich waren. Damit ist auch die Möglichkeit zu dauerhaften Veränderungen im Familienleben gegeben.

Nicht alle Eltern sind bereit, sich auf die Nöte ihres Kindes einzulassen, ihm wirklich zuzuhören und sich mit problematischen Beziehungsthemen und ihren eigenen Anteilen daran auseinanderzusetzen. Dann werden die Zeichnungen im Dienste ihrer Abwehr auch vor dem Kind banalisiert, ohne dass ihnen die damit verbundene Beschämung des Kindes bewusst werden muss. Davor sollte das Kind geschützt und die Bilder weggelegt werden.

Allerdings gibt es auch Eltern, die aufgrund ihrer eigenen Biographie und Persönlichkeitsstruktur ihr Kind als Selbstobjekt für die eigenen Bedürfnisse benutzen, es beispielsweise kontrollieren, beherrschen, es missachten oder ihm sogar schaden wollen. Dann ist zu befürchten, dass sie das Material nicht verstehen wollen, sondern es als Waffe verwenden werden, um das Kind zu demütigen oder zu strafen (vgl. Günter 2003, 24 ff).

Wir legen der Familie die FiT-Zeichnung vor und erkundigen uns nach der Reaktion der Eltern, die sich zumeist auch spontan äußern. Geeignet sind offene Fragen wie: »Was fällt Ihnen dazu ein?« oder »Wie erleben Sie die Tierfamilie?« Meist entwickelt sich daraus ein Gespräch zwischen Eltern und Kind, in dem das Kind sein Bild erklären kann. Die Erläuterungen der Kinder bleiben meist stark am konkret Dargestellten. Es ist dann unsere Aufgabe, in angemessener Weise auf die im Gespräch ausgeblendeten Aspekte (die Konflikte und die Ressourcen) hinzuweisen. Symbole haben polaren, ja mehrdeutigen Charakter. Wenn beispielsweise im Schwein nur negative Eigenschaften gesehen werden, darf und sollte auch auf die mütterlichen Eigenschaften oder die Verwendung als Glückssymbol hingewiesen werden.

Eltern sind in einer solchen Situation angespannt, suchen bei sich selbst nach Fehlern, verteidigen sich aber meist gegenüber ihren Kindern erst einmal, wenn sie kritisiert werden. Häufig wird dem Kind, das sich zu kurz gekommen fühlt, etwa entgegengehalten, dass es »in Wahrheit« viel mehr Aufmerksamkeit bekomme als seine Geschwister. Dann kann es hilfreich sein, auf die Subjektivität der Sichtweise des Kindes hinzuweisen und sein Recht auf seine Wahrnehmung und seine Gefühle zu schützen. Die Konfrontation mit ihnen unangenehmen Einsichten kann für Eltern durchaus schmerzhaft sein, aber auch eine notwendige Voraussetzung für Veränderungen darstellen. Dabei ist darauf zu achten, den Eltern nicht vorwurfsvoll zu begegnen, was gelegentlich aus der Identifizierung mit dem Kind durchaus schwierig sein kann. Auch die Eltern brauchen die Erfahrung, verstanden und respektiert zu werden. So kann es absolut sinnvoll und notwendig sein, das Elterngespräch ohne das Kind fortzusetzen, um den Eltern einen Raum zu geben, in dem sie sich ihrerseits öffnen können, ohne sich vor ihrem Kind rechtfertigen oder ihm gegenüber verteidigen zu müssen. Tauchen im Material Hinweise auf erlebte Gewalt oder Missbrauch auf, ist es unbedingt nötig, das mit den Eltern anzusprechen, zu klären zu versuchen und nach Möglichkeit gemeinsam über das weitere Vorgehen zu entscheiden. Dabei sollte man mit der Bewertung einzelner Hinweise sehr vorsichtig sein und sich vor einseitigen Überinterpretationen hüten. Sollten sich die Hinweise allerdings erhärten oder nicht weiter klären lassen, hat der Schutz des Kindes Vorrang vor der Beziehung des Untersuchers zu den Eltern.

Das folgende **Beispiel** illustriert die therapeutischen Möglichkeiten der Arbeit mit dem FiT. Es stammt von einer Zehnjährigen, die wegen »wahnsinniger Konzentrationsprobleme« vorgestellt wird. Sie schlafe unruhig, sei frech, trotzig und aggressiv gegen die Stiefmutter, gegen die sie auch intrigiere, sei emotional unausgeglichen, eifersüchtig, unruhig und wehre sich gegen die Hausaufgaben. Immer wieder verlange sie, bei ihrer »richtigen Mutter« leben zu dürfen. Im Hort und in der Schule sei ihr Verhalten dagegen vorbildlich. Als sie 4 Jahre alt war, trennten sich die Eltern, der Vater kam wegen Drogendelikten in Haft, die Patientin zu den Großeltern und 4 Jahre später zum inzwischen drogenfreien Vater und dessen neuer Lebensgefährtin. Deren gemeinsame Tochter ist jetzt 2 Jahre alt. Zur leiblichen Mutter, die weiter weg wohnt, hat sie regelmäßigen Kontakt.

Im projektiven Material wird ihr Loyalitätskonflikt zwischen den Eltern überdeutlich. Ihre Treue zu ihrer leiblichen Mutter erlaubt ihr nicht, die Stiefmutter anzuerkennen.

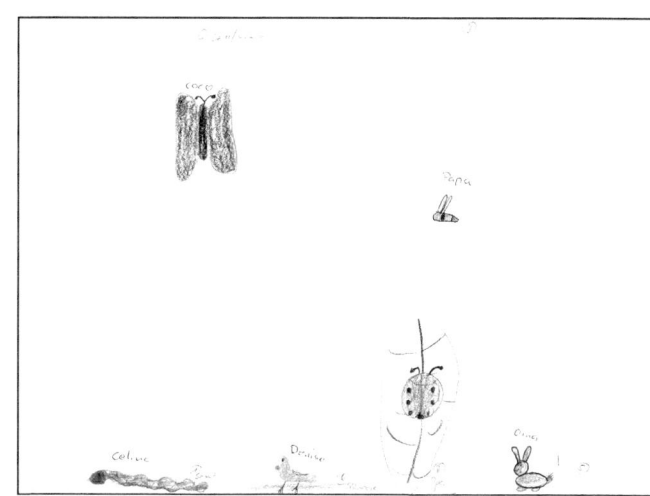

Abb. III.19:
Familie in Tieren einer Zehnjährigen – ein Beispiel für die therapeutische Arbeit mit der FiT

Sie stellt die Großeltern (GV Marienkäfer und GM Hase) als harmlose und positiv besetzte Tiere dar. Der Vater ist eine Biene, »die nerven und können stechen, aber beißen können sie nicht«. Die kleine Halbschwester schwimmt als Ente auf dem Wasser, »die schnappen nach einem und fliegen weg, wenn man sie fangen will«. Sich selbst zeichnet sie an den Rand des Bildes als giftige Schlange, die der Familie den Rücken kehrt: »Die können sich bewegen und beißen und würgen.« Die Stiefmutter zeichnet sie als Schmetterling in dieselbe Bildhälfte und im gleichen Grün wie sich selbst. Verwundert kommentiert sie: »Die können, glaub ich, nicht stechen. Die sind auch nicht giftig. Eigentlich haben die nichts Böses.« Am Schmetterling gefallen ihr die verschiedenen Arten und die schönen Farben. (Was ihr nicht gefällt?) »Dass man sie so selten sieht.« (Was machen deine Tiere auf dem Bild jetzt miteinander?) »Drei davon können fliegen und die anderen drei sind Tiere, die einem wehtun.« Am besten geht es dem Marienkäfer und der Ente, »weil ich die mit Blatt und Wasser gemalt habe«. Am schlechtesten geht es der Biene, »weil sie keine Luft, keinen Himmel und kein Fressen hat hier«.

Schon im Erstgespräch hatte ich auf die Hypothese hingewiesen, dass die Symptomatik des Kindes mit der nicht verarbeiteten Trennung der Eltern zu tun haben dürfte, zumal die leibliche Mutter plante, in die Nähe der Familie zu ziehen. In den drei Monaten der Diagnosephase habe sich die Beziehung zwischen Kind und Stiefmutter verbessert: »Ich lasse ihr mehr Abstand, will nicht mehr die bessere Mutter sein, damit geht's mir auch besser.« Mit Zustimmung und im Beisein des Kindes bespreche ich die Zeichnung mit Vater und Stiefmutter und weise auf die Beziehung zwischen Schlange und Schmetterling hin. Beide verbindet die Farbe und die Kaltblütigkeit, der Schmetterling war schließlich auch einmal ein Kriechtier. Als Schlange kann die Patientin ihre Gefühle nicht an sich heranlassen, Hinterlist und Aggressivität gehören zu ihrem Wesen. Die Zeichnung zeigt aber, dass die Patientin eigentlich ein positives Bild von der Stiefmutter hat, sie weiß, dass die ihr nichts Böses will und harmlos ist. Die Stiefmutter beginnt zu weinen, das ist ja ihr sehnlichster Wunsch, dass die Patientin versteht, dass sie es gut mit ihr meint. Die Unterschiede allerdings sind zu akzeptieren: Von einer Schlange kann man einfach nicht erwarten, dass sie sich verhält wie ein Schmetterling – aber sie kann sich ja auch häuten und weiterentwickeln.

Die Bilder wie das ganze diagnostische Material sind Teil unserer Dokumentation und bleiben in der Praxis. Wir lehnen es ab, den Eltern die Zeichnungen mitzugeben. Wenn Eltern sich auf ihr Einsichtsrecht berufen, verweisen wir darauf, dass das Material ja besprochen wurde und ohne den Gesamtkontext wie ohne weitere Erklärungen missverstanden werden könnte. Zudem bieten wir den Eltern grundsätzlich an, einen schriftlichen Befundbericht über das Gesamtergebnis zu bekommen.

4.6 Der Dreibaumtest von Corboz (1962, 1980)

4.6.1 Einführung

Der Dreibaumtest ist ein projektiver Beziehungstest, der einen Eindruck geben soll, wie ein Kind seine Beziehungen zu seinen wichtigsten Bezugspersonen erlebt.

4.6.2 Historische Anmerkungen

Sein Ursprung beruht auf der zufälligen Beobachtung seines Begründers, Prof. R. Corboz, in einer Klasse von achtjährigen Schülern, die zum Muttertag Bäume zeichnen sollten. Corboz, der einige Kinder und ihre Familienverhältnisse kannte, war überrascht, wie deutlich die Kinder in den Zeichnungen ihre familiären Beziehungen darstellten. Weitere systematische Untersuchungen und Versuche erfolgten an der kinder- und jugendpsychiatrischen Poliklinik des Kantons Zürich (Waser 1986, 18), die Corboz von 1976–1984 als Direktor leitete. Die erste Veröffentlichung des Dreibaumtests als klinisches Diagnostikinstrument erfolgte 1962 in einer portugiesischen Fachzeitschrift, in deutscher Sprache 1980.

4.6.3 Theoretische Grundlagen

Der Test zielt darauf ab, »Hinweise auf die affektiven Beziehungen und die Art des Aufgehobenseins eines Kindes innerhalb des ihn umgebenden sozialen Umfeldes zu gewinnen« (Waser 1986, 49). Die in der Zeichnung dargestellten Merkmale (Größenverhältnisse, Nähe und Distanz, Entwicklungsstadien etc.) werden vor dem Hintergrund der Familiengeschichte und familiären Konstellation auf ihre individuelle symbolische Bedeutung hin untersucht.

4.6.4 Indikations- und Anwendungsbereiche

Der Dreibaumtest ist ein einfach durchzuführendes zeichnerisches Verfahren, das im Rahmen der Beziehungs- und Familiendiagnostik bei Kindern und Jugendlichen von 5–15 Jahren in der Erziehungsberatung, Psychodiagnostik, Familientherapie und Kinderpsychotherapie eingesetzt werden kann

4.6.5 Durchführung

Die **Durchführung** besteht in einer Zeichenphase und der Nachbefragung. Es sollte ausreichend Zeit zur Verfügung stehen und ein gutes Klima zwischen Kind und Untersucher herrschen.

Dem Kind stehen ein weißes DIN-A4-Blatt quer und ein weicher Bleistift zur Verfügung. Es wird gebeten, drei beliebige Bäume zu zeichnen, wie es das möchte. In der Arbeit mit Paaren kann man zwei Bäume, in der Familiendiagnostik eine Baumgruppe zeichnen lassen. Die Vorgehensweise (zögerlich, forsch, unsicher, hastig etc.) und spontane Äußerungen werden beobachtet und unauffällig registriert.

Nach Ausführung der Zeichnung bittet der Untersucher das Kind, sich die gezeichneten Bäume als verzauberte Menschen vorzustellen, die es in Gedanken in die ursprünglichen Personen zurückverwandeln soll. Diese Aufforderung kann mit dem Hinweis auf Märchen und Träume beginnen, die Formulierung orientiert sich am Alter des Kindes. Dann wird gefragt, wer aus seinem Umfeld die Personen sind.

Die **Nachbefragung** orientiert sich ganz an der Zeichnung und den Beobachtungen des Untersuchers. Sie soll dazu beitragen, »über das allgemeine Symbolverständnis hinaus auf individuelle, für den Zeichner in seiner spezifischen Situation zutreffende Symbolinhalte zu kommen« (Waser 1986, 77). Der Untersucher erkundigt sich etwa danach, wie die Personen überhaupt verwandelt werden konnten oder wie es kommt, dass sie auf die dargestellte Weise beisammen stehen. Davon ausgehend kann sich das Gespräch mit der dargestellten Beziehungssituation des Kindes näher befassen. Waser begründet nicht näher, warum ein Bleistift verwendet werden soll. Aus der Perspektive der Praxis (anders als eventuell derjenigen der Forschung) sprechen Anregungsgehalt und Erweiterung der Ausdrucksmöglichkeiten für die Verwendung von Farbstiften.

4.6.6 Auswertung und Interpretation

Die Analyse einer Dreibaumzeichnung bezieht sich auf drei Aspekte:

1. Die relative räumliche Beziehung der Bäume zueinander gibt Hinweise auf emotionale Nähe und Distanz der Bezugspersonen und auf Merkmale, die mit Macht und Bedeutung zu tun haben, wie Dominanz, Randständigkeit, Symbiose, Unterdrückung oder Ohnmacht.

2. Gestalt und Charakteristik jedes Baumes zeigt sich in den Proportionen von Wurzeln, Stamm und Krone, in der jahreszeitlichen Phase, in Verletzungen, Ausschmückungen oder anderen Ergänzungen und im Gesamteindruck von Frische, Gesundheit oder Bedürftigkeit.

3. Der Vergleich von je zwei Bäumen der Zeichnung miteinander und dem jeweils dritten weist auf Ähnlichkeiten, Nähe oder Abstand, auf Koalitionen oder Ausgeschlossen-Sein, aber auch auf erlebte (Unter- oder Über-)Ordnungen hin.

Für das Gespräch mit dem Kind über seine Zeichnung gibt es keinen Leitfaden. Es wird offen geführt und folgt den Einfällen und Assoziationen von Kind und Untersucher. Wie grundsätzlich bei der Besprechung projektiver Tests bleiben Kommentare auf der Symbolebene. Schwankt das Kind, welche Person ein Baum darstellt, sollte allen Einfällen nachgegangen werden. Weiter ist von Interesse, was die einzelnen Bäume verbindet oder voneinander unterscheidet, wie der Zeichner zu den einzelnen Bäumen steht, was denen wohl noch fehlen könnte, was jedem einzelnen gut täte. Ziel des Gesprächs ist es, mit dem Kind in einen ernsthaften Dialog über seine Familienbeziehungen zu gelangen.

Für die Interpretation gilt wie grundsätzlich für alle projektiven Tests die Beachtung der aktuellen Beziehungs- und Übertragungssituation zwischen Kind und Untersucher und die Orientierung am subjektiven Erleben und Verständnis des Kindes. Die Interpretation versucht, unter anderem folgende Aspekte zu erfassen: Störungen in der Beziehung der beteiligten Personen (Mutter-Kind; Vater-Kind; Eltern untereinander; Eltern zum Kind), Einnehmen einer besonderen Stellung; Größenvorstellungen und Machtverhältnisse; Identifikation des Zeichners mit den dargestellten Personen, Erleben von Nähe und Verbundenheit bzw. von Ablehnung und Zurückweisung.

4.6.7 Gütekriterien

Da keine konkreten Auswertungsvorschriften existieren, kann nur die Interrater-**Reliabilität** zur Ermittlung von Auswertungsobjektivität und Reliabilität herangezogen werden. Waser (1986, 93 ff) gibt für eine 1983 in Zürich durchgeführte Studie mit 85 Dreibaumzeichnungen von Kindern zwischen 5 und 15 Jahren, die von fünf erfahrenen und geschulten Ratern beurteilt wurden, einen durchschnittlichen Übereinstimmungskoeffizienten von 0.89 mit einer Standardabweichung von 0.067 an.

In einer Übersicht über bis dahin durchgeführte Untersuchungen verweist Waser (1986, 49 ff) auf folgende **empirische Ergebnisse**: Corboz et al. (1962) bestätigten in einer Pilotstudie an Acht- bis Zehnjährigen, dass die Kinder in diesem Alter besonders häufig ihre Eltern und sich selbst bzw. ihre Familie darstellten. In einem Vergleich des Dreibaumtests mit der Familienzeichnung, dem Scenotest und der Baumzeichnung nach Koch bei 50 Kindern von 5–15 Jahren fand Büchele-Karrer (1974), dass die Aussagekraft des Dreibaumtest bei neurotischen Kindern besonders groß sei. Da das Zeichnen von Bäumen kaum die Loyalität von Kindern aktiviere, sei mit weniger Widerstand als etwa bei Tierzeichnungen zu rechnen, so könnten auch unbewusste Konflikte leichter zur Darstellung kommen.

Gnos (1978) kam in einer Untersuchung an 154 Zeichnungen 8- bis 15-Jähriger zu dem

Ergebnis, dass Obstbäume mit Abstand am häufigsten gemalt wurden und dass nicht unbedingt Familienmitglieder, sondern die Personen, die im Alltagsleben des Kindes eine Bedeutung hatten, dargestellt wurden. Aus der gleichen Studie berichten Corboz & Gnos (1980) auffallende Ähnlichkeiten der unabhängig voneinander erstellten Zeichnungen von Geschwistern als Hinweis auf die Zuverlässigkeit des Dreibaumstests, auch wurden die Bilder von Kindern aus gestörten Familienverhältnissen ausnahmslos als auffällig beurteilt.

In der genannten Studie von Waser (1986, 103 ff) waren keine typischen Merkmalsunterschiede zwischen den Bäumen innerhalb der Zeichnungen zu finden, während sich die Merkmale der Bäume verschiedener Zeichner deutlich unterscheiden ließen. Als signifikante Ergebnisse ergaben sich: Der Vaterbaum beanspruchte in der Regel den meisten Platz, der Kindbaum wurde am kleinsten dargestellt. Am häufigsten wird der Lebensraum des Kindbaums durch einen oder die anderen Bäume eingeschränkt. Formale Übereinstimmungen der Proportionen von Stamm und Krone zueinander gab es häufiger zwischen den Elternbäumen oder dem Kind- und dem Mutterbaum, nicht aber zwischen Vaterbaum und Kindbaum.

4.6.8 Fazit

Der Dreibaumtest ist ein offenes, orientierendes projektives Verfahren, das Hypothesen über familiäre Beziehungen aus der Sicht des Kindes erlaubt. Deren Validität muss im individuellen Fall durch den Vergleich mit anderen diagnostischen Ergebnissen, der Anamnese und der erlebten Eltern-Kind-Beziehung bestimmt werden.

4.7 Imagination »Drei Bäume« in der Katathym Imaginativen Psychotherapie

Eine Variante in der Anwendung des Dreibaumtests wurde im Katathymen Bilderleben (heute Katathym Imaginative Psychotherapie) entwickelt (Klessmann 1978, 45; Klessmann 1983, 144 ff; Leuner 1985, 376 ff): Das Katathyme Bilderleben ist eine tiefenpsychologisch orientierte Therapiemethode, die mit inneren, emotional intensiv erlebten (kata thymos (gr.): gemäß dem Gefühl) Bildern in einem dialogischen Austausch arbeitet (Leuner 1985; Horn et al. 2006).

Klessmann führte mit diesem Motiv den systemischen Ansatz in das Katathyme Bilderleben ein. Sie verwendete aus dem Gespräch über die Familie heraus die Dreibaumzeichnung als Ausgangsmotiv für eine Tagtraumsitzung und ließ das Kind in der Katathymen Imagination mit den Bäumen in Beziehung treten. Dies ermöglichte über die statische Darstellung des Dreibaumtests hinaus eine beziehungsorientierte und gefühlsgetragene Handlungsdynamik. Damit werden diagnostische Einsichten (in Bindungsaspekte wie Koalitionen, Hemmungen, Ängste, Macht- und Verfügungsansprüche) erweitert und vertieft.

Mit therapeutischer Anregung und Förderung der Initiative des Kindes kann es seine Wünsche und Bedürfnisse an die Bezugspersonen äußern und in der Imagination symbolisch befriedigen. Die Ich-Aktivität stärkt das Selbst, das Kind macht die Erfahrung, ich kann etwas tun, kann Einfluss nehmen. Es ist dann Teil des weiteren familientherapeutischen Prozesses, diese imaginierten Ansätze in die Realität umzusetzen.

5 Der Sterne-Wellen-Test (SWT) von Avé-Lallemant (1978, 1994)

5.1 Einführung

Der Sterne-Wellen-Test ist ein einfach durchzuführender projektiver Zeichentest mit der Aufforderung, in einen vorgegebenen Rahmen Sterne und Meereswellen einzuzeichnen. Er entstand aus der Beratungspraxis und hat seine Wurzeln in der Ausdruckspsychologie, der Graphologie, der Lebensberatung, der Entwicklungspsychologie und der tiefenpsychologischen Symbolinterpretation. Nach der Autorin gehört er zu den graphischen Ausdrucks- und Projektionstests mit zwei Schwerpunkten: Als Persönlichkeitstest dient er der Erfassung der existentiellen Situation zur persönlichen Lebensberatung; als Funktionstest mit Spielcharakter kann er ab dem Kleinkindalter als Reifetest verwendet werden (Avé-Lallemant 1994, 6). Die Wahl fiel auf Sterne und Wellen als Testaufgabe wegen deren Universalität – jeder Mensch hat ab dem frühen Alter Erfahrungen mit Wasser und dem Himmel – und wegen der Beziehung zur Graphologe: Das Zeichnen von Sternen und Wellen beinhaltet voraussetzungslose Grundelemente des Schreibvorgangs (Form, Bewegung, Raumaufteilung) und ist nach der Autorin so der graphologischen Analyse zugänglich (Avé-Lallemant 1994, 12).

5.2 Historische Anmerkungen

Ursula Avé-Lallemant (1913–2004), Psychologin und Graphologin, hat sich intensiv mit Ludwig Klages auseinandergesetzt. Insbesondere war es ihr wichtig, aus Kinderhandschriften keine negativen Charaktereigenschaften herauszulesen, sondern Schwierigkeiten als »Notsignale« zu begreifen. In zahlreichen Büchern hat sie eine kleine graphische Testbatterie vorgestellt, die neben der Handschrift auch Sterne-Wellen-Test, Baumtest sowie Wartegg-Zeichen-Test beinhaltet. 1980 gründete sie den Studienkreis Ausdruckswissenschaften, der später zum »Verein für Dynamische Graphologie in der Psychodiagnostik (VDGP)« wurde (www.grafologie.ch 14.2.2013). Sie veröffentlichte zur Graphologie, zur Lebens-, Konflikt- und Jugendberatung, zu Kinderzeichnungen und zu den projektiven Zeichentests Baumtest, Wartegg-Test und dem Sterne-Wellen-Test.

5.3 Theoretische Grundlagen

Der Sterne-Wellen-Test beruht auf einem Schichtenmodell der Persönlichkeit, die sich, ihre existentielle Situation und ihre unbewussten Einstellungen symbolisch in der Zeichnung ausdrückt. Meer oder Wasser im unteren Teil des Blattes stehen somit für die Tiefenschicht, das Unbewusste mit seinen verdrängten und Triebanteilen. Die Wellen symbolisieren dann in Heftigkeit und Richtung die Dynamik dieser Lebenskräfte von Ruhe über seelische Bewegtheit bis zur stürmischen Erregung. Der Himmel stellt danach die Personschicht und/oder die überindividuelle Sphäre dar, das Spirituelle oder die Über-Ich-Sphäre mit Normen, Gewissen, Pflichten und Verboten. Sterne und Licht werden als Symbole des Geistes aufgefasst, des Numinosen, als Ideale oder Leitbilder (vgl. Avé-Lallemant 1994, 16; Zöllner 2006, 41 f).

5.4 Indikations- und Anwendungsbereiche

Der SWT eignet sich als Aufwärmverfahren zur Kontaktanbahnung oder gesprächsbegleitend, als Reife- und Entwicklungstest im Kindes-, insbesondere im Vorschulalter, für die Konfliktberatung von Jugendlichen und Erwachsenen, die Verlaufsdiagnostik in Therapien sowie für die medizinische und psychologisch-klinische Diagnostik und Begutachtung. Mehrfach empfiehlt die Autorin, den SWT als ergänzendes Verfahren zur Anamnese und grundsätzlich zusammen mit anderen psychodiagnostischen Verfahren einzusetzen. Vorteilhaft sind dabei die einfache Instruktion und Durchführbarkeit, der spielerische Aufforderungscharakter, die weitgehende Unabhängigkeit von zeichnerischen Fertigkeiten, die interkulturelle Anwendbarkeit und der geringe Material- und Zeitaufwand. Durchführbar als Einzel- und als Gruppentest ab einem Alter von 3–4 Jahren.

5.5 Durchführung

Der SWT erfordert eine ruhige, entspannte Atmosphäre. Bei der Anwendung als Gruppentest sollte sichergestellt sein, dass die Kinder nicht voneinander abschauen. Das Testformular SWT im Format DIN A5 weist einen schwarzen Rahmen auf, in den gezeichnet wird. Ein mittelharter Bleistift, ein Spitzer und ein Radiergummi liegen bereit (nach der Originalinstruktion keine Farbstifte). In unserer Praxis verzichten wir auf den Rahmen und stellen Farbstifte zur Verfügung. Die Aufforderung erfolgt in freier Form.

Jüngere Kinder werden gebeten: »Zeichne Sterne über Wasserwellen.«; ab 10 Jahren: »Zeichne einen Sternenhimmel über Meereswellen.«

Es gibt keine Zeitvorgabe, der Test dauert in der Regel nicht länger als 10 Minuten. Wenn Probanden fragen, ob sie auch andere Objekte einfügen dürften, sollte verneinend auf die Instruktion verwiesen werden (a. a. O., 230), was wir allerdings nicht für notwendig halten.

Protokollierung und Nachbefragung waren in der ursprünglichen Version nicht festgelegt. In der Testmodifikation von Zöllner (2006, 40 f) werden das allgemeine (auch das nonverbale) Verhalten, der Verlauf von Arbeitsweise und Zeichenprozess und alle spontanen verbalen Äußerungen festgehalten. Die Nachbefragung erfolgt als halbstrukturiertes Interview in Form eines Gesprächs mit dem Protagonisten über Zeichnung und Zeichenprozess. Der Testleiter spricht dabei auch an, was ihm aufgefallen ist, und regt den Klienten damit zu einer weiteren Auseinandersetzung mit dem eigenen Produkt an. Die Fragen beziehen sich auf Kommentare des Zeichners zu seinem Bild, was ihm besonders wichtig ist, was ihm die Elemente bedeuten, was er besonders gelungen findet, was hätte anders sein sollen und ob er sich vorstellen könnte, in seinem Bild zu sein.

Bei Zöllner (2006) findet sich eine praktische Kurzübersicht (158 ff) sowie ein Protokoll- und Auswertungsblatt mit stichpunktartigen Hinweisen für den Testleiter (163).

5.6 Auswertung und Interpretation

Auswertung und Interpretation des SWT beziehen sich auf formale, schriftpsychologische und inhaltliche Kriterien (vgl. Avé-Lallemant 1994, 27 ff). Die nachstehende Zusammenfassung folgt Zöllner (2006, 44 ff):

Die **formalen Kriterien** betreffen Lösungsformen und Raumstrukturen der Zeichnung:

Lösungsformen: Die **Sachlösung** stellt eine »nüchterne, rationale und rein begriffliche Wiedergabe der gestellten Aufgabe« (44) dar. Der Zeichner ist persönlich nicht engagiert, das Bild hat einen geringen Projektionsgehalt. Die anschauliche, sinnliche **Bildlösung**, oft mit Ausschmückungen versehen, spricht für eine emotionale Beteiligung ohne Hinweise auf tiefergehende Inhalte. Die **Formlösung** ist von Stilisierung, dekorativen oder schematischen Elementen geprägt und weist auf Selbstdarstellung bei Vermeidung emotionalen Engagements durch Intellektualisierung hin. Die **Stimmungslösung** ist gekennzeichnet durch ihre Atmosphäre, durch einen starken emotionalen Ausdruck. Sie drückt eine Erlebnisqualität aus, die unmittelbar emotional ansprechend wirkt. Die **Sinn- oder Symbollösung** enthält »einen symbolischen Hinweis auf Sinngehalte, die im Kontext mit der Lebenssituation des Zeichners verstanden oder gedeutet werden müssen« (Avé-Lallemant 1994, 32) und Hinweise auf Konflikte, Traumata, Belastungen und Sehnsüchte geben können.

Die vier **Raumstrukturen** des SWT sind der Graphologie entlehnt: Das **Gleichmaß** zeigt sich in einer bewusst angestrebten formalen und rationalen Ordnung und Ausgeglichenheit der Zeichnung. Emotionen und Ratio sind ausbalanciert und kontrolliert. Es soll auf Anpassungsbereitschaft, auf das bewusste Annehmen und Bejahen von Ordnungsprinzipien hinweisen. Das **Regelmaß** besteht in zwanghaft anmutender, übergenauer Gleichförmigkeit und Korrektheit, die sich auch in der pedantischen Kontrolliertheit des Zeichenprozesses äußert und einen starken Einfluss des Über-Ichs verrät. **Ebenmaß** beruht auf einer »ungezwungenen, nicht formal angestrebten Balance der Elemente und ihrer Verteilung im Raum. Es stellt sich der Eindruck von Ruhe, Ausgeglichenheit, Gleichgewicht und Unangestrengtheit ein«.

Dadurch kann es auch »als ein Indikator einer gelungenen Selbstentwicklung und der Reife der Ichfunktionen angesehen werden« (Zöllner 2006, 49 f). **Disharmonie** liegt bei einseitiger Raumverteilung mit Verschiebung der Proportionen, Brüchen, Aussparungen und fehlender Ausgewogenheit der Gestaltung vor und verweist auf eine starke affektive Beteiligung bzw. auf den Einfluss von Störungen.

Auf die **schriftpsychologischen Auswertungsaspekte** wird hier nicht weiter eingegangen (ausführlich bei Avé-Lallemant 1994, 57 ff).

Inhaltliche Auswertung

Interpretation der Symbolik nach Zöllner (2006, 62–86) und Avé-Lallemant (1994, 52–57):

- **Himmel:** Der Nachthimmel steht für das geheimnisvolle Unbekannte, das Ängstigende, das Unbekannte; subjektstufig für das eigene Unbewusste, noch Unklare, unseren Schatten.
- **Sterne** verkörpern in der Mythologie die Ewigkeit, die höheren Mächte, die Verstorbenen. Sie leuchten uns in der Nacht und symbolisieren daher Hoffnung, Liebe und (als Leitstern) Ziele, aber auch überhöhte Ideale (»nach den Sternen greifen«). Ein einzelner Stern kann als Mittenstern besondere (narzisstische) Bedeutung haben, besonders stark betonte Sterne können bedrohlich wirken, wie eine belastende Aufgabe, die den Zeichner zu erdrücken droht. Zaghafte, schwache Sterne können auf eine mangelnde Bewältigung geistiger Herausforderungen hinweisen (Avé-Lallemant 1994, 54 f).
- Der **Mond** wurde von vielen Völkern verehrt, meist als Göttin, und steht für das weibliche Prinzip, für Frieden, Milde und Anlehnung, vor allem aber für zyklische Wiederkehr, für Fruchtbarkeit, für Werden und Vergehen, Erneuerung und Tod. Sein Licht symbolisiert das geistige Prinzip in Form von Intuition, Subjektivität, Gefühlen, also auch von Stimmungen und Launen.
- Die **Sonne** als Gegenspieler des Mondes stellt als höchste kosmische Macht das Leben, die Herrlichkeit, das Zentrum des Seins dar. Steht der Mond für die Mutter, so die Sonne für den Vater. Als Feind der Finsternis verkörpert sie Logos, das Göttliche im Menschen, den Intellekt.
- Das **Meer** ist ein vieldeutiges Symbol: Aus seiner Formlosigkeit, seinem Chaos kam das Leben. Seine Tiefe ist unergründlich, es symbolisiert die Welt der Gefühle, das Unbewusste, aus ihm können sich unversehens Stürme, Aggression, Gewalt und Zerstörung entwickeln. Seine immerwährende Bewegung enthält alle Möglichkeiten, hinter seinem Horizont liegen ferne Länder, Abenteuer, die Freiheit. Das Wasser ist undifferenziert, die erste Form der Materie, Quelle des Lebens, das in ihm auch endet. Wasser trägt, gibt Halt, das Meer verbindet Kontinente miteinander, trennt sie aber auch. »Wasser ist das Symbol für Seelisches« (Avé-Lallement, 1994, 55) und dessen Untergründlichkeit, es steht wie etwa in der Taufe für ein neues Leben, die Wiedergeburt, die Vergebung der Schuld und die Reinheit.
- Die **Wellen** im SWT verweisen in ihrem Ausdrucksgehalt auf die aktuelle emotionale Gestimmtheit, die Affekte des Zeichners. Wellen sind Ausdruck von Energie, die sich auch aufschaukeln kann, sie symbolisieren Rhythmus, ewiges Auf und Ab, Bewegung und Lebhaftigkeit, aber auch nicht beherrschbare Kräfte und Zerstörung. Oberflächliche Wellen können Unbeständigkeit und Illusion verkörpern.
- **Fische** oder andere Lebewesen im Wasser können als Verkörperungen der Triebwelt, der Lebendigkeit verstanden werden, je nach Art und Ausdruck gefährlich, rettend oder unbekümmert und verspielt. Der Fisch ist ein Symbol der Fruchtbarkeit,

des Ursprungs, des Lebens, aus christlicher Sicht auch der geistigen Nahrung.
- Das **Schiff** als polares Symbol verkörpert Aufbruch, Unterwegssein, Abenteuer und Freiheit. Es ist aber auch ungeborgen, Wind und Wellen ausgeliefert, es kann auf Grund laufen oder sinken und verkörpert so das Scheitern einer Hoffnung. Wichtig ist seine Fahrtrichtung und ob sich der Zeichner vorstellt, dass er mit ihm unterwegs ist und zu welchem Ziel.
- Die **Insel** ist einerseits ein rettender, vielleicht paradiesischer Zufluchtsort ohne Sorgen und Leid, andererseits auch ein kaum erreichbarer, vom Nichts umschlossener Bezirk des Rückzugs und der Isolation, vielleicht des Verloren-Seins. Der Gegenpol der haltgebenden und -tragenden Verbundenheit ist das Festhalten, die Einengung und das Verhaftet-Bleiben, das Nicht-weg-Können, Nicht-loslassen-Können, der Verzicht auf Freiheit.
- Das **Ufer** ist die Übergangszone vom Wasser zum festen Land, dem festen Boden unter den Füßen, und kann als solches die Realität des Lebens gegenüber der emotionalen Welt und der Tiefe symbolisieren. Dieser Übergang kann sanft und fließend als Strand oder schroff und abweisend oder bedrohlich in Form eines Felsens gestaltet sein, gegen den die Brandung anwütet, dann vielleicht als (äußerer oder innerer) Widerstand gegen lebendige Impulse zu verstehen. Klippen bieten einen Überblick über die Gefühlswelt des Wassers, verkörpern aber auch aktuelle Gefahren, die umschifft werden wollen oder müssen, an denen man aber auch scheitern kann. Ein Leuchtturm kann da als warnende Lichtquelle oder als Orientierung und Hinweis auf den sicheren Hafen gute Dienste leisten.
- **Pflanzen und Bäume** können je nach Ausdrucksgehalt für Gefahren an Land stehen, etwa als Dschungel, oder für Frieden, Wachstum und Gedeihen.

Die **Raumsymbolik** des SWT (vgl. Avé-Lallemant 1994, 37 ff; Zöllner 2006, 51 ff) orientiert sich an dem für Zeichentests üblicherweise verwendeten tiefenpsychologischen Interpretationsschema (▶ Kap. III, 1.2.3). Die folgenden Hinweise beziehen sich daher vor allem auf die Besonderheiten der Raumgestaltung im SWT:

- Die Raumsphären Himmel und Meer sind im SWT grundsätzlich vorgegeben, nicht aber ihre Ausgestaltung. Nicht festgelegt ist im SWT die horizontale Ausrichtung. Die Mitte des Blattes gilt als »räumliches Integrationsziel« (Avé-Lallemant 1994, 39), auf das hin sich Himmel und Wasser von gegensätzlichen Richtungen aus orientieren.
- Die Interpretation des SWT beachtet die Ausdehnung der einzelnen Raumzonen (Horizontale, Vertikale, Mitte) in Verbindung mit ihrer inhaltlichen Betonung. Daraus ergeben sich folgende Varianten: ausgewogenes Verhältnis der Bereiche, Dominanz des Himmels, Dominanz des Meeres. In der Mitte: Horizontberührung, Zwischenraum, Absperrung und Überschneidung. In der Horizontale kann die Mitte, links oder rechts betont sein.
- **Oben** als die Sphäre des Geistigen, Überpersönlichen, des Gewissens und der Ideale, der Freiheit, der Phantasie und der Wünsche wird repräsentiert durch Himmel und Sterne. Der Konflikt dieses Bereichs besteht in der Ambivalenz der Freiheit, die einen offenen Möglichkeitsraum eröffnet, damit aber auch die Erdung und Realitätsverbindung aufhebt und den Menschen mit dem Mangel an Halt und Orientierung überfordern kann.
- **Unten,** symbolisiert durch Wasser, Meer und Wellen, steht für die Tiefe, den Existenzgrund und Lebensursprung, das Unbewusste und seine bedrohlichen Inhalte, aber auch für Erdung, Kreativität und Lebendigkeit.
- **Die rechte Blatthälfte** steht für die Zukunft, Tatkraft, den Bezug zur Umwelt,

Extraversion, Aufgabenorientierung und Zielvorstellungen. Die Ambivalenz des Handelnden besteht in der Möglichkeit des Erfolgreich-Seins gegenüber dem Zwang, unabhängig vom Einsatz Erfolg haben zu müssen, und der Angst zu versagen.
- Wo rechts Zukunft und die Öffnung zu den anderen bedeutet, steht **links** für Vergangenheit, Identität, Rückzug und Intimität. Der zugehörige Konflikt ist derjenige zwischen Selbstbezogenheit, Bewahren, Retention und dem Festhalten an vertrauten Bindungen gegenüber der Öffnung zu Neuem, dem Anderen, zur Veränderung.
- Im **Blattzentrum** stellt sich das Selbst dar. Hier werden Identitätsfragen, Selbstreflexion und die Frage: »Wo stehe ich?« versinnbildlicht. Die Gegenwart und ihre Fragen von Beharren oder Verändern stehen im Schnittpunkt zwischen Vergangenheit und Zukunft. Erlebe ich mich eingeengt durch alte Bindungen oder belastet durch neue Anforderungen? Wie viel Raum bleibt mir, wie viel brauche ich für mich selbst?
- Der **Horizont** und seine Gestaltung erfordert im SWT besondere Aufmerksamkeit. Er stellt die Schnittlinie zwischen verschiedenen Elementen bzw. symbolisierten thematischen oder Persönlichkeitsbereichen dar. Hier geht es um Abgrenzung, um Selbstkontrolle und Rationalität, vielleicht um Entfremdung von wichtigen Bereichen des Selbst. Der Gegenpol ist Durchlässigkeit, mangelnde Abgrenzung nach innen oder nach außen, vielleicht um Überflutung durch Ideen oder Affekte, um einen Mangel an Selbstschutz und um erhöhte Verletzlichkeit.

Die Auswertung erfasst die **Relation zwischen den Raumfeldern**: Welcher Bereich dominiert, welcher wird damit zwangsläufig vernachlässigt oder eingeengt? Welche symbolische Bedeutung kann das haben, welche Erlebens-, Motivations-, Handlungs- und Beziehungsbereiche könnten sich darin ausdrücken? Dabei ist zwischen räumlicher und inhaltlicher Dominanz zu unterscheiden, die sich nicht decken können. So kann etwa ein Bereich, der wenig Raum einnimmt, durch hinzugefügte Symbole, Schattierung oder Schwärzung, die Strichstärke oder durch andere Merkmale dennoch betont und damit unterschwellig dominant sein; je nach Kontext als Kraft- oder als Störquelle.

Zusammenfassend kann der SWT somit Hinweise liefern, in welchen Bereichen der Lebens- und Erlebniswelt des Zeichners aktuelle Belastungen, Anforderungen, Fragen vorliegen mögen und wie er diese erlebt. Die Akzentuierung bzw. Dominanz der Raumdimensionen der Zeichnung dient dabei als Orientierung zwischen den Polen »Innen und Außen, Selbst und Welt, Vergangenheit und Zukunft, Erleben, Reflektieren und Handeln« (Zöllner 2006, 53).

Ein **Fallbeispiel** illustriert den emotionalen Gehalt einer SWT-Zeichnung:

Das siebenjährige Mädchen wird wegen länger bestehender massiver Ängste, Trotz, Sozialstörungen und aggressiver Zwangsgedanken vorgestellt. Die Ehe der Eltern ist schlecht, die Mutter leidet an einer Angststörung, der Vater ist wegen Drogendelikten inhaftiert. Die Begabung ist durchschnittlich, das projektive Material spricht für eine starke Sehnsucht nach dem Vater, erlebte Hilflosigkeit, den Wunsch nach gemeinsamen Erlebnissen in der Familie, vor allem aber für eine weitgehende Abspaltung der Gefühlswelt.

Sie äußert sich nur äußerst knapp zu ihrem Bild: »Das sind Sterne und Wellen. Die Sterne sind auf dem Himmel.« Die wenigen Sterne malt sie mit dem Goldstift, die Wellen in einem Blau, das ins Lila spielt. Die Zeichnung strahlt Einsamkeit, Leere, Verloren-Sein aus. Sie ist aufs Notwendigste reduziert, die Elemente wirken unverbunden, ein Hinweis auf eine

Bindungsproblematik, der Raum wird nicht genutzt, das Kind kann sein Potential offenbar nicht umsetzen. Das Meer scheint bewegt, die Sterne wie auf der Flucht, zugleich hat das Bild etwas Statisches, Lähmendes, Hoffnungsloses. Ein verlorenes Kind.

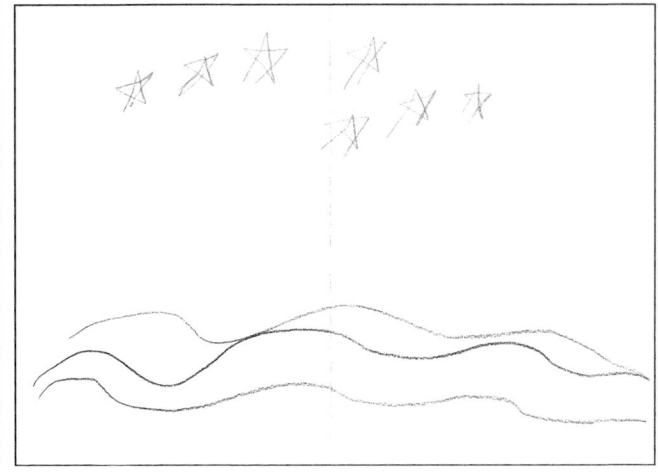

Abb. III.20:
SWT eines siebenjährigen Mädchens aus hochproblematischen familiären Verhältnissen

5.7 Gütekriterien

In der 2. Auflage des SWT von Avé-Lallemant (1994) finden sich 119, in dem Buch von Zöllner (2006) 66 kommentierte Testzeichnungen, die als Beispiele für die Auswertungsprinzipien dienen können. Avé-Lallemant teilt in mehreren nicht weiter ausgewerteten Tabellen prozentuale Häufigkeiten von 721 Zeichnungen aus Kindergärten zum SWT als Funktionstest mit, die sich lediglich darauf beziehen, in welcher Altersstufe in Halbjahresschritten von 3–6½ Jahren die Testinstruktion aufgenommen und teilweise oder ganz umgesetzt wurde und ob zusätzliche Elemente in der Zeichnung vorkamen. Zum SWT als Ausdruckstest werden, unterteilt nach Altersgruppen und Geschlecht, die prozentualen Verteilungen von 3001 SWT-Zeichnungen 6–18-jähriger Grund- und Oberschüler auf die Lösungsformen (Sach-, Bild-, Stimmungs-, Form- oder Sinnlösung), auf die Betonung (oben, unten, Mitte, Mitte leer) und auf Zutaten angegeben. Untersuchungen zur **Objektivität, Validität und Reliabilität** des SWT legt auch Zöllner nicht vor. Sie betont (2006, 43) die Subjektivität des SWT als eines Verfahrens »zur umfassenden Einschätzung einer Persönlichkeit mit ihren aktuellen Konflikten«, verweist aber auch auf die Notwendigkeit von Intervision und weiterer Forschung, um die Ergebnisse an gesicherten Verfahren zu überprüfen (2006, 157).

5.8 Fazit

Der Sterne-Wellen-Test ist ein einfach durchzuführender, kulturunabhängiger projektiver Test, der sehr wenig Zeit- und Materialaufwand erfordert und ab dem Alter von etwa 4 Jahren eingesetzt werden kann. Die Auswertungskriterien sind nicht scharf voneinander zu trennen, die tiefenpsychologische Interpretation ist wie bei den meisten projektiven Verfahren subjektiv und beruht vorwiegend auf der Erfassung der Symbolik. Angesichts der Einfachheit des Tests ist vor jeder Überinterpretation zu warnen. Er eignet sich gut vor allem bei Kindern zur Einleitung eines Gesprächs und Einstimmung auf weitere Diagnostik, sollte aber nur im Sinne eines heuristischen Vorgehens zusammen mit anderen, auch objektiveren Methoden verwendet werden.

6 Der Wartegg-Zeichen-Test (WZT) von Wartegg (1939)

6.1 Einführung

Der Wartegg-Zeichen-Test ist ein athematischer projektiver Gestaltungstest, der acht quadratische, schwarz umrandete, in zwei Reihen angeordnete Felder vorgibt. Sie enthalten unterschiedliche Zeichen, die vom Probanden zeichnerisch in beliebiger Weise fortgeführt werden sollen. Die Grundlagen des WZT entstammen der Graphologie, der Phänomenologie, der Ganzheitspsychologie der Leipziger Schule, der Gestaltpsychologie und der Psychoanalyse. Nach Warteggs Schichttheorie soll das je spezifische Aufgreifen und Weiterführen des Anmutungsgehalts der Vorlage Hinweise auf Antriebe, Empfindungen, Reflexion, Sinnbezüge und deren gegenseitige Wechselbeziehungen geben.

Die Bezugsquelle des Wartegg-Zeichen-Tests (WZT): Testzentrale Göttingen, Herbert-Quandt-Str. 4, 37081 Göttingen, Tel. (0551) 999-50-999, www.testzentrale.de.

6.2 Historische Anmerkungen

Ehrig Wartegg wurde 1897 in Dresden als Kind österreichischer Eltern geboren. Als Gefreiter in der Österreichisch-Ungarischen Armee wurde er 1915 an der Ostfront ernsthaft verwundet. Nach dem Ersten Weltkrieg studierte er Komposition bei Karl Böhm und Kurt Striegler und begegnete führenden Komponisten und Musikern seiner Zeit wie Strauß, Hindemith und Strawinsky. Als Komponist erfolglos, interessierte er sich für Psychologie und Philosophie und besuchte ab 1922 die »Schule der Weisheit« von Herman Keyscrling in Darmstadt, eines der geistigen Zentren der Weimarer Republik, wo er mit fernöstlichem und psychoanalytischem Gedankengut in Berührung kam. Er unterzog sich einer Psychoanalyse bei Margarete Stegmann und bei Benedek und war psychotherapeutisch tätig, konnte jedoch ohne akademischen Grad nicht Mitglied der Deutschen Psychoanalytischen Gesellschaft werden. Persönliche Begegnungen mit Künstlern der Modern Art wie Paul Klee und Wassily Kandinsky in dieser Zeit dürften die Entwicklung des WZT ebenso beeinflusst haben wie die Strichzeichnungen des »Buchs der Wandlungen« I Ging. 1927 begann er mit dem Studium der Psychologie in Dresden und wechselte 1929 zu Felix Krüger an die Universität Leipzig, dem Zentrum der Gestaltpsychologie. Hier begann er mit den Studien zum Wartegg-Test. 1932 wurde er Assistenzprofessor in Leipzig. Wartegg entwickelte noch einen Erzählungstest und zusammen mit August Vetter einen Auffassungs- oder Deutungstest (Guggenbühl 2007, 15). Um Problemen wegen seiner Kontakte zur »jüdischen« Psychoanalyse und der tschechischen Staatsangehörigkeit zu entgehen, wurde er 1933 deutscher Staatsbürger und trat in die NSDAP ein. 1939 veröffentlichte er seine Dissertation »Gestaltung und Charakter«, die sich damit befasste, wie sich die Haupttypen der politisch korrekten Ganzheitspsychologie (ganzheitlicher, einzelheitlicher und gestalterlebender Typus) in typischer Weise in den Zeichnungen seines Tests äußern. Obwohl er in seinen Schriften psychoanalytisches Gedankengut vermied, musste er 1939 die Universität verlassen und war als Psychologe am Arbeitsamt Erfurt tätig. In seinem Entnazifizierungsprozess verlor er wegen der Parteizugehörigkeit die Zulassung als Psychologe (bis 1949). Nach dem Krieg blieb Wartegg in Ostdeutschland und setzte sich für seine Rehabilitation und die Anerkennung und internationale Verbreitung seines Tests ein. Ab 1950 arbeitete er als Psychotherapeut an der Abteilung für Psychotherapie und Neurosenforschung am Haus der Gesundheit in Ostberlin. Die Reflexpsychologie von Pawlow war von Stalin zur offiziellen marxistisch-leninistischen Psychologie erklärt worden. In seiner Veröffentlichung von 1953 vermied Wartegg jetzt seine früheren ganzheits- und gestaltpsychologischen Gedanken und bemühte sich darum (abgesehen von Elementen der Tiefenpsychologie), die Theorie des WZT mit Pawlow in Einklang zu bringen. Er konnte mit Einschränkungen in den Westen reisen und internationale Konferenzen besuchen, was die Verbreitung des WZT in Westeuropa beförderte. Wartegg ging 1960 in den Ruhestand und starb 1983 (Quellen: Roivainen 2009; Lockot 2000).

6.3   Theoretische Grundlagen

Warteggs Verständnis der Persönlichkeit beruht auf dem seinerzeit verbreiteten Schichtenmodell des Charakters, das sich am Aufbau des Gehirns orientiert und in verschiedenen Varianten verwendet wurde, etwa von Freud mit der Aufteilung Es – Ich – Über-Ich oder von Lersch mit der Unterscheidung von endothymem Grund (Lebensgefühl, Selbstgefühl, Affekte und gerichtete Gefühle) und rationalem Oberbau (Willen und Intellekt). Das sich ergänzende Zusammenspiel beider Schichten (Triebe, Affekte, Gefühle, Gedanken) mit der Vitalität als psychodynamischer Gesamtenergie bildet den Charakter verstanden als Gesamtgefüge der individuellen Besonderheit eines Menschen (Dorsch Lexikon der Psychologie, Häcker &n Stapf 2004). Eine weitere Grundlage des WZT ist die Ausdruckspsychologie, insbesondere die Graphologie; Wartegg (1953, 9) bezeichnete seinen Test als »graphoskopisches« Verfahren. Auf der Analyse der verwendeten Stilmittel beruht die ausdruckspsychologische Auswertung des WZT. Die minimalisierten, prägnanten Zeichen intendieren nach dem Verständnis des Autors eine Spannung. Die individuelle Art, diese Spannung aufzulösen, beruht auf Persönlichkeitsmerkmalen wie beispielsweise Vitalität, Empfindsamkeit, Aufgeschlossenheit, dem emotionalen Erleben, Geltungsstreben, Willensstärke, Originalität und Genauigkeit.

Für das Verständnis der entstandenen Zeichnung als ganzheitliche Gestalt werden die Gesetzmäßigkeiten der Gestaltpsychologie (Symmetrie, Prägnanz, Geschlossenheit, Stabilität, Nähe, Harmonie etc.) herangezogen, mit denen Wartegg in Leipzig bestens vertraut war. Die Vita Warteggs legt die Annahme nahe, dass neben der Zeichenlehre des I Ging auch die musikalische Kompositions- und Harmonielehre und die abstrakte Malerei wesentlichen Einfluss auf die Entwicklung des WZT genommen haben (vgl. Guggenbühl 2007, Roivainen 2009). Die Interpretation der dargestellten Symbolik schließlich fußt auf dem psychoanalytischen Konzept der Projektion, hier provoziert durch den Anmutungsgehalt der vorgegebenen Zeichen.

6.4 Indikations- und Anwendungsbereiche

Der Wartegg-Zeichen-Test wird verwendet bei Kindern, Jugendlichen und Erwachsenen in der Erziehungs-, Lebens- und Familienberatung, in Personalauslese und Berufsberatung, in Psychodiagnostik und Psychotherapie und in Ergänzung zur Handschrift in der Graphologie. Neben den erwähnten Persönlichkeitszügen kann er Hinweise auf Kreativität, Phantasie, Realitätsbezug, Ehrgeiz und Geltungsstreben, Stressbelastung und Störungen wie Angst, Depressivität oder Zwanghaftigkeit liefern. In der Zusammenschau der Einzellösungen und dem Vergleich mit anderen Verfahren gibt er darüber hinaus Einblicke in die Psychodynamik des Zeichners, den seelischen Reifestand, in seine Motive und Antriebe und die zentralen Abwehrmechanismen, in seine Ressourcen und in Therapiefähigkeit und Prognose (Lutz 2007, 167). Wie jeder projektive Test sollte der WZT nur in Verbindung mit anderen Verfahren eingesetzt werden.

6.5 Durchführung

Die Testvorlage mit den acht Zeichnungen wird dem Probanden zusammen mit einem weichen Bleistift vorgelegt (kein Lineal, Radiergummi nur auf Anfrage). Er wird gebeten, die angefangenen Zeichnungen innerhalb der Kästchen so zu vervollständigen, dass ein sinnvolles Ganzes entsteht. Etwa so, als hätte ein anderes Kind begonnen und dann weggehen müssen und jetzt komme es darauf an, die Bilder fertig zu zeichnen. Die Reihenfolge ist beliebig, sollte aber notiert werden. Wichtig ist zu betonen, dass es alleine auf den Einfall und nicht auf die Ausführung ankommt. Die Testanweisung wird gerade bei jungen Menschen dem Entwicklungsstand angemessen frei formuliert. Am C. G. Jung-Institut in Stuttgart lautet die Instruktion:

»Nimm das vorgegebene Zeichen auf und führe es weiter, so gut du es kannst. Die Reihenfolge kannst du ganz frei wählen. Wenn du magst, dann kannst du jedem deiner gemalten Bilder einen Titel vergeben«.

Registriert werden die Reihenfolge der Zeichnungen, spontane Bemerkungen, die Art der Ausführung und die benötigte Zeit (durchschnittlich 20–30 Minuten).

Die Nachbefragung bezieht sich darauf, welche Bilder als angenehm bzw. unangenehm und als gelungen oder misslungen erlebt wurden und warum, und ist Ausgang für die nähere Exploration der sich ergebenden Themen.

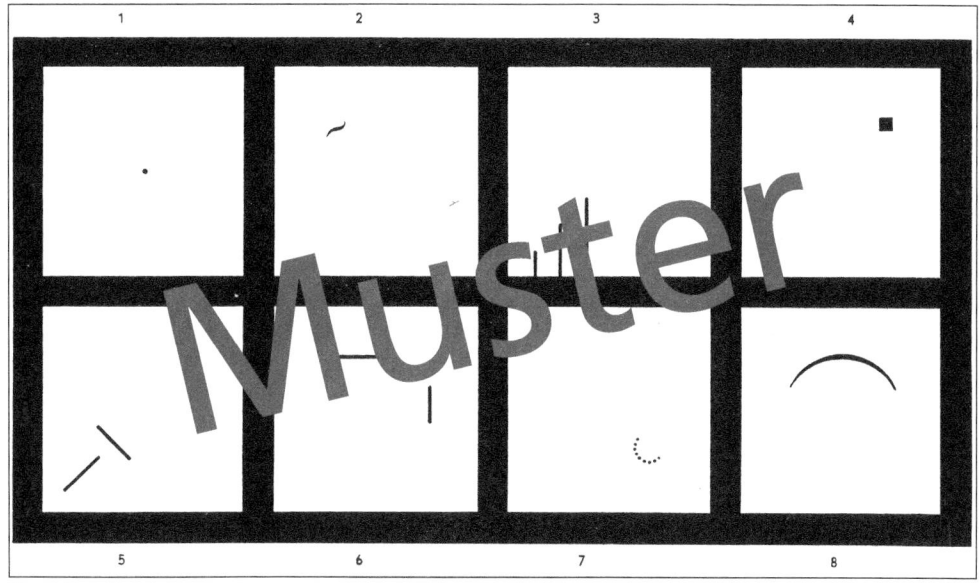

Abb. III.21: Zeichenbogen des Wartegg-Zeichen-Tests WZT (aus: Avé-Lallement 2000, S. 15 © by Hogrefe Verlag GmbH & Co. KG, Göttingen. Nachdruck und jegliche Art der Vervielfältigung verboten)

6.6 Auswertung und Interpretation

Alle bislang veröffentlichten Auswertungssysteme beruhen auf einer formalen und einer inhaltlichen Analyse, allerdings mit Unterschieden in der Schwerpunktsetzung (Übersicht bei Guggenbühl 2007, 13 ff). Hier werden diejenigen vorgestellt, die auch für die Psychodiagnostik bei Kindern und Jugendlichen entwickelt wurden.

Warteggs (1953) **formale Analyse** umfasste folgende Einzelauswertungen:

Bildabfolge und Zeit, Schichtprofil (Reizgrundlage, Sinnbezug, Normalreihe und Originallösungen), Qualitätsprofil, Bildgefüge (Perseveration, Assoziation, Verlagerung, Ergänzung), Darstellung und Sinngebung des Bildganzen. Eine »Normalreihe« hatte Wartegg aufgrund der Zeichnungen von 3- bis 6-jährigen Kindern erstellt.

Die inhaltliche Analyse nach Wartegg orientiert sich am Symbolgehalt (Archetypus) der acht Zeichen und weist in Verbindung mit der (formalen) Art der Ausführung auf charakterologische Merkmale hin.

Die **Grundstruktur** des inhaltlichen Interpretationsansatzes von Wartegg: Archetypische Aussage des Zeichens – Thematik – individueller Verarbeitungsmodus wird von allen späteren Autoren zum WZT beibehalten.

August Vetter (1887–1976), Kollege von Wartegg an der Universität Leipzig (die er 1939 ebenfalls aus politischen Gründen verlassen musste), hatte vor dem Studium der Psychologie eine Ausbildung als Graphiker und Zeichner an der Kunstgewerbeschule Elberfeld absolviert. Er verwendete den WZT mit der Kombination aus Bilddeutung und Schriftinterpretation und verbreitete ihn nach dem 2. Weltkrieg als Honorarprofessor in München in Seminaren und Veröffentlichungen (Vetter 1948). Spätere Auswertungsmethoden gehen maßgeblich auf Vetter zurück.

Tab. III.2: Symbolgehalt und Thematik der Zeichen des WZT (aus: Guggenbühl 2007, 14)

Zeichen	Archetypus	Fragestellung	Alternative	
1	Anfang, Mitte, Augenblick, Geworfensein	Selbstfindung, Zentrierung	selbstsicher	entwurzelt
2	Lebenskeim, Regung, Anpassung	Affektivität, Kontakt	erregbar gefühlswarm aufgeschlossen	stumpf kalt verhalten
3	Steigerung, Aufschwung, Übersteigerung, Weite, Tiefe	Strebung, Stetigkeit, intentionale Dimension	gerichtet ehrgeizig stetig weit	ungerichtet depressiv schwankend eng
4	Gefährdung, Dunkel, Nacht, Traum, Angst, Schuld, Tod	Unbewusstheit, Angst-, Zwangs- und Schuldposition	bewusst gefestigt nüchtern	unbewusst gefährdet phantastisch
5	Gegensatz als Widerstand, Durchsetzung	Vitalität, volitive Steuerung	vitalkräftig aktiv entschieden	schwach passiv unentschieden
6	Gegensatz als Trennung, Gliederung	Integration, rationale Steuerung	integriert rational	desintegriert naiv, diffus
7	Witterung, Verfeinerung	Sensibilität, Hingabe Geschmack, Takt	sensibel hingabebereit feinfühlig	derb pervers grob
8	Bindung, Bergung, Harmonie	Gemütsmäßige Fundierung, Ausgeglichenheit	bindungsfähig harmonisch gereift	verhärtet unharmonisch infantil

Auch die **Auswertung von Maria Renner** (1953, 5. Auflage 1975) ist in der Erziehungsberatung entstanden und beruft sich explizit auf das Vorgehen von Wartegg und Vetter. Ihre Auswertung basiert dementsprechend auf der graphologischen Ausdrucksanalyse und deren charakterologischer Interpretation. Sie unterscheidet Form-, Sach-, Bild- und Sinnlösungen und interpretiert die inhaltliche Bildsymbolik nach tiefenpsychologischen Gesichtspunkten. Die Autorin fasst ihre Methode wie folgt zusammen: »Ausgangspunkt für das Verständnis des strukturellen Gefüges ist die seelisch-geistige Grundgestimmtheit, die vergleichbar ist mit der Grundtonart, von der aus eine Melodie erst verständlich wird. Zu fragen ist also nach den dominierenden und den sich davon abhebenden, auffallenden Merkmalen in einem Zeichenbogen, die im Inhaltlichen oder auch im Formalen gegeben sein können« (Renner 1975, 30).

Ausdrücklich auf Vetter (dessen Seminare sie in München besucht hatte) bezieht sich ebenfalls **Ursula Avé-Lallemant**, die den WZT in der Beratungsarbeit mit Kindern und Jugendlichen in Kombination mit dem Baumtest, dem von ihr entwickelten Sterne-Wellen-Test, mit der Tierfamilie und der

Handschriftenanalyse verwendet. Die Publikation von Avé-Lallemant zum WZT enthält eine theoretische Grundlegung von August Vetter (Avé-Lallemant 1978, 2000, 15–32). Von der Autorin stammen ein Kapitel über den WZT bei Kindern und Jugendlichen, zwanzig ausführliche Fallbeispiele und ergänzende Bemerkungen zur Kombination des WZT mit anderen graphischen Tests und seine Anwendung in verschiedenen Bereichen. Ihr Vorgehen bei der Auswertung des WZT wird im Folgenden ausführlicher dargestellt

Avé-Lallemant unterteilt die Auswertung des WZT in einen **formalen und einen inhaltlichen** Teil: Die Zeichnungen werden in fünf aufeinanderfolgenden Einzelschritten analysiert auf:

1. die formalen Zeichencharaktere, die Anmutung der Einzelzeichen;
2. die formale Einordnung der Darstellungen nach Form-, Sach-, Bild- oder Sinnlösungen;
3. die Hauptmerkmale der graphischen Ausführung und
4. die Inhalte und dargestellte Symbolik.
5. Die Synthese stellt die abschließende Zusammenschau der Ergebnisse dar.

1. Die formalen Zeichencharaktere: In den Randfeldern 1, 2, 7 und 8 sind gebogene, in den restlichen Feldern gerade Linien vorgegeben. Die Bogen sollen eher lebensnahe, die Geraden mehr gegenständliche Einfälle hervorrufen.

Zunächst geht es darum, den **Gesamteindruck** zu erfassen: Wirken die Zeichnungen in den acht Feldern karg, nüchtern oder lebendig, dynamisch und phantasievoll? Greift der Zeichner durchgängig den Anregungsgehalt der Einzelzeichen auf, darf auf »empfindsame Offenheit für Umwelteindrücke« geschlossen werden. Übergeht er die Anregungen der Zeichen überwiegend und drückt dem Bild gewissermaßen seinen eigenen Stempel auf, spricht das für eine »dominante Subjektivität«, die auch in anderen Lebensbereichen zu vermuten wäre (Vetter 2000, 15 ff).

Bei jedem **Einzelzeichen** wird untersucht, ob und in welcher Weise der Zeichner seinen Anmutungs- und Aufforderungscharakter aufgegriffen und fortgesetzt oder aber abgewehrt hat: Der Punkt in **Feld 1** legt das Thema Zentrierung nahe, **Feld 2** induziert schwungvolle Bewegung und ein Element des Schwebens. **Feld 3** liefert einen Anreiz zur Steigerung und regt das Thema »Ehrgeiz und Willen« an. Das kompakte schwarze Quadrat am oberen rechten Rand von **Feld 4** droht gewissermaßen herabzustürzen und bietet so eine Verbindung zu den Themen Belastung, Ängste und drohende Katastrophen an. In **Feld 5** scheint ein aufstrebender Impuls abgesperrt, gehemmt zu werden, so dass eine Spannung entsteht, die vom Zeichner aufgelöst werden will. **Feld 6** verlangt geradezu danach, die offenen Linien zu schließen, und legt sachliche oder abstrakte Lösungen nahe. Der punktierte Halbkreis rechts unten in **Feld 7** wird als symptomatisch für »aufgelockerte Zartheit« und damit für Sensibilität, den »animalischen Gegenpol zur Triebhaftigkeit« angesehen (Vetter, a. a. O., 25). **Feld 8** schließlich regt Kindheitsthemen wie Geborgenheit, Schutz und Harmonie an, die in Pubertät und Adoleszenz meist abgewehrt werden.

2. Die formale Einordnung der Darstellungen erfolgt anhand folgender grundsätzlicher Kategorien, die die Autorin auch bei ihrem Sterne-Wellen-Test (▶ Kap. III, 5) anwendet. Die Kategorien können sich natürlich auch überschneiden (Avé-Lallemant 2000, 28 ff). Die Interpretationshinweise orientieren sich an Renner (1975):

Formlösungen können ästhetisch (ornamental) und damit gefühlsnäher oder abstrakt, geometrisch bzw. schematisch und somit tendenziell mehr rational, intellektualisiert, gefühlsabwehrend sein. Sie weisen auf Abstraktions- und Differenzierungsvermögen sowie auf eine introvertierte Einstellung hin.

Bei den sog. **Sachlösungen** unterscheidet die Autorin zwischen der Darstellung von »statischen« Dingen, die mehr Abstand wahrend, und »dynamischen« Gegenständen (Propeller, Treppe, Fahrzeug, Flugzeug), die stärker von Antrieben bestimmt interpretiert werden. Sie sprechen mehr für ein konkretes, praktisches Denken und eine extravertierte, realitätsbezogene Haltung.

Bildlösungen werden als Ausdruck emotionaler Ansprechbarkeit und zeichnerischer Begabung aufgefasst, hier findet sich in der Praxis die größte Variabilität. Unterschieden werden »atmosphärische« (Landschaften, Blumen) und »physiognomische« (Tiere, Menschen, Gesichter) Bildlösungen. Bildlösungen verweisen auf die Beteiligung von Gefühl und Phantasie und die Bezogenheit auf Welt und Mitmenschen.

Sinnlösungen (Symbollösungen) verweisen auf einen tieferen Bedeutungshorizont und können in jeder der anderen Kategorien enthalten sein. Symbolische Darstellungen deuten auf wichtige Motive, ernsthafte Konflikte oder Störungen hin und müssen vor der Geschichte und Lebenssituation des Zeichners (und im Vergleich mit anderen diagnostischen Hinweisen) interpretiert werden. Sie werden in Verbindung gebracht mit der Fähigkeit, Emotionalität und Sinnbezogenheit zu verbinden und verweisen auf einen guten Zugang zu vor- bzw. unterbewussten Anteilen.

3. Hauptmerkmale der graphischen Ausführung:

Avé-Lallemant (2000, 30 ff) wendet geeignete Kriterien der Graphologie auf den WZT an und ergänzt sie durch graphische Merkmale der Flächenbehandlung.

Die **Strichbeschaffenheit** verweist danach auf Empfindsamkeit (zarter Strich) oder auf einen Mangel an Einfühlung, auf innere Anspannung oder auf einen dominanten Willen (fester bzw. derber Strich).

Konturierung und Schattierung: Der konturierende Einzelstrich wird dem Oberbau, der Ebene des Bewusstseins und des Intellekts zugeordnet. Schraffierung und Schattierung sprechen je nach Intensität und Ausmaß für einen stärkeren Einfluss der unbewussten Tiefenschicht.

Die **kompositorische Einfügung** der Zeichnung in das begrenzende Feld »bekundet ein Ebenmaß von Vorstellung des Auges und Tätigkeit der Hand«. Auffallend sind somit Abweichungen wie ein Haften des Impulses an der kleinen Vorgabe, ohne ihm Raum zu geben, oder auch Grenzüberschreitungen, die auf unzureichende Impulskontrolle oder narzisstische Selbstüberschätzung hinweisen.

4. Inhalte und dargestellte Symbolik: Avé-Lallemant verzichtet in ihrem Buch zum WZT auf eine allgemeine Ausführung zur Symboldeutung, vermutlich weil die Zeichen in den acht Feldern offene Reize darstellen, die (anders als etwa beim Sterne-Wellen-Test) nicht bestimmte konkrete Symbole provozieren, so dass grundsätzlich alle möglichen Symbole dargestellt werden können. In den Fallbeispielen demonstriert die Autorin ihre Interpretationsmethode ausführlich.

Allgemeine Hinweise zur Deutung des WZT auf der Symbolebene finden sich in dem unveröffentlichten Arbeitsheft von **Marianne B. Klauser** (2010). Die Auswertungsmethode von Klauser, die sich seit über 30 Jahren mit dem Wartegg-Test beschäftigt und ihn in Seminaren unterrichtet, beinhaltet drei Ebenen, die gemeinsam in die Interpretation einfließen: Formdeutungen zu den einzelnen Wartegg-Feldern, »klassische Wartegg-Merkmale« und Symboldeutungen (Raumsymbolik und Symbolik der Inhalte). Nach Klauser geht es vor allem darum, zu erkennen, welche Wartegg-Merkmale in den einzelnen Feldern vorkommen. Diese können dann in Bezug zu dem jeweiligen Thema des Wartegg-Feldes gesetzt werden.

Klauser verbindet dabei folgende **Aspekte**:

- Wahrnehmung des Aufforderungscharakters

- Reihenfolge der Zeichnungen
- Deutung der Bildgestalt (offen – geschlossen, rund – geradlinig, bewegt – statisch,
- Zeichen (eingebunden oder nicht)
- Formale Analyse (»Wartegg-Merkmale«):
  – Dritte Dimension (Hinweis auf Intelligenz und intellektuelle Verarbeitungsmöglichkeiten)
  – Bewegungsantworten (Phantasie und psychische Verarbeitungsmöglichkeiten)
  – Originalantworten (ungewöhnliche Lösungen: Originalität, Kreativität)
  – Differenzierung (Wahrnehmungspräzision, Ausdrucksvielfalt)
  – Umgang mit Grenzen (Anpassungsfähigkeit vs. Expansion und Ichdurchsetzung)
  – Sorgfalt oder Flüchtigkeit (Bereitschaft zur Anstrengung vs. Passivität und Vermeidung)
  – Druck (Schwäche vs. Vitalität, Anspannung, Angst?)
  – Schattierungen
  – Strichführung.
- Symbolebene
- Inhaltliche Betrachtungsebene nach Vetter und Renner: Form-, Bild-, Sach- oder Sinnlösungen sowie gegenstandsfreie Ausdruckslösungen
- Graphologische Betrachtungsebene

Die **Symbolinterpretation** des WZT geht folgenden Fragen nach:

- Wie wirkt die einzelne Erscheinung in der Wartegg-Zeichnung auf den Betrachter? Welche Gefühle, Empfindungen, Phantasien tauchen dabei auf?
- Lassen sich allgemeingültige, vielleicht auch kulturell gültige Symbole erkennen? (Bei der Suche nach überpersönlichen Deutungen Symbollexikon benutzen.)
- Wie wirkt die gezeichnete Bildgestalt auf die Zeichnerin, den Zeichner selber, welche Assoziationen weckt sie in ihr oder ihm?

Als Deutungsanregungen widmet sich Klauser den im WZT vorgegebenen **Grundformen**:

Kreis: Ein »uraltes Symbol für das gottgewollte Leben, dessen Anfang in den Ursprung zurückkehren muss (weil ohne Anfang und Ende)«, somit Symbol der Ewigkeit. Schutz, Geborgenheit, Zentrierung, Abschluss nach außen. Auseinandersetzung mit sich selbst, schützende Abgrenzung gegen die Außenwelt.

Quadrat, Viereck: Kommt in der Natur kaum vor. Steht für Technik, Ebenmaß, Schutz, Eingesperrt sein, Ordnung, Einengung, Festlegung.

Spirale: Weg, Lebensweg, allmähliche Weiterentwicklung in der Wiederholung, Bewegung zwischen zwei Polen (Introversion – Extraversion).

Kreuz: Entsteht aus einer horizontalen (Erde, mütterliches Prinzip) und einer vertikalen Linie (Dynamik, Aktivität, Hierarchie, Gott). Das Kreuz kann eine Belastung, eine Herausforderung, eine Spannung bedeuten, die nach Lösung verlangt.

Zusammenfassend warnt Klauser vor der ausschließlichen Deutung des WZT auf der Symbolebene. Die beschriebenen Deutungsmöglichkeiten sollen immer in Bezug zur präzisen Erfassung des Aufforderungscharakters der jeweiligen Zeichen sowie zur Deutung der Wartegg-Merkmale gesetzt werden.

Den Einzelzeichen lassen sich folgende **Themen** zuordnen (n. Avé-Lallemant 2000, 33 ff; Lutz 2007, 166):

- Feld 1: Zeichen der Mitte: Subjektives Erleben, Selbstbewusstsein, Identität
- Feld 2: Zeichen des Schwebenden: innere Beweglichkeit und Lebendigkeit, Kontakt- und Beziehungsfähigkeit
- Feld 3: Zeichen der Steigerung und des Strebens: Initiative, Zielstrebigkeit, Ehrgeiz, Gehemmtheiten
- Feld 4: Zeichen des Lastenden und der Schwere: Verarbeitung von Angst und Belastung

- Feld 5: Zeichen der Spannung oder Dynamik: Umgang mit Impulsen, Affekten und Aggressionen
- Feld 6: Zeichen der Ganzheit und Geschlossenheit: Erleben von Kohärenz; Bezug zur praktisch handelnden Welt, zum konstruktiven Väterlichen.
- Feld 7: Zeichen der Sensibilität: emotionale Ansprechbarkeit, innere Beziehung zur mütterlich-weiblichen Welt
- Feld 8: Zeichen der Geborgenheit: Erfahrungen von Aufgehoben-Sein und der Verankerung in festen Bindungen gegenüber Verloren-Sein und Mangel an Halt

Die Annäherung an das zur jeweiligen Zeichnung passende Symbolverständnis gelingt dem Interpreten somit erst über den **Vergleich** allgemeingültiger mit der spontan geäußerten bzw. mithilfe der im Gespräch mit dem Zeichner eruierten individuell zutreffenden Bedeutung. Gilt etwa ein Kreuz kulturell als christlich-religiöses Symbol, so kann es für ein Kind ein Spielzeugschwert bedeuten, für einen Jugendlichen eine Wegkreuzung darstellen, an der er sich entscheiden muss, oder es symbolisiert für eine erwachsene Frau Schuld, vielleicht aber auch Hoffnung auf Erlösung. Nächtliche Szenen mit Sternen und Mond können auf depressive Tendenzen oder auf eine romantische Sehnsucht hinweisen.

Besonders wichtig ist die **Art und Weise, wie** die Thematik des jeweiligen Zeichens (inhaltlich und formal) aufgegriffen und umgesetzt wird. Jeder der acht Themenbereiche kann in positiver Ausprägung, phasenspezifisch integriert und ausgewogen, in angemessener formaler Ausführung dargestellt werden. Oder aber die angesprochene Thematik wird abgewehrt, nicht aufgegriffen, verleugnet oder ins Gegenteil verkehrt. Dann ist eine Störung anzunehmen und weiter zu differenzieren, ob Hinweise auf Entwicklungsdefizite, auf neurotische Ängste oder Hemmungen oder auf traumatische Belastungen vorliegen.

5. Die Synthese der Einzelkategorien besteht darin, die Beurteilung der formalen und inhaltlichen Analyse miteinander zu verbinden. Der Gesamteindruck, den der WZT macht, wird mit den **formalen** Charakteristika der Einzellösungen verglichen. Dazu gehören auch die Reihenfolge der Bearbeitung und auffällige Unterschiede in der Reaktions- und Bearbeitungszeit. Die Felder des WZT korrespondieren miteinander in formaler Hinsicht: Feld 1 und Feld 4 enthalten sehr kompakte Zeichen, die Felder 3, 4, 5 und 6 gerade Linien, Feld 1, 2, 7 und 8 gebogene Formen.

Inhaltliche Entsprechungen (nach Lutz 2007, 166 f und Avé-Lallemant 2000, 52 ff) finden sich bei folgenden Feldern:

Selbstgefühl: **Feld 1 und 8** geben Hinweise, wie viel Halt und Geborgenheit ein Kind als Grundlage seiner Selbstentwicklung und Identitätsfindung erlebt haben mag.

Kontakt- und Beziehungsfähigkeit: Die **Felder 2 und 8** zeigen eine innere Verbindung insofern, als die Entwicklung der emotionalen Welt, von Einfühlungsvermögen und Sensibilität, entscheidend von den frühen Bindungserfahrungen abhängt. Auch die **Felder 2 und 7** erlauben eine Aussage darüber, wie sich Gefühl und Sensibilität in der Beziehung zu anderen und zur Welt äußern.

Leistung: Steigerung und Spannung in **Feld 3 und 5** stehen in Verbindung mit dem Umgang des Zeichners mit Leistungsanforderungen und Entwicklungsaufgaben. Eine Verbindung zwischen **Feld 3 und 8** besteht darin, dass die Entfaltung von Initiative und Leistungsbereitschaft eine gute Beziehung des Menschen zum Väterlich-Männlichen voraussetzt.

Weltgefühl: In den Lösungen von **Feld 4 und 6**, dem Umgang mit Schwere und Begrenzung, lassen sich nach Avé-Lallemant Hinweise darauf finden, ob und wie einem jungen Menschen der Übergang vom kindlichen Weltbild zu seiner eigenen, reifen Welt- und Werteorientierung gelingt.

Aggression: Die Blockade aus **Feld 5** und die drohende Last aus **Feld 4** verstärken sich gegenseitig. Zusammen gesehen können sie darauf hinweisen, wie Vitalität und Energie mit Widerständen und Belastungen umgehen, ob und inwieweit Aggression angemessen gelebt wird, durchbricht oder durch Ängste und Schuldgefühle gehemmt wird.

Avé-Lallemant (a. a. O., 61 f) verweist auch auf die Möglichkeit, die Zeichnungen fortlaufend von 1 bis 8 (bzw. in der Reihenfolge des Zeichnens) zu lesen, gewissermaßen anhand der thematischen Inhalte der Einzelfelder eine kohärente Psychodynamik zu entwickeln.

Besonderheiten des WZT im Kindes- und Jugendalter

Im WZT junger Menschen spiegeln sich die Ausdrucksmöglichkeiten und Themen, Konflikte und Entwicklungsanforderungen der jeweiligen **Entwicklungsphase**. Auch die formalen Fähigkeiten müssen sich erst entwickeln: So finden sich (Avé-Lallemant a. a. O., 33 ff) bei Kindern im Grundschulalter und der Latenz vorwiegend Sachlösungen. Abstraktionsfähigkeit und Bedeutungsbezogenheit, die Form- und Sinnlösungen ermöglichen, entwickeln sich erst im Verlauf der Pubertät. Als besondere, **für das Jugendalter typische Phänomene** führt Avé-Lallemant (2000, 51 f) die ironisierende Darstellung, die Vogelperspektive und die perspektivische Zeichnung auf:

Die ironisierende Darstellung ist danach besonders häufig in Vorpubertät und Pubertät und spricht für die in dieser Phase des Übergangs typische Tendenz, sich von sich selbst, von der üblichen Sicht auf die Welt und insbesondere von Gefühlen und Betroffenheit zu distanzieren. Ähnlich phasentypisch, nämlich als Hinweis auf die Suche nach Orientierung ist die Zeichnung aus der **Vogelperspektive** aufzufassen. Die perspektivische Darstellung spricht nicht nur (aber auch) für zeichnerisches Können, das der Zeichner auch zeigen möchte, sondern auch für eine sich in der Pubertät anbahnende Fähigkeit zum tieferen Erleben.

6.7 Gütekriterien

Eine positive, angstfreie Übertragungsbeziehung ist bei allen projektiven Tests für die Testdurchführung vorauszusetzen. Das Material des WZT ist standardisiert, die Formulierung der Instruktion dem Alter anzupassen. Die **Durchführungsobjektivität** ist daher als zufriedenstellend anzusehen.

Die **Auswertungsobjektivität** des doch komplexen Tests ist allerdings mäßig. Es gibt unterschiedliche und überwiegend unpräzise, wenig eindeutige Auswertungssysteme, die nicht operationalisiert sind. Dadurch ergibt sich ein großer Spielraum bei der Auswertung. Die international vergleichsweise spärlichen empirischen Untersuchungen wiederum stammen überwiegend aus der Zeit vor 1980 (Übersicht bei Roivainen 2009).

Eine neuere **Studie an 400 WZT-Zeichnungen** von jungen Männern und Frauen in der Schweiz hat Guggenbühl (2007) vorgelegt. Die Zeichnungen aus den Jahren 2003–2006 stammten überwiegend von 20–33-jährigen Bewerbern für die Polizeischule von Basel. Ziel der Arbeit war die Aktualisierung bestehender und die Erstellung neuer Normenskalierungen. Die Auswertung erfolgte für jedes Feld durch je zwei Beurteiler nach folgenden Kriterien: dargestellter Inhalt, Reihenfolge, Bewegung (statisch oder dynamisch), Lösungsform (Sach-, Form-, Bild- oder

Sinnlösung), Aufforderungscharakter (adäquate oder inadäquate Lösung im Sinne von Wartegg) und Titel (konkret oder abstrahierend). Die Ergebnisse werden deskriptiv in »Normentabellen« (mit den ermittelten Häufigkeiten) dargestellt. Wesentliche Ergebnisse (ausführlicher bei Guggenbühl 2007) waren: Bei fast allen Zeichen wurde der Aufforderungscharakter aufgegriffen, lediglich in Feld 8 wurde am häufigsten ein Fahrzeug dargestellt (bei Wartegg noch eine inadäquate Lösung). Die Reihenfolge wird fast immer beibehalten. Die Mehrheit wählte in Feld 2 und 8 eine dynamische und ansonsten eine statische Lösung. Sachlösungen überwiegen bei beiden Geschlechtern mit 53,5 %, gefolgt von Bildlösungen (33 %). Es folgen Formlösungen mit 12 % und mit Abstand Sinnlösungen mit 1,5 %. Der größte Teil der Gesamtstichprobe vergab konkrete Titel. Geschlechtsunterschiede bei einzelnen Zeichen sprechen tendenziell für den eher intuitiven, naturbezogenen Zugang der Frauen zur Welt und den größeren Ehrgeiz der Männer.

Die Ergebnisse von Guggenbühl sind für das Kindes- und Jugendalter nicht als relevant zu betrachten. Polizeianwärter sind wohl nicht repräsentativ für die Schweizer Gesamtbevölkerung.

Zuverlässigkeit: Zusammenfassend liegen die Retest-Reliabiliäten eher im niedrigen Bereich zwischen $r = 0.40$ und $r = 0.60$. Die Zeichenfertigkeit hat einen nicht unerheblichen Einfluss auf den WZT, die Korrelation mit den Zeichennoten beträgt $r = 0.45$ und $r = 0.75$ (Häcker & Stapf 2004, 1026).

Zur **Validität** des WZT gibt es keine befriedigenden empirischen Ergebnisse. Eine Übersicht von Roivainen (2009, 64 ff) über die bis dahin durchgeführten internationalen Untersuchungen zum WZT ergab als einziges bedeutsames Ergebnis eine hohe Korrelation mit der Zeichenbegabung. Es gab keinen signifikanten Zusammenhang der Ergebnisse im Wartegg-Test mit Persönlichkeits-Konstrukten wie Intelligenz, Angst, Bedürfnis nach Zugehörigkeit, Leistungsstreben, Kontaktfähigkeit oder Alexithymie.

6.8 Fazit

Grundsätzlich ließe sich die quantitative Auswertung des WZT empirisch besser absichern, allerdings liegen seine Stärken doch in der einfühlsamen und kreativen Interpretation der inhaltlichen, symbolischen Thematik, die sich einer psychometrischen Kategorisierung derzeit noch entziehen. Der Wartegg-Test basiert auf klinischer Intuition, Einfühlungsvermögen, psychodynamischen Kenntnissen und Erfahrung in klinisch-projektiver Diagnostik. Weitere Forschungen sind durchaus wünschenswert.

7 Weitere orientierende Zeichentests

7.1 Einführung

In Beratungsstellen und Praxen, die mit jungen Menschen arbeiten, werden häufig einfache Zeichnungen und Grafiken als Mittel der Visualisierung und Hilfe bei der Verständigung über einen subjektiv erlebten Sachverhalt verwendet. Dabei handelt es sich um Skalierungen beispielsweise der Symptomausprägung oder von Problemen, mit denen der Klient etwas mitteilt. In die andere Richtung, von Berater zu Klienten, helfen graphische Darstellungen, diagnostische Erkenntnisse oder theoretische Zusammenhänge zu vermitteln, wie etwa den zirkulären zwischen Stress, somatischen Reaktionen und Panik. Auch soziale Beziehungen und Aspekte des Selbstbildes lassen sich auf diese Weise darstellen.

Diese »Tests« zählen nicht zu den projektiven Verfahren im engeren Sinn, den Probanden ist jederzeit bewusst, was sie wie mitteilen. Durch das Zeichnen gewinnt der Dialog etwas Spielerisches, was die Mitteilung auch heikler Themen erleichtern mag. Mit der Kombination von Bild und Text stehen sie auch zwischen den zeichnerischen und den verbal-thematischen Gestaltungsverfahren. Diese »semiprojektiven« Verfahren sind »Ansätze, die emotionalen, die bewussten, die vor-, mit- oder unbewussten Konnotierungen von realen Konstellationen aus dem Leben von Menschen zu erschließen« (Müller & Petzold 1998, 397).

Sie eignen sich auch gut zur Kontaktanbahnung und als Einstieg in ein vertiefendes Gespräch.

Oft sind Autor und Quelle solcher Methoden nicht mehr oder nur ungefähr festzustellen, sie werden auf einem Seminar aufgeschnappt und im Kollegenkreis weitergegeben und verbreiten sich sozusagen unter der Hand.

Als Beispiele sollen der **»Button-Test«**, das **»Soziale Atom«**, das **»Beziehungsrad«** und der **»Problemkuchen«** vorgestellt werden.

7.2 Der »Button-Test«

Der Button-Test ist ein orientierendes, einfach durchzuführendes Verfahren zur Erfassung von Selbstbildaspekten bei älteren Grundschulkindern und Jugendlichen und stammt aus der Integrativen Psychotherapie (Petzold, soweit bekannt unpubliziert; ich danke Heike Bühler-Weidle für den Hinweis auf diesen Test).

7.2.1 Durchführung

Die Materialien liegen auf dem Tisch: Ein Blatt Papier, ein dicker Filzstift, Farbstifte. Der Untersucher malt mit dem Filzstift einen großen Kreis auf das Papier.
Die Instruktion lautet sinngemäß:

»Stell dir vor, du gehst auf ein Schulfest. Am Eingang gibt man dir einen Button, auf den du all das aufmalen kannst, was du möchtest, das die anderen von dir wissen sollen, wie sie dich sehen sollen, worauf du stolz bist bei dir selber.«
Der Patient soll dafür dann Symbole und Farben wählen und in den Button hineinmalen und kann dazu schreiben, wofür was steht.

Wenn er damit fertig ist, dreht man das Blatt um und malt auf die Rückseite ebenfalls einen großen Kreis. Die Aufforderung lautet jetzt:
»Der Button hat auch eine Rückseite, die sieht niemand, kein Mensch kann da hingucken. Und jetzt bitte ich dich, auf die Rückseite all die Dinge und Eigenschaften von dir aufzumalen, die du unter gar keinen Umständen dort zeigen möchtest.«

Die Nachbesprechung dient der Klärung und Erfassung der emotionalen Bedeutung der dargestellten Aspekte und als Ausgangspunkt für ein vertiefendes Gespräch.

7.3 Das »Projektive soziale Atom« (Petzold & Orth 1990, 625 f; Petzold 1996, 206 ff; Müller & Petzold 1998)

Das »Soziale Atom« stellt eine Symbolisierung des sozialen Netzwerks mit den zugehörigen emotionalen und kognitiven Bedeutungen in graphischer Form dar. Der Grundgedanke dürfte auf das Soziogramm von Moreno (1954) zurückgehen, in dem Beziehungen in einer Gruppe durch Abstände und Pfeile dargestellt werden. Im Sozialen Atom können durch die Unterteilung eines Blattes in drei konzentrische Bereiche die sozialen Netzwerke mit ihren belastenden Einflüssen, aber auch in ihren unterstützenden und hilfreichen Aspekten differenziert erfasst werden. Die Kernzone als sozialer Nahraum umfasst die emotional wichtigsten Personen im Leben. In der Mittelzone werden die Personen eingezeichnet, die im Alltagsleben eine Rolle spielen. Die Randzone gehört den Personen, die zwar bekannt und nicht fremd sind, die aber eher weniger persönliche Bedeutung für den Zeichner haben.

7.3.1 Anwendung

Bei Schulkindern und Jugendlichen zur Erfassung der sozialen Beziehungen. Bei jüngeren Kindern ab dem Vorschulalter muss die Instruktion entsprechend angepasst werden.

7.3.2 Durchführung

Benötigt werden Papier, ein dicker Filzstift und Farbstifte. Der Untersucher malt zwei konzentrische Kreise auf das Papier.
Die Instruktion lautet sinngemäß:

»Stell dir vor, du bist ein Atomkern, und dann schwirren da ganz viele Teilchen um dich herum. Jetzt versuch bitte einmal, in den inneren Kreis die Menschen oder Dinge reinzumalen, die dir ganz wichtig sind in deinem Leben. In den zweiten Kreis malst du dann die Menschen oder Dinge, mit denen du häufig zu tun hast. Und außen malst du die Menschen oder Dinge hin, mit denen du auf keinen Fall zu tun haben möchtest. Versuch dabei, für jeden Menschen oder jedes Ding ein Zeichen, ein Symbol zu finden, das passt.«

7.3.3 Auswertung und Interpretation

Nachbesprechung und Interpretation beziehen sich auf Parameter wie Intensität der erwünschten und realisierten Bindung, Reziprozität, Stabilität und weiteren Merkmalen.

Von besonderem Interesse sind das subjektive Erleben der dargestellten Beziehungen und deren destruktive, kontrollierende bzw. unterstützende Qualitäten.

Eine Variante dieser Technik, sicherlich nicht die einzige, ist als »**Beziehungs-Map**« bekannt.

7.4 Das »Beziehungsrad« (nach Fliegel & Kämmerer 2009)

Das Beziehungsrad erweitert die Darstellung der aktuellen sozialen Situation um ihre historische Genese: Dem Klienten wird ein Bogen Papier vorgelegt und er wird gebeten, seinen Namen in die Mitte zu schreiben und einen Kreis darum zu zeichnen. Die weitere **Instruktion** lautet dann:

»Von diesem Kreis zeichnen Sie Linien zu jeder Person, die von Ihrer Geburt bis zum 18. Lebensjahr Einfluss auf Sie hatte, Personen, die sowohl positiven wie negativen Einfluss auf Sie hatten. Zeichnen Sie die Linien umso kürzer und dicker, je stärker der Einfluss war, und umso länger und dünner, je geringer er war. Schreiben Sie neben jeden Namen, welche Position die Person in Ihrem Beziehungsrad hatte, und ein Adjektiv oder kurzen Satz, mit dem Sie die Art ihres Einflusses charakterisieren« (a. a. O., 37).

Bei Jugendlichen ist die Instruktion dem Alter entsprechend anzupassen. Für Kinder und jüngere Jugendliche ist die doch sehr abstrahierte Form der Darstellung eher nicht geeignet.

7.5 Der »Problemkuchen« (Kirn 2009, 84 f)

Der Problemkuchen kann als Visualisierungsmöglichkeit zur Darstellung der Problembelastungen auch schon in der Arbeit mit Kindern eingesetzt werden. Die Probleme werden je nach ihrer Schwere als Kuchenstücke unterschiedlicher Größe in einen Kreis gezeichnet. Der Test hilft, die einzelnen Problembereiche zu differenzieren, den Belastungsgrad zu ermitteln und erleichtert die Auswahl einer konkreten Fragestellung für die diagnostisch-therapeutische Arbeit. Eine Variante ist der »**Problemtopf**« (Görlitz 2009, 69). Dem Kind wird die schematische Zeichnung eines Topfs vorgelegt. Die Instruktion lautet sinngemäß:

»Jeder hat einen Problemtopf, in dem seine Probleme vor sich hin kochen. Probleme sind dazu da, gelöst zu werden, damit der Problemtopf nicht überkocht. Stell dir vor, dass dies dein momentaner Problemtopf ist, in dem du all deine Probleme der letzten Zeit eintragen kannst.«

Das Kind schreibt oder malt seine Probleme in den Topf. Danach kann gemeinsam nach Lösungen gesucht werden. Die Methode lässt sich auch mit den Eltern und der Familie durchführen, dann können die unterschiedlichen Perspektiven miteinander verglichen werden.

7.6 Zeichnerische Darstellung der Symptomatik am Beispiel der Migräne

7.6.1 Einführung

Eine spannende Frage ist die nach dem Zusammenhang von Symptomatik und formalen bzw. inhaltlichen Aspekten der Zeichnungen von betroffenen jungen Menschen. Die Erfahrung im Praxisalltag zeigt (nicht weiter überraschend), dass zwanghaft strukturierte Kinder und Jugendliche oft mit Lineal sehr akkurate, sorgfältig ausgeführte Zeichnungen anfertigen, während beispielsweise Jungen mit ADHS wilde, ausfahrende und chaotisch anmutende, aber nicht selten sehr kreative Bilder malen. Insofern können Zeichnungen den klinischen Eindruck stützen oder infrage stellen.

Mit der Frage, ob Kinderbilder in der Diagnostik von Kopfschmerzen einen Stellenwert haben könnten, befasste sich eine Untersuchung an der Neuropädiatrie der Universitäts-Kinderklinik Göttingen (Rostasy 2005). Die Differentialdiagnose von Kopfschmerzen bei Kindern (Migräne, Spannungskopfschmerz oder sekundäre Kopfschmerzen) beruht im Wesentlichen auf der Anamnese von Kind und Eltern. Eine exakte Beschreibung der Symptomatik fällt aber selbst Jugendlichen schwer. Typisch für die Migräne im Kindesalter sind pochende Schmerzen, Erbrechen, Übelkeit, Schwindel und visuelle Symptome.

Die **Fragestellung** lautete: Lassen sich in Zeichnungen von Kindern mit Kopfschmerzen Hinweise darauf finden, ob eine Migräne vorliegt oder nicht?

7.6.2 Methodik

226 Kinder und Jugendliche zwischen 4 und 19 Jahren, die mit Kopfschmerzen in die neuropädiatrische Ambulanz überwiesen worden waren, erhielten vor der Anamneseerhebung ein weißes Blatt Papier und einen Bleistift. Sie wurden aufgefordert, ein Bild zu malen, das zeigen sollte, wie sich ihr Kopfschmerz anfühlt.

Die Bilder wurden von drei Neuropädiatern danach beurteilt, ob es sich um Migräne oder um eine andere Form handelt. Die klinische Diagnose erhob ein weiterer Kinderneurologe. Anschließend wurden klinische Diagnose und die Beurteilung anhand der Zeichnung miteinander verglichen.

7.6.3 Ergebnisse

Die Zeichnungen von Migränekindern zeigten eindrucksvolle symbolische Darstellungen der Symptomatik. Die pochenden bzw. scharfen Schmerzen wurden durch Hämmer, Spritzen, hochhackige Schuhe, Messer und andere spitze Gegenstände dargestellt. Auch visuelle Symptome wie Gesichtsfeldausfälle oder Blitze und neurologische Begleiterscheinungen wie Kribbeln fanden sich, ebenso der Wunsch, sich hinzulegen:

Demgegenüber waren die Zeichnungen von Kindern mit Kopfschmerzen anderer Genese weniger eindrücklich und spezifisch und enthielten in der Regel keine migränespezifischen Elemente.

7.6.4 Gütekriterien

Im Vergleich zur Anamnese hatten die Kopfschmerzbilder für Migräne nach Angaben des Autors eine Sensitivität (Anteil korrekt identifizierter Migränekinder) von 93,1 %, eine Spezifität (Anteil der korrekt identifizierten Kinder mit anderen Kopfschmerzen) von 82,7 % und einen positiven Vorhersagewert von 87 %. Das heißt, wenn Kinderzeichnungen Hinweise auf typische Migränequalitäten enthielten, konnte die klinische Diagnose einer Migräne in 87 % der Fälle vorhergesagt werden.

Der Autor resümiert für die Praxis, dass Kinderzeichnungen in Ergänzung zu Anamnese und klinischer Untersuchung ein einfaches und hilfreiches Mittel in der Differentialdiagnose der Migräne sein können.

7.6.5 Fazit

Die zeichnerische Darstellung der eigenen seelischen und körperlichen Befindlichkeit ist sowohl diagnostisch hilfreich wie auch als Möglichkeit der Externalisierung und symbolischen Darstellung von schwer Sagbarem ein wesentliches therapeutisches Medium. Ängste, Alpträume, Schmerzen, chronische körperliche Krankheiten, schwierige Lebenssituationen können so ausgedrückt und ins Gespräch gebracht werden. Das gilt nicht nur, aber insbesondere für Kinder, deren sprachliche Möglichkeiten noch begrenzt sind.

8 Zwischen Zeichnen, Spiel und Therapie: Das Squigglespiel von Winnicott (1968/1989)

8.1 Einführung

Abschließend soll noch eine Methode Erwähnung finden, die ausdrücklich kein projektiver Zeichentest ist, auch wenn sie mit Stift und Papier arbeitet: das **Kritzel- oder Schnörkelspiel** von Winnicott.

Das erforderliche therapeutische Rüstzeug »… sind die fest verankerten, in Fleisch und Blut übergegangenen Vorstellungen von den Entwicklungsbedingungen der menschlichen Psyche und die damit verknüpfte Fähigkeit und Bereitschaft, sich auf die vom Patienten selbst nicht verstandenen Mitteilungen einzulassen, auch wenn sie noch so verdreht, ängstigend und zunächst uneinfühlbar sein mögen« (Günter 2003, 32).

Für die vertiefende Auseinandersetzung mit dem Schnörkelspiel empfiehlt sich die 2007 neu aufgelegte Originalarbeit »Die therapeutische Arbeit mit Kindern. Die Technik des Squiggle oder Kritzelspiels« von Winnicott und das reich bebilderte Buch von Michael Günter (2003) »Psychotherapeutische Erstinterviews mit Kindern. Winnicotts Squiggletechnik in der Praxis«.

8.2 Historische Anmerkungen

Donald Woods Winnicott (1896–1971) war ein englischer Kinderarzt und wurde unter dem Einfluss von Melanie Klein Psychoanalytiker. Er blieb dabei immer auch Kinderarzt. Er wurde einer der wichtigsten Vertreter der Objektbeziehungstheorie und hat sich unter anderem mit der frühen Mutter-Kind-Beziehung, dem kindlichen Spiel und den Beziehungs- und den Spielaspekten in der Psychotherapie befasst. Seine optimistische Sicht auf Kinder, seine therapeutische Arbeit in 40 Jahren im Kinderkrankenhaus und in eigener Praxis und seine zahlreichen Veröffentlichungen haben weltweit die Kinderpsychotherapie geprägt. Viele seiner Begriffe sind in die Fachsprache, manche auch in die Alltagssprache eingegangen (»good enough« mother: die »hinreichend gute« Mutter, emotionale Deprivation, Übergangsobjekt).

8.3 Theoretische Grundlagen

Grundlage des Squigglespiels bilden die Psychoanalyse, insbesondere die Objektbeziehungstheorie, und die psychoanalytische Entwicklungslehre. Es verbindet exemplarisch die wesentlichen Aspekte von Winnicotts Lebenswerk: Als Erleichterung der Kontaktaufnahme erlaubt es, auch mit gehemmten und schwer körperlich kranken Kindern in Kontakt zu kommen. Als dialogisches Verfahren entwickelt es sich in der Beziehung zwischen Kind und Psychoanalytiker, die es zugleich im Sinne einer szenischen Inszenierung mitgestaltet. Als Spiel bietet es einen Übergangsraum zwischen Realität und Phantasie, zwischen bewussten und unbewussten Inhalten und der Abwehr. Die Darstellung von Konflikten wird dadurch möglich, dass der Analytiker seine haltgebende Funktion ausübt und der Regression einen begrenzenden Rahmen bietet. Auch wenn »die Interpretation des Unbewußten nicht im Vordergrund steht« (Winnicott 2007, 17), erlaubt es erste Hypothesen, manchmal auch vorsichtige Deutungen, und bereitet so die sich anschließende Psychotherapie vor.

8.4 Indikations- und Anwendungsbereiche

Psychodiagnostik ab dem Kindergartenalter in unterschiedlichen Feldern, insbesondere zur Kontaktanbahnung und Beziehungsaufnahme mit kontaktgehemmten Kindern.

8.5 Durchführung

Das Squigglespiel (Kritzel- oder Schnörkelspiel) besteht darin, dass Kind und Therapeut abwechselnd aus einem Schnörkel des anderen eine Zeichnung gestalten. Mit diesem Spiel entsteht ein Übergangsraum, in dem sich Kreativität, Ideen und Gefühle entfalten können und jeweils vom gleichberechtigten Partner symbolisch aufgegriffen, beantwortet und weiterentwickelt werden. Winnicott sah die Methode ausdrücklich nicht als projektiven Test wie etwa den TAT, der nach bestimmten Vorschriften auszuwerten ist. Günter (2003, 54) betont: »Zentral ist und bleibt beim Squiggle-Spiel, daß die Zeichnung zwar ihren eigenen Stellenwert hat, therapeutische Arbeit letzten Endes aber doch wesentlich auf das Gespräch angewiesen ist.« Es wurde als Variante eines psychoanalytischen Interviews für Kinder von 5–13 Jahren entwickelt und hat als offener Prozess der Begegnung von unbewusst zu unbewusst keine weiteren Regeln. Es ist ein nonverbales Hilfsmittel, das die spontane Begegnung und Beziehungsgestaltung zwischen zwei Menschen erleichtert.

8.6 Fazit

Das »Squiggle« bietet eine einfache Möglichkeit, mit Kindern ab 4 oder 5 Jahren auch dann in Kontakt zu kommen und einen bedeutsamen Dialog zu führen, wenn die kleinen Patienten sehr scheu, abweisend oder tief gestört sind. Mit seinem spielerischen Charakter erleichtert es die Beziehungsaufnahme und Einleitung eines vertiefenden Gesprächs. Es erfordert wenig Aufwand, setzt jedoch die Bereitschaft voraus, sich auf den offenen Prozess eines symbolischen Dialogs einzulassen.

IV Verbal-thematische Verfahren

1	Einführung..	147
	1.1 Definition	147
	1.2 Historische Anmerkungen (vgl. Wittkowski 2011, 299 ff)...............	147
	1.3 Theoretische Grundlagen...	148
2	Wunschprobeverfahren	150
	2.1 Die Wunschprobe von Wilde (1950) und das 10-Wünsche-Phantasiespiel von Klosinski (1988)..	150
	2.2 Der Pigem-Test von Pigem-Serra (1949)	152
3	Satzergänzungstests..	154
4	Die Fabelmethode von Düss (1942, 1956)...	159
5	Der Picture Frustration Test (PFT) von Rosenzweig (1945, 1948, 1950)	164
6	Der Schweinchen-Schwarzfuß-Test (SFT) von Corman (1977/3. Aufl. 1995)...	170
7	Der Thematische Apperzeptionstest (TAT) von Morgan & Murray (1935).....	179
8	Der Kinder-Apperzeptions-Test (CAT) von Bellak & Bellak (1949).............	199
9	Der Schulangst-Test (SAT) von Husslein (1978)	206
10	Der Geschichten-Erzähl-Test projektiv (GETp) von Preuß & Landsberg (1996)	211
11	Der Apperzeptive Situationstest (AST) von Laufs (1990).......................	212
12	Märchentests	213
	12.1 Der Märchentest (Fairy Tale Test) von Coulacoglou (1996, 2010).......	213
	12.2 Märchendialoge mit Kindern von Simon-Wundt (1997)	216

1 Einführung

1.1 Definition

Verbal-thematische Verfahren sind ganz allgemein dadurch gekennzeichnet, dass mithilfe von unbestimmtem Reizmaterial ein Thema vorgegeben wird, zu dem der Proband in sprachlicher Form Stellung nehmen soll. Die thematische Vorgabe kann in Form von Vorstellungen (Wunschprobe), als Anfang von Sätzen (Satzergänzungstest) bzw. Geschichten (Geschichtenergänzungsverfahren) oder in der Vorlage von Bildern (Thematischer Apperzeptionstest) erfolgen. Ziel der Verfahren ist es, aus den Assoziationen, Kommentaren und Geschichten des Probanden inhaltliche Hinweise auf – das angebotene Thema betreffende – Aspekte seiner aktuellen Psychodynamik, seiner Bedürfnisse und Konflikte zu gewinnen, die ihm selbst vielleicht nicht so klar sind oder die er im Gespräch nicht ohne Weiteres offenbaren würde.

1.2 Historische Anmerkungen (vgl. Wittkowski 2011, 299 ff)

Dass sich die Phantasie von Menschen, insbesondere von Kindern, an unbestimmten visuellen Reizen wie etwa Wolkenformationen entzündet und ihnen einen Sinn zu verleihen sucht, ist vermutlich so alt wie die Anfänge der Malerei oder die ersten Versuche, Träume zu deuten.

Die Verwendung von Assoziationen als experimentelle Methode geht auf Francis Galton (1822–1911) zurück, auf dessen Anregung die Assoziationsexperimente von Wilhelm Wundt (1832–1920) beruhen. In die psychiatrische Diagnostik wurde die Methode von dem Psychiater Sommer eingeführt. Die Assoziationsexperimente, die C. G. Jung ab 1901 in der Züricher Psychiatrischen Klinik auf Anregung Bleulers durchführte, wurden außerdem noch initiiert durch die Untersuchungen von William Stern zur Zuverlässigkeit von Zeugenaussagen (Revers 1973, 17 ff). Jung stellte fest, dass die Assoziationen und Erinnerungen seiner Versuchspersonen mit gefühlsbetonten Vorstellungskomplexen in Verbindung stehen. Auf der »Tatsache, dass die durch Anreize hervorgelockten Reaktionen bei Individuen von deren Erlebniskomplex gelenkt sind« (Revers a. a. O., 18), beruht auch das Prinzip der verbal-thematischen Gestaltungstests.

Lange vor dem TAT veröffentlichten Brittain (1907) und Libby (1908) die ersten experimentellen Arbeiten mit Bildkarten, zu denen Geschichten erzählt werden sollten und die sie zur Entwicklungsdiagnostik bei Jugendlichen einsetzten (Kroon 1999, 8 ff; Revers 1973, 19 f). Die Antworten wurden im

Hinblick auf die Formulierung (erste oder dritte Person), Detailreichtum, Länge, imaginative Tiefe und Aussagekraft der Geschichten sowie deren moralische, religiöse und soziale Aspekte analysiert.

Der früheste klinische Bericht über die Verwendung von Bildern zur Evozierung von Geschichten stammt von Schwartz (1932), der jugendlichen Delinquenten acht Bilder mit moralischen Konfliktszenen vorlegte und danach fragte, was ihnen dazu einfiele.

Die Beschäftigung der wissenschaftlichen Psychologie mit diesen Vorgängen dürfte jedoch mit der Arbeit von Morgan und Murray (1935) zum Thematischen Apperzeptionstest (TAT) beginnen, den die Autoren als eine Methode vorstellten, Phantasien aufzuspüren (»A method for investigating fantasies«). 1943 veröffentlichte Murray auf der Grundlage der 3. Version (Serie D) das Handbuch zum TAT in der heute noch gebräuchlichen Fassung. In Ergänzung zum damals verbreiteten Rorschach-Test, der auf die formale Struktur der Persönlichkeit zielte, sollte der TAT die dem aktuellen Erleben zugrunde liegenden Inhalte (Bedürfnisse, Konflikte, Ängste) eruieren. Der TAT fand über die klinische Diagnostik hinaus rasche Verbreitung in den USA und führte zu einer Fülle von Forschungsarbeiten in der Persönlichkeitspsychologie, insbesondere der Motivforschung. Durch Revers nach dem Zweiten Weltkrieg in Deutschland eingeführt, verbreitete sich der TAT in den 1950er Jahren auch hierzulande.

Infolge der aufkommenden Ablehnung von Klassifizierungen und Wertungen in der Psychodiagnostik und der Verbreitung objektiver Messmethoden vor dem Hintergrund des Behaviorismus etwa ab 1970 distanzierte sich zumindest die wissenschaftliche Psychologie in Forschung und Lehre zunehmend von allen projektiven Verfahren, die auch heute im Gegensatz zu psychometrischen Methoden als unwissenschaftlich, subjektiv und willkürlich beurteilt werden. Eine internationale Literaturrecherche von Wittkowski (2011, 302) in der Datenbank PSYNDEXplus erbrachte für den Zeitraum von einschließlich 2000 bis Oktober 2006 für den TAT 15 und für den Picture Frustration Test lediglich eine Publikation. In der klinischen, insbesondere der kinder- und jugendpsychiatrischen und kindertherapeutischen Praxis dagegen haben die verbal-thematischen wie andere projektive Methoden ihren Platz behauptet (Bölte et al. 2000).

1.3 Theoretische Grundlagen

Die theoretische Fundierung der **thematischen Apperzeptionsverfahren** mit dem TAT als Prototyp beruht einerseits auf tiefenpsychologischen Annahmen (Assoziationen zu unbewussten Themen, Identifizierung, Projektion), andererseits auf entwicklungspsychologischen und sozialpsychologischen Vorstellungen über die Formung der Persönlichkeit durch Konflikte zwischen inneren Antrieben und äußeren Milieubedingungen.

Die Konstruktion des TAT in seiner ursprünglichen Form geht von der **Grundannahme** aus, dass sich die Testperson mit einer der dargestellten Figuren (dem »hero«) identifiziert. Die durch das mehrdeutige Reizmaterial hervorgerufenen Assoziationen werden von früheren und/oder aktuell bedeutsamen (bewussten oder unbewussten) Erlebnisinhalten der Testperson mit beeinflusst und auf die Gestalt des »Helden« projiziert. Konflikte entstehen durch das Aufeinandertreffen von individuellen Bedürfnissen (»needs«) und gesellschaftlichen Anforderungen bzw. Zwängen (»press«). Diese Konflikte bestimmen mitsamt der Geschichte ihres Zustandekommens die Erzählungen im TAT. Durch die Einkleidung in eine fiktive Geschichte wird die Zensur umgangen oder abgeschwächt. Im Vergleich der Geschichten einer vorgelegten Reihe von TAT-Tafeln zeigen sich Muster, welche die Lebensthemen der Testperson spiegeln. Murray verband mit dem TAT die Hoffnung, »Röntgenstrahlen ins innere Selbst« schicken zu können (1943, 1).

Eine neuere Konzeption der thematischen Apperzeptionsverfahren betrachtet die Geschichten weder als Ausdruck lebensgeschichtlicher Realität noch als ein Röntgenbild unbewusster Konflikte, sondern als **Narrativ**. Das psychologische Konzept des Narrativs (Sarbin 1986) besagt, dass Menschen ihre Erzählungen anhand der subjektiven Bedeutung und Bewertung von Ereignissen konstruieren und ihnen so einen Sinn und eine Kohärenz verleihen.

»So werden in einer Art persönlichem Lebensroman die Erfahrungen des eigenen Lebens strukturiert, und diese Struktur trägt dazu bei, das eigene Leben als sinnvoll zu erleben. […] Die im Narrativ konstruierte Realität ist kontextabhängig und prinzipiell aus mehreren Blickwinkeln erfahrbar« (Wittkowski 2011, 305 f). Eine Erzählung im TAT beispielsweise kann danach nicht im Hinblick auf die »Wahrheit« interpretiert werden. »Das Kriterium für eine »gute« Interpretation einer TAT-Geschichte besteht demnach darin, ob sie neue Bedeutungen erzeugt, Licht in gegenwärtig Unklares zu bringen vermag und Beobachtungen, die bisher zusammenhanglos erschienen, zu einem sinnvollen Ganzen zusammen zu fügen gestattet« (Wittkowski 2011, 307).

Die theoretische Verortung der thematischen Apperzeptionsverfahren und ihrer Aussagekraft wird mitbestimmt von den **Zielen**, die mit ihrer Hilfe erreicht werden sollen, und den daraus resultierenden Auswertungs- und Interpretationsansätzen. In der Forschung und teils auch in der klinischen Praxis wurde der Murray-TAT und aus ihm abgeleitete Modifikationen beispielsweise zu folgenden Zwecken eingesetzt: Zur Rekonstruktion des Lebenslaufs als Grundlage der Therapie [Thematischer Gestaltungstest (Salzburg) TGT-S, Revers & Allesch 1985]; zur Messung von Leistungsmotivation (Heckhausen 1963), des Anschluss-Motivs (Heyns et al. 1958) und des Machtstrebens (Winter 1973; Schnackers & Kleinbeck 1975); in der Psychoanalyse zur Erfassung der Abwehrmechanismen Negation, Projektion und Identifikation (Cramer 1988). Komplexere Fragestellungen verfolgen der Operante Multi-Motiv-Test (Kuhl 2013) und die Social Cognition and Object Relations Scales (SCORS, Westen 1991), die zur Ermittlung der Zusammenhänge zwischen sozialen Kognitionen und Objektbeziehungen bei Borderlinepatienten entwickelt wurden.

2 Wunschprobeverfahren

2.1 Die Wunschprobe von Wilde (1950) und das 10-Wünsche-Phantasiespiel von Klosinski (1988)

2.1.1 Definition

Die Wunschprobe besteht in der Frage, was der Klient sich wünschen würde, wenn er drei oder zehn Wünsche frei hätte und sich wünschen könnte, was er möchte.

2.1.2 Historische Anmerkungen

Die Wunschprobe wurde zuerst von Wilde (1950) beschrieben. Klosinski (1988, 165) erwähnt als weitere Beispiele die »Robinson-Frage«: »Wen würdest du auf eine einsame Insel mitnehmen wollen?« und die drei Verwandlungswünsche aus dem Düss-Fabeltest (in welche Pflanze, in welches Tier, in welchen Menschen?). Klosinski (1988) schlägt im »10-Wünsche-Phantasiespiel« eine Erweiterung vor, um wichtige Themen anhand von Mehrfachnennungen besser erkennen zu können.

2.1.3 Theoretische Grundlagen

Die Frage, was ein junger Mensch sich wünschen würde, wenn er denn frei wählen könnte, stellt eigentlich nichts anderes als eine Erweiterung der Exploration dar, allerdings mit einer wesentlichen Akzentverschiebung von der Problematik weg in den Bereich der positiven Phantasien, der Bedürfniswelt und der Ressourcen. Klosinski nennt sein Verfahren denn auch »kein ausschließlich projektives Verfahren«, sondern »eine Mixtur aus einem sehr kurzen unstrukturierten Fragebogen mit projektiver Komponente« (1988, 171).

Die Aufforderung führt zur Vorstellung, dass sich etwas ändern könnte, und damit zu einer Art inneren Freude und Neugier. Das lässt sich besonders bei Kindern beobachten, die ja naturgemäß sehr abhängig von anderen sind und nur geringe Einflussmöglichkeiten auf ihre Situation haben. Wünsche können sich auf bestimmte, zu kurz kommende Bedürfnisse beziehen (z. B. dass der Vater mehr Zeit mit mir verbringt), auf die Beendigung schwieriger Situationen abheben (dass die Eltern weniger streiten) oder die Erhaltung von Zuständen anstreben (dass alle in unserer Familie gesund bleiben).

Mit dem Angebot, sich etwas wünschen zu dürfen, werden Problembereiche und Lösungsmöglichkeiten thematisiert, über die im Erstgespräch nur schwer oder – vor allem bei gehemmten, unsicheren oder ängstlichen Kindern – gar nicht gesprochen werden könnte. Aus einer angestrebten Veränderung lässt sich auf aktuelle Belastungen bzw. auf Ängste, nicht selten auch auf narzisstische Größenvorstellungen schließen. Die genannten Themen dienen als Einstieg in und Hilfe zur Fokussierung für das weitere Gespräch mit Kind und Eltern über die Familien- und die Lebenssituation aus der Sicht des Kindes. Klosinski weist darauf hin (a. a. O., 166), dass

»neben altersspezifischen Wünschen, Sehnsüchten und Befürchtungen ganz akute, sehr individuelle Probleme thematisiert werden, die nicht durch direktes oder indirektes Fragen hätten angeschnitten werden können«. Dazu gehören insbesondere Familienbeziehungen, Schule, Freunde, Selbst, Gesundheit und die Zukunft. Das Verfahren zielt auch auf das Erleben von Ich-Aktivität und einer möglichen Lösungsperspektive.

2.1.4 Indikations- und Anwendungsbereiche

Die Wunschprobe dient der Kontaktaufnahme, als Erleichterung und Fokussierung des Gesprächs und sie hilft, von der im Erstinterview üblichen Problemfixierung weg in den Bereich möglicher Lösungen zu kommen. Sie kann mit Kindern ab dem Vorschulalter und mit Jugendlichen wie mit Erwachsenen durchgeführt werden.

2.1.5 Durchführung

In unserer Praxis gehört die Wunschprobe zur Eingangsdiagnostik und wird im Einzelgespräch mit dem Kind bzw. Jugendlichen erfragt. Wir verwenden die folgende Formulierung:

> »Stell dir vor, ein Zauberer (eine Zauberfee) kommt und gibt dir drei Wünsche. Du darfst dir wünschen, was du dir vorstellen kannst. Was würdest du dir wünschen?«

Die Formulierung wird selbstverständlich dem Alter des Patienten angepasst. Werden ausschließlich materielle Wünsche genannt, lautet die ergänzende Formulierung:

> »Du kannst dir wünschen, was du dir vorstellen kannst – aber nichts, was man kaufen kann.«

Wenn die Familienbeziehungen eine Rolle spielen, aber nicht thematisiert wurden, stellen wir noch Zusatzfragen, die sich auf die Familie beziehen:

> »Jetzt darfst du dir noch von jedem in deiner Familie etwas wünschen, was du möchtest. Was würdest du dir von deiner Mutter wünschen? Was von deinem Vater? Was von deinem Bruder/ deiner Schwester?«

Die Antworten werden mitsamt der Reihenfolge wörtlich protokolliert.

Eine Variante stellt das **»10-Wünsche-Phantasiespiel«** von Klosinski (1988) dar. Er legt den Patienten ein vorbereitetes Blatt Papier mit einer Nummerierung von 1–10 vor und bittet sie, 10 Wünsche (bei Jugendlichen: 10 Wünsche oder wünschenswerte Veränderungen) darauf zu notieren.

Die Patienten füllen das Blatt alleine aus, während der Untersucher mit den Eltern die Anamnese erhebt. Die Wunschliste dient für das folgende Gespräch als »Wegweiser und Einstieg in die aktuelle Lebenssituation des jungen Patienten« (a. a. O., S. 166).

Den Vorteil einer längeren Wunschliste anstatt von lediglich drei Wünschen sieht Klosinski darin, dass durch wiederholte Nennungen einer Problem- bzw. Wunschthematik deren subjektive Bedeutung klarer hervortritt und so in Verbindung mit der Reihenfolge eine Gewichtung möglich wird. Die schriftliche Form liefert zusätzlich eine Schriftprobe und lässt so eine erste entwicklungspsychologische Einschätzung der Graphomotorik und Rechtschreibkompetenz zu.

2.1.6 Auswertung und Interpretation

Die Wunschprobe bzw. das 10-Wünsche-Phantasiespiel vermittelt »eine relativ grobe Momentaufnahme der verschiedensten augenblicklichen Problembereiche des Kindes. Es kann dem Untersucher aber wertvolle Einblicke in die Erlebniswelt des Probanden eröffnen und ihm Hinweise für das weitere Gespräch an die Hand geben« (Rauchfleisch 2001, 77 f).

2.1.7 Fazit

Beide Varianten stellen eine Erweiterung und Erleichterung von Kontaktaufnahme und Exploration dar und liefern erste Hinweise auf aktuelle Belastungen und mögliche Lösungsansätze. Sie sind einfach durchzuführen und aktivieren positives Erleben und den Willen zur Veränderung.

2.2 Der Pigem-Test von Pigem-Serra (1949)

(Die folgende Darstellung beruht auf der Beschreibung des Tests in Kos & Biermann 2002, 272 ff.)

2.2.1 Einführung

Der »Test« besteht in der Frage, welches Tier ein Proband sein möchte, welches auf keinen Fall und aus der Begründung für die Wahlen.

2.2.2 Historische Anmerkungen

Die Tierwunschprobe geht zurück auf den spanischen Psychiater Pigem-Serra (1949). Er fragte seine erwachsenen Patienten, was sie sein möchten, wenn sie ein zweites Mal auf die Welt kämen und alles sein dürften, nur kein Mensch, und welche Gründe sie für ihre Wahl hätten.

Der Pigem-Test wurde von van Krevelen (1953) in die Kinderpsychiatrie und Kinderpsychologie eingeführt. Kos und Biermann verwenden die in ihrer »Verzauberten Familie« (s. Teil III, 4.3) dargestellte kindgerechte Variante.

2.2.3 Theoretische Grundlagen

Die Wahl bzw. Ablehnung eines Tiersymbols bringt eine (positive oder negative) Identifizierung mit bestimmten Aspekten zum Ausdruck. Pigem-Serra unterschied Kompensationsantworten, welche einen Konflikt der Patienten anzeigen (so möchte ich sein, so bin ich aber nicht), von Bestätigungsantworten, die seinem Wesen entsprechen (so fühle ich mich). Die Klärung, worum es sich handelt, erfolgt im Gespräch über die Gründe für die Wahl.

2.2.4 Indikations- und Anwendungsbereiche

Kos und Biermann verwenden die Tierwunschprobe als Ergänzung zur Exploration im Rahmen der »Verzauberten Familie« (s. S. 106). Sie lässt sich auch im Rahmen eines Erstinterviews, zur Erleichterung der Kontaktaufnahme und in Verbindung mit anderen Techniken wie der Wunschprobe einsetzen.

2.2.5 Durchführung

»Wenn du dich in ein Tier verwandeln könntest, welches Tier würdest du am liebsten sein und warum?«
»Welches Tier möchtest du aber nicht sein und warum nicht?«

2.2.6 Auswertung und Interpretation

Positive Wahlen sprechen für eine Identifizierung des Kindes mit einzelnen Aspekten des gewählten Tieres. Die symbolische Bedeutung ist in der Regel mehrdeutig: Der Löwe ist der König der Tiere, aber auch ein gefährliches Raubtier. Die Maus ist ängstlich, kann sich aber auch gut verstecken und findet den Käse. Das Schwein macht sich schmutzig, ist aber auch ein Glückssymbol und kann für mütterliche Eigenschaften stehen. Der Elefant ist stark und groß, aber auch dickfellig und trampelt alles kaputt. Überwiegend negativ besetzt sind in der Regel Insekten, aber auch hier gibt es positive Aspekte: Die Spinne hat Geduld und hält fest, was sie einmal hat, die Ameise ist sozial und sehr stark im Verhältnis zu ihrer Größe.

Nur das Gespräch mit dem Kind über seine individuellen Konnotationen kann entscheiden helfen, ob seine Wahl bzw. Ablehnung mit einem kompensatorischen Wunsch, mit einer Angst oder mit Ambivalenz zu tun hat. Dabei müssen Entwicklungsaspekte und ggf. spezielle Erfahrungen mit bestimmten Tieren beachtet werden. So wählen jüngere Kinder eher den kuscheligen und schutzbedürftigen Hasen und lehnen starke, aber gefährliche Tiere ab. Ältere Kinder bevorzugen den Vogel als Symbol der Freiheit (Kos & Biermann 2002, 273).

2.2.7 Gütekriterien

Für die Tierwunschprobe gibt es keine Gütekriterien. Kos und Biermann (2002, 272) berichten über die Auswertung von 500 Pigem-Tests, bei denen mehr als zwei Drittel der Kinder zwölf Tiere wählten. Nachstehend die positiven Wahlen in der Reihenfolge der Häufigkeit: 1. Katze; 2. Pferd; 3. Löwe; 4. Vogel; 5. Elefant; 6. Hund; 7. Affe; 8. Tiger; 9. Adler; 10. Reh; 11. Hase; 12. Schlange.

Die abgelehnten Tiere waren, ebenfalls nach Häufigkeit geordnet: 1. Maus; 2. Löwe; 3. Schlange; 4. Krokodil; 5. Fliege; 6. Tiger; 7. Elefant; 8. Ameise; 9. Affe; 10. Schwein; 11. Spinne; 12. Insekt.

Der Vergleich zeigt, dass manche Tiere wie der Löwe und Tiger wegen ihrer Stärke bevorzugt, andererseits wegen ihrer Gefährlichkeit abgelehnt werden.

2.2.8 Fazit

Die Tierwunschprobe kann als Einzeltechnik oder besser im Verbund mit anderen projektiven Verfahren zur Kontaktvertiefung, zur Erweiterung der Exploration und zum näheren Kennenlernen eines jungen Menschen mit Gewinn eingesetzt werden. Aussagekraft gewinnt sie nur in Verbindung mit anderen Verfahren.

3 Satzergänzungstests

3.1 Definition

Die Fertigstellung angefangener Sätze ist eine assoziative Methode und gehört in der Testpsychologie zu den verbalen Ergänzungsverfahren. Die Aufgabe besteht darin, angefangene Sätze möglichst spontan zu vervollständigen. Satzergänzungstests werden in der Sozial-, der Markt- und Meinungsforschung und in der klinischen Psychologie, verbreitet in der Psychodiagnostik bei Kindern und Jugendlichen verwendet. Eine offizielle Form für die klinische Psychodiagnostik liegt nicht in Druckform vor, auch nicht in den großen Testkatalogen (Rauchfleisch 2001, 74).

3.2 Historische Anmerkungen

Satzergänzungstests gehen zurück auf die Veröffentlichung von Rotter und Rafferty (1950, 2. Aufl. 1992). Mittlerweile existieren unterschiedliche Varianten, deren jeweilige Quelle nicht mehr festzustellen ist. Offenbar wurden sie in einzelnen Institutionen entwickelt und verwendet und fanden informelle Verbreitung, ohne veröffentlicht worden zu sein. So wird ein »Wiener Satzergänzungstest nach Hift« von Kos und Biermann in ihrem Buch über die Verzauberte Familie (2002, 12) erwähnt.

Als Forschungsinstrument auf dem Gebiet der Entwicklungspsychologie hat Jane Loevinger (Loevinger & Wesslerl 1970; Loevinger 1979) einen semiprojektiven Satzergänzungstest veröffentlicht. Nach Loevingers Theorie gibt es drei aufeinander aufbauende Stufen der Ich-Entwicklung (präkonformistisch, konformistisch und postkonformistisch), die sich nach dem Grad der Impulskontrolle, der zentralen Sorgen, der dominierenden kognitiven Stile und interpersonalen Beziehungsmuster sowie nach der Flexibilität der Anpassung und dem Grad des Reflexionsniveaus unterscheiden lassen. Die Antworten auf die 36 Satzanfänge des Tests werden nicht inhaltlich interpretiert, sondern anhand eines differenzierten Manuals den zugehörigen Stufen der Ich-Entwicklung zugeordnet. Damit wird eine formalisierte Auswertung möglich (Kapfhammer et al. 1993).

3.3 Theoretische Grundlagen

Assoziation bedeutet die Verbindung von Vorstellungen. Assoziationen stellen eine wichtige Grundlage von Gedächtnis und Denken dar. Das Wissen um die Regeln der Assoziation geht bis in die Antike zurück (Aristoteles: Über das Gedächtnis und die Erinnerung). Die Gesetzmäßigkeiten der Bildung von Assoziationen wurden zuerst von Ebbinghaus (1885) experimentell untersucht. Assoziationen werden u. a. von Ähnlichkeit, Kontrast, Kontiguität (räumlicher und zeitlicher Zusammenhang) und emotionaler Bedeutung bestimmt. In der Psychoanalyse gehört die freie Assoziation, die unmittelbare Äußerung der nicht von bewusster Absicht beeinflussten Gedankengänge, zu den Grundregeln. Assoziationen stellen den unmittelbarsten Zugang zu unbewussten und vorbewussten Inhalten her. Eingeschränkte Assoziationsverfahren versuchen, durch Reizwörter zugehörige Einfälle des Probanden hervorzulocken. Satzergänzungstests stellen differenzierte und strukturierte, präziser ausgerichtete verbale Auslösereize für persönliche Assoziationen bereit. Sie beruhen auch auf der Projektions- und Identifikationshypothese, also von der Annahme, dass eigene Themen und Probleme des Probanden in seine Antworten einfließen. Insofern zählen sie auch zu den Persönlichkeits-Entfaltungsverfahren.

3.4 Indikations- und Anwendungsbereiche

Satzergänzungstests können einen ersten Überblick über Konfliktbereiche, Belastungen und Probleme liefern. Sie werden in der Eingangsdiagnostik bei Kindern und Jugendlichen zur Fokussierung und Vertiefung der Exploration und zur Gewinnung von Hypothesen eingesetzt.

3.5 Durchführung

Nach Rauchfleisch (2001, 76) erhält das Kind die Instruktion, »es gehe um ein Kind gleichen Geschlechts und gleichen Alters. Der Proband solle die angefangenen Sätze nach seinen spontanen Einfällen so vervollkommnen, wie es einem solchen Kind entspreche.« Damit werden dem Kind eine Identifikationsmöglichkeit und ein »projektiver Spielraum« geboten, ohne dass es explizit über sich selbst sprechen muss. Bei älteren Kindern und Jugendlichen erscheint ein solcher Umweg nicht erforderlich. Der Satzergänzungstest wird in Form eines Testbogens vorgelegt und vom Probanden, bei jüngeren Kindern vom Testleiter, schriftlich ausgefüllt. Wichtig ist ein Hinweis auf Vertraulichkeit.

Nachstehend **Beispiele** für Satzergänzungstests:

IV Verbal-thematische Verfahren

Satzergänzungstest nach Rotter

(Quelle: Universität Passau, Phil. Fak.)

1. ___ Vater ist _____
2. Ich habe Angst _____
3. Wenn ich älter bin _____
4. Meine Schularbeiten _____
5. Ich finde es scheußlich _____
6. Es ist mir peinlich _____
7. Es tut mir schrecklich leid _____
8. Andere Kinder _____
9. Die Lehrer _____
10. Die meisten Jungen _____
11. Im Dunkeln _____
12. Mich ärgert _____
13. Meine Geschwister _____
14. Die Schule _____
15. Ich brauche _____
16. ___ Mutter _____
17. Ich kann nicht _____
18. Das einzig Dumme ist _____
19. Die meisten Mädchen _____
20. Hoffentlich _____
21. Meine größte Sorge ist _____
22. Ganz im Geheimen _____

In unserer Praxis verwenden wir zwei unterschiedliche Versionen für Kinder und Jugendliche, deren jeweilige Herkunft unbekannt ist:

Satzergänzungstest für Kinder

1. Wenn ich groß bin _____
2. Es stört mich, dass _____
3. Die Schule ist _____
4. Andere Kinder _____
5. Ich bin sehr traurig, wenn _____
6. Der Vater _____
7. Ich versuche _____
8. Die Welt _____
9. Wenn nur meine Eltern _____
10. Jungen sind _____
11. Mädchen sind _____
12. Ich träume in der Nacht _____
13. Verheiratet sein _____

14. Meine Schulaufgaben _____
15. Die Erwachsenen _____
16. Ich hasse _____
17. Als ich klein war _____
18. Ich bin froh, dass _____
19. Heimlich _____
20. Andere sagen vielleicht von mir, _____
21. Manchmal _____
22. Ich wollte _____
23. Wenn ich zu Hause bin _____
24. Ich hoffe, _____
25. Brüder _____
26. Schwestern _____
27. Ich spiele gern _____
28. Wenn nur _____
29. Die Mutter _____
30. Es ist schön, wenn _____
31. In meinem Alter _____
32. Meine Mutter glaubt, _____
33. Die Lehrer sagen _____
34. Im Dunkeln _____
35. Wenn ich nur nicht _____
36. Zu Hause _____
37. Mädchen sollten _____
38. Ich kann einfach nicht _____
39. Wenn ich allein bin _____
40. Das Wichtigste ist für mich _____
41. Ich erschrecke mich, wenn _____
42. Manchmal habe ich schon gedacht _____
43. Ich möchte wissen, ob _____
44. Ich bin froh, dass _____
45. Angst habe ich am meisten _____
46. Wenn ich drei Jahre älter wäre, _____

Diese Variante geht mit wesentlich mehr Items über die Version von Rotter hinaus, enthält aber nahezu alle deren Items. Andererseits beinhaltet sie wesentlich mehr positiv formulierte Satzanfänge.

Satzergänzungstest für Jugendliche

Lieber Patientin, lieber Patient,
   bei diesem Fragebogen kann man nichts falsch machen. Bitte lies dir die angefangenen Sätze durch und vervollständige sie bitte. Schreib einfach auf, was dir spontan einfällt.

1. Ich finde es toll, wenn _____
2. Ich habe Angst, dass _____
3. Wenn ich älter bin _____
4. Hoffentlich _____
5. Ich finde es scheußlich _____
6. Manchmal träume ich _____
7. Es ist mir peinlich _____
8. Am besten kann ich _____
9. Die Lehrer _____
10. Die meisten Jungen _____
11. Ich fühle mich am wohlsten _____
12. Mich ärgert _____
13. Meine Geschwister _____
14. Die Schule _____
15. Meine größte Sorge ist _____
16. Die Erwachsenen _____
17. Am glücklichsten wäre ich, wenn _____
18. Meine Mutter möchte gerne, dass _____
19. Mein Vater möchte gerne _____
20. Diesen Fragebogen finde ich _____

Sehr umfangreich ist der Satzergänzungstest **nach Rauchfleisch** (2001, 74 f), eine weitere Variante stammt von **Grüttner** (1987, 29 f). Alle Varianten sprechen die für Kinder und Jugendliche zentralen Entwicklungsthematiken an und unterscheiden sich lediglich durch die Anzahl und Formulierung der Items.

3.6 Auswertung und Interpretation

Es handelt sich dabei nicht um normierte Skalen wie beispielsweise beim Problemfragebogen für Jugendliche (Roth et al. 1967), sondern um qualitative schriftliche oder sprachliche Informationen. Die Satzergänzungstests geben Hinweise darauf, wie ein junger Mensch seine Welt sieht. Sie werden inhaltlich ausgewertet. Von besonderem Interesse sind dabei signifikante Einzelantworten, die auf ernsthafte Probleme hinweisen, und Übereinstimmungen, wenn die gleiche Thematik, z. B. Belastung durch die Schule, mehrfach in vergleichbarer Weise auftaucht.

Somit ergeben sich Annahmen und Hypothesen, deren Vertiefung und Validierung (oder Widerlegung) dann im Gespräch mit dem Patienten und in Verbindung mit anderen Befunden aus der Diagnostik erfolgt. Ein Nebeneffekt besteht darin, dass Satzergänzungstests eine Schriftprobe und somit einen Hinweis auf den feinmotorischen Entwicklungsstand, auf Sorgfalt, zwanghafte bzw. chaotische Tendenzen und auf die Motivation und Offenheit des Probanden in der Testsituation liefern.

3.7 Gütekriterien

Die in der klinischen Diagnostik verwendeten Satzergänzungsverfahren werden inhaltlich ausgewertet. Eine Ausnahme stellt der Satzergänzungstest nach Loevinger dar, der quantitativ ausgewertet wird. Kapfhammer et al. berichten (1993, 107) »sehr zufriedenstellende Werte der Objektivität und Reliabilität« und eine gut gesicherte Validität der damit erfassten Entwicklungssequenzen. Loevingers Test hat allerdings keinen Eingang in die psychodiagnostische Routine gefunden.

3.8 Fazit

Satzergänzungstests eignen sich wegen des geringen Aufwandes als einfach durchzuführende Eingangsverfahren in der Diagnostik und erlauben einen ersten Überblick über die Sicht junger Menschen auf ihre wichtigsten Lebensbereiche. Häufig werden darin Aspekte (wie etwa eine massive Schulunlust) thematisiert, die von den Patienten im Interview nicht erwähnt oder bagatellisiert wurden.

4 Die Fabelmethode von Düss (1942, 1956)

4.1 Einführung

Bei diesem projektiven Test für Kinder sollen nicht Sätze, sondern angefangene Geschichten zu Ende erzählt werden. Die 10 Geschichten sind zum Teil in eine Fabelform gekleidet, um die Äußerung auch verpönter Inhalte zu erleichtern. Themen der Geschichten sind kindheitstypische Konfliktsituationen wie Bindung und Trennung, Autonomie, Rivalität, Aggression, Angst und Schuld.

4.2 Historische Anmerkungen

Über Louisa Düss lassen sich nur spärliche biographische Angaben finden. Sie wurde in der Schweiz als ältestes Kind einer wohl armen Familie geboren und erkrankte im Schulalter an Schizophrenie. Sie befand sich 10 Jahre lang in Behandlung bei der Psychoanalytikerin Marguerite Sechehaye (1887–1964), die sie nach ihrer Heilung adoptierte. 1950 veröffentlichte M. Sechehaye (dt: Tagebuch einer Schizophrenen, 1973) den Bericht über die Behandlung von »Renee«, der im ersten Teil die eindrucksvolle Selbstbeobachtung der Patientin, im zweiten Teil die Interpretation der Analytikerin enthält. In dieser Psychoanalyse entwickelte und verfeinerte Sechehaye ihre Methode der »symbolischen Wunscherfüllung«, die es ermöglichen soll, auch auf psychotisches Niveau regredierte Menschen psychoanalytisch zu behandeln.

Louisa Düss, die zunächst als Sekretärin gearbeitet hatte, wurde später selbst Psychoanalytikerin. M. Sechehaye hielt gemeinsam mit Louisa Düss von 1951–1952 an der psychiatrischen Klinik Burghölzli in Zürich eine Reihe von Vorlesungen, die 1954 veröffentlicht wurden. (Quelle: Sechehaye 1973; http://www.psychoanalytikerinnen.de/schweiz_biografien.html, 15.3.2015)

Eine erste Veröffentlichung der Fabelmethode durch Düss erschien 1942. In der ausführlichen Arbeit von 1956 werden (5, 7) als Vorläufer ihres Fabeltests die »Geschichten zum Ergänzen« von Thomas (1937) erwähnt, die sich allerdings auf aktuelle und bewusste Konflikte in Familie und Schule beziehen. Düss ging es jedoch vor allem um die rasche Identifizierung der unbewussten Komplexe (z. B. des Ödipuskomplexes), die der kindlichen Neurose zugrunde liegen, um die Kinderanalyse von Anfang an darauf ausrichten zu können.

4.3 Theoretische Grundlage

Der Düss-Fabeltest basiert auf der klassischen psychoanalytischen Entwicklungslehre. Sie geht zurück auf Freuds Überlegungen, dass die psychosexuelle Entwicklung des Kindes in aufeinander folgenden Phasen verläuft (Freud, 1905). In jeder dieser Phasen dient ein Körperorgan dem bevorzugten intra- und interpersonellen Lustgewinn mit jeweils zugehörigen Konflikten: Beim Säugling der Mund und das Aufnehmen und Einverleiben (orale Phase); beim Kleinkind der Anus und die Dynamik von Behalten und Hergeben, Trotz und Eigensinn (anale Phase); beim Vorschulkind das Genitale mit der Freude am Schauen und Zeigen und der Dynamik von Wissen-Wollen und Neugier. Diese phallische Phase mündet in die ödipale Phase, in der Rivalität, Konkurrenz, Neid und Eifersucht eine zentrale psychodynamische Rolle spielen. Diese stürmische Entwicklung mit ihren phasenspezifischen Konflikten beruhigt sich in der Latenzphase des Schulkindes, bis die wiedererwachenden Triebe die Pubertät einleiten (Anna Freud 1980).

Nach der psychoanalytischen Theorie kann ein Komplex dann entstehen, wenn es in der Bewältigung dieser Phasen (etwa durch übermäßige Frustration oder massive Verwöhnung) ernsthafte Schwierigkeiten gibt. Ein Komplex besteht aus der zumeist verdrängten (also unbewussten) Verbindung von (für das bewusste Ich unerträglichen) Vorstellungsinhalten mit den zugehörigen intensiven Affekten. Diese Komplexe sind energetisch aufgeladen, wirken wie abgespaltene Teilpersönlichkeiten und verändern sich nicht. Werden Komplexe auf der emotionalen oder der Bedeutungsebene berührt, laufen die zugehörigen affektiven, kognitiven und Verhaltensmuster in stereotyper und autonomer Weise ab und stören so die Anpassung des Individuums. Die Auflösung solcher Komplexe erfolgt in der Psychotherapie durch Bewustwerdung und Integration in die Gesamtpersönlichkeit (Dorsch Lexikon der Psychologie 2013; Müller & Müller 2003).

Die zehn Fabeln sprechen jeweils einen der folgenden **Konfliktbereiche** bzw. Komplexe an:

- Orale Frustration, Geschwisterrivalität: Fabel 3
- Anale Thematik (Schuld, Aggression): Fabel 4, 5, 7, 10
- Phallische Kastrationsangst: Fabel 6
- Ödipale Thematik (Bindung, Autonomie, Eifersucht): Fabel 1, 2, 6, 8
- Wünsche, Befürchtungen und Ängste erfragen: Fabel 9 und 10

Düss geht davon aus, dass sich das neurotische Kind (dem das symbolische Denken vertraut ist bzw. das noch in ihm verhaftet ist) mit dem Helden der Fabel identifiziert und seine Gefühle auf ihn projiziert: »Wenn das Kind an einem Komplex leidet, projiziert es seine affektiven Schemata auf die Helden der seinem Komplex entsprechenden Fabel. Und es erlebt die Gefühle, die sein Unbewußtes aufgewühlt hatten und die an der Quelle seines gegenwärtigen Konfliktes liegen, mit aller Intensität noch einmal« (1956, 47).

4.4 Indikations- und Anwendungsbereiche

Psychodiagnostik von Kindern im Alter von etwa 4 Jahren bis ins Alter von 12–13 Jahren, je nach Entwicklungsstand. Die Düss-Fabeln geben allgemein einen ersten Überblick über die Belastung durch kindheitstypische innerfamiliäre und intrapsychische Konflikte. Sie sind insbesondere hilfreich zur Differentialdiagnostik bei kindlichen Ängsten, Hemmungen, Anpassungsreaktionen, entwicklungsbedingten Störungen und psychosomatischen Symptomen.

4.5 Durchführung

Einzeltest ohne Zeitbegrenzung. Der Untersucher informiert das Kind, dass er ihm jetzt einige Geschichten vorlesen wird, deren Ende fehlt und die das Kind zu Ende erzählen darf, so wie es möchte. Älteren Kindern kann der Test als Phantasietest vorgestellt werden. Der Untersucher liest dem Kind die zehn Fabeln in einer entspannten Gesprächssituation vor. Das Vorlesen soll, abgesehen vom Kernstück der Geschichte, »mit Farbe und Lebendigkeit« erfolgen, aber ohne das Kind durch den Tonfall zu beeinflussen (Düss 1956, 11). Zwischen den Fabeln sollte ein »Moment ungezwungener Unterhaltung« eingelegt werden (a. a. O., 47). Die Antworten und auffälliges Verhalten der Versuchsperson werden wörtlich protokolliert. Bei sehr knappen Antworten sollte der Untersucher nachfragen, um die Antwort zu vertiefen.

Der Inhalt der Geschichten (Düss 1956, 9 f) wird hier sinngemäß abgekürzt:

1. »*Fabel vom Vogel* (zur Feststellung der Bindung an einen Elternteil oder der Unabhängigkeit)«: Ein Vogeljunges wird von Vater und Mutter getrennt und muss sich entscheiden, bei wem es Schutz sucht.
2. »*Fabel vom Hochzeitstag* (zur Kontrolle, ob die Versuchsperson im elterlichen Schlafzimmer einen Schock erlitten hat; Eifersucht auf die Verbindung der Eltern)«: Während die Eltern ihren Hochzeitstag feiern, geht es dem Kind nicht gut. Warum wohl?
3. »*Fabel vom Lämmchen* (zur Exploration des Entwöhnungs- und Geschwisterkomplexes)«: Ein kleines Lämmchen kommt hinzu und konkurriert mit dem größeren Lämmchen um die Milch der Schafmama, die nicht für beide reicht. Was macht das ältere?
4. »*Begräbnis* (zur Exploration der Aggressivität, der Todeswünsche, der Schuldgefühle und der Selbstbestrafungstendenz)«: Die Leute fragen bei einem Begräbniszug, wer wohl gestorben sein könnte.
5. »*Fabel vom Sich-Fürchten* (für die Angst und die Selbstbestrafungstendenz)«: Wovor fürchtet sich wohl das Kind?
6. »*Fabel vom Elefanten* (zur Prüfung des Kastrationskomplexes)«: Am Spielelefanten des Kindes ist etwas verändert, was wohl?
7. »*Fabel vom selbstgemachten Gegenstand* (zur Feststellung des habsüchtigen und eigensinnigen Charakters; Analkomplex)«: Schenkt das Kind sein Werk der Mutter?
8. »*Spaziergang mit Vater oder Mutter* (zur Abklärung des Ödipuskomplexes)«: Nach dem gemeinsamen Spaziergang

mit dem Kind ist ein Elternteil verärgert, warum wohl?
9. »*Fabel von der Nachricht* (zur Feststellung der Wünsche und Befürchtungen)«: Die Mama eröffnet dem Kind eine Neuigkeit, welche wohl?
10. »*Schlechter Traum* (zur Kontrolle der vorhergehenden Fabeln)«: Wovon hat das Kind wohl geträumt?

Zu diesen zehn Originalfabeln wurden noch zwei Fragen hinzugefügt (Düss 1956, 111)
11. »*Wunsch*«: Wunschprobe mit drei Wünschen (s. Teil IV, 2.1).
12. »*Verwandlung*«: Das Kind wird gefragt, in was und warum es sich verwandeln lassen würde bzw. warum nicht: Tier, Baum, Blume, oder Mensch?

4.6 Auswertung und Interpretation

Eine standardisierte Auswertung gibt es nicht. Die Interpretation erfordert die Kenntnis der psychoanalytischen Theorie und Erfahrung. Nach Düss (1956, 43) sprechen folgende Kennzeichen für das Vorliegen eines Konfliktes:

1. Sofortige und unerwartete Antwort;
2. Perseverieren des Komplexes in den anderen Fabeln;
3. Geflüsterte, schnell hervorgebrachte Antwort;
4. Versagen bei einer der Fabeln;
5. Schweigen und Widerstand beim Antworten;
6. Die Versuchsperson möchte die Prüfung wiederholen.

Die Antworten werden miteinander verglichen: Zeigt sich ein Muster etwa von emotionaler Distanzierung, von narzisstischer Selbstbezogenheit, von Trotz oder Anspruchlichkeit? Wird der Ausdruck naheliegender Triebimpulse vermieden? Dominieren bestimmte Triebtendenzen? Blockaden und Verweigerungen bei einzelnen Fabeln weisen auf eine starke emotionale Beteiligung im Sinne einer Abwehr hin. (Ausführliche Fallbeispiele bei Düss 1964 und Rauchfleisch 2001, 78 ff.)

4.7 Gütekriterien

Der Düss-Fabeltest ist ein subjektiv-heuristisches projektives Verfahren. Düss entwickelte und erprobte ihr Verfahren an 65 Versuchspersonen (43 Kinder zwischen 3 und 5 Jahren und 22 Erwachsene). Neun Tests von Kindern mit unterschiedlichen neurotischen Störungen, vier von Kindern mit Anpassungsproblemen und drei von Kindern ohne Störungen werden ausführlicher vorgestellt (Düss 1956, 15 ff). Die Validierung der Fabelmethode sieht Düss (a. a. O., 47) in der »Korrelation zwischen dem Benehmen der Vp. und ihrer durch die eine oder andere Fabel hervorgerufenen symbolischen Reaktionen« sowie in den positiven Erfahrungen mit dem Test in der psychoanalytischen Praxis der medizinisch-psychologischen Polikliniken. Die Erfahrungen in den dort durchgeführten Behandlungen stellten nach der Autorin eine Bestätigung der aus dem Fabeltest gewonnenen Hinweise auf neurotische Konflikte dar (a. a. O., 47).

Untersuchungen zur Reliabilität und Validität sind nicht bekannt. Federer et al. (2000) verwendeten den Düss-Fabeltest zusammen mit anderen Instrumenten zur vertiefenden Einzeldiagnostik von Angststörungen im Rahmen einer Prävalenzuntersuchung an 826 achtjährigen Schülern in Dresden, gehen aber nicht näher auf dessen Beitrag zur Diagnosefindung ein.

4.8 Fazit

Der Düss-Fabeltest erlaubt einen entwicklungsangemessenen Zugang zur Erlebniswelt von Kindern. Er liefert Hinweise auf phasentypische Konflikte und deren Verarbeitung und dient so der psychodynamischen Hypothesengewinnung insbesondere bei ängstlich gehemmten oder psychosomatisch belasteten Vorschul- und Grundschulkindern. Der Fabeltest bietet eine entspannte und spielerische Möglichkeit, mit einem Kind in einen guten Kontakt zu kommen. Einschränkend anzumerken ist, dass sich die psychoanalytische Phasenlehre in der dem Test zugrunde liegenden Form empirisch nicht als allgemein gültige Gesetzmäßigkeit bestätigen ließ.

5 Der Picture Frustration Test (PFT) von Rosenzweig (1945, 1948, 1950)

5.1 Einführung

Der PFT von Rosenzweig hat den Anspruch, die Reaktion auf Belastungs- und Versagungssituationen und so die Frustrationstoleranz zu erfassen. Er besteht aus einem Heft mit 24 skizzierten Comics, die Personen in unterschiedlichen Situationen darstellen. Eine Person sagt etwas, dargestellt durch eine Sprechblase. Die Sprechblase der frustrierten Person ist leer. Der Proband wird aufgefordert, in die leere Sprechblase möglichst spontan einzutragen, was die frustrierte Person seiner Meinung nach wohl antworten würde. Die Antworten werden nach dem Typ (hindernisorientiert, personbezogen oder lösungsorientiert) und der Richtung der Aggression (nach außen, nach innen oder Vermeidung) ausgewertet. Die Antworten werden entsprechend signiert (und nicht interpretiert) und mit Normwerten verglichen. Es handelt sich somit um ein semiquantitatives projektives Verfahren.

Der Test liegt in einer Version für Kinder, für Jugendliche und für Erwachsene vor.

5.2 Historische Anmerkungen

Saul Rosenzweig (1907–2004) war ein amerikanischer Psychologe und Psychotherapeut. Er studierte in Harvard zeitgleich mit B. F. Skinner, mit dem er befreundet war, und promovierte 1932. Er wurde Leitender Psychologe am Western State Psychiatric Institute und lehrte schließlich von 1948–1975 an der Washington University in St. Louis. Seine These, dass für den Erfolg von Psychotherapie im Wesentlichen die Kompetenz des Therapeuten unabhängig vom zugrunde liegenden Therapiemodell entscheidend sei, wurde als »Vogel Dodo Hypothese« bekannt (nach Lewis Carrolls Alice im Wunderland, in der ein Dodo am Ende eines Rennens erklärt: »Alle haben gewonnen und jeder bekommt einen Preis.«). Seine Beschäftigung mit der Psychologie der Aggression führte zur Entwicklung des Picture Frustration Test, dem Stanley Kubrick in seinem Filmklassiker »A Clockwork Orange« (GB 1971) ein Denkmal setzte (Quelle: http://en.wikipedia.org/wiki/Saul_Rosenzweig, 15.3.2015).

Nach Wittkowski (2011, 340) wurde der PFT ursprünglich als Forschungsinstrument zur empirischen Überprüfung von Rosenzweigs Theorie der Befriedigungsvereitelung (Rosenzweig 1944), einer Variante der Frustrations-Aggressions-Hypothese (Dollard et al. 1939), entwickelt. Die Verwendung als Testverfahren in Psychologie und Begutachtung folgte erst später.

Der Test liegt in einer Form für Kinder (Rosenzweig 1948, dt. Bearbeitung Duhm &

Hansen 1957 mit Normierung an 320 Schülern von 6–13 Jahren), für Erwachsene (Rosenzweig 1950, dt. Bearbeitung durch Hörmann & Moog 1957) und für Jugendliche (Bell & Rosenzweig 1965) vor. Eine Variante des PFT wurde von Dettenborn (1971) für Jugendliche entwickelt, allerdings als fiktiver Situationstest mit 14 alltagsüblichen Situationen, die in Comicform dargestellt sind. Den Autor interessierte dabei, welche handlungsaktivierenden emotional-affektiven Vorstellungen ausgelöst werden. Die Auswertung registriert lediglich den Ausprägungsgrad der nach außen gerichteten Aggressivität.

Rauchfleisch (1979) veröffentlichte in einer zweibändigen Monographie neue Normen für Erwachsene und Kinder (an größeren Stichproben von annähernd je 1000 Versuchspersonen) für die ursprünglichen und für die von Rauchfleisch neu entwickelten Indices. Für die Kinderform wurden getrennte Normen für die Items entwickelt, in denen ein Kind durch ein anderes Kind bzw. durch einen Erwachsenen frustriert wird.

Der PFT ist insbesondere in der Psychodiagnostik bei Kindern in Deutschland weit verbreitet. Seit den 80er Jahren des letzten Jahrhunderts sind allerdings keine Weiterentwicklungen bekannt, die sich in der klinischen Praxis bei Kindern durchgesetzt hätten.

5.3 Theoretische Grundlagen (nach Wittkowski 2011, 339 f)

Nach der Theorie der Frustrationsvereitelung (Rosenzweig 1944) entsteht Frustration, wenn die Befriedigung eines vitalen Bedürfnisses nicht möglich ist (weil das erforderliche Objekt nicht vorhanden ist: primäre Frustration) oder durch einen Widerstand behindert wird (sekundäre Frustration). Dadurch entsteht Stress, mit dem das Individuum umgehen muss. Frustrationstoleranz ist die Fähigkeit, Spannungen und Enttäuschungen auszuhalten, ohne sozial unangemessen zu reagieren. Die Frustrationstoleranz hängt von konstitutionellen Faktoren, Lebensgeschichte und Lernerfahrungen sowie von der Situation ab.

Der PFT zeigt in Form einfacher Zeichnungen 24 Alltagssituationen, in denen ein Bedürfnis vereitelt wird. In der Kinderversion ist die frustrierte Person stets ein Kind. In den dargestellten Szenen wird entweder das »Ich« blockiert (das Subjekt wird durch ein Hindernis oder eine Person gehemmt, enttäuscht oder behindert) oder das »Über-Ich« angesprochen (das Subjekt wird durch eine andere Person beschuldigt, kritisiert oder angeklagt).

Die Grundannahme ist, dass sich der Proband mit dem frustrierten Kind identifiziert und seine Antwort von seinem eigenen Erleben und seinen Verhaltenstendenzen im Sinne einer Projektion mitbestimmt wird.

Rosenzweig unterscheidet als Reaktion auf Frustration drei Aggressionstypen und drei Aggressionsrichtungen. Die Aggressionstypen sind: »obstacle-dominance« (die Reaktion beschränkt sich auf das Hindernis); »ego-defense« (dabei überwiegt der Bezug auf das eigene Ich) und »need-persistence« (die Reaktion zielt auf eine Lösung des Problems). Die Aggressionsrichtungen sind: »Extrapunitivität« (gegen die Außenwelt oder das Gegenüber gerichtet); »Intropunitivität« (gegen die eigene Person gerichtet) und »Impunitivität« (Umgehung oder Vermeidung von Aggression). Die Antworten der Versuchsperson werden nach diesen Kriterien signiert. Aus der Kombination von Aggressionsrichtungen und Aggressionstypen ergeben sich neun sogenannte »Faktoren«. Hinzu kommen weitere Kategorien, die bestimmte Muster erfassen sollen.

5.4 Indikations- und Anwendungsbereiche

Der PFT eignet sich für die Psychodiagnostik bei Kindern und jüngeren Jugendlichen mit expansiven Störungen, aber auch mit Hemmungen, Ängsten, sehr angepasstem Verhalten und geringem Selbstvertrauen. Er liefert Hinweise auf das Ausmaß des Aggressionspotentials, aber auch auf Über-Ich-Aspekte wie übermäßige Anpassung und ein strenges Gewissen.

Die Kinderversion wurde laut Manual für das Alter von 6–14 Jahren entwickelt (Duhm & Hansen 1957). Wir verwenden sie auch im Jugendalter, weil die Zeichnungen zeitloser wirken als die doch antiquiert erscheinenden der Erwachsenenversion.

5.5 Durchführung

Die **Durchführung** ist als Einzel- oder Gruppentest möglich, dann sollte aber darauf geachtet werden, dass ihn jeder für sich ausfüllt, ohne sich am Nachbarn zu orientieren. Das **Testmaterial** besteht aus einem mehrseitigen Heft mit 24 schematischen Zeichnungen, die frustrierende Situationen darstellen. Zur Illustration einige Beispiele: Bild 1: Ein Mädchen möchte noch eine Süßigkeit aus dem Schrank haben, die Mutter sagt: »Ich habe das letzte Stück deinem Bruder gegeben«. Bild 2: Ein Mädchen läuft hinter einem Jungen her, der mit ihrem Roller fährt, und ruft: »Gib mir meinen Roller zurück.« Bild 6: Zwei größere Jungen sagen zu einem kleineren: »Du bist zu klein. Mit dir spielen wir nicht.« Bild 11: Ein Junge spielt auf seiner Trommel, der Vater im Schlafrock ermahnt ihn: »Still! Mutter will schlafen.« Oder Bild 21: Ein Mädchen schaukelt, ein anderes steht davor, und das Kind auf der Schaukel sagt: »Ich behalte die Schaukel den ganzen Nachmittag für mich.«

Bei jüngeren Kindern liest der Untersucher die Texte vor und das Kind antwortet, ältere können die Antworten selbst eintragen. Es empfiehlt sich, die Probanden laut vorlesen zu lassen und ggf. zu korrigieren, Lesefehler können den Sinn entstellen. Die Bearbeitungszeit beträgt etwa 20 Minuten. Eine Nachbefragung zur Vertiefung und Klärung ist sinnvoll.

Die **Instruktion** steht auf dem Deckblatt des Testbogens (Hogrefe):

> »Wir wollen jetzt ein Spiel zusammen spielen. Auf den folgenden Seiten siehst du ein paar Bilder, auf denen Leute verschiedenes tun und sagen. Sieh dir immer nur ein Bild auf einmal an. Es steht jedes Mal dabei, was der eine Mensch sagt. Lies dir das durch. Was meinst du wohl, was der Junge oder das Mädchen auf dem Bild darauf antwortet? Schreib immer die erste Antwort, die dir dazu einfällt, in das freigelassene Viereck. Sieh zu, dass du so schnell wie möglich fertig wirst.«

5.6 Auswertung und Interpretation

Die Signierung der Antworten erfolgt nach den neun Auswertungsfaktoren (Kombination von Aggressionstypus mit Aggressionsrichtung) ergänzt um zwei weitere Varianten. Die Signierung richtet sich nach der expliziten Bedeutung der Antworten, Interpretationen sind zu vermeiden. Zusätzlich werden Über-Ich-Reaktionen (wie geht der Proband mit Anklagen um), Tendenzen (Veränderung des Antworttypus im Testablauf) und Hauptreaktionsformen (Reihenfolge der drei häufigsten Faktoren) erfasst. Als Hinweis auf die soziale Anpassung gilt ein Vergleich mit Standardantworten (»Group Conformity Rating« GCR). ▶ Tab. IV.1 zeigt die möglichen Kombinationen von Reaktionstypus und Aggressionsrichtung.

Tab. VI.1: Mögliche Kombinationen Reaktionstypus – Aggressionsrichtung

	Reaktionstyp			
		O – D	E – D	N – P
Aggr.-Richtung	E	E′	E	e
	I	I′	I	i
	M	M′	M	m

Die Signierungsfaktoren im Einzelnen:

Reaktionstyp obstacle-dominance:
 E′: Die Existenz des vereitelnden Hindernisses wird betont.
 I′: Das frustrierende Hindernis wird so umgedeutet, dass es als nicht vereitelnd oder sogar als vorteilhaft dargestellt wird.
 M′: Das Hindernis wird derart verkleinert, dass fast seine Existenz geleugnet wird.

Reaktionstyp ego-defense:
 E: Beschuldigungen, Feindseligkeiten etc. richten sich gegen eine Person oder Sache in der Umgebung.
 E̲: Die Person leugnet aggressiv ab, für etwas verantwortlich zu sein, das ihr zur Last gelegt wird.
 I: Die Person richtet Beschuldigung oder Tadel gegen sich selbst.
 I̲: Die Person gibt ihre Schuld zu, führt sie jedoch auf unvermeidbare Umstände zurück und lehnt dadurch ihre Verantwortung ab.
 M: Der Schuldfrage wird völlig ausgewichen, die Situation wird als unvermeidbar angesehen; vor allem aber wird die frustrierende Person von jeder Schuld freigesprochen.

Reaktionstyp need-persistence:
 e: Eine Lösung der Situation wird mit Nachdruck von einem anderen erwartet.
 i: Die Person bemüht sich, meist aus einem gewissen Schuldgefühl heraus, selbst um eine Lösung.
 m: Es kommt die Hoffnung zum Ausdruck, die Zeit oder normalerweise zu erwartende Umstände würden das Problem lösen; typisch hierfür sind Geduld und Sich-Fügen.

Jede Antwort erhält nach dem obigen Schema eine oder auch zwei (sehr selten drei) Signierungen, die in ein Auswertungsdiagramm eingetragen und um die anderen Variablen ergänzt werden. Die einzelnen Signierungskategorien werden ausgezählt und mit den Quartilsnormen der Eichstichprobe (N = 320 Kinder, in jeder Altersstufe 80) verglichen. Die Abweichungen und auffallende Besonderheiten sind die Grundlage der Interpretation des individuellen Testergebnisses.

> Die Kategorien des PFT erfassen die formalen Aspekte der Aggression, nicht jedoch deren Ausmaß!

So kann ein PF-Protokoll mit hasserfüllten oder unflätigen Ausdrücken zu völlig unauffälligen Signierungen führen, wie das abschließende Fallbeispiel in diesem Buch zeigt (S. 385). Daher ist es für die Interpretation unbedingt erforderlich, sich die Antworten einzeln anzusehen.

Etwas aktuellere Stanine-Normen für die ursprünglichen Rosenzweig-Kategorien stammen von Rauchfleisch (1979 a, b), erhoben an einer Eichstichprobe von 950 Kindern. Separate Normen liegen vor für die Items, in denen ein Kind durch ein andres Kind frustriert wird, sowie für die, in denen ein Kind durch einen Erwachsenen frustriert wird.

Die Handanweisung des PFT ist verwirrend und unübersichtlich. Die Zuordnung einzelner Antworten zu einer Signierung ist unscharf, die Vielzahl von Zusatzvariablen macht die Auswertung umständlich und zeitraubend. Selbst mit dem PFT sehr Erfahrene müssen mit einem Zeitaufwand von ca. 20 Minuten für die vollständige Auswertung eines Tests rechnen. Die Verwendung einer einmal erstellten Excel-Tabelle mit allen Stanine-Normen kann die Einzelauswertung allerdings erleichtern (U. Jungbluth, persönliche Mitteilung).

5.7 Gütekriterien

Zusammenfassende Übersichten über die Untersuchungen zu den Gütekriterien des PFT haben Ehlers (1977) und aktuell Wittkowski (2011, 341 ff) vorgelegt.

Die **Objektivität** ist danach für die meisten Items mit Auswerter-Übereinstimmungen zwischen 72 und 100 % zufriedenstellend, allerdings gilt das nicht für alle Items (am wenigsten für die Items 8, 12, 17 und 23). Auch schwanken die Übereinstimmungen für ein einzelnes Item über mehrere Untersuchungen hinweg, ein stabiler einheitlicher Auswertungsstandard scheint also nur schwer erreichbar. Auch die Retest-**Reliabiliäten** schwanken stark, was darauf hinweisen könnte, dass der Test eher aktuelle Reaktionstendenzen als stabile, überdauernde Verhaltensmuster erfasst (Wittkowski 2011, 341 f). Die **Validität** der Kinderform wurde an Störungsmustern und am tatsächlichen Verhalten überprüft. Danach ist der PFT gut in der Lage, zwischen verhaltensgestörten, psychisch und körperlich kranken Kindern einerseits und psychisch gesunden Kindern andererseits zu unterscheiden, kann aber kaum spezifische Verhaltensstörungen differenzieren (Wittkowski 2011, 343). Bei der Validierung am realen Verhalten erwiesen sich Extrapunitivität und Impunitivität als die Variablen mit der besten Gültigkeit. Es darf bezweifelt werden, insbesondere aus heutiger Sicht, dass die Situationen des PFT die Realität von Kindern repräsentativ abbilden (Ehlers 1977, 165).

5.8 Fazit

Der Rosenzweig Picture Frustration Test ist in mehrerlei Hinsicht ein bemerkenswertes Verfahren: Mit der Erfassung der Frustrationstoleranz zielt er auf eine relativ eng umrissene psychologische Thematik, die insbesondere für Kinder ausgesprochen praxisrelevant ist. Die Kinderversion besteht auch aus der Darstellung überwiegend zeitloser Grundkonflikte. Darüber hinaus ist er eines der wenigen projektiven Verfahren, die von der Konstruktion her eine Quantifizierung der Ergebnisse und den Vergleich mit Normen erlauben. Objektivität, Reliabilität und Validität können als zufriedenstellend bezeichnet werden.

Allerdings bleibt auf der konzeptionellen Ebene unklar, ob der PFT repräsentative Abbildungen der Alltagsrealität abbildet, ob er reale Verhaltenstendenzen oder Wunschdenken erfasst und ob er überdauernde Verhaltensdispositionen (Traits) bzw. aktuelle situationsbezogene Zustände (States) misst.

Methodisch sind die Normen der ursprünglichen (kleinen) Eichstichprobe relativ grob und veraltet, die etwas aktuelleren der (größeren) Stichprobe von Rauchfleisch nur schwer zugänglich. Von den vielen im (unübersichtlichen) Manual genannten Variablen schienen lediglich die elf Kernvariablen, insbesondere die Aggressionsrichtungen, ausreichend valide.

Trotz dieser Einschränkung ist der PFT nach wie vor gut geeignet, Hinweise und Hypothesen auf den Umgang eines jungen Menschen mit Frustration und Widerständen zu liefern. Die Interpretation allerdings darf nur in Verbindung mit weiteren diagnostischen und anamnestischen Informationen erfolgen. Dies gilt insbesondere für die Begutachtung jugendlicher Straftäter.

Der Ansatz des PFT wäre es durchaus wert, in einer Neukonstruktion mit einfacherer Auswertung den aktuellen Bedingungen angepasst und methodisch sauber entwickelt und normiert zu werden.

6 Der Schweinchen-Schwarzfuß-Test (SFT) von Corman (1977/3. Aufl. 1995)

6.1 Einführung

Der Schweinchen-Schwarzfuß-Test ist ein projektives Verfahren, das von Louis Corman zunächst für Kinder entwickelt wurde. Der SFT zielt darauf ab, die (verdrängten oder verpönten) Triebregungen und die Ich-Abwehr getrennt zu erfassen. Auf 16 Bildkarten werden die Abenteuer des kleinen Schweinchens Schwarzfuß, der zentralen Identifikationsfigur, in verschiedenen Situationen dargestellt. Im ersten Testdurchgang soll das Kind die Bilder auswählen, die es möchte, und zu jedem eine Geschichte erzählen. Damit werden seine (Trieb-)Tendenzen erfasst. Im anschließenden zweiten Durchgang soll das Kind alle Bildkarten danach sortieren, wie sehr sie ihm gefallen oder nicht. Seine Wahlen und deren Begründungen geben Hinweise auf die Abwehr gegen die Triebregungen. Die dargestellten Situationen beziehen sich auf die psychosexuellen Entwicklungsstufen der Psychoanalyse. Die Identifikationen des Kindes werden nicht erschlossen, sondern erfragt. Abgeschlossen wird der Test mit einer Wunschprobe.

6.2 Historische Anmerkungen

Louis Corman (1901–1995) studierte Medizin an der Sorbonne in Paris und wurde Psychiater. Er leitete zunächst den psychiatrischen Dienst für Erwachsene des Hospitals Saint-Louis in Paris und baute in den 1930er Jahren den kinderpsychiatrischen Dienst in Nantes auf, den er bis 1968 leitete. 1937 entwickelte er das Konzept der »Morphopsychologie«, das sich mit dem Einfluss der Umwelt auf die Gestalt des Körpers und die Ausformung des Charakters befasste. International bekannt wurde er mit dem Schwarzfuß-Test (Quelle: http://fr.wikipedia.org/wiki/Louis_Corman, 15.3.2015).

Vorläufer des SFT sind der TAT und dessen Version für Kinder CAT, in dem Tiere als Identifikationsfiguren angeboten werden. Anders als der CAT, in dem in jedem Bild andere Tiere auftauchen, verwendet der Blacky-Pictures-Test von Blum (Blum & Hunt 1952) ein- und dasselbe Tier, einen schwarzen Hund, als durchgängiges und den Kindern von Walt Disney vertrautes Identifikationsangebot. Corman sah im SF die Weiterentwicklung des Blacky-Pictures-Test (1995, 9, 11). In Deutschland wurde der Test erst eine Generation nach der Erstveröffentlichung publiziert. In der Umfrage von Bölte et al. (2000) nahm der SFT (nach dem TAT) Platz sechs in der Häufigkeit der in kinderpsychiatrischen Praxen und Kliniken verwendeten projektiven Verfahren ein.

6.3 Theoretische Grundlagen

Grundlage des projektiven Tests ist die Feststellung Cormans (1995, 9): »Jeder verdrängte Antrieb will sich aus eigenem Antrieb projizieren. Dazu bedarf es nur eines äußeren Anstoßes.« Den Anstoß liefern beim SFT Bildkarten mit Tierzeichnungen. »Held« der Bilder ist ein Ferkel mit einem schwarzen Fleck am linken Hinterlauf; auch die Muttersau trägt einen schwarzen Fleck. Der Fleck kann positiv oder negativ konnotiert werden. Die Annahme ist, dass sich »der Proband mehr oder weniger bewusst mit der Person identifiziert, die im Mittelpunkt der Geschichte steht« (a.a.O., 13). Allerdings wird diese Annahme durch die Befragung des Kindes überprüft. Die Identifikationen im SFT werden nicht gelenkt. Das Kind kann sich mit dem Helden der Geschichte identifizieren (»Tendenzidentifikation«) oder die Identifikation mit ihm ablehnen (»Abwehridentifikation«) und sich mit einer anderen Figur oder mit niemandem identifizieren.

Corman berichtet (a.a.O., 21), dass zwar die meisten Identifikationen (durchschnittlich 6 bis 7 von 16) mit SF erfolgen, aber auch mit allen anderen Figuren, mit deutlichen Unterschieden zwischen den Bildtafeln. Nach seiner Auffassung sprechen wechselnde Identifikationen für ein flexibles, anpassungsfähiges Ich, während die ständige Identifizierung mit dem Helden auf ein rigides Ich hinweise (a.a.O., 21).

Die Thematiken der dargestellten Situationen sind der psychoanalytischen Entwicklungslehre entnommen, deren zentrale Grundkonflikte erfasst werden.

Jede dieser Situationen deutet einen Konflikt an zwischen einem (mehr oder weniger unbewussten) Triebwunsch, der dem Es entstammt, und dessen Kontrolle, der Abwehr durch das Ich. Neu am SFT im Vergleich zu den Vorläufern ist das Bemühen, Triebtendenzen und Abwehr getrennt zu erfassen. Dazu verwendet Corman zwei Durchgänge (Tests): Der erste, in dem das Kind Bilder aussuchen und dazu eine Geschichte erzählen soll, bietet Raum für Identifikation mit und Projektion auf den »Helden« und erfasst so die »Tendenzidentifikationen«. Im zweiten Durchgang werden alle Bilder noch einmal nach »beliebt« oder »unbeliebt« sortiert. Dabei sollen über die bevorzugte Wahl und die Ablehnung von einzelnen Themen die »Abwehridentifikationen« herausgefunden werden.

Die Zuordnung der Bildtafeln zu den jeweiligen Triebbereichen (Corman a.a.O., 5 ff) ergibt folgende Verteilung: orale Thematik 5, anale Thematik 2, Sexualität 5, Aggressivität 8, Geschwisterrivalität 6, Abhängigkeit-Autonomie 2 Bildtafeln.

Themen der **Schuld** tauchen im SFT sehr häufig auf (Corman 1995, S. 83 ff), üblicherweise als Reaktion auf Aggression, orale Gier, ödipale Wünsche und Autonomiestrebungen.

Somit hat der SF-Test den Anspruch, verschiedene universale Triebtendenzen und deren Ich-Abwehr in ihrer Stärke und in ihrem jeweiligen Verhältnis zueinander getrennt zu erfassen und damit die Konfliktspannung der Probanden möglichst gut zu verstehen.

6.4 Indikations- und Anwendungsbereiche

Der SFT wurde zur Untersuchung der kindlichen Persönlichkeit entwickelt, eignet sich aber auch (mit abgeänderter Instruktion) für die Klärung der Kindheitskonflikte bei Jugendlichen und Erwachsenen. Die untere Altersgrenze dürfte je nach Entwicklungsstand beim Alter von etwa 4 Jahren liegen mit dem Schwerpunkt im Vorschul- und Grundschulalter.

Er ist bei praktisch allen Störungen im Kindesalter sinnvoll anwendbar. Besonders geeignet ist der SFT im Rahmen der Eingangsdiagnostik während der probatorischen Sitzungen zur Klärung von Indikation und Therapiezielen einer psychodynamischen Psychotherapie. Für die Routinediagnostik in der kinder- und jugendpsychiatrischen Praxis ist er aufgrund des erforderlichen Zeitaufwands nur eingeschränkt zu empfehlen.

6.5 Durchführung (nach Corman 1995, S. 26–32)

Der SFT wird in zwei Durchgängen durchgeführt, die nach Möglichkeit innerhalb einer Sitzung erfolgen. Im ersten Durchgang sucht sich das Kind die Bildtafeln aus, die es möchte, und erzählt dazu eine Geschichte. Im zweiten Durchgang werden alle Bildtafeln nach dem Grad der Beliebtheit und der Ablehnung sortiert und die Gründe dafür besprochen. Erforderlich ist eine entspannte Atmosphäre.

Benötigtes Material: Testmappe mit 18 Bildtafeln, zwei Tische zum Auslegen der Karten, Aufnahmetechnik
Testzeit: 60–90 Minuten

Der Test besteht aus 18 Bildkarten mit einfachen Schwarz-weiß-Zeichnungen im Postkartenformat. Die erste Karte stellt die Familie von Schweinchen Schwarzfuß (SF) dar, die aus den Eltern und drei Kindern besteht. Es folgen 16 nummerierte Karten und die Feenkarte.

Nachfolgend die Bezeichnungen und Themen der einzelnen Karten (n. Corman 1995, S. 35 ff):

1. Trog: Während die Familie schläft, pinkelt SF in den Futtertrog.
2. Kuss: Die Eltern umarmen sich, hinter einem Mäuerchen schaut ein Schweinchen erstaunt zu.
3. Streit: SF und eines der Geschwister verbeißen sich in einander. Das andere Ferkel läuft auf die herbeikommenden Eltern zu.
4. Karren: SF träumt, dass ein Mann Schweinchen auf einen Karren lädt. Die Eltern und Geschwister von SF schauen zu.
5. Ziege: SF trinkt bei einer Ziege, die ihm dabei zuschaut.
6. Aufbruch: Ein Schwein wandert auf einer einsamen Straße vom Betrachter weg in die Berge.
7. Zögern: Die Mutter säugt eines der Ferkel, das andere trinkt mit dem Vater aus dem Trog. SF steht unbeachtet dazwischen.
8. Gänserich: Ein aggressiver Gänserich packt eines der Ferkel am Schwanz, das versucht zu entkommen. Ein anderes Ferkel schaut halb versteckt aus einiger Entfernung zu.
9. Schmutzspiele: Zwei Ferkel spielen in der Jauche und bespritzen dabei den

Vater im Gesicht. Das dritte steht außerhalb und schaut zu.
10. Nacht: In einem dunklen Stall, in den der Mond scheint, schlafen links von einer Bretterwand die Eltern, rechts zwei Ferkel. Das dritte Schweinchen steht an der Bretterwand und schaut zu den Eltern.
11. Wurf: Die drei kleinen Schweinchen schauen der Mutter zu, die gerade drei neugeborene Ferkel säugt und selbst aus dem Trog trinkt.
12. Traum M: SF träumt von seiner Mutter, die im zulächelt.
13. Traum V: SF träumt von seinem Vater, der ihn wohlwollend betrachtet.
14. Säugen 1: Auf einer einsamen Wiese trinkt SF bei seiner Mutter.
15. Säugen 2: Wie Säugen 1, jetzt kommen die beiden Geschwister von SF angelaufen.
16. Loch: SF ist nachts im Mondschein in einer einsamen Gegend halb in ein Wasserloch eingesunken und ruft um Hilfe.
17. Die Feenkarte: Eine Fee in Schweinsgestalt neigt sich aus den Wolken mit ihrem Zauberstab wohlwollend zu SF, der auf den Hinterläufen steht und bittend die Arme erhebt.

Testdurchführung, Auswertung und Interpretation erfordern die Verwendung des Manuals (Corman 1995), die ausführlichen Instruktionen können hier nur zusammengefasst werden.

Durchführung Test 1

Zunächst wird anhand der Titelkarte erfragt, mit wem von seiner Familie das Kind die beteiligten Tiere identifiziert. Die Fragen sollten mit »anteilnehmender Neutralität«, aber auch mit Wärme (27) gestellt werden, die Antworten sind in gleichbleibender Weise gutzuheißen, Äußerung von Überraschung ist zu vermeiden. Das Kind braucht das Gefühl, dass alles, was es sagt, richtig ist, dass es nichts falsch machen kann.

Dann wählt das Kind aus den 16 Bildtafeln (ohne Titelkarte und Feenkarte) die Bilder aus, zu denen es eine Geschichte erzählen möchte. Dabei ist es dem Kind überlassen, ob es eine zusammenhängende Geschichte erzählt oder die Bilder einzeln behandelt. Das Kind erzählt frei, Fragen dienen lediglich der genaueren Klärung oder dem Fluss der Geschichte. Wie beim TAT soll der zeitliche Ablauf klar werden, was vorher war, wie es zu dieser Situation kam und wie die Geschichte weitergeht.

Die Sitzung sollte möglichst durch Audio- oder Videoaufnahme festgehalten werden – mit dem Nachteil der zeitaufwendigen späteren Auswertung. Eine schriftliche Dokumentation soll auch das Verhalten (Zögern, Hemmungen, Verwechslungen, Versprecher etc.) umfassen und erfolgt dann am besten durch eine zweite Person.

Durchführung Test 2

1. **Spiel des bevorzugten Bildes**: Das Kind sortiert alle Bilder danach, ob sie ihm gefallen oder nicht. Von den beliebten Bildern sucht es dann nacheinander immer das Bild aus, das ihm am besten gefällt, und erklärt die Gründe dafür. Es wird zusätzlich gefragt, wer auf dem Bild es selbst sein möchte und ob es noch etwas verändern würde.
2. Mit den **nicht beliebten Bildern** wird genauso verfahren.
3. **Zusammenfassende Fragen** dienen der Klärung der Gefühle des Kindes den verschiedenen Figuren gegenüber. Corman (1995, 31) schlägt vor, »in einer aufgelockerten Unterhaltung« Fragen zu stellen wie, wer der Glücklichste bzw. Unglücklichste in der Familie ist, wer SF am liebsten und am wenigsten mag und wen es selbst am liebsten und wen es am wenigsten mag.
4. **Die Feenkarte**: Anhand der Feenkarte darf SF drei Wünsche äußern, die das Kind erraten soll. Abschließend kann man noch die Tierwunschprobe stellen.

5. **Traum zeichnen**: Einige Zeit nach Durchführung des Tests wird das Kind gebeten, *sich einen Traum auszudenken, den SF gehabt hat, und* diesen in Art eines Comics in mehreren Szenen auf Papier *zu zeichnen*. Corman (32) sieht in der Ausdrucksfreiheit des Traums eine Verstärkung der freien Projektion und damit eine weitere Minderung der Abwehr. Diese Variation führe oft zu einer verkürzten Zusammenfassung der Hauptthemen des SFT.

6.6 Auswertung und Interpretation

Der SF-Test wird qualitativ und konfliktdynamisch ausgewertet. Corman bezieht sich ausdrücklich (1995, 102) auf die Traumanalyse und deren Unterscheidung zwischen offenkundigem Inhalt (dem Text) und dem darunter liegenden, von der Abwehr verdeckten und verschleierten latenten Traumgedanken. Wie im Traum repräsentiert auch jede der beteiligten Personen einen Teilaspekt der Persönlichkeit des Probanden. Der Proband identifiziert sich also nicht nur mit SF, sondern mit allen anderen auf den Bildtafeln und sieht sich in verschiedenen Rollen. Was am wenigsten verdrängt ist, äußert sich am leichtesten. Die stark verdrängten Tendenzen werden unterdrückt, sind aber die pathogenen und daher die wichtigsten. Daher ist bei der Interpretation des SF-Tests das offenkundig Fehlende (Übersehene, Verleugnete, ins Gegenteil Verkehrte) meist wesentlicher als die offen geäußerten Tendenzen.

Die Auswertung bezieht sich auf die Wahl und Reihenfolge der Bildtafeln, die Gefühlswelt der Hauptperson, den Umgang mit dem Thema, den Ausgang der Geschichte sowie auf die Art, wie die Versuchsperson die Rollen übernimmt.

Die Auswertung erfolgt **in mehreren Schritten**: In einer ersten Durchsicht, der »filmischen Analyse« (a. a. O., 104) werden für jedes Bild die wichtigsten Themen, die Abwehrreaktionen und die geäußerten Tendenzen und bevorzugten Identifikationen erfasst und auf einer Übersicht dargestellt. Die zweite, genauere Auswertung gilt den zensierten, abgewehrten Tendenzen. Der dritte Auswertungsgang führt zu einer Synthese aller Testdominanten (Titelkarte, ausgedrückte und abgewehrte Themen, bevorzugte Identifikationen, Feenkarte und abschließende Fragen). Hier zeigen sich die im SFT erkennbaren Konfliktmuster, die dann mit anderen Testergebnissen, klinischem Bild und Anamnese verglichen werden.

Zusammenhang der Geschichten: Am häufigsten werden die ausgewählten Bilder ohne erkennbaren Zusammenhang beschrieben. Dann zeigt sich nicht selten bei gründlicher Auswertung, dass es doch eine inhaltliche oder emotionale Verbindung zwischen ihnen gibt.

Das Erzählen einer kohärenten Geschichte zu den ausgewählten Bildern kommt eher bei älteren Kindern ab 10 Jahren vor und setzt ein gewisses Maß an Integrationsfähigkeit, Phantasie und Sprachbegabung voraus. Bei jüngeren Kindern spricht es für eine gute kognitive Entwicklung.

Wählt ein Kind nur ein einziges Bild aus, kann das für eine Faszination durch dessen Thematik sprechen oder für eine oral-passive Bequemlichkeitshaltung und mangelnde Motivation.

Den wichtigsten Beitrag zur Interpretation liefert alles **Außergewöhnliche**. Das kann sich in sich stark äußernden Tendenzen, in deren Abwehr, in affektiven Reaktionen und in den Identifikationen zeigen.

Grundlage für die Beurteilung der individuellen Antworten im SFT ist der Vergleich mit den Antworthäufigkeiten von 200 Probanden der Bezugsstichprobe Cormans (1995, 33–50).

Für die Deutung der Geschichten gibt Corman (a. a. O., 15 ff) vier grundsätzliche **Deutungsregeln** an:

1. Regel der außergewöhnlichen Tendenzen,
2. Regel des affektiven Widerhalls,
3. Regel von der stärksten Abwehr und
4. Regel der dominierenden Identifikationen.

1. Außergewöhnliche Tendenzen bzw. Themen weichen von den durchschnittlich bildgetreuen Geschichten signifikant ab und weisen auf einen für die Vp wichtigen Konfliktbereich hin. Dies sind einmal Themen, die sich oft ohne Bezug zum Bild mehrfach wiederholen oder in zwanghafter Weise das ganze Protokoll durchziehen. Dazu gehört auch, wenn ein dargestellter Komplex, z. B. Geschwisterrivalität, durchgängig vermieden wird, wie in typischer Weise die orale Gier bei der Anorexie (57), ein deutlicher Hinweis auf die Abwehr. Hierzu gehören auch die sogenannten »signifikanten Durchbrüche« (a. a. O., 116), wenn also in einem sonst unauffälligen Kontext eine Tendenz mit überraschender Stärke und affektiver Wucht auftaucht.

2. Affektiver Widerhall: Affekte können sich in der direkten, auch nonverbalen Äußerung, aber auch indirekt in der Wahl bzw. Ablehnung eines Bildes oder einer Identifikation äußern. Wichtig sind starke emotionale Reaktionen bei einer in durchschnittlicher Weise erzählten Geschichte und das Fehlen emotionaler Beteiligung bei Themen, die den Probanden betreffen.

3. Die stärkste Abwehr »ist immer ein Beweis für ein tiefgreifendes Problem« (118), weil die Tendenzen mit dem höchsten Konfliktpotential am stärksten von der Ich-Abwehr zensiert werden. Die Abwehr kann sich auf verschiedene Weise äußern: Das Bild wird im ersten Test weggelegt oder der Konflikt wird irgendwie verleugnet; das Bild wird im 2. Test als nicht beliebt eingestuft; das Kind will nicht die Rolle des Helden übernehmen.

Aus dem Vergleich von Tendenz und Abwehr lässt sich auf den Umgang des Kindes mit dem Konflikt schließen. In den Fällen mit hoher Ambivalenz bestehen Impuls und Abwehr nebeneinander, ohne einen Kompromiss gefunden zu haben. Probleme bei der Anpassung sind somit zu erwarten.

Wenn mehrere Bilder zu einer bestimmten Thematik gleichzeitig abgelehnt werden, spricht dies für eine besonders starke Abwehr (Verdrängung, Verleugnung) dieses Themas. Das Fehlen eines Themas, das eigentlich auftauchen müsste, spricht ebenso dafür, dass das Kind gerade damit ein Problem hat.

Wird ein Bild abgelehnt, ist dies nur dann signifikant, wenn die Ablehnung außergewöhnlich (im Sinn der durchschnittlichen Erwartung oder aufgrund der Kenntnis der Situation des Probanden) ist.

Formen der Abwehr im SFT (a. a. O., 120 ff):

- **Vertuschen**: Übergehen, Umdeuten, Ausweichen oder Leugnen der dargestellten Handlung, ein Hinweis auf einen gestörten Wirklichkeitssinn. Dies betrifft oft verbotene aggressive Handlungen (Urinieren bei »Trog«, der Biss bei »Streit«, aber auch das Säugen. Bei »Nacht« wird nicht selten ein oder beide Elternteile nicht »gesehen«.)
- **Verleugnung** der Gefühle: Das Thema wird anerkannt, seine emotionale Bedeutung jedoch entschärft oder umgedeutet. Verkehrung ins Gegenteil (Reaktionsbildung) bedeutet, dass der verbotene Trieb durch den gegenteiligen ersetzt wird. Aggressivität etwa wird durch übertriebene Freundlichkeit abgewehrt, was im SFT häufig bei Bildern zur Geschwisterrivalität vorkommt.
- **Hemmung**: Zu ausgewählten Bildern wird praktisch immer auch eine Geschich-

te erzählt. Langes Zögern, gefolgt von einer harmlosen (durchschnittlichen) Geschichte spricht für Abwehr. Wogegen, dürfte sich im weiteren Verlauf zeigen.

- **Verschiebung** (eine subtilere Abwehrform): Das Ausleben der verpönten Handlung wird einem anderen zugeschoben. Die Triebtendenz wird so befriedigt, ohne die Verantwortung zu übernehmen.
- **Rationalisierung** kann in vielen Formen auftreten (häufig als Kritik an einem Bild) und besteht darin, dass das wahre Motiv durch ein vorgeschobenes, vernünftig scheinendes ersetzt wird.
- **Distanzierung:** Das Kind beschreibt zwar die Handlung bildgetreu, schwächt aber ihre Bedeutung für die eigene Person ab. So können die Figuren aller Bilder als Freunde oder entfernte Verwandte bezeichnet werden. Oder das Kind distanziert sich bei bestimmten »heißen« Themen (»Nacht«, Kuss«), indem es die Eltern durch andere Personen ersetzt. Distanzierung kann sich auf bestimmte Personen (z. B. Geschwister oder einen Elternteil) oder auf ängstigende Themen, Affekte und Beziehungssituationen (Sexualität, Wut, Nähe) beziehen.
- **Isolation** (Abtrennung der Affekte von der Kognition) ist die stärkste Form der Distanzierung und typisch für die Zwangsneurose: Die Geschichten sind bildgetreu, verlieren sich oft in irrelevanten Details, aber ohne jeden Gefühlsinhalt. Bestimmt Isolation die meisten Bildtafeln, kann das ein Hinweis auf eine rigide Struktur des Ich oder eine ausgeprägte Anpassungsreaktion sein. Wenn sie nur bei einem Bild oder einem Thema auftritt, wird die dargestellte Tendenz massiv verdrängt.

4. Die **Regel der dominierenden Identifikationen** besagt, dass die Identifizierungen des Probanden quantitativ und qualitativ untersucht werden.

Identifikationen mit SF, die über dem Durchschnitt (6–7 von 16 Bildern) liegen, sprechen für eine gute Anpassung, können aber auch auf narzisstische oder zwanghafte Tendenzen hinweisen. Unterdurchschnittliche Identifikationen deuten auf eine gewisse Distanzierung von den dargestellten Tendenzen hin, möglicherweise aufgrund von Schuldgefühlen. Ausweichidentifikationen, häufig mit einem der kleinen Weißen, können für regressive Tendenzen oder narzisstische Hemmung sprechen. Identifikation mit den Eltern kann je nach Kontext als eine ödipale Thematik, als Kompensation von Insuffizienzgefühlen (Identifikation mit dem Mächtigen) oder als Hinweis auf ein strenges Über-Ich interpretiert werden. Identifikation mit niemandem spricht für Vermeidung aus Angst.

Synthese der Deutungen (Corman 1995, 51, 131 ff):

Ziel der Interpretation des SFT ist es, die Persönlichkeit des Kindes besser zu verstehen. Dazu schlägt Corman vor, das Material unter verschiedenen Gesichtspunkten zu beurteilen. Die auffallenden Merkmale eines Tests werden bezogen auf die psychosexuellen Entwicklungsstufen, die Instanzen Es, Ich und Über-Ich, die großen, entwicklungsunabhängigen Konfliktthemen Aggression, Rivalität, Abhängigkeit und Autonomie, Schuld, Identität und auf die familiären Beziehungen.

Aus der Zusammenschau der auffallenden Merkmale des SFT lassen sich Triebkräfte und deren Gegenspieler, die Abwehr erkennen. Konflikte und Muster der Anpassung werden deutlich.

Die Synthese der Befunde erfolgt in einem zirkulären dialektischen Prozess (138): Die klinische Symptomatik ist Anlass zur Psychodiagnostik. Aus dem SFT ergeben sich Hinweise auf bestimmte Konflikte und spezifische Versuche zu deren Bewältigung, die mit anderen Testergebnissen und der Anamnese verglichen werden. Die sich ergebenden Annahmen werden durch gezielte Ergänzung der Anamnese im Nachgespräch mit den Eltern, präzisere klinische Beobachtung und ggf. durch den Behandlungsverlauf evaluiert. Sie können also bestätigt, in Zweifel gezogen oder auch widerlegt werden, was dann Anlass für weitere Diagnostik sein kann.

6.7 Gütekriterien

Corman (1995, 140 ff) geht auf die Fragen nach den Gütekriterien des SFT näher ein. Aus seiner Sicht erfüllt der Test die Anforderungen an Zuverlässigkeit, Sensibilität und Validität, die an ein psychodynamisches Verfahren gestellt werden.

Zur **Objektivität**: Testmaterial und Instruktion sind standardisiert, Auswahl und Reihenfolge der Bildkarten sind jedoch dem Probanden überlassen und werden so selbst zum Gegenstand der Auswertung und Interpretation. Angesichts der Freiheit des Tests dürften die Antworten auch vom emotionalen Klima während des Tests und der Beziehung zwischen Untersucher und Kind mit beeinflusst werden.

Zur **Reliabilität** stellt Corman fest, dass das dominierende Thema häufig konstant bleibt, aber nicht immer und dass der SFT dann wohl andere Bereiche der Persönlichkeit untersucht habe. Systematische Untersuchungen zum Vergleich der Ergebnisse bei verschiedenen Auswertern oder nach Testwiederholung sind uns nicht bekannt.

Validität: Der SFT erfüllt seinen Anspruch, Hinweise auf die psychodynamischen Konflikte eines Kindes zu liefern. Die Validierung erfolgt im Vergleich der Testbefunde mit Anamnese, klinischem Befund, anderen Testergebnissen und anhand der Nachbesprechung mit Kind und Familie. Corman konstatiert selbst, dass eine Normierung an einer größeren Stichprobe der Normalpopulation von Vorteil wäre, um abweichende von häufig vorkommenden Merkmalen besser unterscheiden zu können.

Boekholt (2000) fand in einer **Studie** an 20 Mädchen, die Opfer sexueller Gewalt geworden waren oder ausgeprägte hysterische Züge zeigten, dass sich im SFT die spezifischen emotionalen Besonderheiten und Abwehrmuster viel besser abbildeten als im Rorschach-Test, TAT und CAT. Weitere empirische Studien fanden wir nicht.

Nach einer **Recherche** in der Datenbank PsycInfo erschienen in den 1960er und 1970er Jahren noch einige Veröffentlichungen zum Test Patte Noir PN in französischen Fachzeitschriften zu inhaltlichen Aspekten, die meisten waren von Corman selbst. Im Testverzeichnis Mental Measurements Yearbook wurde der PN/SFT nicht besprochen (Kroon 1999, 15). Auch im »Journal of the American Academy of Child and Adolescent Psychiatry« ist zumindest seit 1995 kein Beitrag zu finden. Die Gründe für die mangelhafte Rezension und Forschung dürften im Fehlen einer Übersetzung ins Englische und in der im Vergleich zum TAT hohen Komplexität des SFT liegen. Die Erstveröffentlichung 1961 kam vielleicht auch insofern zu spät, als sich die Blütezeit der Forschung zu projektiven Verfahren schon ihrem Ende zuzuneigen begann. In Deutschland wird der SFT heutzutage zwar verwendet, aber nichts über ihn veröffentlicht – in den letzten 15 Jahren jedenfalls erschien in den maßgeblichen Zeitschriften »Praxis der Kinderpsychologie und Kinderpsychiatrie« sowie in »Analytische Kinder- und Jugendlichenpsychotherapie (AKJP)« kein einziger Beitrag dazu. Auch Wittkowski (2011) erwähnt den SFT in seinem Beitrag über projektive Verfahren für die Enzyklopädie der Psychologie nicht.

6.8 Fazit

Der Schwarzfuß-Test ist ein psychodynamisches projektives Verfahren für die Psychodiagnostik von Kindern vorzugsweise im Vorschulalter und Grundschulalter. Seine Originalität besteht in dem Anspruch, Triebtendenzen und dagegen gerichtete Ich-Abwehr getrennt zu betrachten und so die intrapsychischen und familiären Konflikte eines Kindes zu erfassen. Material und Durchführung sind kindgerecht und haben einen hohen Aufforderungscharakter. Die angebotenen Themen beziehen sich auf die phasenbezogenen Konflikte der psychosexuellen Entwicklung und die familiären Beziehungen und sprechen so die wichtigsten Problembereiche an. Gerade bei Familien in bzw. nach Trennung und Scheidung und bei Patchwork-Familien dürfte er mehr Informationen über die emotionale Befindlichkeit und Bindungen der betroffenen Kinder liefern als diese aufgrund ihrer Loyalitäten zu äußern wagen. Insofern kann man ihn mit Recht als systemisches projektives Verfahren bezeichnen.

Er ist sehr aufwändig in Durchführung und Auswertung, die Interpretation erfordert eine gründliche Kenntnis der psychoanalytischen Theorie und der kindlichen Entwicklung. Normen sind nur aus der ursprünglichen Stichprobe von 200 Patienten Cormans aus den 1950/1960er Jahren verfügbar. Weitere Forschungsarbeiten zur Validierung oder Reliabilität sind nicht bekannt.

Der SFT erscheint gut geeignet insbesondere für die Eingangsdiagnostik zu einer geplanten tiefpsychologisch fundierten bzw. analytischen Kinderpsychotherapie, aber auch in kindertherapeutischen Kliniken und Tageskliniken.

7 Der Thematische Apperzeptionstest (TAT) von Morgan & Murray (1935)

7.1 Einführung

Der Thematische Apperzeptionstest TAT ist ein projektives, verbal-thematisches Verfahren für Kinder ab dem Grundschulalter und für Erwachsene. Die Aufgabe besteht darin, zu vorgelegten Bildtafeln kohärente, möglichst dramatische Geschichten zu erzählen. Die insgesamt 31 Tafeln des TAT zeigen in unscharfer, mehrdeutiger Darstellung unterschiedliche Themen, großteils Grundkonflikte, die im Laufe des Heranwachsens auftreten. Die Grundannahme des TAT besteht darin, dass der Proband sich mit Personen auf dem Bild identifiziert und in seinen Erzählungen bewusste und unbewusste eigene Motivationen, Einstellungen, Konflikte und deren Bewältigungsmechanismen zum Ausdruck bringt. So entfaltet er Aspekte seiner Persönlichkeit (»Entfaltungstest«, Heiß 1950) und liefert Hinweise auf seine psychodynamischen Entwicklungsbedingungen wie auf seine aktuelle Lebenssituation (Rauchfleisch 1989, 2). Die Geschichten werden im Hinblick auf sich wiederholende oder ausgefallene Themen, dargestellte Konflikte und typische Verläufe analysiert. Eine einheitliche Auswertungsmethode existiert nicht, die Interpretation erfolgt heute vorwiegend nach psychoanalytischen Gesichtspunkten (Rauchfleisch 1989, 24 f).

7.2 Historische Anmerkungen

Henry Alexander Murray (1893–1988) wurde in New York als zweites von drei Kindern einer schwer depressiven Mutter geboren, studierte nach einem abgebrochenen Studium der Geschichte an der Columbia Universität erfolgreich Medizin und schloss zusätzlich ein Biologiestudium mit dem M. A. ab. Er war sehr interessiert an Literatur, die er als Ausdruck unbewusster Phantasien des Autors betrachtete (Kroon 1999, 10), und wurde zu einer anerkannten Autorität für die Werke von Herman Melville.

1927 wurde er mit 33 Jahren stellvertretender Direktor, 1937 Direktor der Psychologischen Klinik in Harvard. Seine Forschungen zur Persönlichkeitspsychologie führten 1935 zur Veröffentlichung des TAT und 1938 zu »Explorations in Personality«, das zu einem Standardwerk wurde und den Beginn der Erforschung der Leistungsmotivation markiert. Murrays Persönlichkeitsmodell war lebensgeschichtlich orientiert, für ihn war gewissermaßen die Persönlichkeit eines Menschen das Ergebnis seiner Biographie: »Die Geschichte eines Individuums ist das Individuum« (Wittkowski 2011, 303). Nach seinen Vorstellungen wird die Persönlichkeit eines Menschen von widerstrebenden Kräften, den

Bedürfnissen und Motiven (»needs«) und den gesellschaftlichen Ansprüchen und Zwängen (»press«) bestimmt. Mit einem interdisziplinären Forscherteam versuchte Murray, diese Kräfte und ihr komplexes Zusammenspiel auf verschiedenen Ebenen zu untersuchen. Als Forschungsinstrument für diese Fragen entstand der TAT. Die Anregung dazu soll Murray von einer Studentin erhalten haben, die berichtete, ihr kranker Sohn habe sich die Zeit damit vertrieben, sich Geschichten zu Bildern in Zeitschriften auszudenken, und die fragte, ob derartige Bilder als Anregung zur Imagination nicht auch im klinischen Setting verwendet werden könnten (Douglas 1993, n. Wittkowski 2011, 300).

Zu seinem Team, das den TAT entwickelte, gehörte Christiana Morgan (1897–1967), gelernte Krankenschwester und begabte Zeichnerin, und wie Murray verheiratet. Murray verliebte sich in Morgan, wollte sich jedoch nicht von seiner Frau trennen. Morgan hatte wohl über ihren Mann, der sehr an Psychoanalyse interessiert war, Kontakt zu Jung bekommen, wurde von ihm analysiert und war fasziniert von Jungs Vorstellungen über den Einfluss von archaischen Mythen auf die menschliche Psyche. So bekam auch Murray Kontakt zu Jung, der ihm geraten haben soll, beide Beziehungen, die zu seiner Frau und die zu Morgan, offen fortzusetzen (Quelle: https://en.wikipedia.org/wiki/Henry_Murray, 24.8.2013).

Für die Bilder des TAT wurden Vorlagen (Fotos und Gemälde) aus Zeitschriften und Büchern verwendet, die von Morgan mit ausgesucht und zeichnerisch bearbeitet wurden, um ihre Unschärfe und Mehrdeutigkeit zu erhöhen (und wohl auch, um keine Probleme wegen der Urheberschaft zu bekommen). Vorlage für die heutige Tafel 11 ist das Gemälde »Die Drachenschlucht« von A. Böcklin.

Die Tafel 1 beruht auf einem kaum verfremdeten Zeitungsfoto, das den etwa 12–13-jährigen Yehudi Menuhin vor der Stradivari-Geige »Prinz Khevenhüller« zeigt, die er sich 1929 in New York als Geschenk aus der Geigensammlung von Henry Goldman aussuchen konnte. Dass dieses Foto Teil eines der bekanntesten Testverfahren wurde, wurde nur durch einen Zufall entdeckt und war weder Murrays Team noch der Familie Menuhin bekannt (Jahnke 1999).

Christiana Morgan war auch an der Durchführung der ersten Version des TAT im Erprobungsstadium beteiligt. Murray schrieb die Erstveröffentlichung mit Morgan zusammen.

Im Zweiten Weltkrieg entwickelte Murray für das Office of Strategic Services OSS auf der Grundlage seiner Forschungen ein komplexes Testverfahren (»situation test«) zur Auswahl von Geheimagenten, auf dessen Grundlagen spätere Auswahlverfahren in Wirtschaft und Verwaltung beruhen. Mit den Psychoanalytikern Langer, Kris und Lawin fertigte er für den OSS ein Gutachten über die Persönlichkeit Adolf Hitlers an, insbesondere im Hinblick auf seine möglichen Reaktionen auf die sich abzeichnende Niederlage Deutschlands.

1947 kehrte er nach Harvard zurück und setzte seine Forschungen fort.

In der weiteren Entwicklung des TAT scheint Christiana Morgan eine zunehmend geringere Rolle gespielt zu haben; in den späteren Veröffentlichungen wird sie als Co-Autorin nicht mehr erwähnt. Morgan hatte keine akademischen Grade; unklar ist, ob die Streichung ihres Namens als Co-Autorin auf ihren eigenen Wunsch hin erfolgte, weil sie sich den damit verbunden Anforderungen nicht gewachsen fühlte (www.mhhe.com/mayfieldpub/psychtesting/profiles/morgan.htm, 24.8.2013) oder aus anderen Gründen. Christiana Morgan starb nach jahrelangem exzessivem Alkoholmissbrauch im März 1967 an einem Strand von Virgin Islands. Murray fand ihren Leichnam unmittelbar am Wasser, was zu Vermutungen über einen Suizid Anlass gab (Quelle: https://en.wikipedia.org/wiki/Christiana_Morgan, 24.8.2013).

1943 veröffentlichte Murray auf der Grundlage der 3. Version (Serie D) das Handbuch zum TAT in der heute noch gebräuchlichen Fassung. Der TAT fand rasche Verbreitung in der klinischen Diagnostik in den USA, deren Psychiatrie zu dieser Zeit tiefenpsychologisch ausgerichtet war. Allerdings neigten die Kliniker von Anfang an dazu, das Auswertungssystem von Murray (needs and press) zu ignorieren. Zahlreiche alternative Auswertungs- und Interpretationsmethoden wurden veröffentlicht, von denen sich jedoch keine wirklich durchsetzen konnte. Heute wird der TAT in der klinischen Praxis offenbar überwiegend intuitiv und subjektiv interpretiert (Kroon 1999, 11).

Durch Revers nach dem Zweiten Weltkrieg in Deutschland eingeführt, verbreitete sich der TAT in den 1950er Jahren auch hierzulande. Zugleich erfolgte eine Differenzierung in verschiedene Varianten für bestimmte Zielgruppen und Fragestellungen, etwa aus der Berufsberatung. Zudem wurden inhaltsanalytisch orientierte Auswertungssysteme zur Vereinfachung der Auswertung und Verbesserung der Objektivität entwickelt. Die Forschung befasste sich intensiv mit verschiedenen Aspekten des TAT. So wurden von Anfang 1974 bis März 1995 in einer weltweiten Literaturrecherche über 1000 Arbeiten gefunden, in denen der TAT verwendet wurde (Wittkowski 2011, 301). Der TAT wurde in der Klinischen Psychologie, der Persönlichkeitsforschung und zur Untersuchung der Leistungsmotivation eingesetzt. Während er in der klinisch-diagnostischen Praxis weiterhin zu den am häufigsten verwendeten Verfahren gehört (Schorr 1995; Steck 1997), spielt er in der überwiegend quantitativ orientierten Forschung kaum noch eine Rolle: Zwischen 2000 und Oktober 2006 fand Wittkowski (2011, 302) in der Datenband PSYNDEXplus nur noch 15 Veröffentlichungen zum TAT.

7.3 Theoretische Grundlagen (nach Wittkowski 2011, 303 ff)

Die Konstruktion des TAT in seiner ursprünglichen Form beruht auf der **Grundannahme**, dass die Testperson sich mit einer der dargestellten Figuren (dem »hero«) identifiziert. Die durch das mehrdeutige Reizmaterial hervorgerufenen Assoziationen werden von früheren und/oder aktuellen bedeutsamen Erlebnisinhalten der Testperson mit beeinflusst und auf die Gestalt des »Helden« projiziert. Diese Inhalte können bewusst oder unbewusst sein und werden aufgrund der Zuschreibung an die Projektionsfiguren und der Verkleidung in eine fiktive Geschichte nicht bzw. weniger stark zensiert. In den Geschichten spiegeln sich sowohl Bedürfnisse, Wünsche und Konflikte des Individuums (»needs«) wie auch der Einfluss (Erwartungen, Zwänge, Druck) der sozialen Umwelt (»press«).

Murrays Persönlichkeitstheorie lässt sich nach Revers (1973, 157 ff) so skizzieren: Er sah die Lebensgeschichte eines Menschen als bestimmend für seine Persönlichkeit an. Der Mensch mit seinen Bedürfnissen (needs) setzt sich im Laufe seines Lebens in einer unendlichen Reihe von Situationen (einfache Episoden: »short units«) mit Umwelteinflüssen (press) auseinander, reagiert darauf und wird von sich aus aktiv. Wiederkehrende Themen aktivieren frühere Einstellungen und Reaktionen. so dass sich bestimmte Themen wiederholen, Muster (komplexe Themen: »long units«) ausbilden und verfestigen. Aus dieser zeitlichen Folge von Aktivitäten und Reaktionen entwickelt sich als einheitliche Organisation die Persönlichkeit.

Die aktuellen Konflikte eines Menschen bergen so seine entwicklungsbedingten Erfahrungen in sich. Der TAT war ursprünglich als Explorationshilfe zur Lebenslaufanalyse entwickelt worden, die Bildtafeln sollen universelle Grundthemen bzw. Grundkonflikte andeuten. Das Thema einer Geschichte bzw. die Themen eines TAT-Protokolls spiegeln das Zusammenspiel dieser Kräfte einschließlich ihrer Entstehungsgeschichte wider.

Untersucht man die erzählten TAT-Geschichten einer Person im Hinblick auf die darin vorkommenden Bedürfnisse, Zwänge, ihren Verlauf und den Ausgang, so lassen sich, so die ursprüngliche Idee, Häufungen und Muster finden, die für die jeweilige Person und ihre eigene Lebensthematik, Persönlichkeit, Bedürfnisse und Konflikte kennzeichnend sind und die auf anderem Wege, etwa im Gespräch, nicht so ohne Weiteres zutage getreten wären.

Die Erwartung, dass die evozierten Geschichten Aufschluss über die Ursachen psychischer Störungen geben, führt zu der Gefahr, dass das Material überinterpretiert wird. Wittkowski weist kritisch darauf hin, dass ein unbewusster Sachverhalt definitionsgemäß nicht bewusstseinsfähig ist und somit unbewusstes Material auch nicht in den TAT-Geschichten auftauchen könne: »Bei den Inhalten thematischer Geschichten handelt es sich hingegen um Sachverhalte, die grundsätzlich dem Bewusstsein zugänglich sind, aufgrund sozialer Erwünschtheit (»so was sagt man nicht«) oder wegen unangenehmer Gefühle aber nicht geäußert werden« (2011, 304).

Nach Wittkowski (2011) sind grundsätzlich drei Determinanten am Zustandekommen einer TAT-Geschichte beteiligt: 1. die Tafel mit ihrem spezifischen Aufforderungscharakter, 2. die Testsituation, deren Atmosphäre von der (Übertragungs- und Gegenübertragungs-)Beziehung zwischen Proband und Testleiter bestimmt wird, und 3. die innere Welt des Probanden mit seiner Geschichte, seinen aktuellen Konflikten und Wünschen, seinen Motiven, Erwartungen und Einstellungen. Hierbei dürfte es sich am ehesten um »bewusstseinsüberwertige« Inhalte (Wittkowski 2011, 305) handeln, also Themen, die den Klienten aktuell beschäftigen. Das können entweder längerfristige, phasenspezifische Auseinandersetzungen mit bestimmten Daseinsthemen sein (etwa die Frage der Identität oder der Konflikt zwischen Bindung und Autonomie in der Adoleszenz) oder aufgrund derzeitiger Lebensumstände (Schwangerschaft, Krankheit, bevorstehende Veränderungen) »vorübergehend akzentuierte Wahrnehmungen« (Wittkowski a. a. O, 305), die nicht von überdauernder Bedeutung sind.

Demgegenüber sprechen empirische Befunde dafür, dass der TAT implizite (im semantischen Gedächtnis gespeicherte, unbewusste und eng an Emotionen gebundene) Motive erfasst, indem »insbesondere durch bildsituative Motivanregung ein schneller und ungefilterter Zugriff auf motivrelevantes, also subjektiv bedeutungsvolles Material gelingt« und so » Motivationsprozesse angestoßen werden, die denen in einer Realsituation entsprechen« (Schmalt & Sokolowski 2000, S. 13 der Onlinepublikation). Fragebogen erfassen demgegenüber explizite, bewusste Einstellung und Motive. Eine Mittelstellung nimmt die Gitter-Technik ein (vgl. VII, 4.4): Unscharfe, bildlich vorgelegte Situationen sollen Motive des Probanden ansprechen, der aber nicht frei darauf antwortet, sondern aus vorgegebenen Aussagen zu verschiedenen Aspekten des angesprochenen Motivs diejenigen auswählen soll, die seiner Meinung nach zutreffen. Die Gitter- oder Gridtechnik stellt somit den Versuch dar, »sowohl implizite als auch explizite Motive mit einer einzigen Untersuchungsmethode anzusprechen« (Wittkowski 2011, 370).

Unbewusst heißt eben nicht zwangsläufig »nicht bewusstseinsfähig«, ein (noch) unbewusster Inhalt kann unter geeigneten Umständen durchaus ins Bewusstsein gelangen, etwa in der Psychotherapie oder eben über durch Bilder ausgelöste Assoziationen.

Ein theoretisches Konzept, das die Gefahr der Über- oder Fehlinterpretation zu vermeiden gestattet, ist das **Konzept des Narrativs** (s. 1.3, Theorie der verbal-thematischen Verfahren). Das Narrativ eines Individuums entsteht aufgrund der Bedeutung, die es den Ereignissen seines Lebens hier und jetzt verleiht, um ihnen einen Sinn zu geben. Danach spiegelt eine TAT-Geschichte die Art und Weise wider, wie der Proband in der Testsituation seine Geschichte, sich selbst und seine Konflikte gewissermaßen »konstruiert«. Das Ereignis und seine subjektive Bedeutung sind so nicht voneinander zu trennen. Da das auch für den Untersucher gilt, entwickelt sich in der Testsituation zwischen Probanden und Untersucher ein zirkulärer Prozess: Das Narrativ des Probanden, der einen bestimmten Ausschnitt seiner subjektiven Wirklichkeit mitteilt, trifft auf das Narrativ des Untersuchers, der versucht, zu verstehen, und beide Konstruktionen beeinflussen und verändern sich gegenseitig.

Für die Auswertung bedeutet das, zu untersuchen, wie in sich stimmig und geschlossen die Erzählung ist, ob sie Widersprüche aufweist und wie gut (oder wie verzerrt) sie eine Erfahrung abbildet. Gegenstand der Interpretation des TAT ist dann nicht die Frage nach der biographischen »Wahrheit«, sondern danach, welche neue Bedeutungen, welches neue Verständnis und welcher Sinn sich finden lassen und was daraus für Diagnostik und Therapie abgeleitet werden kann. Eine solche »pragmatische Validierung« beinhaltet auch die Möglichkeit, aus dem neu gewonnenen Verständnis Vorhersagen über den Probanden abzuleiten, die zuvor nicht möglich waren (Wittkowski 2011, 305 ff).

7.4 Indikations- und Anwendungsbereiche

Die ursprüngliche Indikation war breit und umfasste die allgemeine Persönlichkeitsdiagnostik, Verhaltensstörungen, psychosomatische Erkrankungen, Neurosen und Psychosen (Murray 1943, 1). Seine Stärke hat der TAT dort, wo es darum geht, einen (jungen) Menschen in seiner Konflikt- und Beziehungsdynamik besser zu verstehen, insbesondere also in der (kinder- und jugend-)psychiatrischen Diagnostik in Klinik und Praxis und in der Einleitungsphase einer tiefenpsychologischen bzw. analytischen Therapie, in der ja mehrere Stunden zur Verfügung stehen. Das hat den Vorteil, dass Diagnostik und Therapie fließend ineinander übergehen können (Rauchfleisch 1989, 9).

7.4.1 Testmaterial

Der TAT besteht aus insgesamt 31 Bildtafeln, 30 davon zeigen schwarz-weiße Abbildungen, eine Tafel (Nr. 16) ist weiß. Alle Darstellungen sind in ihrem Inhalt mehrdeutig und lassen einen weiten Spielraum für die Entfaltung persönlicher Deutungen. Die Tafeln 1–10 enthalten eher realistische Alltagsszenen, die Tafel 11–20 mehr phantastische Themen. Die Bilder entsprechen dem Stil ihrer Zeit, was an alte Filme erinnert. Der heute etwas antiquiert erscheinende Eindruck behindert nach unseren Erfahrungen die Entfaltung der Phantasie jedoch nicht, sondern könnte sie sogar durch die zeitliche Entrückung noch befördern.

Alle Tafeln sind nummeriert, 20 durch einen Zusatz gekennzeichnet als eher geeignet für Frauen oder Männer (F, M), Mädchen oder Jungs (G, B) oder für eins der beiden Geschlechter (GF, BM). Daraus können je nach Alter und Geschlecht 20 Tafeln für den Test ausgewählt werden. Für Kinder ist eine eigene Auswahl zu empfehlen (s. Durchführung).

7.4.2 Alter

Murray entwickelte den TAT an Jugendlichen ab 14 und Erwachsenen bis 40 Jahre, hielt aber die meisten Bilder auch für Kinder ab 7 Jahren geeignet (1943, 2).

7.5 Durchführung

Nach Murray erfolgt die Durchführung in zwei Sitzungen von jeweils einer Stunde, zwischen denen mindestens ein Tag liegen sollte. Im ersten Durchgang werden 10 nach Alter und Geschlecht passende Tafeln des ersten Teils (1–10), im zweiten die 10 geeigneten Tafeln aus dem zweiten Teil (11–20) vorgelegt. In Einzelfällen kann die Standarddurchführung auch mehr als zwei Sitzungen erfordern. Über Studien mit verkürzter Durchführung mit einer Auswahl von Tafeln je nach Alter und Fragestellung berichtet zusammenfassend Rauchfleisch (1989, 10 ff). Die Angaben, welche Tafeln am ergiebigsten seien, weichen danach stark voneinander ab, übereinstimmend werden nur 1, 3BM, 4, 6BM und 13MF für diagnostisch ergiebig gehalten. Weglassen von Tafeln bedeutet Verzicht auf mögliche wertvolle Information. Eine Auswahl aufgrund der individuellen Problematik setzt gute Kenntnis des Probanden voraus und führt zu der Gefahr, über bestehendes Wissen nicht hinauszukommen. So plädiert Rauchfleisch dafür, grundsätzlich alle 20 Tafeln zu verwenden, um möglichst differenzierte Ergebnisse zu erhalten.

Nach unseren Erfahrungen ist es allerdings durchaus vertretbar und sinnvoll, für **Kinder und Jugendliche** eine Auswahl unter Entwicklungsgesichtspunkten von 10–12 Tafeln für eine Sitzung zu treffen. Dieser Ansicht ist auch Esser (2008, 76). Einmal sind nicht alle TAT-Themen für diese Altersstufen relevant, und zudem führt eine zu lange Durchführungszeit am Tisch zu Motivationsproblemen und offenem oder verdecktem Widerstand.

7.5.1 Zusammenstellung der Testserie

Hauptsächliche **Kriterien** für die Auswahl sind Alter, Geschlecht, Entwicklungsstand und je nach Problematik bzw. Fragestellung das Thema (die thematische Valenz) der Bildtafeln. In Beratungsstellen und insbesondere in der kinder- und jugendpsychiatrischen Praxis kann die zur Verfügung stehende Zeit eine limitierende Rolle spielen. Eine sehr ausführliche Darstellung der thematischen Valenz aller TAT-Bilder aufgrund eigener Untersuchungen findet sich bei Revers (1973, 111–152; vgl. auch Rauchfleisch 1989, 20 ff). Interpretationshilfen für ausgewählte TAT-Tafeln bei Kindern hat Esser zusammengestellt (2008, 77 ff).

In unserer Praxis verwenden wir je nach Alter 10–12 Tafeln aus einer nachstehend aufgelisteten Kernserie. Die Reihenfolge ergibt eine zunehmende Dramatik. Die nachstehende Beschreibung beruht auf eigenen Erfahrungen unter Einbeziehung der Darstellungen von Rauchfleisch (1989, 20 ff), Esser (2008, 76 ff) und Wittkowski (2011, 331 f). Die mit (w) gekennzeichneten Tafeln werden nur weiblichen, die mit (m) nur männlichen Patienten vorgelegt. Nachstehend die Serie von TAT-Tafeln, die in unserer Praxis Verwendung findet:

Tafel 1
Ein Junge sitzt nachdenklich vor einer Geige.
Thema: Umgang mit Leistungsanforderungen, Selbstentfaltung

Tafel 17 BM
Ein unbekleideter athletischer Mann hängt an einem Seil.
Thema: Leistungsmotivation, einer Gefahr entkommen, etwas wagen, narzisstische Dynamik (sich zeigen, Geltungsbedürfnis, Heldenphantasien)

Tafel 9 BM
Vier Männer in Arbeitskleidung liegen im Gras, einer davon hebt den Kopf.
Thema: Beziehung zu Gleichaltrigen, Einstellung zur Arbeit, Abenteuer und Gefahr

Tafel 2 (w)
Eine junge Frau in Stadtkleidung mit Büchern geht an einer Feldszene vorüber.
Thema: Beziehung zur Herkunftsfamilie, Autonomie vs. Bindung, Generationen- und ödipale Konflikte, soziale Schichtdifferenzen, Einstellung zur Schwangerschaft

Tafel 5
Eine Frau schaut durch die halb geöffnete Tür in ein Zimmer.
Thema: Einstellung zur Mutter, Umgang mit Kontrolle, Weglaufen und Vermisst-Werden

Tafel 9 GF (w)
Eine junge Frau steht an einem Baum, etwas tiefer läuft eine junge Frau den Strand entlang.
Thema: Beziehung zwischen jungen Frauen, Freundinnen oder Schwestern, Rivalität, Bespitzelung, jemanden in Bedrohung helfen oder nicht, Suizid

Tafel 7 GF
Eine erwachsene Frau liest einem Mädchen etwas vor. Das Kind hält achtlos etwas in der Hand und schaut weg.
Thema: Beziehung zwischen Mutter und Tochter, Geschwisterrivalität, Einfühlung

Tafel 12 BG
Ein Ruderboot liegt auf einer Wiese neben einem Fluss unter einem (blühenden?) Baum.
Thema: Idylle, Ruhe, Autonomie, »Nestflucht«

Tafel 13 B
Ein kleiner Junge sitzt in der Tür einer Holzbaracke.
Thema: Verlassen-Sein von den Eltern, Warten auf Freunde, Akzeptanz vs. Ausgeschlossen-Sein

Tafel 6 BM (m)
Im Vordergrund steht ein Mann im Mantel. Ihm abgewandt steht im Hintergrund eine ältere Frau.
Thema: Beziehung Mutter-Sohn, ödipale Konflikte, Autonomie vs. Bindung, Schuldgefühle und Bestrafung

Tafel 7 BM (m)
Ein älterer Herr schaut auf einen jungen Mann, der mürrisch ins Weite blickt.
Thema: Vater-Sohn-Beziehung, Einstellung zu Autoritäten, Umgang mit Leistungserwartungen, Dissozialität/Komplizenschaft

Tafel 12 F
Im Vordergrund das Gesicht einer jungen Person, dahinter mit rätselhaftem Lächeln eine alte Frau.
Thema: Mutter-Tochter-Beziehung, Identität und eigene Zukunft (Alter), Umgang mit Bedrohung (häufig als Schneewittchen-Thema gesehen)

Tafel 6 GF
Eine junge Frau sitzt und wendet sich einem hinter ihr stehenden Mann mit Pfeife im Mund zu, der sich zu ihr beugt.
Thema: Vater-Tochter-Beziehung, Beziehung der Eltern, Umgang mit Bedrohung durch das Männliche/Väterliche

Tafel 4
Vorne ein Mann, der sich von einer Frau abwendet, die ihn festhält. Im Hintergrund undeutlich eine spärlich bekleidete Frau.
Thema: Je nach Alter Beziehung der Eltern oder Partnerkonflikte, Eifersucht, Aggression vs. Hemmung, Autonomie vs. Bindung

Tafel 11
Ein schmaler Weg zwischen Abgrund und Felswand. Im Hintergrund auf einer Brücke Gestalten. Aus dem Fels streckt ein Drache den Hals hervor.
Thema: Auseinandersetzung mit Bedrohung und Angst, Bestehen von Gefahren und Abenteuern

Tafel 13 MF
Auf einem Bett liegt eine nackte Frau, die Decke bis unter die Brust gezogen, ein Arm hängt zu Boden. Ein bekleideter Mann hält den Arm vor das Gesicht.
Thema: Sexualität, Gewalt, und damit verbundene Konflikte (Schuld, Reue, Strafe)

Tafel 16
Leere weiße Tafel zur freien Projektion.
Thema: Aktuelle, nicht selten zentrale Konflikte

Je nach Fragestellung **ergänzen** wir diese Auswahl durch folgende Bildtafeln:

Tafel 3 BM
Eine jüngere Gestalt kauert mit dem Rücken zum Betrachter an einer Liege. Am Boden liegt ein Gegenstand, vielleicht eine Pistole.
Thema: Depression, Verzweiflung, Suizidalität.

Tafel 3 GF (w)
Eine junge Frau birgt ihren Kopf in der Hand und stützt sich am Rahmen einer Tür ab. Der Hintergrund ist dunkel.
Thema: Depression, Verzweiflung, Liebeskummer

Tafel 8 BM
Ein Jugendlicher in gepflegter Kleidung schaut zum Betrachter, an der Seite ein Gewehr. Im Hintergrund ist eine Operationsszene angedeutet: Zwei Männer beugen sich im hellen Licht über einen liegenden, halb nackten Mann, einer setzt ein Messer an dessen Bauch.
Thema: Umgang mit Aggression, berufliche Zukunft, traumatische Erlebnisse im Krankenhaus.

Diese Auswahl besteht aus Tafeln, die nach unseren Erfahrungen ergiebig sind, weil sie Konflikte aus Kindheit und Jugend ansprechen, und die daher auch in Studien mit Familien, Kindern und Jugendlichen verwendet wurden, in denen es um die Eignung für Kurzfassungen des TAT ging (Übersicht bei Rauchfleisch 1989, 10 ff).

Die häufigsten Themen über alle Tafeln sind: elterliche Gebote, Aggression, Leistung, Neugier, elterliche Unterstützung, Fehlverhalten (Eron 1965, n. Stäcker 1984, 271)

Die Instruktion stellt den TAT als einen Phantasie- oder Erzähltest vor. Die genaue Formulierung wird dem Alter und dem Entwicklungsstand angepasst.

»Bei dem, was wir jetzt zusammen machen, geht es um die Phantasie. Du kannst dabei nichts falsch machen. Ich zeige dir jetzt eine Reihe von Bildern, und du erzählst mir bitte zu jedem Bild eine möglichst spannende (dramatische) Geschichte, die dazu passt. So wie wenn in der Zeitung ein Bild ist und daneben steht die Story dazu. Was machen die Leute auf dem Bild, was denken sie, was wollen sie und wie geht's ihnen? Erzähl bitte auch, was vorher los war, wie es zu der Situation gekommen ist und wie deine Geschichte weitergehen wird.«

Dann werden die Tafeln der Reihe nach vorgelegt. Es hat sich für uns bewährt, dass der Untersucher die Tafeln geordnet mit dem Bild nach unten vor sich liegen oder auf dem Schoß hat und einzeln von unten wegnimmt. Er bittet den Patienten, die Tafel umzudrehen und vor sich hinzulegen, wenn er mit seiner Geschichte fertig ist. Alternative Bildtafeln für Jungen oder Mädchen sind eingeordnet und werden dann einfach übergangen und ebenfalls auf den Stapel vor dem Patienten gelegt. So bleibt die Reihenfolge erhalten.

Die Instruktion zu Tafel 16, die immer vorgelegt wird, lautet sinngemäß:

»Die letzte Tafel ist leer. Da darfst du dir was Eigenes ausdenken, ein Bild oder eine Geschichte, ganz egal, und das erzählst du mir dann.«

Die **Haltung des Untersuchers** ist freundlich und wohlwollend, aber neutral und vor allem zurückhaltend, auch in den nonverbalen Kommentaren. Nach der ersten Tafel kann eine Rückmeldung bzw. Wiederholung eines Teils der Instruktion sinnvoll sein, etwa damit der Patient über eine rein beschreibende Erzählweise hinauskommt: »*Das ist das, was man sehen kann. Aber was meinst du: Was ist mit den Leuten los? Was denken die, wie geht's denen? Und wie geht's weiter?*«

Lob ist zu vermeiden, auch wenn manche Kinder danach heischen. Ebenso sollte der Untersucher – über klärende Fragen hinaus – nicht in die Geschichte eingreifen oder auf »übersehene« Details aufmerksam machen. Auf Fragen sollte man möglichst nicht eingehen, sondern die Instruktion sinngemäß wiederholen bzw. nochmals feststellen: »*Das ist deine Geschichte, du bestimmst, was passiert.*« Offene Fragen, die das Erzählen einer vollständigen Geschichte fördern, sind in der Anfangsphase nicht selten nötig und hilfreich, etwa:» *Und was war da vorher? Wie kam es wohl dazu?*« Oder: »*Und wie geht es dann weiter, was meinst du?*« Wenn ein Kind verschiedene Geschichten anbietet: »*Versuch bitte, dich für eine Geschichte zu entscheiden.*«

Ein Problem ist **das schweigende Kind**, bei dem es herauszufinden gilt, ob eine Hemmung, eine Bequemlichkeitshaltung oder ein (offener bzw. verdeckter) Widerstand aus anderen Gründen vorliegt. Bei gehemmten Kindern kann Nachfragen und ggf. eine Ermutigung hilfreich sein. Wenn sich Antworten wie »Dazu fällt mir nichts ein« häufen, brechen wir ab, sobald erkennbar ist, dass sich der Widerstand im Moment nicht überwinden lässt. Dieser Abwehr liegt zumeist Angst oder Scham zugrunde, beides führt zu Stress und fördert die Abwehr (Wittkowski 2011, 330). Dann lässt sich vielleicht im Gespräch klären, worum es geht: »*Kann das sein, dass du jetzt überhaupt keine Lust hast, diesen Test zu machen? Oder gibt es einen anderen Grund? Ich würde dich gerne verstehen.*« Vor allem jüngere Kinder können sich unvermittelt so stark unter Druck fühlen, dass sie den Tränen nahe sind, dann ist eine Pause oder ein Spiel zu empfehlen. Die Situation kann dann vielleicht später besprochen werden.

Als **Zeitbegrenzung** hatte Murray 5 Minuten pro Tafel vorgesehen und teilte dies seinen Probanden auch mit, einschließlich einer Rückmeldung über die benötigte Zeit, wenn die Story zu lang oder zu kurz geriet. Rauchfleisch (1989, 14) sagt dem Patienten auch, er habe etwa 5 Minuten für eine Geschichte, lehnt jedoch unter psychoanalytischen Gesichtspunkten eine Zeitbegrenzung oder ein Eingreifen in den Erzählfluss kategorisch ab (1989, 17). In der kinder- und jugendpsychiatrischen Praxis muss ein Kompromiss gefunden werden zwischen dem Wunsch nach freier Entfaltung und Informationsgewinn und der zur Verfügung stehenden (begrenzten) Zeit. Wir führen den TAT in einer Sitzung durch und modifizieren erforderlichenfalls die Instruktion durch die Bitte, »*eine kurze, möglichst spannende Geschichte*« zu erzählen.

Die Protokollierung sollte wörtlich erfolgen, entweder durch Mitschreiben des Untersuchers oder durch eine Audioaufnahme, z. B. durch ein gutes Diktiergerät, das auf dem Tisch steht oder das der Untersucher hält, und von dem ohne weitere Umwege ein Transkript erstellt werden kann. Die Alternative, Jugendliche ihre Geschichten aufschreiben zu lassen, scheint für die Routinediagnostik weniger geeignet: Sie setzt eine gute Schreibfertigkeit und -willigkeit voraus, schränkt die Spontaneität der Geschichten und des Verhaltens ein und erfordert viel Zeit für ein weiteres Interview (vgl. Rauchfleisch 1989, 16).

Die **Verhaltensbeobachtung** bezieht sich auf folgende Aspekte:

- Allgemeine Verfassung des Kindes: Gehemmtheiten, Unruhe, Phantasie, Kreativität.
- Emotionale Empfänglichkeit und Ansprechbarkeit; Zugang zur eigenen inneren Welt.
- Sprache: Wortschatz, Grammatik, Artikulation, Formulierungen, Sprachfluss, Stereotypien, sonstige Auffälligkeiten.

IV Verbal-thematische Verfahren

- Denken: Logik und Kohärenz der Geschichten, formale Denkstörungen (Zerfahrenheit, assoziative Lockerung, Hemmung, Perseveration, umständliches Denken etc.).
- Einstellung zur Testsituation (Aufgabenbezug und Arbeitshaltung) und Einstellung gegenüber dem Untersucher (Kooperation, Obstruktion, Ausweichen, gefallen Wollen, Heischen nach Lob etc.).

Ein **Nachgespräch** sollte nach Murray (1943, 5) nach der Durchführung jeder Testserie oder mit einigem Abstand für beide Durchgänge erfolgen mit dem Ziel, die (lebensgeschichtlichen, literarischen oder sonstigen) Quellen für jede einzelne Geschichte zu eruieren und so die auftauchenden Konflikte biographisch zu verorten (vgl. Revers 1973, 58 ff) und/oder die Erzählungen als Ausgangspunkt für freie Assoziationen zu verwenden. In diesem Sinne vergleicht Rauchfleisch (1989, 19) die (für ihn nicht obligate) vertiefende Exploration mit »der Sammlung von Assoziationen zu den einzelnen Elementen des Traums«, die Aufschluss über den psychodynamischen Kontext einer Geschichte geben und so die Interpretation erleichtern.

Wir führen ein Nachgespräch im Sinne eines vertiefenden Interviews nur zu einzelnen Bildtafeln bei auffallenden Geschichten mit sehr ungewöhnlichem oder besonders banalem Inhalt bzw. bei unerwarteten Reaktionen eines Patienten.

7.6 Auswertung und Interpretation

Für den TAT gibt es eine Vielzahl von Auswertungsmethoden (Übersicht bei Revers 1973, 153–188). Gemeinsam ist ihnen die Fokussierung auf die Hauptfigur und deren Absichten, Motive und Handlungen in der Auseinandersetzung mit den Milieueinflüssen, auf die zentrale Thematik sowie die Originalität (oder Banalität) einer Geschichte und den Vergleich der Geschichten miteinander. Die Unterschiede betreffen die Kategorisierung von Auswertung und Interpretation.

Im Folgenden stellen wir exemplarisch die Auswertungsmethoden von Murray, Revers und Rauchfleisch vor. (Da sich die Methoden z. T. ähnlich sind, sind Wiederholungen im Text nicht zu vermeiden.)

7.6.1 Auswertung nach Murray

Die ursprüngliche semiquantitative Auswertung nach Murray (1943) erfolgt in fünf Schritten:

1. Ermittlung des »Helden« der Geschichte, mit dem sich der Erzähler identifiziert. Der Held kann wechseln, der Proband kann einen inneren Konflikt bzw. verschiedene Selbstanteile auf verschiedene Personen projizieren oder er kann sich auch heraushalten und mit niemandem identifizieren. Er/Sie ist die zentrale Figur der Geschichte und dem Probanden in der Regel in irgendeiner Hinsicht ähnlich.
2. Ermittlung der Motive, Bedürfnisse, Gefühle, Absichten und Aktivitäten (»needs«) des Helden. Murrays Liste enthält 15 needs, unter anderem Zugehörigkeit, Aggression, Dominanz, Fürsorge, Sex, Bedürfnis nach Trost und Zuwendung (1943, 11 f, übersetzt bei Revers 1973, 159 ff). Was will der Held, was ist ihm wichtig? Was tut er wie? Wie ergeht es ihm? Was erreicht er auf welchen Wegen?
Zusätzlich registriert und aufgrund aller Geschichten bewertet werden Über-Ich (Gewissensausprägung), Stolz und Ich-

Strukturierung (Grad der Kohärenz von Motiven und Handlungen) des Helden.
3. Feststellung der aus der Umgebung auf den Helden einwirkenden Kräfte, Anforderungen und Zwänge (»press«). Diese bestehen in erster Linie aus den Aktivitäten und Bedürfnissen anderer Personen der Geschichte, aber auch in der Situation an sich, im Fehlen wichtiger positiver Elemente oder in körperlichen Störungen wie Krankheit oder Schmerzen. Beispiele aus Murrays Liste sind: Gefühlsbindungen und emotionale Ansprüche, Aggression, Dominanz und Herrschsucht, Zurücksetzung, Hilfsbedürftigkeit, Mangel an Unterstützung, körperliche Gefährdung.
Die Intensität von needs und press wird jeweils auf einer fünfstufigen Skala bewertet (5 ist die stärkste Ausprägung). Kriterien für die Bewertung sind: Intensität, Nachhaltigkeit, Häufigkeit des Auftretens und Bedeutung in der einzelnen Geschichte und in deren Abfolge. Welche Situationen wiederholen sich? Mit welchen Eigenschaften werden die anderen Personen der Geschichte ausgestattet, insbesondere diejenigen, die der Erzähler einführt? Wie stehen sie zu dem Helden? Wie gehen sie mit ihm um?
4. Wechselbeziehung von needs und press und des resultierenden Ergebnisses (»outcome«): Welche Kraft, Energie und Ausdauer zeigt der Held bei der Verfolgung seiner Ziele? Setzt er sich nachhaltig und erfolgreich dafür ein oder gibt er bei Widerständen rasch auf? Was nimmt er dafür in Kauf? Wie schwer oder leicht machen es die Personen und Umstände, mit denen er es zu tun hat? In welcher Not und Bedrängnis befindet er sich? Kann er widrige Umstände überwinden oder gibt er auf? Ist er Täter oder Opfer? Wie geht er mit Schuld um, wie sind seine Einfühlung, sein Gewissen beschaffen? Kommt er davon oder ereilt ihn die Strafe, und ist sie seiner Schuld angemessen? Worauf ist der Ausgang der Geschichte zurückzuführen, auf die Aktivitäten des Helden oder die Macht der Umgebung?
5. Bestimmung des Themas der Geschichte. Für jede Geschichte ist nun festzustellen, welche Bedürfnisse und Motive in hohem Ausmaß auftreten und mit welchen mächtigen Umwelteinflüssen sie es zu tun bekommen. Daraus ergibt sich das Thema der Geschichte. Ebenfalls wichtig (unabhängig von der Intensität) sind Konstellationen, die häufiger auftauchen, in irgendeiner Weise ungewöhnlich sind oder bei einer speziellen diagnostischen Frage weiterhelfen.

Im Vergleich der Geschichten zeigen sich dann thematische Wiederholungen, Muster der Bewältigung, des Unterliegens oder des Versagens, Hinweise auf besondere Hoffnungen und Belastungen, auf Motivationslagen und Ich-Struktur als Ausdruck der Persönlichkeit des Probanden. Diese Erkenntnisse werden dann in Beziehung gesetzt zu seiner Lebensgeschichte und helfen so, besser zu verstehen, wie ein Individuum zu dem geworden ist, was es heute ist.

Murrays Verbindung von inhaltlicher Analyse und quantitativer Bewertung ist enorm aufwändig, statistisch nicht abgesichert und wurde bald aufgegeben. Die Grundzüge seiner Herangehensweise an den TAT (inhaltliche Auswertung, Analyse von needs und press, Bezug zur Lebensgeschichte) liegen allerdings den meisten späteren Auswertungsmethoden zugrunde (Übersichten bei Revers 1973, 167 ff; Wittkowski 2011, 308 ff).

7.6.2 Auswertung nach Revers (1973)

Revers schlägt ein **verkürztes Auswertungsverfahren** vor, das auf die Kategorisierung von needs und press verzichtet und sich auf drei Hauptaspekte konzentriert: Thema oder Problem, situationaler Kontext des Themas sowie Verlauf und Ausgang der Geschichte.

Die vollständige Auswertung nach Revers erfolgt in vier Schritten, wobei der zweite Schritt vor allem für Studierende zu Übungszwecken sinnvoll ist und von erfahrenen Diagnostikern übersprungen werden kann.

1. **Die kursorische Durchsicht** des gesamten Protokolls dient der Markierung wichtiger Punkte, dem Gewinnen eines Gesamteindrucks von der Verlaufsgestalt und dem Aussortieren unergiebiger Geschichten.
2. **Die deskriptive Übersetzung** erfasst Grundstruktur und Verlauf jeder Geschichte unabhängig von der symbolischen Verkleidung. Unabhängig vom Inhalt wird die psychologische Situation der Hauptfigur und der Verlauf von der Vorgeschichte über die aktuelle Phase bis zum Ausgang skizziert. Es geht also um eine Kurzfassung der Geschichte auf höherem Abstraktionsniveau unter Einbeziehung der Motive des Helden, seiner Absichten und deren Interaktion mit den Kräften und Zwängen der Umgebung.
3. **Die schematische Auswertung** erfasst in knapper Beschreibung die Hauptaspekte jeder Geschichte:
    3.1 **Das Thema oder Problem**, also der zentrale Punkt, um den es in jeder Geschichte geht.
    3.2 **Der situationale Kontext** gibt Auskunft darüber, in welcher Lebenssituation das Thema bzw. Problem dargestellt wird, auf welcher Bühne das Stück also spielt (Alter und Entwicklungsphase, Schule, Familiensituation, Freizeit, Partnerschaft etc.).
    3.3 **Der Verlauf** der Geschichte wird ebenfalls knapp skizziert: Wie beginnt die Handlung? Wie entwickelt sie sich weiter? Wie endet sie?
    3.4 Auf **Konflikte** weisen folgende Themen hin: Bestrafung für unerlaubte Aktivitäten; Verhältnis von Strafe zu Schuld; Schuld, die Phantasiefiguren zugeschrieben wird; Ausblenden, Verharmlosen oder Verdrehen eines im Bild angeregten Konflikts (Kagan 1960, n. Revers 1973, 80 f).
4. **Die Längsschnittanalyse** überprüft nun die Geschichten auf wiederkehrende Themen, Situationen und Verläufe und nach übergeordneten Themen zusammengefasst. Welches Thema kehrt am häufigsten wieder? Welche Geschichten weichen stark von der thematischen Valenz ab? Welche Motive des Helden tauchen immer wieder auf? Lassen sich typische Verlaufsmuster finden? Setzt sich der Held meistens durch oder scheitert er? Entsprechen seine Handlungen dem Entwicklungsstand des Probanden? Wie angemessen sind seine Lösungen? Enden die Geschichten überwiegend mit einem guten oder einem schlechten Ende für ihn? Ist sein Umfeld ihm gegenüber eher wohlwollend oder mehr feindselig eingestellt? Gibt es ein Leitthema, einen roten Faden? Wie geht der Held mit den großen Konfliktthemen des Lebens wie Abhängigkeit, Autonomie, Schuld, Leistung, Aggression, Liebe um? Wichtig sind ebenfalls signifikante Einzelthemen, die in ihrer Prägnanz, emotionalen Bedeutung oder durch deren Fehlen bzw. den Widerspruch zum Tafelinhalt herausragen.

7.6.3 Auswertung nach Rauchfleisch

Die psychoanalytische Interpretationsmethode von Rauchfleisch (1989) geht von zwei Grundannahmen aus: 1. Der Interpretation soll das gleiche theoretische Bezugssystem wie der anschließenden Therapie zugrunde liegen und 2. die TAT-Geschichten werden ähnlich wie Traummaterial behandelt, mit dem Unterschied, dass es sich nicht um völlig freie Phantasien handelt (abgesehen von Tafel 16, die daher auch eine besondere Bedeutung hat). Die Deutung erfolgt auf der Objekt- und Subjektstufe (s. u.) und dient dem Ziel, Hinweise auf die Psychodynamik, die Ich-Struktur einschließlich der Abwehrmechanismen und die Übertragung zu gewinnen.

Rauchfleisch bezieht über die formale Struktur der Geschichte hinaus die zugrunde liegende und z. T. unbewusste Dynamik für die Formulierung »**psychodynamischer Foki**« (1989, 30, Hervorhebung im Original) ein. Ein Fokus beschreibt in möglichst prägnanter Form den Kernkonflikt des Patienten und berücksichtigt dabei sowohl Impuls als auch Abwehr. Aus der Verbindung der Foki aller Geschichten ergibt sich wie ein »roter Faden« ein Gesamtfokus für das ganze TAT-Protokoll. Im Einzelnen untersucht Rauchfleisch die Geschichten auf folgende Aspekte hin:

1. Die **Impulse**, von denen die Hauptfigur bestimmt wird (Triebwünsche, Gewissensängste, Gier, Neid, Wunsch nach Bestätigung etc.)
2. Die **Abwehrmechanismen**, die zur Reduzierung von Angst eingesetzt werden (Verdrängung, Regression, Verleugnung, Projektion, Wendung gegen das eigene Selbst, Spaltung, Omnipotenzphantasien usw.)
3. Die übrigen **Ich-Funktionen** (wie Denken, Realitätsbezug, Wahrnehmung, Einfühlung, Zukunftsorientierung, Flexibilität, Kreativität)
4. Interpretation auf der **Objektstufe:** Die in der Geschichte auftretenden Personen (Situationen, Gegenstände) werden als Bestandteil der realen Welt des Interpreten aufgefasst. Dann spiegeln die Interaktionen der Geschichte seine Interaktionen mit Personen und Situationen aus seiner eigenen Sicht wider. Die ältere Frau auf Tafel 6 BM steht dann beispielsweise für die sich abwendende, vorwurfsvolle Mutter des Probanden, die tief gekränkt auf seinen Ablösungsversuch reagiert.
5. Interpretation auf der **Subjektstufe:** Analog zur Trauminterpretation betrachtet diese Perspektive alle Personen einer Geschichte als Repräsentanten von Persönlichkeitsanteilen des Erzählers. Die TAT-Tafel wird so zu einer Bühne, auf der der Proband sein inneres Drama spielt. Die Beziehungen zwischen den Protagonisten der Geschichte stehen für seine intrapersonellen Konflikte und die zugehörigen Bewältigungsversuche. Die ins Zimmer blickende Mutter der Tafel 5 kann so das schlechte Gewissen des Kindes verkörpern, das keine Lust hat, seine Hausaufgaben zu erledigen, und lieber draußen mit seinen Freunden spielen möchte.
6. Interpretation auf der **Übertragungsebene**: Unter »Übertragung« versteht die Psychoanalyse eine Form der Projektion, bei der positive oder negative Anteile früherer Beziehungen anderen zugeschrieben werden. Freud verstand unter Übertragung ursprünglich den Widerstand gegen das Bewusstwerden peinlicher Vorstellungen, sah jedoch später in ihr ein universelles Phänomen und eine wichtige Voraussetzung für die Therapie. Das Konzept umfasst unbewusste Projektionen und bewusste Anteile im Sinne einer Arbeitsbeziehung. Ein Übertragungswiderstand, etwa wenn der Patient im Psychotherapeuten seine kontrollierende Mutter »sieht« und entsprechend mit ihm umgeht, kann die Therapie ernsthaft behindern. Gerade im Hinblick auf die sich anschließende Therapie ist es wesentlich, von Anfang an die Übertragungsbeziehung des Patienten zum Therapeuten zu verstehen, um sich darauf einstellen zu können.

Die TAT-Geschichten werden also auf entsprechende Hinweise untersucht: Wie erlebt das Kind oder der Jugendliche die dargestellten Erwachsenen? Hat er Angst vor ihnen, bewundert er sie, fühlt er sich unterlegen und chancenlos? Wie geht er mit ihnen um? Weicht er aus? Greift er sie an? Entwertet er sie subtil, während er sie vordergründig zu idealisieren scheint?

Die Gesamtinterpretation verbindet schließlich die herausgearbeiteten wesentlichen Aspekte zu einer Zusammenfassung.

Ziel der psychoanalytischen Interpretation des TAT ist »die Gewinnung eines möglichst reichhaltigen psychodynamischen Materials, das durch den Test zutage gefördert werden soll.« (Rauchfleisch 1989, 2). Die Auswertung erfordert einen erheblichen Aufwand und setzt die Vertrautheit mit den Konzepten der Psychoanalyse bzw. eine psychoanalytische Ausbildung voraus. Unter diesen Voraussetzungen kann der TAT in relativ kurzer Zeit und frühzeitig wertvolle Erkenntnisse über die innere Welt seines Interpreten liefern, insbesondere im Hinblick auf eine anschließende Psychotherapie, deren Ziele und die zu erwartenden Übertragungskonstellationen.

Der Vollständigkeit halber sollen noch zwei neuere Auswertungsansätze erwähnt werden, die inhaltliche mit formal-quantitativer Auswertung verbinden (Darstellung nach Wittkowski 2011, 319 ff):

Die Social Cognition and Object Relations Scales SCORS (Westen 1991) untersuchen TAT-Geschichten daraufhin, welche inneren Vorstellungen (Objektbeziehungs-Repräsentationen) ihr Erzähler von menschlichen Beziehungen und Interaktionen hat. Dazu werden vier Dimensionen auf einer fünfstufigen Skala bewertet: Komplexität der Repräsentation von Menschen, Gefühlstönung des Beziehungsparadigmas, Kapazität für emotionales Engagement und Verständnis sozialer Kausalität. Abgesehen von der Dimension »Gefühlstönung« sind die erfassten Bereiche entwicklungsabhängig und nicht unbedingt bewusst. Die berichteten Werte zu Reliabilität und Validität sind zufriedenstellend.

Das Defense Mechanism Manual (Cramer 1988) ist eine Kodierungsmethode für die Abwehrstrategien Negation, Projektion und Identifikation. Jede dieser Strategien ist durch sieben Merkmale operational definiert: Verleugnung etwa durch Auslassen wichtiger Details der Tafel, Projektion durch Zuschreibung feindseliger Affekte an eine Person, Identifikation durch Übernahme elterlicher Gebote. Die bisherigen Untersuchungen sprechen für eine gute Reliabilität und Validität (s. Gütekriterien).

7.6.4 Empfehlungen für die Praxis

Die Entscheidung für eine der vorgestellten Auswertungsmethoden wird bestimmt von der theoretischen Orientierung des Untersuchers, von seiner Erfahrung mit dem TAT, von den zur Verfügung stehenden Ressourcen (insbesondere der Zeit), von der Fragestellung und vom Kontext, in dem die Diagnostik erfolgt.

In der Diagnostik vor einer geplanten psychodynamischen Therapie bieten die probatorischen Sitzungen ausreichend Zeit. Hier ist die Auswertung nach Rauchfleisch zu empfehlen, weil sie tiefere Einsichten in die für Antragstellung, Behandlung und Prognose wichtige Psychodynamik liefern kann.

Dagegen bietet die verkürzte Auswertung nach Revers (Thema, Kontext, Verlauf) eine allgemeine Struktur, die auch auf der Grundlage anderer theoretischer Konzepte mit Gewinn verwendet werden kann.

Weniger Erfahrenen ist die deskriptive Übersetzung der Geschichten als Grundlage der weiteren Auswertung zu empfehlen.

7.6.5 Vorgehen in unserer Praxis

Wir schätzen den TAT in der Routinediagnostik wegen seiner diagnostischen Ergiebigkeit, verwenden ihn aber mit 10–12 Tafeln und der modifizierten Instruktion, »*eine kurze und spannende Geschichte*« zu erzählen. Dieser Parameter bedeutet natürlich eine Einschränkung des Materials, die wir in Kauf nehmen, weil die Standarddurchführung das Zeitbudget sprengen würde.

Entsprechend folgt unsere Auswertung formal dem Schema von Revers:

1. **Kursorische Durchsicht** mit Markierung wesentlicher Aspekte. Um Überinterpretationen zu vermeiden, beschränkt sich die weitere Auswertung auf ergiebige Geschichten.
2. **Thema oder Problem der Geschichte:**
   - Wird die von der Tafel nahegelegte Thematik durch den Patienten aufgegriffen, ausgeblendet oder verzerrt wahrgenommen?
   - Wie konventionell oder originell sind die Geschichten?
   - Wer ist der Held, womit identifiziert sich der Patient?
   - Welche Bedürfnisse und Zwänge wirken auf den Helden?
   - Wie setzt sich der Held mit Widerständen auseinander?
   - Wie angemessen in Bezug auf Alter und Entwicklungsstand sind seine Lösungen?
3. Situation und Kontext:
   - Auf welche Umgebung treffen die Motive des Helden?
   - Welche Grundstimmung herrscht vor?
   - Wie ist der situative/familiäre Kontext?
   - Wie erlebt der Patient die Beziehungen in seiner Umgebung?
   - Wie sind die Interaktionen?
   - Wie stellen sich die Erwachsenen auf das Kind ein?
4. Verlauf:
   - Wie gerät der Held in welche Situationen, wie geht er damit um, welche Lösungen strebt er an, wie enden die Geschichten für den Helden?

Zentral für die Auswertung sind Muster, die mehrfach auftauchen, sowie signifikante Themen, die in ihrer Prägnanz, emotionalen Bedeutung oder durch ihren Widerspruch zum Tafelinhalt herausragen.

Die Interpretation des Materials erfolgt unter Berücksichtigung der Psychodynamik, im Hinblick auf Beziehungs- und Bindungsaspekte und nach entwicklungspsychologischen Gesichtspunkten.

Das nachstehende TAT-Protokoll stammt von einem zwölfjährigen Mädchen, das schon immer ängstlich war, dessen Ängste sich aber nach einem dramatisch erlebten Krankenhausaufenthalt mit zwei Bauchoperationen vor drei Monaten massiv verstärkt hatten.

Tafel 1
Also der Junge, der hat da eine Schwester, die Geige spielen kann. Die Schwester ist in ihr Zimmer gegangen und da hat die, ist die aus Versehen auf ihre Geige getreten und die hat eigentlich für die Schwester sehr viel bedeutet. Und jetzt überlegt er, wie er das wieder reparieren kann und findet dann auch eine Lösung und kauft neue Saiten und versucht, es halt wieder zu reparieren.

Tafel 17 BM
Da ist ein Trapezkünstler im Zirkus und der geht gerade am Seil hoch und dann fällt er da runter und dann kommen Leute, die dem helfen, und dann erholt er sich wieder im Krankenhaus.

Tafel 9 BM
Da sind Soldaten im Krieg und die haben halt auch Angst, wie's jetzt weitergeht und wie lang die noch zum Leben haben und dann erfahren sie zwei Jahre später, dass der Krieg dann irgendwie demnächst vorbei ist und dass die heimgehen sollen.

Tafel 2
Da ist ein Mädchen, das schreibt Tagebuch und davon soll die Mutter nix wissen und der Vater auch nicht, weil die da halt geheime Sachen schreibt. Und dann findet das aber mal die Mutter und liest das halt durch und ist dann sauer auf die Tochter. Und dann erklärt aber die Tochter, was sie dazu noch alles gedacht hat, dann ist die Mutter wieder – und sie vertragen sich halt wieder.

Tafel 5
Da ist ein Hausmädchen und die putzen und dann entdeckt die ein Zimmer, wo sie eigentlich noch nie wahrgenommen hat, und dann geht die da rein und findet ganz alte Bücher. Und als sie am nächsten Tag wiederkommen zum Putzen, da ist die Tür auf einmal verschwunden und dann wundert die sich halt. Und dann stellt sie fest, dass die Tür immer bloß einen Tag vor Vollmond zu sehen ist.

Tafel 9 GF
Da sind zwei Mädchen und die beobachten Vögel beim Schwimmen, also beim Fliegen und die wollen schwimmen gehen, und auf einmal kommt ein Mäusebussard und klaut denen ihre Klamotten und dann suchen die die halt und finden dann irgendwo in dem Gebüsch ihre Klamotten wieder.

Tafel 7 GF
Ist das ein Kind? (*Was du denkst, das ist deine Geschichte.*) Ok, da ist eine Mutter und das Mädchen, das ist 16 und hat ein Kind gekriegt, ganz unerwartet und das Kind ist aber behindert und jetzt ärgert sich halt auch die Mutter drüber und die Tochter auch. Aber die haben dann einfach auch eine Lösung gefunden und die Mutter hilft ihrer Tochter jetzt auch, das großzuziehen und die Mutter liest jetzt einfach auch dem Mädchen immer Beruhigungsgeschichten vor, damit die sich nicht immer so aufregen muss.

Tafel 12 BG
Da waren mal vor vielen Jahren Landstreicher, die sind halt mit dem Boot da hingefahren, haben das Boot aber dort gelassen und sind abgehauen und das Boot stand dann halt viele Jahre so einsam und verlassen. Und auf jeden Fall sind die – kommen dann die Landstreicher irgendwann wieder zurück und merken, dass das Boot noch da ist und wollen dann weiterfahren. Dann merken die aber, dass das Boot ein Loch hat und der Fluss wird immer schneller und strömiger und das Wasser läuft rein und dann können sie sich aber gerade noch so auf einen Felsen retten und merken dann, dass das Boot da den Wasserfall runtergeht.

Tafel 13 B
Da ist ein Junge, der irgendwas angestellt hat, und das war vielleicht früher, wo die Eltern noch arg viel strenger waren mit ihren Kindern. Dann hat er halt überlegt, wie er das wieder gutmachen kann, damit er keinen Ärger kriegt. Und dann fällt ihm aber nicht wirklich was ein. Dann versucht er es halt zu verschweigen und dann kriegt das der Vater halt irgendwann doch mit und dann fragte er halt seinen Sohn, warum er das nicht gesagt hat? Und dann hat der gesagt, weil er eben Angst hatte, dass er wieder so arg Ärger kriegt. Und dann hat der Vater gesagt, aber das ist doch besser, dass du mir das sagst, als wenn du mir das einfach verschweigst, weil jetzt ist es kaputt und ich kann das nicht mehr benutzen. Und dann hat sich der Junge halt entschuldigt und dem Vater das ersetzt.

Tafel 12 F
Da ist eine Frau und die wird halt von Dämonen verfolgt und hat immer ganz schreckliche Gefühle und fühlt sich immer total schlecht. Aber der Dämon, der freut sich darüber und findet das ganz toll. Und dann geht die Frau in eine Therapie und dann kann der – dann wird die von den Dämonen halt befreit.

Tafel 6 GF
Da ist eine Frau, die entführt wurde und die vermisst wird und keiner weiß, wo die wirklich ist. Und die ist dann in so einem Waldhaus und ist dort eingesperrt. Und dann findet die eben ein Mann, der sie kennt, oder halt auch gehört hat, dass die

vermisst wird, und der bringt sie dann zurück und bringt sie zu ihrer Familie.

Tafel 4
Da ist eine Frau und ihr Mann und die Frau stellt dann irgendwann fest, dass ihr Mann ein Schwerverbrecher ist und dann sagt sie, ich möchte damit nichts mehr zu tun haben. Und dann bereut er es ganz arg, was er da gemacht hat, und bringt das Geld, wo er bei einer Bank gestohlen hat, wieder zurück und kommt dann – wird dann also – kommt vor Gericht und da wird dann halt entschieden, dass er das wieder gutgemacht hat und dass er wieder zurück darf. Und dann sieht eben auch die Frau ein, dass er das eigentlich wieder gut gemeint hat, und dann heiraten die wieder.

Tafel 13 MF
Da ist ein Mann und der entdeckt eine Frau, die irgendwie ohnmächtig in ihrem Bett liegt und traut sich aber nicht hinzuschauen, weil die nackt ist und versucht die dann aber trotzdem irgendwie zu retten und ruft dann den Krankenwagen. Und der Krankenwagen kommt dann und holt die ins Krankenhaus und dann stellen die fest, dass das ein Selbstmordversuch war, dass die zu viele Schlaftabletten genommen hat, und die pumpen dann den Magen aus und dann wird die wieder gesund.

Tafel 16
Da ist ein Junge und sein Zwillingsbruder und die sind, also die haben keine richtigen Eltern mehr und die Mutter kümmert sich gar nicht um die. Und dann verfällt der eine Bruder eben den Drogen und der andere Zwillingsbruder, der sehr an ihm hängt, der hat halt total Angst um den. Und dann schafft er es irgendwie nicht mehr, dass der von den Drogen wieder loskommt, der Zwillingsbruder, und dann stirbt der auch. Und muss der andere Bruder in eine Klinik, weil der halt total Angst hat Und dann geht's wieder besser und dann lernt er ein Mädchen kennen, das dem hilft, damit besser klarzukommen und dann verkraftet der das gut und kann dann gut weiterleben.

Die **Interpretation jeder Geschichte** in Kurzform:

1:	Unglück und Hilfe innerhalb der Familie
17 BM:	Unglück und Hilfe
9BM:	Krieg, Angst, Erlösung
2:	Heimliche Autonomie, gehemmte Aggression, Versöhnung
5:	Heldin entdeckt ein Geheimnis
9 GF:	Unglück/erlittene Aggression und Hilfe
7 GF:	Verfehlung führt zu Unglück/Schicksalsschlag, Hilfe/Beruhigung innerhalb der Familie
12 BG:	Unglück/Gefahr und Rettung
13 B:	Verfehlung, Reue, Unoffenheit – Entdeckung, Verständnis, Wiedergutmachung und Versöhnung
12 F:	Angst, Therapie, Rettung
6 GF:	Unglück, Hilfe
4:	Verbrechen, Schuld, Wiedergutmachung, Versöhnung
13 MF:	Unglück, Suizid, Hilfe
16:	Verfehlung, Hilfe innerhalb der Familie scheitert, Strafe/Tod, Angst, Hilfe durch eine Beziehung

Zusammenfassung: Abgesehen von der Geschichte zu Tafel 5, die an ein Märchen erinnert (Magd entdeckt ein Geheimnis – und wird dadurch zur Prinzessin?), geht es in allen Geschichten in irgendeiner Form um Angst. Die Katastrophen kommen von außen (9 BM, 9 GF, 12 F, 6 GF), zumeist aber sind sie in irgendeiner Weise durch Schuld oder Unachtsamkeit selbst verursacht (1, 17 BM, 7 GF, 12 BG, 13 B, 4, 13 MF, 16). In drei Geschichten (2, 7 GF, 13 B) führt ein Schritt in Richtung Autonomie zu Schwierigkeiten. So gut wie immer allerdings naht Hilfe und die Geschichte geht gut aus. Verständnis und Hilfe kommen zumeist aus der Familie oder einer anderen Beziehung (1, 2, 7 GF, 13 B, 4, 16), aber auch durch professionelle Behandlung (17 BM, 12 F, 13 MF).

Interpretation: Die Patientin leidet unter Befürchtungen und Ängsten, die auf einem überstrengen Gewissen, also einer Über-Ich-Pathologie beruhen. An der Schwelle zur Pubertät erscheint sie stark an ihre Familie gebunden, die sie vorwiegend als unterstützend erlebt. Das verpflichtet sie zu Dankbarkeit, so dass Autonomiebestrebungen gehemmt werden und zu Reue und Schuldgefühlen führen. Die resultierenden Konflikte werden durch Vergebung und Versöhnung und nicht durch Ich-Durchsetzung gelöst. Ihr Erleben von Ich-Aktivität und Selbstwirksamkeit ist noch sehr schwach, sie erlebt sich überwiegend als hilflos und abhängig von der Unterstützung durch andere. Dabei ist sie grundsätzlich zuversichtlich, dass ihr geholfen wird. Somit ist zu erwarten, dass sie sich gut auf eine therapeutische Beziehung einlassen kann.

Das weitere projektive Material bestätigte die Tendenz zur Idealisierung und Angst vor dem Bösen in der Welt, die ausgeprägte Hemmung autonomer und aggressiver Strebungen, die enge Familienbindung und das strenge, durch die Beschäftigung mit religiösen Themen noch verstärkte Gewissen. Trotz negativer Erfahrungen mit der Medizin konnte die Patientin rasch ein tragfähiges Arbeitsbündnis entwickeln und arbeitete gut in ihrer erfolgreichen Therapie mit. Die aus der projektiven Diagnostik abgeleiteten Hypothesen wurden im Behandlungsverlauf bestätigt.

7.7 Gütekriterien

Versuche, den TAT auf die für psychometrische Tests entwickelten Kriterien der klassischen Testtheorie hin empirisch zu überprüfen, wurden bis Ende des 20. Jahrhunderts in zahllosen Studien unternommen, allerdings ohne überzeugende Ergebnisse. Dies veranlasste Vane (1981) zu der viel zitierten Bemerkung, der TAT bedeute eine Erbauung für den Klinischen Psychologen und sei ein Albtraum für den Psychometriker (Wittkowski 2011, 325 f). Bessere Ergebnisse als für den breit angelegten Murray-TAT fanden sich für TAT-Modifikationen, die spezifische, klar abgegrenzte Verhaltensbereiche wie Aggressivität, Leistungsmotivation oder Machtstreben zu erfassen versuchten (Rauchfleisch 1989, 5). In letzter Zeit setzt sich die Meinung durch, dass die Korrelationskoeffizienten der klassischen Gütekriterien den Besonderheiten qualitativer Verfahren nicht gerecht werden.

Im Folgenden werden die wichtigsten Ergebnisse zu den einzelnen Gütekriterien zusammengefasst (Übersicht bei Wittkowski 2011, 325–335).

Objektivität: Bildmaterial und Instruktion sind beim TAT standardisiert, jedoch nicht die Auswertung. Die ganzheitlich-intuitive Auswertung nach psychodynamischen Gesichtspunkten ist stark von der Erfahrung und Orientierung des Auswerters abhängig, kaum zu quantifizieren und ausgesprochen subjektiv. Die Objektivität lässt sich durch eine einheitliche Ausbildung der Auswerter steigern und ist umso besser, je stärker das Material auf klar definierte und quantitativ zu bewertende Merkmale hin ausgewertet werden kann. Damit lassen sich hohe Übereinstimmungen zwischen verschiedenen Interpreten mit Korrelationen zwischen r - .80 bis r - .95 erreichen (Rauchfleisch 1989, 5).

Reliabilität: Eine Parallelform des TAT gibt es nicht, die Unterschiedlichkeit der Bildtafeln erlaubt auch nicht die Auswahl zweier gleichwertiger Testformen. Zur Frage der Testwiederholung weist Revers (1973, 271 ff) darauf hin, dass die erste Durchführung des TAT zu Veränderungen im Klienten führt: Im Laufe der Testdurchführung reagieren viele Probanden mit zunehmender persönlicher Berührtheit und Offenheit, die anfänglich oft hohe Abwehrtendenz lässt nach. Daher befindet sich jemand, der den TAT zum zweiten Mal macht, in einer anderen Verfassung, abgesehen davon, dass das Bildmaterial bekannt ist und nicht mehr überraschen kann.

Die berichteten **Retest-Reliabiliäten** sind sehr unterschiedlich und fallen umso geringer aus, je größer der Abstand zur Erstdurchführung und je mehrdeutiger die Tafel ist (Rauchfleisch 1989, 6). Das spricht dafür, dass der TAT nicht nur überdauernde Persönlichkeitsmerkmale erfasst, sondern dass die situative Verfassung, aktuelle Konflikte und die Beziehung zum Untersucher die Antwortproduktion beeinflussen.

Gute Ergebnisse für die **Auswerter-Übereinstimmung** im Hinblick auf die Bewertung der im TAT auftretenden Abwehrmechanismen bei Kindern ab dem Vorschulalter und Jugendlichen berichtete Cramer (1987) mit dem »Defense Mechanism Manual« DMM, einer Kodierungsmethode für die unterschiedlich reifen Abwehrstrategien Negation, Projektion und Identifikation. Erwartungsgemäß fand sich Negation als unreifste der drei Formen am häufigsten bei den jüngeren Kindern, Projektion im mittleren Jugendalter und für Identifikation (als die reifste Form) eine stetige Zunahme im Jugendalter bis zur späten Adoleszenz (n. Wittkowski 2011, 324). Die Inter-Interpreter-Reliabilitäten betrugen für Negation 0.81–1.00, für Projektion 0.71–0.90 und für Identifikation 0.71–0.88.

Bitzen (2002) untersuchte mit nur drei, allerdings kolorierten TAT-Tafeln (5, 13 MF und 14) »das projizierte Selbstbild gesunder und diabetischer Jugendlicher« an 72 Probanden beiderlei Geschlechts zwischen 11 und 18 Jahren. Die Auswertungskategorien Entwicklungsaufgaben, Selbstkonzept, Konflikte und Abwehrverhalten wurden nach einem für jede Kategorie getrennt entwickelten Kodierungssystem operationalisiert und bewertet. Die Beurteiler-Übereinstimmungen lagen zwischen knapp 0.78 und 0.94, was prozentualen Übereinstimmungen von 87,9 % bis 100 % entspricht.

Durch eine spezifische Fragestellung mit angemessener Auswertungsmethodik lassen sich also gute Ergebnisse für die Reliabilität des TAT erreichen.

Validität: Validitätsstudien zum TAT ergeben umso bessere Resultate, je umschriebener die Merkmalsbereiche sind, auf die sich die Auswertung konzentriert, und je spezifischer das angewendete Auswertungssystem ist.

Der **Vergleich mit Fragebogenergebnissen** eignet sich nicht zur Bestimmung der Validität, weil beide Verfahren Unterschiedliches »messen«. Die Validitätskoeffizienten zwischen TAT und Fragebogenverfahren sind durchweg niedrig, die **Übereinstimmung zwischen TAT und anderen Methoden**, die implizite Motive messen, wie etwa der Gitter-Technik, jedoch durchweg hoch (Schmalt & Sokolowski 2000). Die Gitter-Technik (Gridtechnik) wurde zur Messung impliziter (unbewusster) Motive entwickelt und basiert auf der Annahme, dass individuelle Motive bestimmen, wie Menschen Situationen und auch die TAT-Bilder interpretieren. Implizite Motive, die am besten durch thematische Apperzeptionsverfahren erfasst werden, sind gute Prädiktoren für das langfristige tatsächliche Verhalten einer Person (Wittkowski 2011, 370). Dabei bestehen die Antworten auf vorgelegte Bilder (z. B. TAT-Tafeln) nicht in Geschichten, sondern in Zustimmung zu Aussagen, die in Gitterform zu jedem Bild vorgelegt werden. Art und Anzahl der bestätigten Aussagen liefern Hinweise auf den Ausprägungsgrad einzelner Motivdispositionen. Beispiele sind das Leistungsmotivationsgitter für Kinder und das Multi-Motiv-Gitter zur Erfassung der zentralen Motive Leistung, Macht und Anschluss (n. Wirtz 2013). Die Gitter-Technik zählt zu den semiprojektiven Verfahren und erlaubt grundsätzlich die Anwendung der klassischen Testgütekriterien.

In Bezug auf bestimmte implizite Motive verfügt der TAT somit über eine gute Konstruktvalidität.

Das Gleiche gilt für den **Vorhersagewert** des TAT in Bezug auf tatsächliches Verhalten: In einer Übersicht berichten Schmalt & Sokolowski (2000) unter anderem positive Übereinstimmungen zwischen TAT und Leistungs- und Ausdauerverhalten, Anspruchsniveau, Zielsetzungen, beruflichem Erfolg und dem Ansprechen auf Motivänderungsprogramme.

Anhand der Auswertung nach dem Defense Mechanism Manual DMM ermöglicht der TAT auch den Nachweis psychodynamischer **Unterschiede** zwischen Patienten und Normalen, zwischen Patienten mit verschiedenen Diagnosen und zwischen gutem und geringerem Behandlungserfolg (Wittkowski 2011, 325).

Die **Validität einer subjektiv-intuitiven Interpretation** des TAT unter psychodynamischer Perspektive, der es um ein ganzheitliches Verständnis der Persönlichkeit geht, lässt sich demgegenüber nur schwer quantitativ messen. Die infrage kommenden Kriterien sind der Vergleich mit Anamnese, Symptomatik und klinischem Eindruck, mit der Übertragungs- und Gegenübertragungsbeziehung und den Erfahrungen in der Behandlung bis zum Therapieerfolg. Diese Parameter einer solchen qualitativen klinischen Validierung sind nicht weniger wertvoll als Daten aus Korrelationsstudien.

Die Verwendung des TAT als bloße »Explorationshilfe« oder als »qualitatives heuristisches Verfahren zur Gewinnung psychodynamischer Hypothesen« (Rauchfleisch 1989, 7) unterschätzt allerdings die Möglichkeiten und die Aussagekraft des TAT deutlich.

7.8   Fazit

Der TAT ist ein zwar relativ aufwendiges, aber ausgesprochen ergiebiges projektives Verfahren für eine Psychodiagnostik, die ein tieferes Verständnis der Psychodynamik und der Beziehungsdynamik der Klienten und Patienten zu gewinnen versucht. Er hat auch für Kinder ab dem Grundschulalter einen hohen Aufforderungscharakter, ist nicht leicht durchschaubar und die dargestellten Grundkonflikte sind jedem vertraut. Inhaltlich werden Motive und Konflikte aus den Bereichen Entwicklung, Bindung und Beziehung, Selbstbild und Leistung angesprochen. Die Antiquiertheit und Mehrdeutigkeit der dargestellten Situationen sowie die freie Form der Erzählung führen zu einer assoziativen Lockerung und ermöglichen so den Ausdruck auch vorbewusster bzw. unbewusster Inhalte.

Die Durchführung lässt sich durch gezielte Auswahl der Tafeln verkürzen. Auswertung und Interpretation erfordern Übung und Erfahrung. Der TAT ist in Beratungsstellen, (kinder- und jugend-)psychotherapeutischen und psychiatrischen Praxen eine wertvolle Ergänzung zu Anamnese, Fragebogen und psychometrischen Tests.

8 Der Kinder-Apperzeptions-Test (CAT) von Bellak & Bellak (1949)

8.1 Einführung

Ein verbalthematischer Test für Kinder im Vorschul- und Grundschulalter sollte Identifikationsmöglichkeiten und -anreize für diese Altersgruppe bieten und alters- und entwicklungsbezogene Konfliktbereiche ansprechen. Diese unterscheiden sich von den Konflikten Erwachsener, die im TAT nach Murray dargestellt werden.

Die Grundidee des Children's Apperception Test CAT geht, wie Bellak & Bellak (1956) in der Handanweisung erklären, auf eine Diskussionsbemerkung von Ernst Kris zurück, dass sich Kinder voraussichtlich sehr viel leichter mit Tieren als mit Personen identifizieren. Der CAT wurde unmittelbar aus dem Murray-TAT für die Verwendung bei jüngeren Kindern (von 3 bis 10 Jahren) entwickelt. Er verwendet Zeichnungen mit Tieren und versucht, die Einstellungen des Kindes zu seinen wichtigsten Beziehungspersonen, zu den Geschwistern, zu den Antriebsbereichen Essen, Sauberkeit und den Phantasien über die Sexualität des Elternpaares, zu Angst, Einsamkeit und Aggression zugänglich zu machen.

Zusammenfassend »möchten [wir] die Struktur des Kindes und seine dynamische Reaktions- und Bewältigungsform gegenüber seinen Entwicklungsproblemen kennen lernen.« (a. a. O., 4).

Die endgültige Version der zehn Tafeln des CAT wurde aus 18 Schwarz-weiß-Zeichnungen in klinischen Versuchen durch die Autoren und mit jüngeren Kindern und mit projektiver Diagnostik vertrauten Psychologen ermittelt und 1949 erstmals publiziert.

Der CAT ist der in der Kinder- und Jugendpsychiatrie Deutschlands am häufigsten verwendete verbal-thematische Test und steht noch vor dem TAT an vierter Stelle aller in der Praxis verwendeten projektiven Verfahren (Bölte et al. 2000, 157). Die Bezugsquelle des Kinder-Apperzeptions-Tests (CAT): Testzentrale Göttingen, www.testzentrale.de.

8.2 Historische Anmerkungen

Leopold Bellak (1916–2000) wurde in Wien geboren und begann dort mit dem Studium der Medizin. Als Tutor eines Sohnes der späteren Kinderpsychoanalytikerin Dorothy Burlingham, der besten Freundin von Anna Freud, entwickelte er eine enge und lebenslange Freundschaft mit beiden Familien und konnte mithilfe einer Bürgschaft von Mrs. Burlingham 1938 kurz vor dem »Anschluss« Österreichs an das Dritte Reich mittellos in die USA emigrieren. Nach verschiedenen Jobs erlangte er ein Stipendium für das Psychologiestudium an der Boston University und einen Platz in Harvard und schloss mit zwei Masterabschlüssen ab. 1943 wurde er eingebürgert und diente im 2. Weltkrieg im Army Medical Corps. 1944 beendete er das Studium der Medizin am New York Medical College und arbeitete anschließend in Washington am St. Elizabeths Hospital. Seine Ausbildung zum Psychoanalytiker erhielt er am Psychoanalytischen Institut in New York. Von 1971–1988 war Bellak Mitarbeiter am Albert Einstein College für Medizin der Yeshiva Universität. Er wurde Professor am Psychoanalytischen Institut New York, an der New School of Social Research und an der Universität von New York. In den 1960er Jahren begründete er ein Forschungsdepartement zur Schizophrenie am National Institute of Health und die erste »Walk-in Klinik« am Elmhurst Hospital in New York, in der psychiatrische Patienten ohne Anmeldung behandelt wurden. Er lehrte international und scheute Auftritte im Fernsehen ebenso wenig wie öffentliche Stellungnahmen zu sensiblen gesellschaftlichen Themen.

Leopold Bellak gehörte zum Stab von Henry Murray, bei dem er über den TAT promovierte, und hat selbst mit seiner Frau Sonya Sorel Bellak den CAT entwickelt. Sein Buch »The TAT, CAT and SAT in Clinical Use« von 1954 wurde zu einem der wichtigsten Werke über projektive Verfahren. Er veröffentlichte ungefähr 200 wissenschaftliche Artikel und 37 Bücher nicht nur zu den beiden Tests, sondern auch zur Kurzzeitpsychotherapie und Krisenintervention, zur Schizophrenie und zur Aufmerksamkeitsstörung bei Erwachsenen. Neben zahlreichen anderen Auszeichnungen wurde er 1993 von der American Psychological Association für seine herausragenden Forschungsarbeiten mit der Auszeichnung »Distinguished Professional Contributions to Knowledge« geehrt.

Mit seiner Frau Sonya Sorel Bellak hatte er zwei Töchter, deren älteste, Kerin Bellak-Adams, Präsidentin von C.P.S. Publishing, LLC ist, einem Verlag, der weltweit den CAT und Bücher und Videos von L. Bellak vertreibt, darunter auch das autobiographische Werk »Confrontation in Vienna« (1993), in dem er sich mit seinen frühen Jahren in Wien befasst. (Quellen: http://www.cpspublishinginc.com/about.html, und http://www.nytimes.com/2000/03/30/us/leopold-bellak-83-expert-on-psychological-tests.html, 4.1.2014)

8.3 Theoretische Grundlagen

Wie beim TAT sind die theoretischen Grundlagen die Identifizierungshypothese und die Annahme der Projektion. Die Ausführungen im Abschnitt 7.3 über den TAT erleichtern das Verständnis des CAT und werden hier vorausgesetzt.

Die Autoren selbst bezeichnen den CAT als eine projektive bzw. apperzeptive »*Methode zur Persönlichkeitsuntersuchung durch Erforschung der dynamischen Bedeutungshaltigkeit der individuellen Unterschiede bei der Wahrnehmung von festgelegten Reizdarbietungen*« (Bellak & Bellak 1956, 3, Hervorhebung im Original). Anders als beim TAT entstammen die angezielten Konfliktbereiche im Wesentlichen der psychoanalytischen (triebtheoretischen) Entwicklungslehre. Der CAT befasst sich nach Ansicht der Autoren wie der TAT »vor allem mit dem *Inhalt* von Gestaltungen. Eine Analyse apperzeptiven Verhaltens beschäftigt sich gewöhnlich mit dem, *was* ein Mensch sieht und denkt, während sich eine Untersuchung expressiven Verhaltens mit dem befasst, *wie* ein Mensch sieht und denkt.« TAT und CAT können somit »die Dynamik von zwischenmenschlichen Beziehungen und von Triebkonstellationen und die Art der Abwehrmechanismen ihnen gegenüber aufdecken« (a. a. O., 4, kursiv im Original).

Die thematische Valenz der Bildtafeln umfasst orale Bedürfnisbefriedigung (Tafel 1, 4, 8); anale Themen wie Sauberkeit, Konkurrenz, Aggression und Schuld (Tafel 2, 3, 7, 10); Geschwisterrivalität (Tafel 1, 4); ödipale Konflikte (Tafel 3, 5, 6); und Angst (Tafel 5, 9). Die Bildtafeln sind also mehrdeutig interpretierbar und sprechen auch weitere Konfliktbereiche an wie Bindung und Autonomie.

Die Bildtafeln im Einzelnen:

Bild 1
Drei Küken sitzen um einen Tisch mit einer großen Schale voll Futter. Im Hintergrund steht ein großes Huhn.

Thematik: Essen, Oralität im weiteren Sinn, Haben-Wollen, Geschwister-Rivalität.

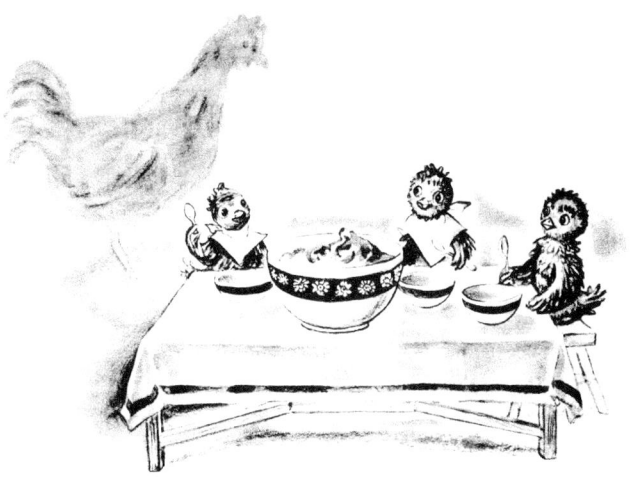

Abb. IV.1:
Tafel 1 des CAT
(aus: Bellak & Bellak 1955 © by Hogrefe Verlag GmbH & Co. KG, Göttingen. Nachdruck und jegliche Art der Vervielfältigung verboten)

Bild 2
Zwei große Bären ziehen an einem Seil in entgegengesetzte Richtungen, auf einer Seite zieht ein Bärenkind mit.

Thematik: Auseinandersetzung der Eltern, wobei wichtig ist, ob der Bär, dem das Kind hilft, der Vater oder die Mutter ist. Aggression und Parteinahme; oder ein Spiel, bei dem auch der Strick reißen könnte.

Bild 3
Ein Löwe sitzt mit Pfeife und Spazierstock in einem Sessel mit hoher Lehne, in der rechten unteren Ecke ist eine kleine Maus in einem Mauseloch zu erkennen. Der Löwe wirkt nachdenklich.

Thematik: Der Löwe (König der Tiere) symbolisiert den Vater, der vom Kind als mächtig oder gebrechlich und schwach, als stark und gut oder als böse und gefährlich wahrgenommen werden kann. Die Maus, mit der sich viele Kinder identifizieren, kann dem Löwen ausgeliefert sein oder ihm entwischen und ihn so lächerlich machen.

Bild 4
Eine Känguru-Frau mit einem Korb, in dem sich auch eine Flasche Milch befindet, eilt in großen Sprüngen nach rechts. In ihrem Beutel sitzt ein Känguru-Baby. Ein größeres Känguru-Kind fährt mit einem Fahrrad hinterher.

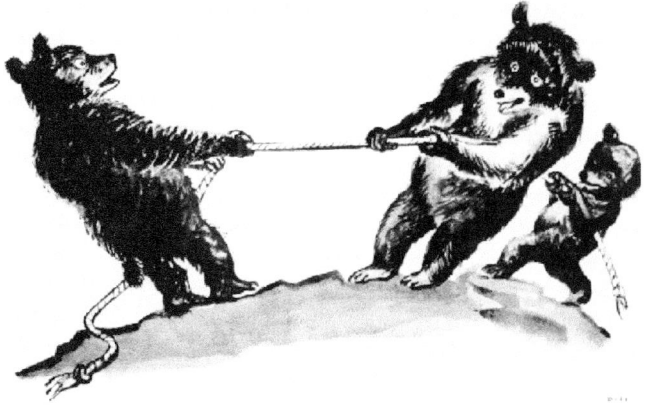

Abb. IV.2:
Tafel 2 des CAT
(aus: Bellak & Bellak 1955 © by Hogrefe Verlag GmbH & Co. KG, Göttingen. Nachdruck und jegliche Art der Vervielfältigung verboten)

Thematik: Geschwisterrivalität, Neid auf das Kleine oder auf die Unabhängigkeit des älteren Geschwisterkindes, Beziehung zur Mutter. Sexuelle Neugier, Flucht vor Gefahr oder freudige Erwartung beim Nach-Hause-Kommen.

Bild 5
Ein dunkles Schlafzimmer, hinten ein Ehebett, vorne ein Kinderbett mit zwei Bärenkindern.
Thematik: Die Ur-Szene: Verwirrung oder Beunruhigung über die Frage, was im Elternbett in der Nacht geschieht, wenn die Kinder schlafen. Beziehung zwischen den Geschwistern, gegenseitige Erkundung, Manipulation, Vertrautheit.

Bild 6
In einer dunklen Höhle liegen zwei große Bären, im Vordergrund liegt mit geöffneten Augen ein kleiner Bär.
Thematik: Wie bei Bild 5 die Ur-Szene, aber stärker symbolisch verschlüsselt. So können Assoziationen zur Sprache kommen, die bei dem vorherigen Bild noch zurückgehalten wurden.

Bild 7
Ein Tiger springt im dunklen Dschungel mit gefletschten Zähnen und ausgefahrenen Krallen auf einen kleinen Affen zu.

Thematik: Ängste vor Aggression (Kastration) und der Umgang damit. Starke (eventuell unrealistische) Abwehrmechanismen können die gefährliche Situation in eine harmlose umdeuten, der Affe kann auch den Tiger überlisten.

Bild 8
Im Hintergrund trinken zwei große Affen aus Teetassen, der eine flüstert dem anderen etwas zu. Vorne rechts redet ein erwachsener Affe auf ein Affenkind ein.
Thematik: Wie sieht das Kind seine Rolle in der Familie bzw. gegenüber Erwachsenen? Wird der dominierende Affe im Vordergrund als Vater oder Mutter, als wohlwollend oder verbietend interpretiert?

Bild 9
Blick in ein dunkles Zimmer, in dem ein Hase in einem Kinderbett sitzt und zur Türe schaut.
Thematik: Angst vor dem Dunkel, dem Verlassen-Werden, dem Einschlafen. Auch Neugier, was in dem vorderen Zimmer geschieht.

Bild 10
Ein Hundekind liegt im Badezimmer über den Knien eines großen Hundes, im Hintergrund die Toilette mit geöffnetem Deckel.
Thematik: Über-Ich, Stand der moralischen Entwicklung, Vergehen und Bestrafung, Sauberkeitserziehung, Masturbation, regressive Tendenzen.

8.4 Indikations- und Anwendungsbereiche

Der CAT wurde zur Persönlichkeitsdiagnostik bei Kindern im Alter von 3 bis 10 Jahren entwickelt. Er ist Teil der Psychodiagnostik in der kinderpsychologischen und kinderpsychiatrischen Praxis, an Beratungsstellen, in der Begutachtung und in psychologisch engagierten kinderärztlichen Praxen. Er eignet sich ebenso zur Ausgangs- und Verlaufsdiagnostik in der Kindertherapie.

8.5 Durchführung

Dem Alter der Probanden entsprechend sollte der Test in einer entspannten Situation als Spiel oder in spielerischer Form erfolgen.

Die **Instruktion** lautet sinngemäß:

> »Wir wollen jetzt ein Spiel spielen. Ich zeige dir ein paar Bilder und du kannst zu jedem eine Geschichte erzählen, was dir gerade einfällt; was die Tiere da so machen, was vorher los war und wie die Geschichte weitergeht«.

Wichtig ist, zu vermeiden, dass das Kind den Eindruck gewinnt, es soll sich jetzt besonders anstrengen oder alles richtig machen. Suggestionen jeder Art sind selbstverständlich zu vermeiden. Die nicht benötigten Bilder müssen außer Sichtweite des Kindes sein, da es sonst abgelenkt werden könnte. Die Antworten und nonverbalen Reaktionen werden protokolliert. Bei Unklarheiten oder zur Vertiefung kann in einem zweiten kurzen Durchgang nachgefragt werden.

Es gibt keine Zeitbegrenzung. Die Durchführungsdauer beträgt 15–30 Minuten.

8.6 Auswertung und Interpretation (Bellak & Bellak a. a. O., 8 ff)

Die Autoren formulieren als Ziel der Interpretation: »Wir sind daran interessiert, was dieses Kind aus unseren Bildern macht, und wollen dann wissen, *warum* es diese besondere Geschichte (oder Interpretation) gibt« (a. a. O., 10). Sie schlagen dazu die Untersuchung von zehn Variablen vor:

1. **Das Hauptthema** wird für jede Geschichte prägnant formuliert: Worum geht es? Wie wird das Problem gelöst? Was wird ausgeblendet?
2. **Der Haupt-Held** ist die hauptsächliche Identifikationsfigur jeder Geschichte, um den herum die Geschichte aufgebaut ist. Hier interessieren die Qualitäten (Wünsche, Fähigkeiten, Interessen), mit denen der Held ausgestattet wird, und deren Beziehung zum Kind selbst. Passt der Held der Geschichte zum realen Kind oder wird er grandios überhöht oder

klein gemacht? »Die Adäquatheit des Helden dient als das beste Einzelmaß für die Ich-Stärke« (a. a. O., 11).
3. Die Eigenschaften des Helden ergeben so Hinweise auf das **Selbstbild** des Kindes.
4. **Figuren werden gesehen als ...:** hier geht es um »die Art, wie das Kind die Figuren um den Helden herum sieht und wie es auf sie reagiert« (a. a. O., 11). Was wollen die anderen vom Helden, wie geht er damit um?
5. **Identifikation:** Mit wem in der Familie identifiziert sich das Kind? Wie angemessen ist das im Verhältnis zu seinem Entwicklungsstand? Welche Beziehung hat die Identifikationsfigur zum Helden der Geschichte?
6. **Eingeführte Figuren, Gegenstände oder äußere Umstände** und
7. **Ausgelassene Figuren oder Gegenstände** können Hinweise auf ersehnte oder gefürchtete Themen aus der Sicht des Kindes geben.
8. **Art der Ängste:** Hier interessieren angstbesetzte Themen wie Ablehnung, Verlassen-Sein, fehlende Unterstützung, Gewalt etc. und die Art, wie das Kind damit umgeht, wie beispielsweise Passivität, Aggression, Unterwerfung, Verzicht oder Regression.
9. **Bedeutsame Konflikte:** Auch hier geht es um die Konfliktinhalte und die Umgangs- bzw. Abwehrformen des Kindes: zwischen Aggression und Gewissen, zwischen Autonomie und Fügsamkeit, zwischen Leistung und Vergnügen.
10. **Bestrafung für Unrecht:** Die Angemessenheit negativer Folgen bzw. einer Strafe stellen ein wichtiges Maß für die Über-Ich-Entwicklung dar. Wichtig ist dabei, ob ein Unrecht überhaupt bestraft wird oder ob das Kind kein Unrechtsbewusstsein hat (obwohl das von seiner Entwicklung her zu erwarten wäre) oder ob Schuldgefühle unangemessen stark sind, wer die Strafe durchführt und wie (mild oder übertrieben) sie ausfällt.
11. **Ausgang der Geschichte:** Verlauf und Ende weisen auf die Grundgestimmtheit des Kindes hin, vor allem wenn sich Übereinstimmungen in mehreren Geschichten zeigen.
12. **Entwicklungsstand:** Der CAT ergibt (wie die anderen projektiven Verfahren) Hinweise auf den Stand der psychodynamischen und seelischen Reife, die sich im Verhalten und in formalen Intelligenztests nicht zeigen müssen und völlig von anderen quantitativen Testergebnissen abweichen können. Der Umgang mit den im CAT angesprochenen Entwicklungs- und Konfliktanforderungen liefert im Vergleich mit Lebens- und Intelligenzalter Informationen über die Reife des Ich, der Gewissensbildung, die soziale Reife und das Selbstkonzept. Somit können regressive und progressive Tendenzen und Entwicklungsdissoziationen ebenso erfasst werden wie die Fähigkeit zur Empathie, zur Selbstkritik und zur emotionalen Belastbarkeit.

Ein Auswertungsbogen führt all diese Aspekte in tabellarischer Form zusammen und dient als Bezugsrahmen vor allem beim Einarbeiten in den Test, aber auch für den Erfahrenen zur Selbstkontrolle.

L Bellak und S. S. Bellak entwickelten noch zwei **Ergänzungen und Erweiterungen des CAT** für Kinder:

CAT-Supplement (CAT-S) aus zehn Bildtafeln wurde von Bellak und Bellak zusammen mit dem CAT für spezielle, nicht allgemein, aber doch häufig vorkommende Probleme wie körperliche Erkrankungen (bzw. der Furcht davor) oder bei Schwangerschaft der Mutter entwickelt und kann zusätzlich zum CAT vorgelegt werden. Ebenso solle er sich für die Spieltherapie mit schwerer gestörten Kindern eignen (Bellak & Bellak 1949, 20).

Beim **Children's Apperception Test Human Figures (CAT-H)**, entwickelt von L. Bellak und Hurvich (1966) handelt es sich um eine »Kartenversion mit menschlichen Figuren in Situationen, die den Tierbildern entsprechen« (Wirtz 2013, 321).

CAT-S und **CAT-H** liegen, soweit bekannt, nicht in einer deutschen Version vor. Die amerikanische Ausgabe einschließlich einer farbigen Version des CAT kann jedoch über C. P. S. Publishing LLC, Buros Center for Testing, Lincoln, Nebraska 68588, USA bezogen werden.

8.7 Gütekriterien

In der aktuellen Ausgabe des Dorsch-Lexikon der Psychologie finden sich folgende Angaben: Der CAT wurde nicht normiert. Es gibt keine Angaben zur Validität, Reliabilität, Auswertungs- und Interpretationsobjektivität. Für N = 20 Kinder errechnete Lawton (1966) eine Beurteiler-Übereinstimmung von 80 % (Wirtz 2013, 321).

8.8 Fazit

Der CAT ist ein verbalthematisches projektives Verfahren für Kinder im Alter von 3–10 Jahren und stellt so eine wertvolle Ergänzung zum TAT dar. Die mittels Tiersymbolen angedeuteten Konflikte sind entwicklungsspezifisch für das Kindesalter. Der CAT erfasst die emotionale Verfassung von Kindern, den psychodynamischen Entwicklungsstand, wesentliche Konflikte im Familiensystem, Ängste, Wünsche und die zugehörigen Abwehrmechanismen.

Die Durchführung ist nicht besonders aufwändig. Die Interpretation erfordert gute Kenntnisse der psychodynamischen Entwicklung von Kindern und sollte wie bei anderen projektiven Verfahren nur im Gesamtkontext aller erhobenen Befunde erfolgen. In Beratungsstellen, kinderpsychologischen und kinderpsychiatrischen Praxen kann der CAT wichtige, auf direktem Wege nicht zugängliche Einsichten in die Psychodynamik bei jüngeren Kindern im Vorschul- und Grundschulalter liefern.

9 Der Schulangst-Test (SAT) von Husslein (1978)

9.1 Einführung

Der SAT ist nach Verlagsangaben ein projektives verbal-thematisches Verfahren für Kinder von 7–13 Jahren zur Differenzierung von schulbezogenen Ängsten zur Verwendung in der psychologischen und pädagogischen Diagnostik. Er besteht aus zehn Bildtafeln zu schulisch bedeutsamen Situationen, zu denen das Kind jeweils eine Geschichte erzählen soll.

Die Auswertung erfolgt inhaltsanalytisch nach fünf relevanten Merkmalsbereichen der Angst (emotionale Befindlichkeit, körperliche Symptome, Ich-Abwertung, soziale Angst und zukunftsorientierte Bedrohung).

Die Bezugsquelle des Schulangst-Tests (SAT): Testzentrale Göttingen, www.testzentrale.de.

9.2 Historische Anmerkungen

Der SAT ging in den 1970er Jahren aus der Dissertation Erich Hussleins bei Wilhelm Arnold am Lehrstuhl für Psychologie der Universität Würzburg hervor. Husslein wurde 1930 in Nürnberg geboren und nach dem Abitur zum Volksschullehrer ausgebildet. Nach mehreren Jahren im Schuldienst studierte er Psychologie, Pädagogik und Philosophie in München und Würzburg und schloss mit der Promotion ab. Zugleich absolvierte er eine Ausbildung zum Sonderschullehrer. Ab 1966 baute er eine Schule zur Erziehungshilfe mit heilpädagogischer Tagesstätte in Würzburg auf und wurde deren Rektor. 1975 wechselte er an die Universität Würzburg und bildete Sonderschullehrer aus. 1982 habilitierte er an der Universität München in Sonderpädagogik und nahm 1984 eine Professur für Verhaltensgestörtenpädagogik in Würzburg an. Seine Forschungs- und Arbeitsschwerpunkte waren kindliche Ängste sowie Didaktik und Methodik sonderpädagogischen Unterrichtens. Er engagierte sich in der akademischen Selbstverwaltung, leitete nach seiner Emeritierung 1996 lange Jahre ehrenamtlich die Suchtberatungsstelle für Mitarbeiter der Universität Würzburg und war Vorstandsmitglied des St. Josephs-Stifts Eisingen, der größten Einrichtung für geistig Behinderte in Unterfranken. Erich Husslein verstarb 2008 mit 77 Jahren. (Quelle: http://josefs-stift.de/bwo/dcms/sites/bistum/extern/josefs_stift/information/03-Informatives/Nachrichtenarchiv.html?f_action=show&f_newsitem_id=, 6.1.2014)

9.3 Theoretische Grundlagen

Der Grundgedanke des SAT bestand in dem Versuch, einen gewissermaßen monothematischen, auf Schulangst eingegrenzten projektiven Test zu entwickeln. Der SAT beruht auf den auch dem TAT zugrunde liegenden Konzepten von Projektion und Identifikation. Angst wird dabei vorwiegend motivationspsychologisch aufgefasst, wonach Motive, die sie auslösenden Reize, zugehörige Erwartungen und Antizipationen sowie die Reaktionen (Aktivierung, Hemmung, Ambivalenz) durch Lernprozesse miteinander verbunden sind. Der Autor versteht unter Angst ein »zentrales emotionales Grunderleben«, das unter dem Aspekt der Person-Umwelt-Interaktion eine bestimmte Zielrichtung im Hinblick auf Objekte und Situationen erfährt (Husslein 1978, 20). Daraus ergibt sich für den SAT eine Differenzierung nach fünf Angst-Dimensionen, die unten näher erläutert werden.

9.4 Indikations- und Anwendungsbereiche

Der SAT ist ein Individualtest für Schulkinder aller Schularten mit dem Altersschwerpunkt bei 7–13 Jahren. Er ist geeignet zur diagnostischen Differenzierung von schulbezogenen Ängsten an Erziehungs- und Schulberatungsstellen, im Schulpsychologischen Dienst, durch Beratungslehrer und in der Kinder- und Jugendlichenpsychotherapie und -psychiatrie.

Seine Ergebnisse dienen (zusammen mit weiteren Befunden, insbesondere Intelligenztests) als Grundlage für die Schullaufbahnberatung, bei Schulversagen, Schulwechsel, zur Elternberatung, für therapeutische Maßnahmen und zur Abschätzung der Schulprognose.

9.5 Durchführung

Die **Durchführung** erfolgt als Einzeltest. In einem allgemeinen **Vorgespräch** sollte eine angstfreie Atmosphäre hergestellt werden, »der Proband muss sicher sein, dass es für ihn keinerlei Folgen hat, wenn er seine Geschichten zu den Bildtafeln erzählt« (a. a. O., 42).

Die Bilder werden einzeln nacheinander vorgelegt. Die zehn **Bildtafeln** zeigen in Graustufen gehaltene Tusche- bzw. Kohlezeichnungen von Schulszenen (leider findet sich kein Hinweis auf den Künstler) und beziehen sich auf folgende Themen:

1. Vor dem Schulgebäude
2. Unterrichtsgespräch
3. Zu-spät-kommender Schüler
4. Gespräch mit dem Lehrer
5. Pausenspiel
6. Drankommen im Unterricht
7. Nachsitzen
8. Elterngespräch
9. Schlüssellochgucker
10. Zeugnisverteilung

IV Verbal-thematische Verfahren

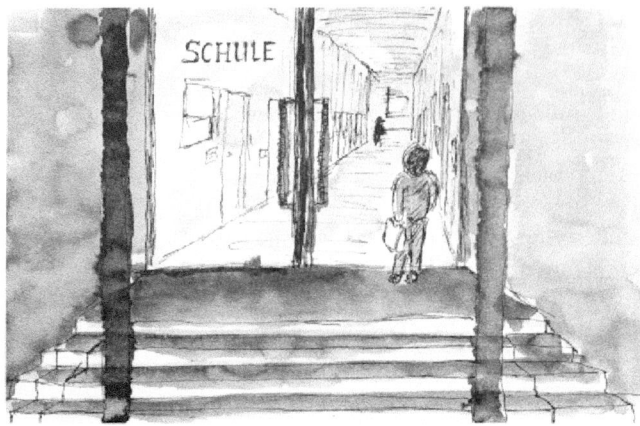

Abb. IV.3:
Schulangst-Test, Bild 1: Vor dem Schulgebäude
(aus: Husslein 1978 © by Hogrefe Verlag GmbH & Co. KG, Göttingen. Nachdruck und jegliche Art der Vervielfältigung verboten)

Die standardisierte **Instruktion** (Handanweisung, 43) ist verbindlich formuliert und darf nicht abgeändert werden. Sie entspricht sinngemäß der Aufforderung, zu den Bildern eine spannende, interessante Geschichte zu erzählen, aus der hervorgeht, was die Leute auf dem Bild fühlen, denken und wollen und wie die Geschichte weitergeht.

Die **Protokollierung** erfolgt durch Mitschrift oder per Audioaufnahme. Die Reaktionszeiten (zwischen Bildübergabe und Antwortbeginn) sind exakt festzuhalten.

9.6 Auswertung und Interpretation

Der Autor empfiehlt, sich zunächst durch eine kursorische Durchsicht aller Geschichten einen Überblick zu verschaffen.

Die **schematische Auswertung** verfolgt dann die Fragen, *wie* sich Schulangst zeigt und auf welche Angstziele sie sich *richtet*. Sie besteht darin, dass zunächst die in einer Geschichte auftretenden Angstaussagen (alle Hinweise auf irgendeine Form von Angst) erfasst werden, unabhängig davon, welcher der dargestellten Personen sie zugeordnet werden, ob sie als real oder nur wahrscheinlich bezeichnet werden, in welcher Zeitform sie genannt werden oder ob es sich um eine einzelne Aussage oder um eine Folge von angstbezogenen Aussagen handelt. Anschließend werden die Aussagen für jede Tafel einer der fünf folgenden **Dimensionen** zugeordnet und dabei nach Intensität gewichtet:

EB – Emotionale Befindlichkeit (Lust-Unlust, Spannung, Erregung, Beunruhigung)
KZ – Körperliche Angstzeichen (Herzfrequenz, Verkrampfung, Zittern, Übelkeit etc.)
IA – Ich-Abwertung (Insuffizienzerleben, Selbsterniedrigung, Hilflosigkeit, Schuld)
SA – Soziale Angst (vor Kritik, Bloßstellung, Trennung, Zurückweisung)
ZB – Zukunftsorientierte Bedrohung (Antizipation von Gefahr, Schmerz, Versagen)

Die Gewichtung erfolgt anhand einer sechsstufigen Skala von 0 = nicht ausgeprägt bis 6 = ungewöhnlich stark ausgeprägt. Jede

Dimension kann nur einmal je Geschichte vergeben werden. Wenn sich eine Aussage nicht einer Dimension zurechnen lässt, wird sie nicht in die Verrechnung einbezogen.

Im nächsten Schritt werden die Angst auslösenden Ziele (Quellen) im Einzelnen ermittelt. Die Handanweisung (53) unterscheidet zwischen Schule und Familie als Ziel der Schülerängste. Der Schulbereich wird dabei weiter unterteilt in Lehrperson, den Unterricht selbst und die Mitschüler als Quelle von Angst.

Ein **Auswertungsbogen**, in den die Signierungen eingetragen werden, dient der Protokollierung und der Übersicht und als Grundlage der Interpretation.

Die **Interpretation** lehnt sich dann eng an die ermittelten Inhalte und Ziele der Schülerangst an und formuliert die wesentlichen Ergebnisse zusammenfassend im Verbund mit anderen diagnostischen Erkenntnissen als Grundlage für das Beratungsgespräch.

9.7 Gütekriterien

Die Auswahl der verbleibenden zehn Bildtafeln aus einer Anfangsserie von 18 Bildern wurde durch Ratings einer Expertengruppe von knapp 50 Psychologen und Pädagogen mithilfe einer Faktorenanalyse ermittelt. Statistisch ergab sich eine zufriedenstellende Zuordnung von Angstinhalten zu den fünf gewählten Dimensionen, die erwartungsgemäß jedoch nicht unabhängig voneinander sind.

Die testdiagnostische Erprobung erfolgte an einer Stichprobe von N = 120 neun- bis dreizehnjährigen Schülern der Grund- und Hauptschule sowie einer Schule für Verhaltensgestörte, insgesamt wiesen 75 % der Gesamtgruppe Verhaltensstörungen auf.

Zuverlässigkeit: Die Retest-Reliabiliät nach sechs Wochen bei N = 25 Probanden lag relativ hoch mit Werten zwischen .50 und .72 und einem Gesamt-Korrelationskoeffizienten von r = .724. Der SAT verfügt also über eine gute interne Konsistenz. Die Auswertungsübereinstimmung ergab insgesamt hohe Korrelationen für alle Tafeln und Dimensionen mit einem Gesamt-Zuverlässigkeitskoeffizienten von .966. Diese spricht für die Spezifität des SAT und die Standardisierung von Durchführung, Instruktion und Auswertungsprozeduren.

Gültigkeit: Der Vergleich der erfassten Merkmalsbereiche mit Außenkriterien wie Reaktionszeit, Angstfragebogen, Lehrerurteil und Schulnoten ergab dagegen vergleichsweise mäßige Zusammenhänge im Bereich von r = .20 bis r = .50. Am ehesten zeigte sich noch ein Zusammenhang zwischen Ängsten im SAT und schlechten schulischen Leistungen.

9.8 Fazit

In Deutschland gehen 5–10 % der Schüler regelmäßig nicht zur Schule (vgl. Lenzen et al 2013). Schulabsentismus ist also mittlerweile ein verbreitetes Problem geworden, Instrumente zur Differenzierung der Ursachen werden daher benötigt. Der Schulangst-Test ist ein projektives Verfahren, das spezifisch zur Differenzierung eines einzelnen psychologischen Merkmals entwickelt wurde. Bei Einhaltung der Vorgaben sind nach den mitgeteilten Daten die Objektivität der Durchführung und Auswertung relativ hoch. Dagegen ist die Übereinstimmung mit Außenkriterien nur mäßig, Angst ist offenbar zunächst ein vorwiegend intrapsychisches Problem, das mit oft großer Anstrengung doch lange Zeit kompensiert werden kann. Die theoretische Fundierung erscheint überzeugend, jedoch sehr eng gefasst. Schulvermeidung wird heute weiter differenziert und umschließt beispielsweise Angst als Folge von Mobbing, Trennungsangst bei engen Bindungen an die Familie, Schulunlust bei allgemeiner Vermeidungshaltung, Demotivation bei kognitiver Überforderung sowie Schulverweigerung und Schulschwänzen als Teil einer dissozialen Entwicklung mit ein. Es handelt sich dabei »um einen Symptomenkomplex mit vielfältigen Bedingungsfaktoren, die ein hohes Risiko für die weitere Entwicklung darstellen« (Lehmkuhl & Lehmkuhl 2013, 737). Hier differenziert der SAT zu wenig.

Angst ist anhand des Verhaltens und der vor allem bei jüngeren Kindern dominierenden körperlichen Symptomatik in einer einfühlsamen Exploration gut zu eruieren. Fragebogen wie der PHOKI oder der Angstfragebogen für Kinder AFS leisten bei der Differenzierung gute Dienste, zudem verfügt der AFS über eine wichtige Kontrollskala zur sozialen Erwünschtheit.

In der Praxis dürfte sich der Einsatz eines doch relativ aufwändigen Verfahrens wie des SAT auf die spezifischen Fragestellungen Schulpsychologischer Beratungsstellen und vergleichbarer Dienste beschränken.

Die nachfolgenden beiden Tests spielen in der deutschen kinderpsychologischen, kinderpsychiatrischen und -therapeutischen Praxis keine wesentliche Rolle und werden nur der Vollständigkeit halber erwähnt:

10 Der Geschichten-Erzähl-Test projektiv (GETp) von Preuß & Landsberg (1996)

Der GETp stellt die deutschsprachige Adaptation der »Projective Storytelling Cards« von K. R. Caruso (1987, 1993) dar.

Nach Angaben des Verlags handelt es sich um »ein projektives Bildertestverfahren für Kinder und Erwachsene« für die psychologische und psychiatrische Diagnostik und Therapie sowie die entwicklungs-, schulpsychologische und sozialpädagogische Beratung und forensische Fragestellungen.

Das Testmaterial besteht aus 47 Karten mit realistisch ausgeführten (also nicht mehrdeutigen) schwarz-weißen Zeichnungen zu verschiedenen Themen, die je nach Fragestellung zu unterschiedlichen Kombinationen zusammengestellt werden können.

Die Themen der Karten sind beispielsweise: sexueller Missbrauch, Misshandlung, Vernachlässigung, Ängste, Aggression, Schule und Leistung, Familienbeziehungen, Trennung der Eltern, Beziehungen zu Gleichaltrigen, Geschwisterrivalität oder Regelverstöße.

Die Karten können in unterschiedlicher Weise verwendet werden: Die Probanden können eine Geschichte dazu erzählen, sie nach unterschiedlichen Gesichtspunkten sortieren, einzelne Karten ihren Beziehungspersonen zuordnen oder die Szenen im Rollenspiel weiterspielen. Auswertung und Interpretation richten sich nach der Art der Verwendung.

Der Test fand offenbar vereinzelt Verwendung in Forschungsarbeiten (Jürgensen 2008) und wird als geeignetes projektives Verfahren im Rahmen der Diagnostik bei sexuellem Missbrauch erwähnt (Deegcner 2004, 135), konnte sich aber in der Praxis nicht durchsetzen. Der Verlag hat Test und Handbuch seit längerer Zeit nicht mehr im Programm (Preuß, 2014, persönliche Mitteilung).

Aus klinischer Sicht ist das zu bedauern, denn der Ansatz, aus einem Set von Karten je nach Fragestellung eine gezielte Auswahl zu treffen, ist ökonomisch und inhaltlich durchaus sinnvoll.

11 Der Apperzeptive Situationstest (AST) von Laufs (1990)

Der AST ist ein projektives verbal-thematisches Verfahren ab 14 Jahren für die Verwendung zur Indikationsstellung und Verlaufsbeurteilung bei tiefenpsychologischen Behandlungen. Er beruht auf Modellen von Freud, Jung und Janet und bezieht sich auf die Dimension Extra- und Introversion, Neurotizismus und Autoritarismus. Für Durchführung und Auswertung wurde bei der Testkonstruktion weitgehende Objektivität angestrebt.

Der Proband soll zu neun Testbildern spontan ein Motto finden und auf einer vorgegebenen Eigenschaftsliste mit neun bipolaren Eigenschaftspaaren zu jedem Bild diejenigen Attribute ankreuzen, die aus seiner Sicht am ehesten zu dem Bild passen.

Die Durchführung dauert 10–15 Minuten. Auswertung und Interpretation erfolgen sowohl qualitativ-inhaltlich als auch quantitativ durch Umformung der Skalenwerte in T-Werte, die in ein vorgegebenes dreidimensionales Modell übertragen werden und klinisch interpretiert werden können.

Zu Gütekriterien finden sich keine Angaben (Brähler et al. 2002, 1285 f).

12 Märchentests

Märchen drücken grundlegende menschliche Konflikte in zeitloser, symbolischer und literarischer Form aus. Ihr primärprozesshafter Charakter entspricht der kindlichen Erlebniswelt, so dass es naheliegt, Märchenthemen, -bilder und Märchengestalten für projektive Verfahren zu nutzen. Verena Kast sieht eine Nähe zwischen dem Imaginieren und der projektiven Diagnostik: »Alle unsere Bilder, die wir beschreiben, malen und darstellen, sagen etwas aus über uns selbst, […]. Sie sagen etwas aus über unsere *aktuelle* Befindlichkeit. Insofern ist jede Diagnostik, die sich auf Bilder gründet, eine Prozeßdiagnostik; sie weist uns darauf hin, wo ein Mensch im Prozeß seiner Entwicklung im Moment steht, mit welchen Problemen er zu kämpfen hat, welche Lebensmöglichkeiten in ihnen abgebildet sind, welche Sehnsüchte seine Entwicklungslinie anzeigen« (1995, 21). Im Folgenden werden zwei unterschiedliche Methoden der Verwendung von Märchen in der Psychodiagnostik von Kindern besprochen.

12.1 Der Märchentest (Fairy Tale Test) von Coulacoglou (1996, 2010)

12.1.1 Einführung

Der Märchentest ist die deutsche Adaptation des Fairy Tale Test, eines thematischen projektiven Verfahrens für Kinder zwischen 7 und 12 Jahren. Dem Kind werden sieben Mal je drei Bildkarten mit verschiedenen Varianten von Szenen aus den beiden Märchen *Schneewittchen und die sieben Zwerge* und *Rotkäppchen* vorgelegt, zu denen Fragen gestellt werden. Es muss also keine Geschichten dazu erfinden. Der Test soll die Psychodynamik des Kindes erfassen. Die Antworten werden qualitativ im Hinblick auf 26 Persönlichkeitsmerkmale und quantitativ ausgewertet.

12.1.2 Historische Anmerkungen

Der Fairy Tale Test wurde von Carina Coulacoglou in den Jahren 1989–1993 im Rahmen einer Dissertation an der Universität von Exeter in England entwickelt und erschien in verschiedenen europäischen und lateinamerikanischen Ländern. Standardisierungen erfolgten nach Angaben der Autorin (2010, 15) in Griechenland, Russland, China und der Türkei. Die deutsche 1. Auflage erschien 1996 im Ernst Reinhardt Verlag, München, die Neuauflage ist seit 2003 über die Testzentrale des Hogrefe Verlags erhältlich.

12.1.3 Theoretische Grundlagen (n. Coulacoglou 2010)

Der Märchentest wurde auf der Grundlage der engen Verbindung zwischen Märchenwelt und Unbewusstem entwickelt. Die verwendeten Märchen der Brüder Grimm sind weitverbreitet, praktisch alle Kinder kennen ihren Inhalt und (aus Büchern und Filmen) die zugehörigen Bilder. Sie gehören zum europäischen Kulturgut und behandeln in symbolischer Form universelle menschliche Themen. Zu vielen Märchen liegen tiefenpsychologische Interpretationen vor und sie spielen in der Psychotherapie eine Rolle (vgl. die einschlägigen Werke etwa von Erich Fromm, Bruno Bettelheim, Verena Kast oder Ingrid Riedel).

Die Gestaltung der Bildkarten beruht auf der aus Buchillustrationen oder Filmen bekannten Ikonographie. Zwei der drei Karten eines Sets lehnen sich an bekannte Darstellungen an, die dritte weicht davon ab, um ungewöhnliche und originelle Antworten anzuregen.

Die Frageform (anstelle freien Erzählens) soll es jüngeren bzw. gehemmten Kindern erleichtern, sich auf den Test einzulassen. Die Interpretation beruht auf der Annahme der Projektion und Identifizierung.

Die zu erfassenden 26 Persönlichkeitsmerkmale (2003, in der ersten Version von 1996 noch 20) wurden auf der Basis von 60 Testprotokollen ausgewählt: »Ambivalenz, Wunsch nach materiellem Reichtum, Selbstwert, Moral, Wunsch nach Überlegenheit, Sinn für Eigentum, Aggression im Sinne von Dominanz, Aggression Typ A, Aggression im Sinne von Verteidigung, Aggression im Sinne von Neid, Aggression im Sinne von Vergeltung, Orale Aggression, Aggressionsangst, Orale Bedürftigkeit, Der Wunsch zu helfen, Bedürfnis nach Zugehörigkeit, Bedürfnis nach Zuneigung, Angst, Depression, Beziehung zur Mutter, Beziehung zum Vater, Sexualität, Schutzbedürfnis, Inhaltliche Adaptation (entspricht die Antwort dem Handlungsgang im Märchen oder wurde sie abgewandelt), Wiederholungen, Ungewöhnliches« (a. a. O., 16).

12.1.4 Indikations- und Anwendungsbereiche

Psychodiagnostik bei Kindern von 7–12 Jahren in der Erziehungs- und Familienberatung, heilpädagogischen Arbeit, in der klinischen Kinderpsychologie, -psychiatrie und -psychotherapie, bei Entwicklungsproblemen und pädagogischen Fragestellungen sowie in der Forschung.

12.1.5 Durchführung

Dem Kind wird in einer entspannten und spielerischen Atmosphäre gesagt, dass es doch sicher Märchen kennt und dass wir uns jetzt mit zwei Märchen beschäftigen wollen. Dann legt der Untersucher die Bildkarten in ihren drei Varianten vor, das Kind kann eine davon auswählen. Zu den Karten werden dem Kind nun Fragen gestellt wie z. B. »Welches der drei Rotkäppchen möchte der Wolf wohl fressen? Warum gerade dieses? Wie fühlt sich das Rotkäppchen? Was denkt der Wolf?«

Dann wird das Kind noch gebeten, jede dargestellte Figur und ihre hervorstechenden Wesenszüge näher zu beschreiben.

Die Antworten werden auf dem Testbogen festgehalten und später ausgewertet.

Das Verhalten in der Testsituation und besondere Phänomene bei einzelnen Karten wie Unruhe, Zögern, rasches Weglegen oder Übergehen werden zusätzlich registriert. Die Testdurchführung dauert etwa 45 Minuten, dazu kommen je nach Erfahrung noch etwa 30–45 Minuten für Auswertung und Interpretation.

12.1.6 Auswertung und Interpretation (Coulacoglou 1996, 98 ff)

Die **quantitative** Auswertung ordnet die Antworten inhaltlich den Persönlichkeitsvariablen zu. Im Manual werden für jede vorkommende Figur Beispiele für die Zuordnung der Antworten zu jedem Persönlichkeitsmerkmal aufgelistet. Die Ausprägungsintensität jeden Merkmals wird von 1 (niedrig) bis 3 (hoch) beurteilt. Die Kategorie »Beziehung zur Mutter/zum Vater« wird mit positiv oder negativ bewertet. Ungewöhnliche Antworten werden mit 1 skaliert. Die erhaltenen Rohwerte werden in T-Werte transformiert und mit den Ergebnissen einer Stichprobe von 799 griechischen Kindern verglichen, die in drei Altersgruppen (7–8, 9–10 und 11–12 Jahre) unterteilt ist. Interpretiert werden Abweichungen, die mehr als eine Standardabweichung über oder unter dem Mittelwert liegen.

Die **qualitative** Auswertung zielt darauf, bevorzugte Identifikationen, für das Kind typische Muster der Auseinandersetzung mit bzw. Vermeidung von Konflikten, seine bestimmenden Bedürfnisse und Antriebe und die zugehörigen Abwehrmechanismen zu erfassen. Die Antworten können auch wertvolle Hinweise auf die emotionale und kognitive Reife und die Qualität der erlebten familiären und sozialen Beziehungen liefern. Die Autorin bietet die Teilnahme an ihrem Projekt »Fairy Tale Test (FTT)« sowie Ausbildungsseminare und Workshops auch in Deutschland an (www.fairytaletest.com).

12.1.7 Gütekriterien

Die Skalierung der 26 Variablen erfolgte auf der Grundlage von lediglich 60 Protokollen von Kindern unterschiedlichen Alters, eine Normierung im statischen Sinne ist das nicht. In der deutschsprachigen 1. Auflage von 1996 werden Angaben zu einer Faktorenanalyse und zur Reliabilität und Validität anhand einer Studie mit 799 griechischen Kindern zwischen 7 und 12 Jahren vorgelegt.

Die **Interrater-Übereinstimmungen** (die Rater waren Psychologiestudenten) wird für alle 20 Variablen dieser Studie als hoch beurteilt, niedriger in den Skalen »Orale Aggression« und »Ungewöhnliches«. Die mitgeteilten Reliabilitätskoeffizienten liegen zwischen .471 und .970.

Die **Retest-Reliabiliät** bei Testwiederholung nach zwei Monaten lag im mittleren bis niedrigen Bereich (Coulacoglou 1996, 123 f)

Zur **Validitätsprüfung** wurde eine Faktorenanalyse gerechnet und die Ergebnisse des FTT wurden mit zwei Fragebogen verglichen. Die Faktorenanalyse ergab danach Ladungen von > .40 auf acht Faktoren (»Inhaltliche Adaptation«, »Mutter-Imago«, »Selbstbewusstsein«, »Oralität«, »Possessivität«, »Aggression«, »Hilfsbereitschaft« und »Depression«; Coulacoglou 1996, 125). Als Vergleich wurden die Angaben in den Rutter-Verhaltensskalen für Lehrer und Eltern und der Selbstbeurteilungsbogen Children's Personality Questionnaire herangezogen. Vergleichsmaßstab war dabei die Beurteilung des FTT durch die Autorin nach unauffällig oder gestört. Die angegebenen Werte sind durchweg niedrig.

Das aktuelle Manual enthält nach Verlagsangaben zwei klinische Fallstudien und erste Ergebnisse einer Studie von drei klinischen Gruppen sowie Angaben zu Alters- und Geschlechtsunterschieden.

12.1.8 Fazit

Der Märchentest ist eines der wenigen neueren projektiven Verfahren und schon von daher bemerkenswert. Das Testmaterial ist kindgerecht ansprechend gestaltet und hat einen hohen Aufforderungscharakter auch für Kinder, die mit Märchen nicht so ganz vertraut sind. Die Darstellung böser und gefährlicher Aspekte auf den Karten dürfte es einem Kind erleichtern, seine zugehörigen und nicht selten unterdrückten Ängste und Phantasien zu äußern. Er ist gut geeignet, einen Zugang auch zu einem gehemmten Kind zu ermöglichen und als orientierendes Verfahren einen ersten Einblick in die unbewusste Konfliktwelt eines Kindes zu geben. Der Anspruch allerdings, aus den sieben Varianten von Szenen aus zwei Märchen einen umfassenden Überblick über die Persönlichkeitsmerkmale eines Kindes und deren Interrelationen zu erhalten (Coulacoglou 2010, 15), dürfte zu hoch gegriffen sein.

12.2 Märchendialoge mit Kindern von Simon-Wundt (1997)

12.2.1 Einführung

Die Autorin versteht die »Märchendialoge« als ein halbstrukturiertes narratives Verfahren (und nicht als einen Test), das dem Kind in einem dialogischen, begleiteten Prozess einen Erzählraum anbietet, den es mit eigenen Bildern und Motiven ausgestalten kann und in dem es seine eigene Befindlichkeit, seine Beziehungen, seine Konflikte und die zugehörigen Abwehr- bzw. Bewältigungsmöglichkeiten darstellen kann. Der Vorteil der Märchenerzählung ist die Abschwächung der Abwehr und die Eröffnung eines kreativen Spiel-Raums, wodurch die Freude am Tun und die Kooperation des Kindes verstärkt werden. Insofern reicht das Verfahren über eine rein diagnostische Funktion in den therapeutischen Bereich hinein.

12.2.2 Theoretische Grundlagen

Die Autorin bezieht sich auf den Projektionsbegriff von Freud, auf die psychodynamische Theorie und auf die Bedeutung der Imagination im Leben und in der Psychotherapie, insbesondere auf die Methode der Aktiven Imagination von Jung.

12.2.3 Indikations- und Anwendungsbereiche

Psychodiagnostik und Psychotherapie von Kindern im Vorschul- und Grundschulalter.

12.2.4 Durchführung

Die Instruktion lautet sinngemäß und dem Alter des Kindes entsprechend (Simon-Wundt 1997, 29 ff):

> »Ich möchte jetzt mit dir zusammen ein Märchen erzählen/erfinden/dichten, und zwar so, dass ich einen Satz sage, dann du einen Satz, dann wieder ich, dann du ... Der Grund, warum es gerade ein Märchen sein soll, ist der, weil darin alles vorkommen kann, Feen, Hexen, Zauberer, sprechende Tiere ...] und weil alles möglich ist; es gibt auch keine richtigen oder falschen Sätze.
> Ich beginne jetzt mit dem ersten Satz ...
> Jetzt bist du dran!«

Die Geschichte wird dann im wechselseitigen Dialog anhand der Grundstruktur von Märchen entwickelt. Dabei führt der Untersucher die Veränderungen ein, welche die Geschichte voranbringen, während die inhaltliche Ausgestaltung des Geschehens Sache des Kindes ist.

Der schematische Ablauf lässt sich so zusammenfassen (U: Untersucher, K: Kind):

U: »Es war einmal ein Prinz/eine Prinzessin …«
K: bestimmt Schauplatz und/oder den sozialen Kontext, der weiter ergänzt wird
U: Hinführung zum Konflikt, etwa:
»So lebte er/sie vergnügt, bis eines Tages etwas passierte, was sein Leben veränderte …«
K: Darstellung der Konfliktsituation
K/U: Weiterentwicklung und Ausgestaltung des Konflikts
K: Darstellung der Abwehr in Krisensituationen
U: Vorbereitung einer Lösung:
»… bis eines Tages Rettung nahte …«
K: Entwicklung der Konfliktlösung
U: Hinführung zur Schlusssituation

Zur Durchführung gibt es keine starren Regeln. Der Untersucher muss mit Märchen vertraut sein. Der Verlauf wird von den Einfällen beider Dialogpartner und von Intuition und Einfühlungsvermögen des Untersuchers bestimmt.

Die Geschichte wird aufgezeichnet und danach transkribiert.

12.2.5 Auswertung und Interpretation

Auswertung und Interpretation erfolgen frei und qualitativ und lassen Raum für die jeweilige theoretische Orientierung des Untersuchers. Auf der Subjektstufe weisen die kindlichen Erzählungen auf seine aktuelle innerseelische Dynamik hin, also auf Konflikte zwischen Begehren und Ängsten, zwischen Aggression und Selbstkontrolle, zwischen Autonomie und Verpflichtung usw. sowie auf die Mechanismen der Abwehr bzw. des Umgangs damit. Die Interpretation auf der Objektstufe bezieht sich auf die dargestellte zwischenmenschliche Dynamik in den Beziehungen zu Eltern, Geschwistern, Gleichaltrigen (und zum Untersucher). Dabei deutet schon die Wahl der Darstellungsebene (steht der Held oder die Szene im Mittelpunkt?) durch das Kind zu Beginn des Märchendialogs darauf hin, welche Perspektive für das Kind aktuell zentral ist. Neben den dargestellten Konflikten und bevorzugten Abwehrmustern sind die vom Kind gewählten Ausgänge und Lösungen besonders interessant, weil sie eine Einschätzung des Entwicklungsstandes, der Ressourcen des Kindes, seiner Realitätsanpassung als Ich-Leistung und eine vorsichtige Prognose erlauben. Die Wiederholung des Verfahrens im Verlauf einer Therapie erlaubt darüber hinaus eine Beurteilung der Entwicklung des Kindes im therapeutischen Prozess. Einzelaspekte und Kriterien der Auswertung werden im Buch ausführlich besprochen.

12.2.6 Gütekriterien

Simon-Wundt hat ihr Verfahren im Kontext der Eingangsdiagnostik in einer KJP-Ambulanz auf der Grundlage von etwa 70 Märchen (von 25 Mädchen und 45 Jungen verschiedenen Alters) entwickelt, die z. T. wegen Symptomen, häufiger aber zur routinemäßigen Schulreifediagnostik vorgestellt wurden. Im Buch finden sich zahlreiche kommentierte Zitate aus Märchendialogen und zwei vollständige Transkripte mit Interpretation. Eine Validitätsstudie untersuchte die diagnostische Brauchbarkeit (Simon 2006): Über zweieinhalb Jahre hinweg untersuchten Kinder- und Jugendlichenpsychotherapeuten mit Kassenzulassung 66 neu aufgenommene Patienten konsekutiv mit dem Märchendialog sowie der üblichen Eingangsdiagnostik und gaben mittels eines Fragebogens eine Einschätzung im Hinblick auf folgende Kategorien ab: Persönlichkeitsmerkmale, überdauernde Konflikte, Konfliktbewältigung, Ressourcen und anstehende Entwicklung sowie Beziehungsverhalten von Kind und Untersucher. Eine Gruppe von externen Beurteilern erstellte ihre Einschätzung im Hinblick auf dieselben Kategorien anhand der Kenntnis der Märchendialoge und der Lebensgeschichte, aber ohne Kenntnis der Therapeuteneinschätzung. Der Vergleich von Therapeuteneinschätzung und Expertenurteil ergab hohe Übereinstimmungen im Hinblick auf die Erfassung von Konflikten und Ressourcen und zufriedenstellende bis gute Übereinstimmungen für die Kategorien Persönlichkeitsmerkmale, Konfliktbewältigung, anstehende Entwicklungen und das aktuelle Beziehungsverhalten des Kindes in der Untersuchungssituation.

12.2.7 Fazit

Die »Märchendialoge« stellen ein Verfahren im Übergangsbereich von projektiver Testdiagnostik, begleiteter Imagination und Psychotherapie dar, das sich durch Offenheit, kreativen Gestaltungsraum und seinen dialogisch-interaktiven Charakter auszeichnet. Seine besondere Stärke liegt in der Erfassung von Konflikten und Ressourcen. Am ehesten passt es wohl in die Anfangsphase oder Verlaufsbeurteilung einer Kinderpsychotherapie. Erfahrung mit psychodynamischen Konzepten und Vertrautheit mit Märchen sind wesentliche Voraussetzungen der Anwendung. Eine Übersicht über **weitere Verwendungsmöglichkeiten von »Märchen und Märchenspiel in der Psychotherapie«** findet sich bei Franzke (1985).

V Spielerische Gestaltungsverfahren

1	Einführung		221
	1.1	Historische Anmerkungen	223
	1.2	Spiel und Kultur	224
2	Zur Entwicklung des kindlichen Spiels		226
	2.1	Spielen und kognitive Entwicklung	226
	2.2	Spielen und psychodynamische Entwicklung	227
3	Zur diagnostischen Bedeutung kindlichen Spielens		230
	3.1	Psychoanalytische Positionen (n. Rau-Luberichs 2006, 158 ff)	230
	3.2	Phänomenologische Zugänge	233
	3.3	Verhaltenstherapie	233
	3.4	Personzentrierte (kindzentrierte) Spieltherapie	234
	3.5	Gestalttherapie	235
	3.6	Systemische Therapie	236
	3.7	Spieltherapie	237
	3.8	Spieldiagnostik in der Praxis	238
4	Diagnostik in der Sandspieltherapie		241
	Gabriele Meyer-Enders		
5	Der Scenotest von von Staabs (1964)		251
	Gabriele Meyer-Enders		
	Franz Wienand		
6	Neuentwickelte spielorientierte Testverfahren		267
	6.1	Kinderwelttest (KWT) von Baulig & Baulig (2006)	267
		Gabriele Meyer-Enders	
	6.2	Plämokasten der Ärztlichen Akademie für Psychotherapie von Kindern und Jugendlichen e. V. (2012, Lehmhaus & Reiffen-Züger 2017)	267
		Bertke Reiffen-Züger und Dagmar Lehmhaus	

1 Einführung

Das Spiel ist älter als die Menschheit. Die Unterscheidung zwischen Als-Ob und Ernst findet sich nicht nur bei höheren Säugetieren, wie im Scheinkampf junger Katzen, in Drohgebärden von Affen, in Paarungsritualen und in Täuschungsmanövern wie dem Totstellen, das zum Selbstschutz ebenso eingesetzt wird wie zum Anlocken von Beutetieren. Beim Scheinkampf bleiben Krallen und Zähne eingezogen, die Rollen von Jäger und Beute wechseln und alle Spielpartner »wissen«, dass es keine Ernstsituation ist. Junge Schimpansen schwingen sich durch Baumkronen, schlagen Purzelbäume und jagen sich gegenseitig. Bei den Walen spielen die Jungtiere vorwiegend Bewegungsspiele, während die älteren Exemplare eher das gemächlichere Spiel mit im Wasser treibenden Objekten bevorzugen. Auch Vögel, Fische und Reptilien, ja sogar wirbellose Tiere spielen. Der Krake Paul, der bei der Fußballweltmeisterschaft 2010 als Orakel verblüffte, ist keine Ausnahme: Junge wie alte Kraken beiderlei Geschlechts untersuchten im Experiment angebotene Legosteine zunächst ausführlich, um dann in spielerischer Weise auszuprobieren, was sich mit ihnen anstellen lässt. Da sich die Entwicklungslinien von Weichtieren und Wirbeltieren lange vor der Ausbildung komplexer Verhaltensmuster, wie sie zum Spielen erforderlich sind, getrennt haben, muss die Evolution das Spiel mehrfach neu erfunden haben (Kuba et al. 2006; Viering 2014).

Spielen gehört zum Erbe der Menschheit und stellt vor der Sprache eine der frühesten Formen der Verwendung von Symbolik und Kommunikation dar. Der phylogenetische »Sinn« des Spiels als zweckfreier und tätigkeitszentrierter Handlung, die Freude bereitet, besteht offenbar im Einüben von Fertigkeiten und in der Erweiterung von Handlungskompetenzen, auch und gerade im Sozialverhalten (Oerter 2011, 11 f). Für ältere Lebewesen dürfte er in der Suche nach Reizen in reizarmen Phasen liegen, in denen weder Beute lockt noch Gefahr droht (Viering 2014). Spielen ist die Grundlage allen Lernens, wobei weniger bestimmte konkrete Fertigkeiten erworben werden. Die bisherigen Forschungsergebnisse sprechen vielmehr dafür, dass durch Spielen die körperliche, geistige und soziale Flexibilität erhöht wird und damit die Fähigkeit zunimmt, in einer sich rasch verändernden Umwelt auf neue Situationen und Anforderungen zu reagieren (Oerter 2008). Neurobiologische Befunde zeigen einen klaren Zusammenhang zwischen Spielverhalten und Gehirnentwicklung: Pellis und Pellis (2007) wiesen nach, dass junge Ratten, die nur mit erwachsenen Tieren aufwuchsen und keine Gelegenheit zum Spielen und Balgen mit Gleichaltrigen hatten, weniger anpassungsfähig waren und in der Pubertät einen deutlich unterentwickelten medialen präfrontalen Cortex aufweisen im Vergleich zur jenen der Kontrollgruppe, die mit anderen Jungtieren zusammengelebt hatten. Dieses Gehirnareal ist zuständig für die soziale Kompetenz. Diese Befunde geben Anlass, über Einzelkinder mit wenig Kontakt zu Gleichaltrigen nachzudenken.

Zu den **konstitutiven Elementen** des Spiels gehören nach Oerter (2011): Zweckfreiheit, die Konstruktion einer neuen Realität sowie Wiederholung und Ritualisierung. Maria Montessori hat diese Aspekte bei der

Entwicklung ihrer Kindergarten- und Schulkonzepte umgesetzt. Spielen heißt in einer Tätigkeit ganz aufzugehen, ohne ein Ergebnis außerhalb des Spiels zu verfolgen, die umgebende Realität weitgehend auszublenden, sich selbst zu vergessen, im »Flow« zu sein (Csikszentmihalyi 1985). Hier geht es um die Funktionslust, die »Freude an der Meisterung« und »darin, sich selbst als Urheber dieser gemeisterten Handlung zu erleben« (Piaget, nach Oerter 2011, 12).

Skateboard fahrende Jugendliche, die unverdrossen Stunde um Stunde die gleichen Tricks üben, bis sie sie beherrschen, streben genau diesen Zustand der Kompetenz und des damit (und mit der Anerkennung durch die anderen Skater) verbundenen Glückserlebens an.

Spiel ist die Quelle von Imagination, Phantasie und Kreativität. Im Spiel erschafft das Kind eine neue Realität, in der es die Grenzen, an die es andauernd stößt, magisch überwindet. Es kann seine Umgebung umdeuten und seinen Bedürfnissen anpassen. Durch die (Über-)Kompensation von Frustration und erlebten Kränkungen kommt es in ein emotionales Gleichgewicht und kann seine Wünsche erfüllen. Kinder müssen sich ständig an die Wirklichkeit anpassen, nur im Spiel sind sie in der Lage, eine Realität zu erzeugen, in der sie Selbstwirksamkeit erleben, glücklich sein und sich wohl fühlen können.

Wiederholung und Ritual gehören wesentlich zum Spiel. Der Wechsel von Spannungsaufbau und Lösung findet sich in vielen Kinderspielen und ist neben der Erfahrung von Kontrolle ein Quell intensiver Freude. Rituale geben Sicherheit und Beruhigung. Das gilt auch für Regeln, auf die peinlich geachtet wird. Ältere Kinder variieren die Abläufe und Gegenstände, etwa im Rollenspiel. Bei Regelspielen macht das Schummeln und das Gewinnen Spaß. Bei Glücksspielen wie dem Würfeln ist der Aufbau intensiver Spannung unter Umständen so stark, dass es in eine Sucht münden kann.

Die für die Kinderpsychologie diagnostisch und therapeutisch wichtigsten Formen der Wiederholung sind die Externalisierung und die Bewältigung einschneidender bzw. traumatischer Erfahrungen durch das wiederholte Durchspielen in wechselnden Rollen in einem sicheren Beziehungsrahmen. Dies gilt auch für die Antizipation bevorstehender gefürchteter Ereignisse wie etwa eines Arztbesuchs oder eines Krankenhausaufenthalts. Auch die Vorwegnahme erstrebter Kompetenzen und Eigenschaften ist eine wichtige Motivation für Spiel. Der Wunsch nach Stärke, Macht, Bedeutung, Kontrolle und Bewunderung wird oft über lange Zeit in Spielen wie Superman, Eltern und Kind, Prinzessin oder Lehrerin im Spiel in vielerlei Variationen realisiert.

Auch im Erwachsenenleben erfüllt das Spielen wichtige Aufgaben als unerschöpflicher Quell von Lebensfreude, Funktionslust, Bewältigung von Herausforderungen, Bestätigung, Beziehungserfahrungen, Entspannung bis hin zur Regression in konfliktfreie Bereiche.

Die Grundlagen allerdings für Phantasie, Kreativität und Flexibilität im Erwachsenenalter werden wohl im frühen Kindesalter gelegt (Oerter 2008). Die Bedeutung von vielfältigen Spielmöglichkeiten für die körperliche, geistige, emotionale und soziale Entwicklung in Kindheit und Jugendzeit kann gar nicht überschätzt werden.

1.1 Historische Anmerkungen

Auf die spannende Kulturgeschichte des Spiels kann in diesem Kontext nur kursorisch eingegangen werden:

Höhlenzeichnungen und Tonmalereien aus der Früh- und Vorzeit des Menschen belegen, dass der spielerische Umgang mit der Materie zu den Anfängen der Zivilisation gehört. In den Grabbeigaben der Pharaonen und der ägyptischen Oberschicht wurden Materialien von Brettspielen gefunden, die über 5000 Jahre alt sind. Diese Spiele verbanden die Darstellung und Manipulation der materiellen Welt, symbolisiert durch die Spielsteine und das Brett, mit der Frage nach der Zukunft, die durch das Zufallsprinzip Würfeln gestellt und magisch beantwortet wurde.

Aus der jüngeren Steinzeit sind Tontierchen, kleine Tongefäße und Vorläufer der Puppen erhalten. In vorgeschichtlichen Kindergräbern wurden kleine Klappern und Rasseln gefunden, mit denen sich Lärm erzeugen ließ, vielleicht um böse Geister fernzuhalten. Bereits in der Antike waren neben Brett- und Würfelspielen, auf die es zahlreiche archäologische Hinweise gibt, Ballspiele und gesellige Spiele verbreitet, etwa das Fingerspiel Morra, ein Vorläufer von Schere-Stein-Papier. In Ägypten gab es zu dieser Zeit schon Spielzeug wie Krokodile oder Löwen mit beweglichen Teilen. Die ältesten bekannten Regelspiele wie das Mühlespiel entstanden vor etwa zwei- bis dreitausend Jahren. Der Beginn der Olympischen Spiele als Prototyp der Bewegungs-, Sport- und Kampfspiele liegt im achten vorchristlichen Jahrhundert. Die Chinesen finanzierten vor zweitausend Jahren mit dem wohl ersten Zahlenlotto Keno den Bau der Großen Mauer.

Die Verwendung von Würfeln und Spielkarten diente in der Antike dem Zweck, die Absichten der Götter in Erfahrung zu bringen und so die Zukunft vorherzusagen. Während sie wohl vor allem im Volk verbreitet waren, vergnügte sich die Oberschicht auf den Symposien mit intellektuellen Spielereien. Darstellungen von Kindern mit Spielzeug finden sich auf griechischen Keramikgefäßen. Alle antiken Mittelmeervölker kannten Puppen aus verschiedenen Materialien wie Ton, Holz oder Gips (Oerter 2011, 77). Zirkus- und Gladiatorenspiele, Wagenrennen, sportliche und musische Wettkämpfe stellten bereits in der Antike Großereignisse mit weitreichender Bedeutung und Ausstrahlung dar.

Die nachstehend abgebildete Plastik stammt aus dem 8. Jahrhundert nach Christus und zeigt eindrucksvoll die kontemplative Versunkenheit eines jungen, mit Knöcheln als Vorläufer der Würfel spielenden Mädchens (▶ Abb. V.1).

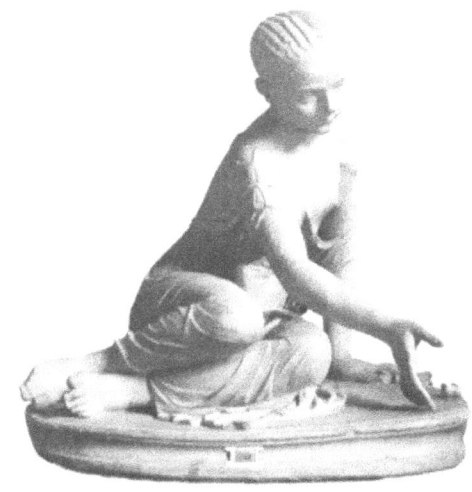

Abb. V.1: »Knöchel spielendes Mädchen« (© bpk / Antikensammlung, Staatliche Museen zu Berlin / Johannes Laurentius)

Mit dem afrikanischen Strategiespiel Mancala, das nach archäologischen Funden mindestens fünfzehn Jahrhunderte alt ist und von dem heutzutage weltweit über 200 Varianten gespielt werden, sollen an der Elfenbeinküste heute noch Häuptlinge ermittelt werden. Go hat seine Wurzeln im fünften vorchristlichen

Jahrhundert, Schach entstand im 5. Jahrhundert n. Chr., beide in Indien. Das heutige Mikado kannten die Römer schon 100 Jahre v. Chr. Viele Regelelemente wie Start- und Zielfelder, Vorrücken je nach gewürfelter Zahl und Schlagen und Blockieren finden sich noch in heutigen Brettspielen.

Im Mittelalter war das Spiel unter dem Einfluss der Kirche bis ins 17. Jahrhundert hinein als nicht gottgefällig oder sogar ketzerisch verpönt. Weltliche Herrscher sahen das teilweise anders: Im 13. Jahrhundert ließ Alfons »der Weise«, König Alfons von Kastilien und Leon (1221–1284) ein Buch über Spiele (Libro de los juegos, 1283, übersetzt von Schädler & Calvo 2009) verfassen, das die Regeln verschiedener Brettspiele dokumentiert und als erste Schachprobensammlung des Mittelalters gilt. Im 15. Jahrhundert entwickelte Nürnberg sich zum Zentrum von Produktion und Vertrieb von Spielzeug.

Im 17. Jahrhundert wurde in Genua das Zahlenlotto eingeführt, im 18. Jahrhundert entstanden die ersten Spielbanken. Lotterien stellten für die Fürsten, Klöster und heute die Staaten wichtige Einnahmequellen dar. (Quellen: Bogen & Kobbert 2010; Oerter 2011, 77 ff)

1.2 Spiel und Kultur

Spielen ist stark kulturell geprägt. In weniger individualistisch geprägten, traditionellen außereuropäischen Kulturen spielen die Kinder fast alle Spiele gemeinsam mit anderen Personen. Die Erwachsenen sind viel stärker ins Spiel der Kinder einbezogen, nehmen das genauso ernst und haben genauso viel Freude daran wie die Kinder. Spielen ist stärker an den Alltagshandlungen orientiert, in die Kinder ja auch weit mehr eingebunden sind als in Europa. Rollenspiele mit festgelegten Regeln, die sehr ernst genommen werden, dominieren. Handwerklich oder gar industriell gefertigtes Spielzeug ist eher selten, Spielsachen werden aus Alltagsmaterialien von Kindern oder Erwachsenen selbst hergestellt.

In Europa ist die Sozialisation schon von kleinen Kindern auf Selbstständigkeit ausgerichtet. So trennt Spielzeug unserer Kultur die Kinder weit stärker von der Welt der Erwachsenen als in traditionellen Gemeinschaften. Babys aus westlichen Mittelschichtfamilien bekommen von Anfang an Objekte als Spielzeug, die die Sinne trainieren, beim Alleinsein trösten und mit denen sie alleine spielen sollen, während in traditionellen Kulturen Objektspielzeug keine Rolle spielt. Die sogenannten Übergangsobjekte (Winnicott 1969) wie ein Schmusetier oder die besondere Puppe sind in traditionellen Kulturen der nichtwestlichen Welt, in denen ein Kind praktisch nie alleine ist, völlig unbekannt (Keller 2011, 68 ff).

Spielsachen, die Kinder hierzulande bis zur Einschulung erhalten, verhindern häufig das Spielen mit anderen, die dabei nur stören würden. Andererseits fördert kooperatives Spielzeug wie Bälle und Puppenkleider das soziale Spiel (Oerter 2011, 77 ff).

Am Ende des 20. Jahrhunderts haben sich mit der Globalisierung die gesellschaftlichen Rahmenbedingungen in Europa dramatisch verändert. Vor diesem Hintergrund und durch die Möglichkeiten der digitalen Medien, vor allem des Internets, haben sich auch Spiele und Spielen grundlegend verändert. Die Spiele wurden von den Anforderungen an Reaktionsschnelligkeit und Flexibilität, aber damit auch an Rechnerleistung immer anspruchsvoller. Die virtuellen Welten bieten eine unübersehbare Vielfalt. Spielpartner finden sich paarweise und in Gruppen bis zu größeren Communitys jederzeit auch weltweit zu Online-Spielen zusammen. Dem Spieler ist, wenn er bzw. seine Gruppe sich geschickt anstellt, alles möglich: Zerstören ganzer Reiche, Weiterleben nach dem »Tod«, Sieg, Macht, materieller und narzisstischer Gewinn.

Allerdings geben diese neuen Möglichkeiten auch Anlass zur Sorge um die gesunde Entwicklung junger Menschen. Digitales Spielen bedingt eine sensomotorische Entkopplung: Der Spieler wird mit Erregung aufgeladen, die er aber nicht motorisch abführt. Je früher und je intensiver sich Kinder, zunehmend mittels Smartphone (also praktisch überall und immer), mit digitalen Spielen befassen, desto weniger benötigen sie (abgesehen vielleicht von Rollenspielen, vgl. Janus & Janus 2007, 2010) ihre eigene Vorstellungskraft, im Gegensatz beispielsweise zum Lesen von Büchern. Seit vielen Jahren klagen Kinder- und Jugendlichenpsychotherapeuten, dass die Fähigkeit der Kinder, phantasievoll zu spielen, kontinuierlich abnimmt.

Die sozialen Beziehungen beim Online-Spiel sind indirekt, ohne körperlichen Kontakt, ohne sich in die Augen zu sehen. Die an PC und Spielkonsole verbrachte Zeit fehlt für Bewegung, Sport, reale Begegnungen und für Lernen und Hausaufgaben. Vorbestehende Aufmerksamkeitsstörungen werden mit hoher Wahrscheinlichkeit verstärkt.

Es gibt einen klaren negativen Zusammenhang zwischen der mit digitalen Spielen verbrachten Zeit und den Schulleistungen: Wer viel Zeit damit verbringt, lernt schlechter (Spitzer 2012, 185 ff). Aber er lernt: Gewaltspiele führen zur Gewöhnung an Gewalt und damit zur Abstumpfung. Das aktive und passive Konsumieren von fiktiver Gewalt hat eine messbare Abstumpfung gegenüber realer Gewalt und eine geringere Bereitschaft zur Hilfeleistung zur Folge (Spitzer 2012, 202). Das Gehirn lernt das, womit es sich zu befassen hat. Allerdings können psychisch gesunde und stabile junge Menschen sehr wohl zwischen Realität und virtueller Welt unterscheiden. Das muss aber nicht für instabile Kinder und Jugendliche aus schwierigen Milieus gelten. Dornes (2012, 26 ff) weist auf Studien hin, die belegen, dass Gewaltneigung und Lernstörungen durch entsprechenden Spielekonsum zwar verstärkt werden können, allerdings nur bei Jugendlichen, die aus nicht intakten Familienverhältnissen stammen und von sich aus schon gewaltbereiter und weniger intelligent sind.

Wesentliche Elemente des Spielens wie Einsteigen in eine andere Realität, intensive Spannung, die Erfahrung von Belohnung und Gewinn, die Hoffnung auf mehr und steigende Herausforderungen sind bei traditionellen Spielen und Computerspielen prinzipiell die gleichen. Die allgegenwärtige Verfügbarkeit, die unabsehbare Vielfalt und in graphischer wie inhaltlicher Hinsicht im doppelten Wortsinn immer phantastischeren Qualitäten digitaler Spiele erhöhen allerdings heute die (zumindest bei gefährdeten jungen Menschen) zunehmende Suchtgefahr.

Dass Spiele und Spielen auch heute weltweit wichtige wirtschaftliche Bedeutung hat, belegt der Umstand, dass die Umsätze der heutigen Spielindustrie vor allem mit elektronischen Spielen die Umsätze der Filmindustrie übertreffen. Entsprechend starke wirtschaftliche Interessen stehen daher auch hinter dieser Entwicklung, die die Gesellschaft weltweit dramatisch verändert.

2   Zur Entwicklung des kindlichen Spiels

Die Entwicklung von Motorik, Affekt, Kognition und sozialem Verständnis folgt jeweils eigenen, jedoch eng untereinander verschränkten bzw. sich gegenseitig im Sinn von Rückkopplungen beeinflussenden Linien. Neurobiologische Reifung, Handlung, soziale Anregung und Erfahrung sind dabei gleichermaßen von Bedeutung (Piaget & Inhelder 1973, 153 ff).

2.1   Spielen und kognitive Entwicklung

Die Entwicklung des kindlichen Spiels lässt sich anhand der geistigen Entwicklungsstufen Piagets darstellen (Piaget & Inhelder 1973, 50 ff; Oerter 2011, 45 ff, Übersicht bei Piaget 1993):

In der Phase der sensomotorischen Intelligenz (in etwa den ersten zwei Lebensjahren) gibt es ausschließlich Übungsspiele, zunächst mit dem eigenen Körper. Die sich verbessernde Koordination der Bewegungen führt zur Ausbildung von Verhaltensschemata und durch Ausprobieren zur Entdeckung neuer Möglichkeiten, mit Gegenständen umzugehen. So entdeckt und verinnerlicht das kleine Kind in einem »Prozess fortschreitender Dezentrierung« (Piaget & Inhelder 1973, 51) die Welt um sich herum und geht vom praktischen Handeln zu geistigen Operationen über. Aus dem Explorationsspiel entsteht so das Konstruktionsspiel, das Bauen und kreative Gestalten. Mit der Einbeziehung des bzw. der Anderen ins Spiel und anhand dessen Reaktionen entwickelt sich auch die soziale Kognition, das Verständnis von sich und anderen.

Die Phase der konkreten Operationen reicht vom zweiten bis zum 11. oder 12. Lebensjahr. Zu Beginn, in der Teilphase der präoperationellen Vorstellungen, entsteht die Symbolfunktion und damit die Sprache und das Vorstellungs- oder Nachahmungsspiel. Die Nachahmung führt von der Imitation zur Assimilation, also zur Veränderung von Handlungsschemata nach eigenen Bedürfnissen und Vorstellungen.

Die daraus entstehenden Vorstellungsschemata werden in der Zeit vom 5. bis zum 7. oder 8. Lebensjahr aufeinander abgestimmt und variiert. Jetzt dominiert das Rollenspiel, das etwa ab dem 3. Lebensjahr beginnt und zunehmend flexibler und variabler wird.

Der Umgang mit Gegenständen (Oerter 2011, 51 ff) verändert sich von der realitätsgerechten Verwendung im 2. Lebensjahr hin zu zunehmender Symbolisierung und der Repräsentation von Gegenständen durch andere oder auch durch bloße Andeutungen. Durch dieses Symbolspiel entdeckt das Kind, dass Objekte Träger von Bedeutungen sind und dass es selbst zum Schöpfer von Objekten, Bedeutungen und Handlungen werden kann.

Die Entwicklung der sozialen Kognition lässt sich gut im Puppenspiel verfolgen (Oerter 2011, 48 f): Die Puppe wird zunächst wie ein Mensch behandelt und bleibt selbst passiv. Dann lässt das Kind die Puppe sprechen und handeln, ihr werden jedoch noch keine eigenen Intentionen zugeschrieben. Auf den nächsten Spielniveaus »hat« sie eigene Empfindungen, Pflichten und einfache moralische Urteile. Auf dem höchsten Niveau werden ihr Kognitionen wie Planung, Denken und Wissen zugeschrieben.

Mit zunehmendem Alter werden Rollen realitätsgetreuer gespielt, aber immer mehr auch variiert. Das Kind kann damit einerseits eigene Defizite und Mängel ausgleichen und sein Selbstwertgefühl durch Identifikation mit starken Rollen steigern. Andererseits entsteht so ein Identitätsverständnis in Bezug zu Anderen, so dass sich das Kind in seiner personalen Umwelt definiert und verankert. Das Regelspiel ist in dieser Phase wichtig, insbesondere die strikte Einhaltung der Regeln, die Sicherheit verleiht. Das Mogeln kann daher intensive Erregung beim Mogelnden und komplementär höchste Empörung bei den Mitspielern auslösen.

Die zunehmende Symbolisierung von Handlungsschemata und ihre Kombination zu geordneten und immer komplexeren Sequenzen führt einerseits zur wunscherfüllenden und problemverarbeitenden Phantasietätigkeit, anderseits zum Denken als abstrakter Verinnerlichungsform von Handeln (Oerter 2011, 69).

Kreativität und Kognition können sich ohne das Spiel nicht entwickeln.

Der Übergang von der Phase der konkreten Operationen zur Phase der formalen Operationen findet am Ende der Grundschulzeit mit etwa 11–12 Jahren statt. Nun gewinnen Spiele mit formalisierten und abstrakten Regeln wie das Schachspiel an zunehmender Bedeutung. Die Regeln werden durch ritualisierte Handlungen wie Würfeln, Ziehen oder Schlagen umgesetzt. Das Ziel ist es, sich wie im Sport mit anderen in einem symbolischen Kampf zu messen. Direkte körperliche Aggression spielt beim Boxen oder Ringen eine Rolle, ist dort aber auch streng reglementiert.

In der Erwachsenenwelt behält das Spiel (neben anderen Funktionen) auch eine wichtige kompensatorische Aufgabe: Beinhaltet der Alltag hohe kognitive Anforderungen, bietet das Spielen eher einfacher Spiele die Gelegenheit zur Regression, Entspannung und Erholung. Bestehen Arbeit und Alltag aus einfacher Routine ohne höhere Anforderungen, bieten anspruchsvolle Spiele die Gelegenheit, sich kognitiven und motorischen Herausforderungen zu stellen und sie zu bewältigen. Spielen behält so eine immense Bedeutung für die affektive Regulation über die Kindheit und Jugend hinaus.

2.2 Spielen und psychodynamische Entwicklung

Eine Beziehung der Spielformen zu den **Entwicklungsphasen der Libido und des kindlichen Ich** stellt L. Peller (1988, 38 ff) her:

Im Körperspiel der ersten Monate sah Peller noch eine *narzisstische* Selbstbezogenheit. Wir wissen heute aus der Säuglingsbeobachtung, dass der Säugling von Anfang an ein soziales Wesen ist, so dass auch das Spiel mit sich selbst vor dem Hintergrund seiner Beziehungsumwelt gesehen werden muss. Im Handlungsspiel, das die Funktionen des Körpers mit den Reaktionen der Bezugsperson verknüpft, erwirbt der Säugling affektiv-motorische Interaktionsschemata, die er im *präödipalen Spiel*, dem Beziehungsspiel, ausdrückt. Im Beziehungsspiel dieser im allgemeinen konfliktarmen Phase, das durch Wiederholung gekennzeichnet ist und schon vorsprachliche Symbolisierungen enthält, kann das kleine Kind die Rolle von aktiv zu passiv und zurück wechseln und zum Beispiel die Erfahrung des Verlustes und des Wiederkommens der Mutter verarbeiten, wie in Freuds Fort-da-Spiel (Rau-Luberichs 2006, 178).

Im *ödipalen Spiel* erweitert sich der Bezugsrahmen des Kindes von der Dyade zur Triade. Charakteristisch für diese Phase ist aus psychoanalytischer Sicht der innere Konflikt des Kindes zwischen Vater und Mutter. Intensive und wechselnde Gefühle von Liebe, Neid, Besitzansprüche, Identifizierungen, Konkurrenz und Machtstreben bestimmen seine unbewussten Phantasien und fließen in sein Spiel ein. Im Rollenspiel setzt sich das Kind mit diesen Themen und den Erwachsenen auseinander, das Spiel ist zukunftsbezogen. Das Kind spielt mit anderen Kindern zusammen starke Rollen aus der Welt der Erwachsenen und überwindet so seine Erfahrung, dass es nicht deren Fähigkeiten, Macht und Einfluss hat. In der Ich-Entwicklung dieser Phase, dem Vorschul- und frühen Grundschulalter, finden sich regressive und progressive Tendenzen gleichzeitig und im raschen Wechsel. Die sozialen Rollen, Handlungsmöglichkeiten, Wendungen und der Detailreichtum der Spielabläufe sind von großer Vielfalt. Entsprechend ist das Spiel jetzt farbiger, variationsreicher, emotional intensiver und unvorhersehbarer als in früherer Zeit. In Gruppen spielen Jungen eher Spiele, in denen es um Kampf, Konkurrenz, Sich-Hervortun und Sich-Zeigen geht, während die Spiele der Mädchen eher auf soziales Miteinander oder die Zuwendung nach innen ausgerichtet sind.

Das *postödipale Spiel* der Latenzzeit (Grundschulalter) ist das Regelspiel. Hier geht es um gegenseitige Verständigung, um Absprachen, Regeln und Verlässlichkeit im Rahmen eines genau definierten Spielkonzepts. In der Latenz geht es psychodynamisch um die Bindung an die Gruppe der Gleichaltrigen, um die Auseinandersetzung mit Leistungsanforderungen und Regeln, somit um die Gewissensbildung und die Entwicklung einer stabilen Identität. Wesentliche Mechanismen sind dabei der Vergleich mit anderen, die Idealisierung anderer und die Identifizierung mit Idolen und »Helden«. Aggressive, narzisstische und homoerotische Strebungen werden so auf sozial akzeptierte Weise befriedigt und zugleich aufgefangen und entschärft (Peller 1988, 43 ff).

In *Pubertät und Adoleszenz* tritt das Spiel als kindliche Ausdrucksform in den Hintergrund. Für eine eher kleine Gruppe von Jugendlichen bleiben Sport oder Musik (auch integriert im Tanz) weiterhin ein wichtiges Betätigungs- und Bestätigungsfeld. Das Kinderspiel wird bei vielen Jugendlichen abgelöst vom Agieren in Form von Selbststilisierung, Experimentieren mit dem Körper und dessen erweiterten, auch sexuellen Möglichkeiten. Zum Teil extremes Risikoverhalten weist auf die Bedeutung intensiver Erregung in dieser Lebensphase hin. Die Spiele der Adoleszenz einschließlich der Computer- und Internetspiele stehen vorwiegend im Dienste der Abgrenzung von den Erwachsenen, der narzisstischen Bestätigung, der Identitätsentwicklung, der Selbstfindung und der Zugehörigkeit zu einer Peergroup. Der Gewinn der adoleszenten Spiele liegt in der Regel in der Entwicklung einer reifen, bindungsfähigen und werteorientierten, seelisch und sozial stabilen Persönlichkeit. Die Gefahren bestehen im Eingehen realer Risiken und in der Suchtgefährdung.

Auf die *Spiele der Erwachsenen* kann in diesem Kontext nicht näher eingegangen werden. Die Hingabe und Freude, mit der sich Erwachsene, meist Männer, dem Aufbau von Modelleisenbahnen widmen, erinnert durchaus an die ernsthafte Versenkung von Kindern in ihr Spiel.

Zusammenfassend beschreiben Heinemann und Hopf (2006, 100) die Entwicklung des Spiels aus psychodynamischer Sicht wie folgt: Die Reifung des Spiels erfolgt:

- Vom Ausleben von Trieben und Impulsen zur Neutralisierung und Beherrschung

von Triebenergie, auch gegen Unlust und Schwierigkeiten;
- Vom Lustprinzip zum Realitätsprinzip;
- Von der Autoerotik zum symbolischen Spiel – vom Spiel zur Arbeit (Anna Freud);
- Von der symbolischen Gleichsetzung über das Übergangsobjekt zur reifen Symbolisierungsfähigkeit;
- Über eine Reifung der Struktur mit wachsender Fähigkeit zur Steuerung von negativen Affekten, Selbstgefühl und von Impulsen;
- Von der Ausdrucksmotilität zur Leistungsmotorik.

Die Analyse der unbewussten Bedeutung des kindlichen Spiels stellt für die diagnostische Beurteilung und die Planung der Therapie eine wertvolle Ergänzung von Anamnese, klinischem Befund, Verhaltensbeobachtung und deskriptiver Diagnostik dar. Sie erlaubt eine Einschätzung des aktuellen emotionalen, sozialen und kognitiven Entwicklungsstandes, der Regressionsneigung und der Beziehungsfähigkeit eines Kindes.

3   Zur diagnostischen Bedeutung kindlichen Spielens

Im Spiel erfährt und erkundet das Kind die Welt, um sie sich dann zu seiner eigenen zu machen und nach seinen Bedürfnissen, Vorstellungen und Absichten zu gestalten.

Eine umfassende und allgemein akzeptierte Theorie des Spiels als Grundlage seiner Interpretation konnte bislang noch nicht entwickelt werden (zum Folgenden vgl. Sehringer 1983, 124 ff). Die wichtigsten Interpretationsansätze sind vielfältig: Nach Kant und Locke dient es der Erholung, nach Freud dient es der Wunscherfüllung und der Katharsis. Bühler sah die Funktionslust als wesentlich an, nach Bally ist es die Quelle der Freiheit, Erikson sieht im Spiel ein Mittel zur Lösung von Problemen, für Huizinga ist es die Quelle der Kultur, für Rubinstein ist es »das Kind der Arbeit«. Piaget sieht es ausschließlich als Ergebnis der Assimilation, mit der sich das Kind die Welt zu eigen macht (Sehringer 1983, 126).

Die unterschiedlichen Zugangs- und Verstehensweisen lassen sich in zwei Gruppen zusammenfassen: Für die Psychoanalytiker steht das Spiel wie der Traum für etwas anderes, so dass nach seiner unbewussten Bedeutung, nach seinen Inhalten gefragt wird. Für die andere Gruppe ist das Spiel etwas völlig Eigenständiges, eine Ausdrucksweise menschlicher Existenz und nicht auf etwas anderes zurückzuführen. Daher lässt es sich anhand seiner formalen Kriterien phänomenologisch erfassen. In den Inhalten des kindlichen Spiels wurde so immer mehr nach den Ursachen für Probleme und Störungen gesucht, die formalen Elemente wurden im Hinblick auf Ich-Funktionen wie Kognition und Kreativität untersucht (Sehringer 1983, 130).

Die theoretische Konzeptualisierung einer Therapiemethode bestimmt auch die Ausrichtung ihrer Diagnostik. Das diagnostische Grundverständnis ausgewählter Richtungen der Kindertherapie von Spiel und Spielen wird in der folgenden Übersicht dargestellt.

3.1   Psychoanalytische Positionen (n. Rau-Luberichs 2006, 158 ff)

Sigmund Freud sah im kindlichen Spiel, dem Vorläufer der Phantasie Erwachsener, die Erfüllung von Wünschen, im Wesentlichen des Wunsches, groß und erwachsen zu sein. In »Jenseits des Lustprinzips« (1920, GWW VIII) interpretiert er das Fort-da-Spiel mit einer Holzspule eines 1½-Jährigen als Bearbeitungsversuch eines Triebkonflikts in Form der Umwandlung des passiven Verlassen-Werdens durch die Mutter in ein aktives Spiel, das neben der Bewältigung des Verlusts auch die Abreaktion aggressiver Impulse gegen die Mutter enthält (a. a. O., 163).

Melanie Klein ging davon aus, dass das Kind seine Ängste und Phantasien von Anfang an hauptsächlich im Spiel ausdrückt. Sie fasste das kindliche Spiel als »symbolische Sprache« auf und deutete die Spieleinfälle analog zur freien Assoziation Erwachsener. Sie verstand die zum Ausdruck gebrachten Gefühle und Phantasien und die Beziehung zur Analytikerin als Übertragungen früherer Beziehungen, die sie unmittelbar von Anfang an deutete, um mit dem Unbewussten im Kind in Kontakt zu kommen und seine Angst und Destruktion zu mindern. »Was im Spiel zutage tritt, ist für sie [Klein, F.W.] das Verdrängte, das Spiel ein Abwehrmechanismus und Projektion dessen wesentlichste Erscheinungsform« (Sehringer 1983, 127).

Das Spiel diente für Klein vor allem der Abfuhr und Sublimierung sexueller und aggressiver Phantasien, und zwar umso unmittelbarer und direkter, je jünger das Kind ist. In der Latenz, in der Verdrängung eine größere Rolle spielt, kommt die Bewegung als kindliches Ausdrucksmittel hinzu. Jugendliche und Adoleszente verfügen über die Sprache, behalten aber durchaus die Neigung zum Agieren bei (Rau-Luberichs 2006, 164 ff). Während Klein an Freud anknüpft und im kindlichen Spiel als vollwertigem Äquivalent zur freien Assoziation den Ausdruck primitiver Triebkonstellationen und Objektbeziehungen des polymorph-perversen Wesens Kind sieht, betonen Anna Freud und Zulliger die Bedeutung der realen Erfahrungen und damit der Außenwelt. So eröffnet sich ein Zugang zur indirekt über das Spiel wirkenden, systemisch denkenden Spieltherapie (Rau-Luberichs 2006, 172 ff). **Anna Freud** zweifelt daran, dass alles am kindlichen Spiel symbolische Bedeutung haben solle. Deutungen bringen für sie die Gefahr der Spekulation mit sich. Im Gegensatz zu Klein geht sie auch nicht davon aus, dass das Kind eine Übertragungsneurose auf die Analytikerin ausbildet, weil es »seine abnormen Reaktionen« weiterhin zuhause abhandelt (A. Freud, 1927b, 53). So können sich im Spiel neben unbewussten Konflikten und der Abwehr auch Ich-Funktionen wie logisches Denken oder Freude am Konstruieren ausdrücken. Anna Freud betont mehr die Rolle der Sprache und der Beziehung zum Kind und sieht im Spiel einen Teil dieser Beziehung, eine von mehreren Möglichkeiten, mit dem Kind zu kommunizieren (Rau-Luberichs 2006, 166 ff). Auch für **Hans Zulliger**, einen der Pioniere der Kinderanalyse, spielt das Unbewusste im kindlichen Spiel eine umso größere Rolle, je jünger das Kind ist. Es trennt noch nicht zwischen innerer und äußerer Realität und verändert die Wirklichkeit im Sinne seiner Wunsch- und Triebwelt. Weil das Spiel nach Zulliger jedoch keine Symbolisierung, sondern (kindliche) Realität ist, wird es zum entscheidenden Mittel der Kindertherapie. Nach dem »deutungsfreien« Ansatz Zulligers können die kindlichen Konflikte allein auf der Ebene des Spiels gelöst werden, solange das Kind spielen darf, wie es will. Das Kind soll in der Therapie etwas emotional erleben (anstatt intellektuell zu verstehen), indem der Therapeut gezielt ins Spiel eingreift, die Externalisierung der Konflikte fördert und diese dann spielerisch bearbeitet. Daneben hält Zulliger, der auch Lehrer war, falls erforderlich, gezielte Veränderungen im Milieu für angebracht (Zulliger 1952; Rau-Luberichs 2006, 168 f).

Eine Synthese der Positionen von Melanie Klein und Anna Freud gelingt Winnicott: »Über die Annahme eines Primates der Objektbeziehungen und der Bindungsbedürfnisse des Kindes kommt er zur Vorstellung eines konfliktfreien Raumes zwischen dem Inneren Melanie Kleins und dem Außen Anna Freuds: des Raums der Begegnung« (Rau-Luberichs 2006, 174). **Donald Winnicott** sieht im Spiel eine grundlegende schöpferische Ausdrucksform, die ihren Ursprung in der Beziehung zwischen Mutter und Säugling hat. Spielen findet weder im ganz Inneren statt noch völlig außen in der Realität, sondern in einem Übergangsraum oder Spielraum, den Winnicott als »potentiellen Raum zwischen Kleinkind und Mutter« postuliert (2012, 52). In der vertrauensvollen Beziehung zwischen beiden lernt das Kind, mithilfe von »Übergangsobjekten« die vorübergehende Trennung von der Mutter zu ertragen und die Situation so magisch zu kontrollieren. Hier liegt der Beginn der Symbolisierung und damit des Spiels. Erregung entsteht beim Spielen nicht aufgrund von Triebdruck, sondern weil Spielen immer etwas Ungewisses, ein Wagnis enthält. Starke Triebregungen stören oder zerstören das Spiel. Der Spielraum erweitert sich im Lauf der Entwicklung durch die Einbeziehung des Gegenübers. Regeln dienen dazu, die mit dem Risiko verbundene Angst zu mindern. Für Winnicott steht das Spielen als eine Grundform menschlicher Interaktion im Zusammenhang mit der Entwicklung von Beziehungen, mit den Bedürfnissen des Kindes nach Bindung, Halt und Spiegelung. Spielen und insbesondere das therapeutische Spiel dienen der Förderung der Selbst-Entwicklung (Rau-Luberichs 2006, 171). Auch die Psychotherapie ist ein Spiel in einem schöpferischen, potentiellen Raum zwischen Therapeut und Patient. »Ich gehe von dem Grundsatz aus, *dass sich Psychotherapie in der Überschneidung zweier Spielbereiche vollzieht, dem des Patienten und dem der Therapeuten.* Wenn der Therapeut nicht spielen kann, ist er für die Arbeit nicht geeignet. Wenn der Patient nicht spielen kann, muß etwas unternommen werden, um ihm diese Fähigkeit zu geben; erst danach kann die Psychotherapie beginnen« (Winnicott 2012, 65 f, kursiv im Original). Für das Kind enthält das Spielen »*alles*; der Psychotherapeut arbeitet jedoch nur mit dem Material, mit dem Inhalt des Spiels« (a. a. O., 62, kursiv im Original). Deutungen sind erst dann hilfreich, wenn ein gemeinsames Spielen in der Therapie gelingt. Voraussetzung für therapeutische Effekte ist allerdings, dass das Spiel unbeeinflusst, frei und spontan sein darf.

Spielstörungen sind Hinweise auf frühe Beziehungs- und Interaktionsstörungen, die die Integration des Selbst behindert haben.

Von der Auffassung des Spiels als Ausdruck unbewusster Prozesse löst sich **Erik H. Erikson**, der im Spiel eine Funktion des Ich sieht. Erikson versteht unter dem Spiel im Gegensatz zur Arbeit ein Mittel, Probleme und Konflikte zu lösen, die sich aus der menschlichen, insbesondere kindlichen Entwicklung ergeben. Spiel ist »ein Versuch, die körperlichen und sozialen Prozesse mit dem Selbst in Einklang zu bringen« (Erikson 1971, 206). Er teilt das Spiel ein in

- Spiele der Autosphäre, zu der das Spiel mit dem Körper gehört,
- Spiele der Mikrosphäre, d. h. Spiele mit einfach zu handhabendem Spielzeug wie Puppen; und
- Spiele der Makrosphäre ab dem Kindergartenalter, zu dem die Welt gehört, die mit anderen geteilt wird.

Während der Erwachsene im Spiel die Realität verlässt, wächst das Kind im Spiel in sie hinein: »Das spielende Kind schreitet vorwärts zu neuen Stadien der Realitätsbeherrschung«. Es schafft Modellsituationen, »um darin Erfahrungen zu verarbeiten und die Realität durch Planung und Experiment zu beherrschen« (Erikson 1971, 216). Das Kind muss im Laufe seiner Entwicklung die oft raschen Veränderungen in all seinen Lebensbereichen bewältigen und die Erfahrungen zu einem kohärenten Selbst integrieren. Das kindliche Spiel steht für Erikson so ganz im Dienste der Entwicklung von Identität und Selbst.

3.2 Phänomenologische Zugänge

Mit der **Einbeziehung bewusster Prozesse** und Funktionen sowie des Entwicklungsgedankens wendet die Spieldiagnostik die Aufmerksamkeit von der Bedeutung auf den Ablauf kindlichen Spielens, also auf formale Prozesse. Spieldiagnostik interessiert sich so für die zum Ausdruck kommende Kreativität, Phantasie und Flexibilität, für sensomotorische Kompetenzen, für den Entwicklungsstand und Reifegrad von Kognition, Affektkontrolle und Differenziertheit wie Kohärenz von Denken, Fühlen und Handeln, um nur einige Bereiche zu nennen. »Psychodiagnostisch heißt dies, nicht nur nach dem Spielverhalten als solchem, sondern auch nach den individuellen, sozialen und ökologischen Voraussetzungen für Spielen zu fragen« (Sehringer 1983, 131). Spieldiagnostik wird so zur Spiel-Verhaltensbeobachtung mit der Möglichkeit, Beobachtungskategorien zu erstellen, aus denen sich Hypothesen ergeben, die das Verständnis für das Kind betreffen und die therapeutische Strategie ausrichten, kontrollieren und verifizieren helfen.

Autoren der 1970er Jahre achteten im freien kindlichen Spiel gezielt auf Kriterien wie z. B. Emotionalität, Motorik, Sprache, Trennung von der Mutter, Kontakt zum Therapeuten, Äußerung von Aggression, Reaktion auf Frustration. Auch wurde der Umgang mit vorgegebenen Spielsituationen auf verschiedene Kriterien hin untersucht (Übersicht bei Sehringer 1983, 150 ff).

Dieser phänomenologische Zugang hat die Spielforschung erweitert. Allerdings lassen sich damit beliebig viele Daten sammeln mit der resultierenden Gefahr, in einer Vielzahl von Tabellen und Statistiken den Gegenstand des Erkennens aus den Augen zu verlieren. Auch die Frage nach der Bedeutung des Beobachteten ist damit nicht geklärt. Sehringer weist kritisch daraufhin, dass es bislang noch keine umfassende Spieltheorie gibt, die spezifische Aussagen »über den Zusammenhang von Verhalten, Erleben und Bewusstsein machen können« (1983, 131).

3.3 Verhaltenstherapie

In der lerntheoretisch orientierten klassischen **Verhaltenstherapie** diente das Spiel bei Kindern als unspezifisches Diagnostikum, als Medium zum Kontaktaufbau und als Form der Belohnung (nach der therapeutischen »Arbeit«). Die aktuelle Verhaltenstherapie bezieht kognitive, emotionale und motivationale Aspekte, Bindung, die Beziehung zum Therapeuten und in jüngster Zeit auch unbewusste Prozesse mit ein. Das kindliche Spiel liefert somit diagnostische Hinweise nicht nur auf den Entwicklungsstand, sondern auch auf aktuelle Motive und Bedürfnisse wie Sicherheit, Bindung, Orientierung, Selbstwirksamkeit, Autonomie und Kontrolle, auf belastende Ereignisse, auf Lösungsversuche und auf Ressourcen des Kindes. Die Spieleinheiten werden analysiert im Hinblick auf die Handlungsebene, die emotionale und die Prozessebene (Höfer 2014, 35).

Die **Schematherapie** stellte eine integrativ ausgerichtete Weiterentwicklung der Verhaltenstherapie dar. Das schematherapeutische Modell konzeptualisiert »die Niederschläge des Wechselspiels von Bedürfnisschicksal und Temperament in den Begriffen der Schemata, Bewältigungsstile und sogenannten Modi« (Loose et al. 2013, 23). Grundbedürfnisse wie Bindung, Autonomie, Selbstwert und Lustgewinn werden erfüllt oder frustriert. Durchlebte Erfahrungen führen im Zusammenspiel von Ressourcen und Risikofaktoren zu Erwartungshaltungen in Bezug auf das Selbst und die Welt, die zu Schemata des Erlebens und Verhaltens führen. Durch Wiederholungen entstehen Modi als Vorläufer von Persönlichkeitszügen (nach Loose et al. 2013, 23).

In der »**Modusorientierten Spieltherapie**« (Loose 2013, 192 ff) dient Spielen als kindgemäße Ausdrucksform im Vorschul- und frühen Grundschulalter zum Beziehungsaufbau, zur Identifikation von Schemata und Modi und zum Medium therapeutischer Veränderung. Sie untersucht anhand des Spielverhaltens, welche Grundbedürfnisse frustriert worden sind, welche Schemata und Modi aktiviert werden und wie deren Beitrag zur psychischen Störung verstanden werden kann. So führt zum Beispiel emotionale Entbehrung oder Verletzung zum Schema Misstrauen, das Kind ist im Modus »das verletzte Kind«, das Spielverhalten ist gehemmt, es kann seine Verletzung mehr oder weniger direkt oder symbolisch ausdrücken und es zeigt Affekte von Trauer, Wut oder Scham. Die gelernten Bewältigungsmodi wie Tapferkeit oder forcierte Unabhängigkeit dienen dann der Abwehr dieser Affekte.

3.4 Personzentrierte (kindzentrierte) Spieltherapie

Die Personzentrierte (kindzentrierte) Spieltherapie stellt eine Weiterentwicklung der nicht-direktiven Spieltherapie (Axline 1947, 2002) dar. Virginia Axline übertrug den Ansatz der »Klientenzentrierten Psychotherapie« von Carl R. Rogers (1942) auf die Kindertherapie. Die klientenzentrierte Gesprächspsychotherapie ist ein nicht direktives, nicht deutendes Verfahren, das auf einem humanistischen Menschenbild beruht und davon ausgeht, dass jeder Mensch über die Fähigkeit und eine innere Tendenz zu Wachstum und Weiterentwicklung der Persönlichkeit verfügt. Psychotherapie stellt über die Erfahrung von unbedingter Wertschätzung, emotionaler Wärme, Offenheit, Echtheit und Empathie lediglich günstige Bedingungen für die Aktualisierung des Wachstumspotentials und damit die Überwindung von Symptomen und neurotischen Fehlhaltungen bereit. Im Mittelpunkt der Behandlungstechnik stehen dabei das aktive Zuhören, die Einfühlung in die Verfassung des Klienten und die »Verbalisierung emotionaler Erlebnisinhalte« (Tausch 1970, 79 ff).

Das natürliche Medium für die Selbstdarstellung eines Kindes ist das Spiel. Im therapeutischen Spiel wird ihm die Möglichkeit geboten, seine Befindlichkeit auszudrücken, sich dem Therapeuten mitzuteilen und seine aufgestauten Gefühle von Angst, Verwirrung, Unsicherheit und Wut »auszuspielen« (Axline 2002, 20). In der Sicherheit einer gewährenden, akzeptierenden Beziehungserfahrung, in der es nicht korrigiert, kritisiert oder angetrieben wird, kann das Kind sein natürliches Streben nach Selbstverwirklichung, Unabhängigkeit und Wertschätzung umsetzen. Der Therapeut fühlt sich ein in das, was das Kind ausdrücken will, und reflektiert die Gefühlseinstellungen des Kindes verbal und in der Art und Weise seiner Begleitung, so dass es sich selbst verstehen und akzeptieren lernt. Dem Kind wird »Gelegenheit gegeben, seine inneren Wachstumskräfte in konstruktive und positive Bahnen zu lenken. In der Therapiestunde kann es alle Schwierigkeiten auf eine Weise, die es selbst für richtig hält, lösen; es kann mehr Verantwortung für sich selbst übernehmen als ihm das sonst gestattet wird« (Axline 2002, 23). Die Frage einer Diagnostik stellt sich nicht: Die Vergangenheit wird als vergangen betrachtet, gezielte Fragen werden vermieden, eine Problemorientierung würde die Ausrichtung auf das Entwicklungspotential nur behindern. Symptome oder Diagnosen haben keine Bedeutung für die Therapie, die Fokussierung auf sie würde nur den Widerstand des Kindes hervorrufen. Die Therapie »beginnt dort, wo der Mensch im Augenblick steht und läßt ihn sich so weit entwickeln, wie es ihm möglich ist. Daher gibt es vor Beginn der Therapie keine diagnostische Voruntersuchung« (a. a. O., 27). Die Fragen, die sich der Therapeut in der nicht-direktiven Spieltherapie stellt, beziehen sich vorrangig auf die Gefühle des Kindes und auf die selbstkritische Prüfung, inwieweit seine eigenen Reaktionen die therapeutischen Prinzipien umsetzen (a. a. O., 74).

3.5 Gestalttherapie

Die **Gestalttherapie** ist mit Namen wie Fritz Perls und Violet Oaklander verbunden und gehört wie die Gesprächspsychotherapie zu den Verfahren der humanistischen Psychologie. Sie sieht ihre Therapieziele in Wachstum und Selbstverwirklichung der Persönlichkeit im Kontakt zu sich und den anderen. Zentrale Begriffe sind Selbstregulation, Interdependenz, Eigenverantwortlichkeit und Selbstannahme (Wirtz 2013, 631 f.). Violet Oaklander vergleicht das kindliche Spiel mit dem Improvisationstheater und ergänzt: »Es ist aber noch mehr als das. Spielend erprobt das Kind seine Welt, und spielend erfährt es etwas über diese Welt; es braucht deshalb das Spiel für seine gesunde Entwicklung. Für das Kind ist das Spiel eine ernsthafte, sinnvolle Tätigkeit, die seine psychische, physische und soziale Entwicklung fördert. Das Spiel ist eine Form von Selbsttherapie, mit deren Hilfe ein Kind oft Verwirrung, Ängste und Konflikte durcharbeitet« (Oaklander 2013, 203). Die Gestalttherapie mit Kindern sieht in den angebotenen Materialien und Methoden eine Projektionsfläche für deren Erlebnisse und inneren Konflikte, für Blockaden in Kontakt, Selbstempfinden und Selbstverwirklichung. Als prozessorientierte Methode trennt sie nicht zwischen Diagnostik und Therapie. Hypothesen werden im Gespräch, anhand der Reaktionen der Kinder und im Therapielauf validiert, Diagnosen sollen Ressourcen und Entwicklungspotential einbeziehen und weder stigmatisieren noch festlegen (Brunner 2009). Die Einbeziehung der systemischen bzw. Familienperspektive ist Teil der Diagnostik.

Oaklander beachtet in diagnostischer Hinsicht die Art, wie das Kind spielt, auf die inszenierten Inhalte (Einsamkeit, Aggression, Versorgung, Hinweise auf erlebte Traumata etc.), auf seine Kontaktfähigkeit (zur Therapeutin, zum Inhalt, zu den Spielgegenständen) und auf den Kontakt und die Beziehungen zwischen den Gegenständen selbst. Diagnostisch aufschlussreich ist auch die Beobachtung der Interaktion zwischen Mutter und Kind beim gemeinsamen Spiel (2013, 204 f.). Diagnostik und Therapie sind miteinander verbunden: Therapie setzt voraus, dass der Therapeut die altersadäquate Ausdruckssprache findet, um dem Kind im Spiel in seinem Ausdrucksbereich zu begegnen. Diagnostik zielt darauf, wo Blockaden auftreten und wie die Kontaktfunktionen zu ihrer Auflösung genutzt werden können, welche Ressourcen entwickelt werden können und wie Wachstum und Entwicklung wieder in Fluss kommen. Die Aufgabe des Therapeuten besteht darin, »die blockierten Gefühle ins Fließen zu bringen und dem Kind zu helfen, mit seinen eigenen Gefühlen, seinem Körper und seiner natürlichen Fähigkeit, das Leben zu bewältigen, wieder in Kontakt zu kommen« (Mortola 2011, 27).

Die folgenden Bereiche sind für Diagnostik und Therapie in der Gestalttherapie zentral: Konfluenz (Verschmelzung gegenüber Eigenständigkeit); das Ausmaß der (für jüngere Kinder normalen) Ich-Zentriertheit und deren Auswirkungen auf das soziale Leben; Introjekte als Niederschlag von auf das Kind bezogenen Botschaften, die verinnerlicht wurden und das Selbstempfinden prägen; die Fähigkeit zur organismischen Selbstregulation; die Art und Weise, in der das Kind versucht, seine Bedürfnisse zu erfüllen; der Umgang mit Affekten und mit Grenzen (Oaklander 2006, 14 ff).

3.6 Systemische Therapie

Die **systemische Therapie** verwendet in der Einzel- wie der Familientherapie mit Klienten jeden Alters sehr viele spielerische Elemente, »eine gute Familientherapie ist immer eine Form von Spieltherapie« (Retzlaff 2008, 33). Während Spielen in der Familientherapie überwiegend als Möglichkeit betrachtet wurde, die Interaktionen in der Familie kennenzulernen und zu verbessern, gibt es neuere Entwicklungen, die dem Spiel in der systemischen Einzeltherapie mit Kindern (als Teil der Arbeit mit der Familie) einen eigenständigen Stellenwert einräumen. Die Grundzüge eines solchen Konzepts hat Wiltrud Brächter (2010) unter der Bezeichnung »narrative systemische Spieltherapie« vorgelegt. Das Kind bekommt im Spiel die Möglichkeit, seine eigenen Geschichten zu präsentieren und sie im Dialog mit der Therapeutin weiterzuentwickeln und zu verändern. Damit wird auch Themen Raum gegeben, die über die von den Eltern präsentierten Probleme und Symptome hinausreichen. So eröffnet sich ein Zugang zu den inneren Repräsentationen von Beziehungen und Wirklichkeit des Kindes. Die Interventionen tragen aktiv dazu bei, die Erzählungen zu dekonstruieren, eingefrorene Entwicklungsprozesse wieder in Gang zu bringen, neue Sichtweisen, Erlebens- und Handlungsmöglichkeiten zu erproben und Lösungen zu »erspielen« (Rotthaus im Vorwort zu Brächter 2010).

Zur Diagnostik hat die systemische Therapie, die ihre Wurzeln im Konstruktivismus hat, traditionell eine kritische Haltung. Diagnosen werden danach als defizitorientierte Zuschreibungen an Einzelne verstanden, sie ignorieren den Kontext, in dem sie entstanden sind, reduzieren die Komplexität von Zusammenhängen, definieren Menschen als krank und blenden Ressourcen und Entwicklungsmöglichkeiten aus (n. Retzlaff 2008, 87 f). Fasst man Diagnosen als soziale Konstruktionen, als »Schlagzeilen zu Geschichten, die Klienten und andere Experten erzählen« (Spitczok von Brisinski 2006, 288) auf, eröffnen sich andererseits Möglichkeiten, Problemanalysen, therapeutische Zugänge und Ressourcen zu beschreiben und sich darüber zu verständigen.

Die heutige systemische Kindertherapie orientiert sich an einem bio-psycho-sozialen Modell, in dem Therapeuten und Patienten ein gemeinsames System bilden. Da der Kontext mit in die Überlegungen einbezogen wird, sind Vorbefunde, Aspekte der biologischen Reifung und Entwicklung und die

Geschichte der Vorbehandlungen ebenfalls wichtig. Die Übergänge zwischen Diagnostik und Therapie sind fließend; Diagnostik erfolgt ressourcenorientiert: »Die systemische Diagnostik legt deshalb neben der Erfassung von Schwächen und Problemzonen besonderen Wert auf die Erfassung von Kompetenzen« (Retzlaff a. a. O., 88) des Kindes und seiner Angehörigen. Gespräch und Exploration in Form von gezielten und zirkulären Fragen stellen die vorrangige diagnostische Methode dar; Symptomlisten, Fragebogen und standardisierte Interviews werden kaum verwendet. Im diagnostischen Prozess und der zugehörigen Besprechung der Befunde mit der Familie werden vielfältige spielerische Methoden der Visualisierung und Externalisierung eingesetzt. Dazu gehören Zeichnungen wie das Genogramm oder Soziogramm, die Familienskulptur und Ziel- bzw. Problemskalierungen. Von besonderem systemischem Interesse sind die Erfassung wiederkehrender Interaktionszirkel, die ihnen zugrunde liegenden Annahmen und Regeln und die Geschichte des Problems und der bisherigen, insbesondere der gescheiterten Lösungsversuche (zur Bindungs- und Beziehungsdiagnostik s. Teil VII).

Das Spiel wird nicht vorrangig unter dem symbolisch-expressiven Aspekt als Ausdruck innerer Zustände und Konflikte gesehen, sondern dient als Medium für neue Beziehungserfahrungen im Kontext der Familie und für die Konstruktion von Lösungen. Die Interventionen sind keineswegs non-direktiv, sondern themenzentriert und lösungsorientiert. »Kinder entwickeln durch ihr Spiel ein Verständnis des regelgeleiteten Verhaltens anderer Menschen. Sie konstruieren soziale Bedeutungen und verändern ihr Selbst. Ihre Erfahrungen werden überformt und transformiert und es wird eine Basis für künftiges regelgeleitetes Handeln geschaffen« (Retzlaff 2008, 31). Indem die Probleme spielerisch dargestellt werden, werden sie relativiert und können zumindest auf der Vorstellungsebene verändert werden. Damit wird die egozentrische Weltsicht des Kindes (und der Familie), ihr Erleben von Hilflosigkeit angesichts der Unveränderlichkeit der Problematik, aufgebrochen und eine Vorstellung von Selbstwirksamkeit vermittelt. Die kreativen Gestaltungsmöglichkeiten (Malen, Kneten, Puppenspiel, Psychodrama, Zaubern) erleichtern es, Ressourcen umzusetzen und die erlebte Wirklichkeit zu verändern.

3.7 Spieltherapie

In einer Übersicht über traditionelle und **neuere Entwicklungen in der Spieltherapie** stellen von Gontard und Lehmkuhl (2003, S. 35 f) folgende Trends fest: Die zum Teil enge Sicht der traditionellen Therapieschulen erweitert sich durch die Einbeziehung von Elementen anderer Richtungen hin zu einem integrativen Verständnis und Vorgehen. Fokussierte Kurztherapien und spezielle störungsbezogene Spieltherapieformen wurden entwickelt und liegen zum Teil als Manual vor. Das Spektrum hat sich erweitert, so dass

eine differenzierte Indikationsstellung erforderlich ist. Bislang gibt es noch kaum spezifische empirische Überprüfungen der Wirksamkeit. Bisher veröffentlichte Metaanalysen, die allerdings Studien im experimentellen Forschungsdesign repräsentieren, zeigen folgende Tendenzen: Bei bestimmten Störungen hat sich die Integration von strukturierten, verhaltenstherapeutischen Elementen am effektivsten erwiesen. Einsichtsorientierte, psychodynamische Spieltherapien können ähnlich effektiv sein und führen unter Umständen zu günstigeren Langzeiteffekten. Die aktive Einbeziehung von Eltern ist hocheffektiv und der Einzeltherapie ohne Beteiligung der Bezugspersonen überlegen. Es fehlt an Forschung in der klinischen Praxis, um die differentielle Wirksamkeit verschiedener Spieltherapieformen besser verstehen und nutzen zu können.

3.8 Spieldiagnostik in der Praxis

Jenseits theoretischer Positionen lässt sich aus klinischer Sicht das kindliche Spiel nach folgenden **Kriterien** bewerten (in Anlehnung an Rau-Luberichs 2006, 175 f):

Spielintensität: Zwischen Desinteresse, Hemmung und Begeisterung.

Kohärenter Spielentwurf: Verfolgt das Kind ein inneres Konzept, erzählt es eine Geschichte, wechselt es zwischen kurzen Sequenzen oder springt es von einer zufälligen Idee zur nächsten?

Kreativität und Blockaden: Weisen die Spieleinfälle auf Phantasie und Kreativität hin, die sich frei entfalten können? Ufert das Spielgeschehen assoziativ aus? Wirkt das Spiel gehemmt, blockiert oder eingefroren – Durchgängig oder an einer bestimmten Stelle?

Strukturiertheit im Umgang mit dem Spielmaterial: Wird das Material im Sinne des Spielinhalts angemessen und strukturiert verwendet?

Ausdauer des Spielens: Kann sich das Kind anhaltend und konzentriert ins Spiel vertiefen, lässt es sich leicht von außen ablenken oder wird das Spiel durch innere Impulse und Erregung gestört?

Vielfältigkeit vs. Monotonie: Verwendet das Kind kreativ die angebotenen Materialien, beschränkt es sich auf einzelne Spielsachen oder zeigt das Spiel stereotypen Charakter?

Entwicklungsniveau: Entspricht die Spielform dem Alter des Kindes? Sensomotorisches Spiel in den ersten beiden Lebensjahren, Explorations- oder Konstruktionsspiel ab 2 Jahren, Symbolspiel ab 3 Jahren, Rollenspiel und Regelspiel ab dem Vorschulalter.

Beziehungs- und Bindungsaspekt: Wie trennt sich das Kind von der Bezugsperson? Ist es ohne die Bezugsperson imstande, sich aufs Spielen einzulassen? Kann es sich dem Therapeuten anvertrauen?

Soziales Niveau: Spielt das Kind alleine (1. und 2. Lebensjahr), spielt es neben dem Therapeuten her (Mitte des 2 und 3. Lebensjahres), bezieht es ihn ins Spiel ein (kooperatives Spiel, ab 4 Jahren)?

Spielinhalt und Symbolgehalt: Was wird gespielt? Welche Motive und Bedürfnisse zeigen sich? Werden Traumata verarbeitet? Wie ist die Spieldynamik (gemächlich, rasant, hektisch)? Welche Ausgänge zeigen die Spielsequenzen?

Übertragung und Gegenübertragung: Welche Rolle wird dem Therapeuten zugewiesen? Wie wird er im Spiel behandelt? Kann der Therapeut dem Spiel inhaltlich folgen, sich einfühlen und mitspielen? Welche Gefühle und Phantasien löst das Spielgeschehen in ihm aus? In welche Verbindung kann er die Gegenübertragung mit aktuellen Konflikten, der Familie und der Anamnese des Kindes bringen?

Eine Untersuchung der **Spielformen von Kindern mit einer klinischen Diagnose** aus psychodynamischer Sicht hat Paulina Kernberg (1995) vorgelegt. Sie stellt die spezifische Pathologie des Spielens einem Profil normalen Spielens gegenüber. Kernbergs Kriterien für die Kategorisierung sind:

- Fähigkeit des Kindes, spielerische Aktivitäten anzufangen

- Vermögen des Kindes, das Spiel zu integrieren – ist das Spiel zielgerichtet oder fragmentarisch?
- Inwiefern entspricht das Spiel der kulturellen Erwartung hinsichtlich des Geschlechts des Kindes?
- Ist das Spiel kreativ?
- Sind Wahl, Form und Inhalt des Spiels altersgemäß?
- Wie ist Art und Intensität der Aggression im Spiel?

Das Spiel des autistischen Kindes ist freudlos und stereotyp, stark ritualisiert. Es verwendet Gegenstände ohne Bezug zu ihrer Funktion. Einfache Tätigkeiten werden ohne Gefühl für Entwicklung oder Abschluss endlos wiederholt. Störungen oder Unterbrechungen lösen heftige Wut aus. Spielsachen werden nicht miteinander in Beziehung gesetzt oder kombiniert. Das Spiel folgt sensomotorischen Impulsen oder sucht sinnliche Erfahrungen, indem Gegenstände berührt, abgetastet, erforscht, in den Mund gesteckt oder berochen werden. Das Spiel des autistischen Kindes zeigt kaum Symbolcharakter. Es findet innerhalb der eigenen Welt des Kindes ohne Bezug zu anderen statt. In der Gegenübertragung fühlt sich der Therapeut ausgeschlossen, nicht existent, wie hinter Glas, was ein intensives Gefühl von Kränkung und Entwertung mit sich bringen kann.

Das Spiel des psychotischen Kindes dagegen ist bestimmt von heftiger innerer Erregung, von Getriebenheit, aggressiver oder sexueller Spannung mit rasch wechselnden Spielszenen, die von Spannung, Angst, Veränderungen und Rollenwechseln, von Chaos bestimmt werden. Die Ich-Grenzen können sich im Spiel auflösen, die Spielphantasie kann zur überwältigenden Wirklichkeit werden, so dass das Spiel abgebrochen werden muss. Dem psychotischen Kind ist auch die Regulierung seiner Affekte sowie von Nähe und Distanz nur mit Mühe möglich. Freude, Entspannung und kontemplative Versenkung fehlen völlig. Der Therapeut erlebt Hilflosigkeit, Verwirrung und Chaos neben dem Bedürfnis, das Kind vor seinen inneren Dämonen in Sicherheit zu bringen.

Das Spiel des narzisstischen Kindes wird bestimmt von Vorstellungen von Grandiosität, Aggression und Allmacht. Ihm fehlt die Leichtigkeit, die inneren Phantasien beherrschen zwanghaft das Spielgeschehen, Realität und Phantasie fallen zusammen, das Spiel verliert den symbolischen Als-ob-Charakter. Das narzisstische Kind kann nicht verlieren, weil es die Niederlage als reale Entwertung und Zerstörung erlebt. Spielsachen sind für narzisstische Kinder nie gut genug, sie genügen ihnen nicht, die Kinder langweilen sich rasch. Im aggressiven Spiel herrscht der Bezug auf den Ausdruck eigener Impulse vor, Mitgefühl mit den »Opfern« der oft überschießenden Aggression ist nicht spürbar. In der Gegenübertragung können Gefühle von Unzulänglichkeit und Ungenügen, Resignation und Unlust auftauchen.

Das Spiel des depressiven Kindes ist gekennzeichnet durch Lustlosigkeit und Desinteresse als Ausdruck von vitaler Hemmung, durch Antriebs- und Einfallsarmut und Freudlosigkeit. Eine Spielthematik entwickelt sich ganz allmählich und zögernd, oft kommt das Kind nicht über die Vorbereitung hinaus. Es traut sich nicht, sich den nötigen Raum zu nehmen, was sich auch an den kleinen, an den Rand des Blattes geklebten zarten Zeichnungen zeigt. Über dem Spiel liegt eine Schwere, die in der Gegenübertragung als sehr belastend erlebt werden kann.

Das *Spiel des Kindes mit traumatischen Störungen* kann mehr oder weniger direkt die Verarbeitung des Erlebten zum Ausdruck bringen: Passives Erdulden wird in aktive Tätigkeit, etwa die Misshandlung oder Zerstörung einer Spielfigur verwandelt. Das Kind spielt dabei gleichsam dokumentarisch alle Rollen, die von Opfer und Täter, mitsamt den zugehörigen Affekten. Das Spiel ist von heftiger Anspannung, Angst und Verzweiflung geprägt, Freude fehlt völlig. Das Kind will sich von seinem Spiel als »böse« distanzieren und macht vielleicht den Therapeuten in paranoid anmutender Verkennung verantwortlich, dass es so etwas spielen »muss«. Im Spiel treten nicht zur Szene passende Aktivitäten auf, begleitet von starker Erregung. Die Gegenübertragung enthält Gefühle von Verwirrung bis zur Dissoziation, Verzweiflung, Wut und Mitgefühl.

(Die Bemerkungen zur Gegenübertragung wurden vom Autor (F. W.) ergänzt.)

Das *Spiel von Kindern mit Aufmerksamkeits-Hyperaktivitäts-Störungen* ist in mancher Hinsicht dem von traumatisierten Kindern ähnlich. Heinemann und Hopf (2006, 88 ff) beschreiben folgende Auffälligkeiten: AD(H)S-Kinder sind reizoffen, folgen jedem inneren Impuls und können ihre Motorik schlecht steuern. Ihr Spiel ist impulsiv, sprunghaft, getrieben mit starken aggressiven Tendenzen. Sie kommen im Spiel nicht zur Ruhe, Unlust und die Suche nach ständig neuen Reizen herrschen vor. Emotional können sie unzufrieden, mürrisch und gereizt wirken, manche ADHS-Kinder sind aber auch unbekümmert fröhlich, nahezu hypomanisch. Sie übergehen in rücksichtsloser Weise Grenzen, besetzen Räume, fassen alles an und untersuchen alles, was ihre Aufmerksamkeit erregt. Sie können kaum symbolisieren, ihr Spiel kippt plötzlich ins Reale, Gegenstände werden konkretistisch und auf aggressive Weise verwendet und oft zerstört. Die Umgebung und das Gegenüber stehen ganz im Dienst der eigenen Impulse, ihre Grenzen oder Ansprüche werden nicht wahrgenommen. Die typische Gegenübertragung ist eine Mischung aus Hilflosigkeit, Wut, Sorge und dem Bemühen, Schaden zu vermeiden.

Zusammenfassend stellen Heinemann und Hopf fest (2006, 100): »Bei früh gestörten und traumatisierten Kindern, wie sie nicht selten bei hyperkinetischen Störungen zu finden sind, kann das Spiel leicht real werden und dann auch blitzschnell aus der Kontrolle geraten. Neurotische Patienten hingegen weisen Spielhemmungen und -defizite auf. Im ersten Fall braucht es also Erfahrungen, welche eine Weiterentwicklung von Symbolisierung und Spielen fördern, im zweiten Fall wird das symbolische Spiel zum Spiegel kindlicher Konflikte, und es wird überwiegend verstehend und deutend damit umgegangen.«

4 Diagnostik in der Sandspieltherapie

Gabriele Meyer-Enders

4.1 Einführung

Sandbilder finden wir in der Überlieferung der Heilungszeremonien der Pueblo- und Navajo-Indianer ebenso wie in den Sandmandalas der Tibetanischen Mönche. Ihnen allen gemein ist der rituelle Aufbau und die rituelle Zerstörung der Sandbilder, um an die Vergänglichkeit des Seins zu erinnern. Die Einwohner der Südseeinsel Nord-Ambrym nutzen Sandbilder, um Geschichten zu erzählen, die in einem hochkomplexen rituellen Bild das Werden und Vergehen darstellen (Forschungsprojekt Kilu von Prince, HU-Berlin, http://elar.soas.ac.uk/deposit/0131, 30.1.2015).

Die Sandspieltherapie ist in den letzten Jahren ein zunehmend wichtiger Bestandteil in der kindertherapeutischen Behandlung und auch in der Diagnostik geworden. Ursächlich dafür ist sicherlich besonders der erkennbare und unschätzbare Zuspruch, den Kinder und Jugendliche diesem Medium gegenüber zeigen. Wie von Gontard ausführt, spüren »Kinder, Jugendliche und auch Erwachsene eine ›magische Anziehung‹ durch den hohen Aufforderungscharakter der Figuren und des Sandes (2007, 64). Anders als bei den zeichnerischen Gestaltungsverfahren wird kein Leistungsdruck empfunden, die Kinder können ihrem direkten und unmittelbareren Zugang zur Welt der Symbole folgen.

Da es sich hier um ein Medium handelt, das sowohl in der Behandlung als auch in der Diagnostik zum Einsatz kommt, beziehe ich mich in diesem Artikel weitgehend auf die Anwendungen in der Diagnostik.

4.2 Historische Anmerkungen

Die Ursprünge der von Dora Kalff (1904–1990) in den 1950er Jahren entwickelten Sandspieltherapie reichen zurück bis in die 20er Jahre des vorigen Jahrhunderts. In London traf sich zu dieser Zeit die noch junge Weltelite der Kindertherapeuten. 1926 kam Melanie Klein nach London und entwickelte ihren Therapieansatz auf der Grundlage von Freuds Gedankengut. Sie setzte begrenztes Spielzeug ein, um die Vorstellungskraft der Kinder anzuregen, und interpretierte ihr Spiel.

1939 floh Anna Freud mit ihrem Vater aus dem von den Nazis besetzten Wien nach London. Susan Isaac und Donald Winnicott komplettierten den hochkarätigen Kreis.

Die Kinderärztin und Psychotherapeutin Margaret Lowenfeld (1890–1973) nahm in dieser Gruppe der analytisch geprägten Kindertherapeuten eine Sonderrolle ein. Sie hatte als Kinderärztin schon 1928 in London eine Clinic for nervous and difficult children eröffnet, die später mit einem Institut for Child Psychology (ICP) ergänzt wurde. Angeregt durch die Beschreibungen von Herbert. G. Wells (1866–1948) in seinem Buch »Floor games« (1911), in dem er von den Spielen seiner Söhne mit Miniaturen berichtet, und ausgehend von ihren eigenen Erfahrungen mit dem Schicksal von polnischen Flüchtlingskindern im 1. Weltkrieg suchte Lowenfeld ein nonverbales Verfahren, um den traumatisierten Kindern nonverbale Ausdrucksmöglichkeiten zu eröffnen. Sie bot ihnen kleine Figuren zum Spiel an. Die Kinder setzten diese spontan in eine niedrige Kiste mit Sand und begannen Szenen zu spielen. So entstand 1929 ihre »World Technique«.

Sie entwickelte ihre Theorie aus der Beobachtung der Kinder und nicht auf dem Hintergrund einer vorgefassten, aus der Erwachsenenanalyse entwickelten Theorie, auch wenn sie den Einfluss Melanie Kleins würdigte. Eine ausschließlich analytische Deutung des Spiels lehnte sie jedoch ab. Sie verstand das Spiel mit den Figuren im Sand als kindlichen Ausdruck seiner realen Welt und Empfindungen.

In verschiedenen Teilen der Welt entwickelte sich die Idee, kleine Figuren auf einer zuvor definierten Fläche für therapeutische oder diagnostische Zwecke zu nutzen, und führte zu verschiedenen Varianten von Spieltests:

- Erik Erikson, 1930: Dramatic Production Test
- Hanna Bratt,1934: Erica Methode (vgl. Mielcke 2005)
- Gerdhild von Staabs, 1938: Der Scenotest
- Charlotte Bühler, 1941: World Toy Test
- Lois Barclay Murphy, 1950: Miniature Toy Interview

Die bei uns bekannteste Form des Sandspiels in Diagnostik und Therapie geht zurück auf Dora Kalff, die neben vielen Artikeln in Fachzeitschriften ihre Methode in dem Buch: Sandspieltherapie – seine therapeutische Wirkung auf die Psyche (4. Auflage 2000) veröffentlichte.

Dora Kalff (1904–1990), Schweizer Psychotherapeutin, wurde erst 1949 Schülerin und Mitarbeiterin von Jung, der sie zur Arbeit mit Kindern motivierte. Er stellte auch den Kontakt zu Margaret Lowenfeld her, die er 1937 bei einem internationalen Kongress gehört hatte. Dora Kalff studierte 1956–1957 bei ihr in London und begründete anschließend in der Schweiz ihre »Sandspieltherapie«, die über die analytische Psychologie Jungs von östlichen spirituellen Einflüssen geprägt war. Bis heute finden wir in Japan die größte Sandspielgemeinde.

4.3 Theoretische Grundlagen

Um dem Kind eine Gelegenheit zu bieten, das Unbewusste an die Oberfläche treten zu lassen, präverbale Erfahrungen auszudrücken und blockierte Energien freizusetzen, war es von elementarer Wichtigkeit, einen freien und geschützten Raum am Sandkasten zu schaffen.

Der Sandkasten ermöglicht durch das dreidimensionale *Gestalten* mit den Figuren oder auch allein mit dem Sand und die haptischen Sinneseindrücke einen umfassenden Ausdruck von Psyche, Körper und Imagination: »… das dreidimensionale Gestalten im Sand, bei dem zusätzliche taktile Körpererfahrungen emotionale Prozesse bewirken, stellen frühe Formen der Selbstregulation dar, aus diesem Grund ist die Sandspieltherapie auch sehr gut zur Behandlung von neurotischen Störungen mit frühen Störungsanteilen geeignet. Es kommt zu einer Regression auf die frühen Erfahrungsebenen, die traumatischen Erfahrungen werden emotional wiederbelebt und im Gestalten von archetypischen Bildern findet eine positive emotionale Erfahrung mit Heilung der frühkindlichen Verwundungen statt. Das Sandspiel bietet daher den Raum für eine Heilung von innen, die im Schutz der therapeutischen Beziehung stattfinden kann. Es entwickelt sich dadurch im Patienten ein neues inneres Lebenskonzept« (Mantel 1998, 45).

Dora Kalff war davon überzeugt, dass sich das Ego nur gesund entwickeln kann, wenn eine Manifestation des Selbst stattgefunden hat, entweder in Form eines Traumsymbols oder als Darstellung im Sandkasten. Die Manifestation des Selbst garantiert die Entwicklung und Festigung der Persönlichkeit (vgl. Kalff 1979, 15 f).

Die heilenden Energien werden im Sandspiel aktiviert, indem den Phantasien eine visuelle Form gegeben wird. Die Symbole stehen in der Tradition Jungs stellvertretend für die Bilder des persönlichen und kollektiven Unbewussten. »Das Symbol ist der bestmögliche bildhafte Ausdruck einer emotional bedeutsamen Situation, deren Ursprung im Unbewussten archetypisch verankert ist. Symbole können auch als die Bildersprache der Psyche verstanden werden« (Roth 2011, 67). Die Kraft der Symbole zeigt sich in Mythen, Religionen, Phantasien, Träumen und Tagträumen und wird im therapeutischen Kontext »gezielt genutzt, wenn es darum geht, Unbewusstes bewusst zu machen und zugleich über die Einsicht hinaus Entwicklungsimpulse anzuregen und zu begleiten. Hier dienen Symbole auch der Diagnostik, indem sie jeweils auf die bedeutsamen Themen hinweisen, die in der individuellen Entwicklung gerade zur Bearbeitung anstehen« (Roth 2011, 168).

4.4   Indikations- und Anwendungsbereiche

Das Sandspiel stellt als spielerische Arbeitsform die nonverbale Möglichkeit dar, sich durch ein Bild ohne Leistungsanforderungen auszudrücken und einen Zugang zur Imagination und zum Unbewussten zu entdecken. Zudem ermöglicht es dem Therapeuten, über ein triangulierendes Drittes in einen begleitenden, mehr haltenden und nicht konfrontierenden Kontakt mit dem Patienten zu kommen.

Lowenfelds erste Studien befassten sich mit den Ausdrucksmöglichkeiten von Kleinkindern in der präverbalen Phase. Alle Empfindungen sind unbestreitbar vorhanden, bevor das Kind die Wörter dafür kennt. Herausragende Ereignisse, die den Menschen in der Tiefe erschüttern und sowohl positiv als auch traumatisch sein können, lassen uns wieder »sprachlos« werden. Tabus haben als ein besonderes Kennzeichen die Sprachlosigkeit: Über Tabus wird nicht gesprochen! Hier greift das Sandspiel mit der figuralen Darstellung ein.

Nicht immer und zwingend muss nach dem Aufbau der Szene ein Gespräch erfolgen. Jedoch bietet das Gespräch über die Symbole und die Projektion vielleicht schwieriger Themen auf die Figuren erleichternde Hilfen für das Kind, sich im positiven Sinne dissoziativ den eigenen Problemen zu nähern. Das in verschiedenen Therapierichtungen auch als »Teile-Arbeit« bekannte Konzept kann auf das Sandspiel ebenfalls angewandt werden: »Das Teilekonzept in der Psychotherapie scheint ein universelles Konzept zu sein, in dem Sinne, dass es sich als facettenreiche Grunderfahrung des Menschen über den Menschen in den unterschiedlichen Betrachtungsweisen wiederfindet. Die Grundidee ist, dass die Einheit der Person, die Ganzheit des Menschen, seine Heilheit über die Verdeutlichung, Auseinandersetzung und Integration seiner vielfältigen Teile hergestellt werden kann« (Mrochen et al. 1997, 25). Das Sandspiel kann in allen Altersstufen eingesetzt werden, vom Kleinstkind bis zum Erwachsenen und mit der Familie (»Barnorienterad familjeterapi«, »BOF« s. 4.9).

4.5 Durchführung

Die Attraktivität des Sandkastens und die vielen Figuren haben aus sich heraus einen hohen Aufforderungscharakter. Anders als strukturiertes und vorwiegend zur Testung vorgesehenes Material (z. B. Scenotest) ist der Sandkasten Bestandteil der Praxis und immer präsent. Der Wiedererkennungswert einiger Figuren aus dem Spielerleben des Kindes vermindert die Scheu, damit umzugehen.

Der Sand wird in zwei Tisch-Sandkästen mit festgelegten Maßen (57 × 72 × 7 cm) angeboten, ein Kasten ist mehrere Zentimeter hoch mit trockenem Sand gefüllt, der zweite mit feuchtem Sand. Diese unterschiedlichen Qualitäten des Sandes lassen zum einen eine unterschiedliche Gestaltung zu, zum anderen werden verschiedene taktile Empfindungen und damit unterschiedliche Gefühlsqualitäten angeregt und ausgelöst.

Die Innenseite der Kästen ist blau, um Flüsse oder Seen darstellen zu können und auch einen Horizont symbolisch erkennbar zu machen.

Eine Vielzahl an Figuren wird dem Patienten frei zur Verfügung angeboten:

- **Natur** in Form von Steinen, Muscheln, Treibholz, Bäumen, Blumen, Früchten
- **Tiere** als domestizierte und wilde, freilebende Tiere, prähistorische Tiere und Phantasietiere
- **Personen** in Menschenform aus der realen Welt, Phantasiewesen aus Märchen und Sagen, Heilige und göttliche Figuren aus verschiedenen Kulturkreisen
- **Gegenstände** in Form von Bauwerken, Verkehr, Waffen, Möbel- und Umweltzubehör und verschiedene andere Utensilien wie Zäune, Murmeln, Brücken, Material zum Basteln.

Wichtig ist, dass nicht nur schöne, freundliche Figuren angeboten werden, sondern gerade die »bösen« Figuren dienen zur Symbolisierung der Schattenseiten oder Ängste. Ebenso sind fremde oder fremdartige Wesen und Figuren zur Darstellung des dem Patienten Fremden, ihm Unvertrauten von Bedeutung.

Es werden keine Vorgaben gemacht, keine inhaltlichen Anweisungen gegeben, was aufgestellt werden soll, der Patient wird nur gebeten, ein Bild aufzubauen. Er gestaltet im Sand das, was im Moment spontan ausgedrückt werden will, »seine persönliche Welt, so wie sie zu diesem Zeitpunkt in ihm konstelliert ist; er gestaltet seinen persönlichen Mikrokosmos« (Ammann 1989, 15). Er tut das meist unbewusst und ist sich zunächst nicht klar über verschiedene Aussagen und Einzelheiten des Gestalteten. Die Freiheit der Gestaltung trifft auf die Begrenzung des Kastens und auf die Einschränkung der zur Verfügung stehenden Figuren. Die therapeutische Beziehung bietet gleichzeitig einen freien und geschützten Raum, in dem sich das Kind bewegen kann, indem der Therapeut das Sandspiel begleitet, nicht eingreift, unterstützend und wohlwollend den Prozess ermöglicht. Zudem bietet er im Sinne eines »Containing« (Bion 1997) den aus dem Unbewussten andrängenden Empfindungen einen haltenden und stützenden Rahmen.

Das gemeinsame Betrachten und Würdigen des fertigen Bildes durch Therapeut und Patient leitet eine Phase des Beschreibens ein, in der der Patient seine Ideen und Vorstellungen, seine Geschichte erzählen kann. Manchmal kann die Erzählung durch vorsichtige Interpretationen oder Assoziationen des Therapeuten angereichert werden. »Dagegen wird wenig interpretiert, um die Wirkung des Symbols lebendig zu halten« (v. Gontard 2007, 78)

Das Sandspiel entwickelt sich von Sitzung zu Sitzung oder von Bild zu Bild über einen längeren Zeitraum. So erzählt der Patient sein persönliches Narrativ in Variationen, aus denen sich Verarbeitungs- und Entwicklungslinien ergeben können.

4.6 Auswertung und Interpretation

»In erster Linie geht es darum, sich durch das Sandbild berühren und faszinieren zu lassen« (Paß 2013, 46).

Für die Entwicklung psychodynamischer Hypothesen und eines tieferen Verständnisses des Patienten werden die ersten Sandbilder immer auch im Kontext einer ausführlichen, vielschichtigen Diagnostik und Anamnese betrachtet. Unter *Initialbild* wird das erste oder eine Folge von ersten Bildern verstanden, die dem Initialtraum aus der analytischen Deutungsterminologie entsprechen. »Initialbilder und Initialträume sind erste Manifestationen des Unbewussten bei Beginn einer entsprechenden Therapie oder Analyse. [...] Vergangenes, die Gegenwart, aber auch Zukünftiges kann sich zeigen. [...] Die Symbolik der Figuren, ihre Stellung, die Ausstrahlung und die Dynamik des Bildes können uns erste Hinweise geben, wo der Schwerpunkt der Problematik oder der Entwicklung des Klienten liegen« (Sigg 1997, 5).

Verursachende Faktoren einer Symptomatik oder der Hinweis auf traumatische Erfahrungen können durch die Darstellung und Symbolik zum Ausdruck kommen, prognostische Hinweise auf den Therapieverlauf und die Schwingungsfähigkeit des Patienten erschließen sich. Unterstützend ist dabei »die genaue Beobachtung der gestaltenden Hände und der Körperbewegungen, also die präzise Wahrnehmung des sichtbaren Geschehens am Sandkasten und die Aufnahme und Registrierung der hörbaren Äußerungen (Seufzen, Lachen, Worte, Erzählungen)« (Ammann 2009, 9).

Häufig finden sich in Initialbildern bestimmte Symbolfiguren, die in dem folgenden Prozess immer wieder auftauchen, sich modifizieren, oft zusammenhanglos erscheinen und erst später einer Deutung zugeführt werden können. Da sie vom Bewusstsein noch nicht integriert scheinen, wirken sie oftmals zunächst isoliert und scheinbar ohne Sinn, sind aber für eine zukünftige Verarbeitung möglicherweise bedeutsam.

Martin Kalff, der die Arbeit seiner Mutter fortsetzt, hat zwanzig Punkte erarbeitet, die bei der Interpretation des Sandbildes beachtet werden sollten (Kalff 1996, 43–55):

1. Geschichte und aktuelle äußere Situation
2. Inhalt der Stunde (verbale Äußerungen, Interaktionen, Affektausdruck und Gegenübertragung, Interpretation des Therapeuten)

3. Emotionen und Gefühle im Sandbild
4. Nutzung des Raums
5. Verwendung und Auswahl des Sandes
6. Grundformen im Sand und die Anordnung der Objekte
7. Dominante Farben
8. Benutzung des blauen Bodens
9. Benutzung der Figuren
10. Anordnung der Figuren innerhalb des Raums
11. Differenzierungsgrad
12. Verhältnis der Figuren zueinander und zu Teilen des Bildes
13. Darstellen von Gesichtern im Sand, das Formen von Figuren
14. Der dynamische oder statische Aufbau des Bildes
15. Die zweidimensionale Form
16. Nähe zum Bewusstsein
17. Interpretation des symbolischen Gehalts
18. Interpretation im Zusammenhang mit dem ganzen Prozess
19. Interpretation im Sinne innerer Entwicklungsmuster
20. Interpretation im Hinblick auf die Beziehung zwischen Klient und Therapeut

4.7 Fallbeispiele

Fallbeispiel 1

Sehr eindrücklich und verständlich zeigt mir die 5,5 Jahre alte Sarah ihre Problematik, so dass jegliche Deutungsversuche überflüssig erscheinen. Sarah wird von ihrer Mutter sechs Monate nach dem krankheitsbedingten, aber plötzlichen Tod des Vaters vorgestellt. Sie spreche nicht über den Vater, ziehe sich im Kindergarten zurück und habe wieder begonnen, nachts einzunässen.

Das altersentsprechend entwickelte Mädchen betritt schüchtern den Therapieraum und reagiert auf meine Fragen eher verschämt und einsilbig. Sie hat den Sandkasten und die Figuren sofort wahrgenommen und scheint nur auf meine Erlaubnis zu warten, sich damit beschäftigen zu dürfen. Sie fühlt sich »magisch angezogen von der Möglichkeit, sich mit diesem non-verbalen Medium auszudrücken« (v. Gontard 2007, 152).

Sie betrachtet alle Figuren ausgiebig, lässt sich viel Zeit und stellt dann eine Affenfamilie – Vater, Mutter und zwei Affenkinder – in den Sand (▶ Abb. V.2).

Mit schnellen, teils ungeduldigen Bewegungen verbuddelt sie nun alle Figuren im Sand, um anschließend mit einem Pinsel sorgfältig und geduldig die Köpfe der Affenmutter und der Kinder wieder von Sand zu befreien. Die Körper bleiben versteckt (▶ Abb. V.3).

Sie beendet ihr Tun mit einem tiefen Seufzer, klopft die Hände wie nach getaner Arbeit aus und fragt nach einem anderen Spiel. Auf meine Frage, ob sie zum Sandbild eine Geschichte erzählen wolle, reagiert sie abwehrend und schüttelt nur den Kopf.

Sarah hat in ihrem ersten Bild die Chance genutzt, mir sehr deutlich zu zeigen, welches traumatische Erlebnis ihr Leben getroffen hat und gleichzeitig den Verlauf und die Prognose der Therapie angedeutet, dass Mutter und Kinder wieder aus dem Schock, der Starre, dem »Verbuddelt-Sein« herausgeholt werden müssen. Sie haben zwar den Kopf wieder frei, aber noch sind sie handlungsunfähig.

Dieses Bild benötigt keine hohe Deutungskunst, einzig die Anamnese reicht hier aus, um zu begreifen, was Sarah dargestellt hat.

4 Diagnostik in der Sandspieltherapie

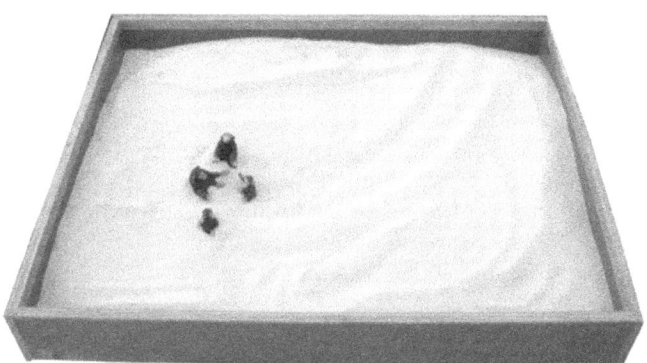

Abb. V.2:
Initiales Sandbild Sarah 1

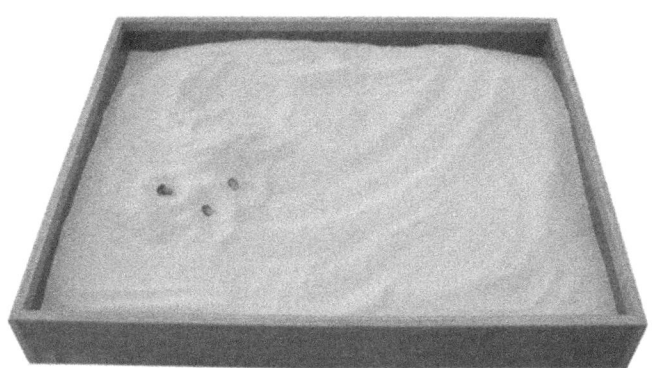

Abb. V.3:
Initiales Sandbild Sarah 2

Wie oben schon erwähnt, zeigen Kinder häufig im Initialbild das für sie wichtige Lebensereignis, das Trauma oder die Ängste und behalten die für sie wichtige Figur in den folgenden Bildern oft bei. Sarah wiederholt in den nächsten acht Stunden den identischen Aufbau, wie ein Ritual beginnt sie die Therapiestunden unaufgefordert mit dem Sandkasten. Sie beendet ihre Arbeit immer mit dem Ausklopfen der Hände und dem Satz: »Jetzt können wir spielen.«, wobei sie selbst damit ausdrückt, welch großes Stück Arbeit sie gerade geleistet hat. Die Aufgabe der Therapeutin war, nur unterstützend dabei zu sein, ihr zu bestätigen, dass sie große Arbeit geleistet hat.

In der neunten Stunde erzählt sie von ihrem Vater, gibt nun selbst die Deutung des Sandspiels. Sie bringt Fotos mit und wird im Kindergarten wieder aktiv. Die Therapie konnte nach einem halben Jahr beendet werden, die Enuresis war behoben.

Das Symptom des Einnässens lässt einen regressiven Versuch vermuten, sich in den Zustand des Kleinstkindes zurückzuversetzen, um die für sie nicht begreifbare Realität mit dem Verlust des Vaters zu vermeiden. Durch die taktile Erfahrung im Sand, die sie auf dieser regressiven Stufe angesprochen hat, wird für sie das Geschehen im wörtlichen Sinn »begreifbar« und gleichzeitig das tiefe Wissen spürbar – und hier sprechen wir vom kollektiven Unbewussten –, dass sie sich selbst in einem Prozess von Werden und Vergehen befindet.

Fallbeispiel 2

Eine große Ansammlung an Tieren, mittendrin zwei Reiterinnen auf ihren Pferden, umringt von wilden Tieren. Die harmlosen Waldtiere sind durch eine Andeutung von Zaun nur rudimentär geschützt, der große Käfig steht offen. Neben den Tierfiguren aus der Natur imponieren drei Einhörner. Sie sind als Fabeltier das Symbol für das Reine und Gute. Allerdings werden sie hier auf höchst brutale Art angegriffen. Der Panther krallt sich in den Rücken, der Säbelzahntiger beißt das andere Einhorn in den Kopf. Eine Schatzkiste scheint unbeachtet hinter den Bäumen versteckt, bewacht von Schlangen.

Der Gesamteindruck des Bildes (▶ Abb. V.4) erzeugt eine hohe Spannung, es gibt keine Orte, wo der Blick sich ausruhen kann. Alles ist in Bewegung, überall lauert Gefahr.

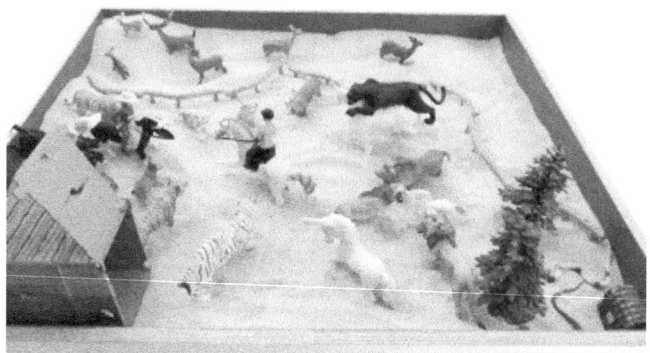

Abb. V.4:
Sandbild eines 8-jährigen traumatisierten Mädchens

Das Sandbild wird von einem 8-jährigen Mädchen in der ersten Therapiestunde präsentiert. Sie befand sich seit vier Monaten in einer Heimgruppe nach einer vermutlich sexuellen Traumatisierung und hochgradiger Vernachlässigung in ihrer Ursprungsfamilie. Über das Geschehen kann sie zu diesem Zeitpunkt nicht sprechen, eine Ahnung der Bedrohung wird beeindruckend präsentiert.

Verwenden wir zusätzlich das auf der Grundlage der Jung'schen Psychologie entwickelte Raumschema von Ammann (s. u.), so wird folgendes deutlich:

In der Zone der Passivität (Ammann 1989; s. u.) befinden sich die friedlichen Hirsche, alle anderen Bereiche werden von Raubtieren bevölkert. In der Zone der aktiven Auseinandersetzung mit dem Leben verliert sich ein einzelnes Reh – abgewandt von seinen Eltern. Ein Hinweis auf ihre aktuelle Lebenssituation. Dicht am Zentrum, der Bereich des aktuellen Konfliktes, der Ich-Zone, scheint sich die Reiterin im Kreis zu drehen und vor den Szenen Raubtier-Einhorn zu flüchten. Sie wendet sich einer zweiten Reiterin zu, die aber vom dreiköpfigen Höllenhund begleitet wird und auch nicht Sicherheit und Schutz symbolisiert. Aber es gibt, wenn auch versteckt, einen Schatz, der sorgfältig hinter den Bäumen und von Schlangen beschützt ist. Vielleicht kann sie ihren Instinkten noch trauen.

Manchmal reicht es aus, das Bild schweigend zu betrachten. Meist ist es sinnvoll, die Ideen der Kinder direkt zu erfahren. Dazu kann man »im Bild spazieren gehen« und dabei versuchen das wahrzunehmen, was das Kind wahrgenommen hat. Es ist nützlich sich zu fragen, was das Kind beim Aufbau gedacht und gefühlt hat.

Es können auch Geschichten zu den Bildern erzählt werden. Ein Spiel mit den Figuren kann sich anschließen, wenn das fertige Bild dokumentiert ist. Falls der Therapeut mitspielt, sollte er Instruktionen vom Kind erbitten. Auf jeden Fall sollte das Kind der Regisseur sein.

Wenn der Aufbau fertig ist, wird das Bild aus der Aufbauperspektive des Kindes fotografiert. Das Bild bleibt während der restlichen Zeit der Therapiestunde stehen. Der Abbau sollte nicht durch das Kind erfolgen, sondern es sollte ein inneres Bild als Verankerung mitnehmen können.

Ruth Ammann entwickelte nach analytischer Vorstellung und ihren eigenen Erfahrungen ein allgemeines räumliches Deutungsschema, das sie als Orientierungshilfe verstanden haben wollte (Ammann 1989, 81; vgl. Teil III, 1.2.3). Nach dem hier modifizierten Schema können bestimme Bereiche des Bildes zugeordnet werden (▶ Abb. V.5).

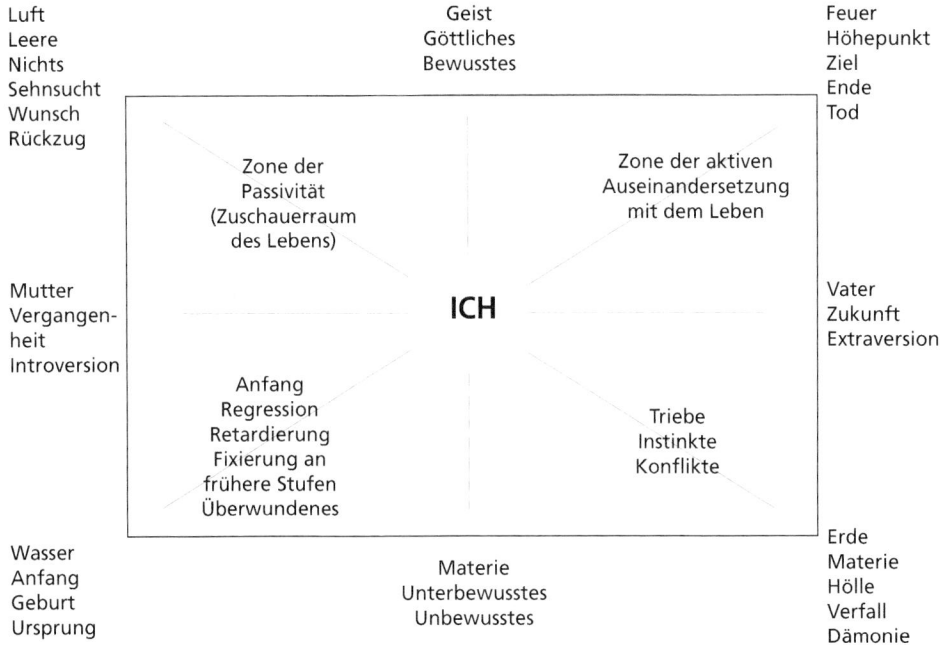

Abb. V.5: Räumliches Deutungsschema

In diesem Deutungsschema ist ein wichtiger Aspekt nicht berücksichtigt, den Ammann selbst schon erwähnte: »Beim Sandspiel gibt es dadurch eine besondere Schwierigkeit, dass die räumliche und flächige Erfassung vermischt werden. Durch die plastische Verarbeitbarkeit des Sandes ergibt sich im Sandkasten eine Entwicklung von unten nach oben« (Ammann 1989, 80).

Die eher formalen Interpretationen des Erhebungsbogens Studie zur Sandspieltherapie bei Kindern und Jugendlichen der Arbeitsgruppe Forschung der deutschen Gesellschaft für Sandspieltherapie (s. v. Gontard 2007, 62, 263) nimmt diese Aspekte auf. Wichtige Merkmale beziehen sich auf den Bildaufbau, die Wahl des Sandes, die Behandlung des Sandes, das Spielverhalten, die Verbalisierung, die Interaktion mit dem Therapeuten, den Gesamtaufbau, das Bildthema und den Gesamteindruck.

4.8 Gütekriterien

Angaben zu Objektivität, Reliabilität und Validität sind beim Sandspiel nicht zu ermitteln. Die Behandlungsmethode bewegt sich auf dem niedrigsten Grad der Evidenz V (vgl. v. Gontard 2007, 55 f); es gibt bisher keine empirischen Studien zur Diagnostik. Pennington (1996) untersuchte entwicklungsabhängige Veränderungen der Sandspielbilder vom Kleinkind- bis Jugendalter, Zinni (1997) verglich Sandbilder klinisch auffälliger Kinder mit einer Kontrollgruppe und von Gontard et al. untersuchten in der SAT-Studie (s. o.) die Wirksamkeit der Sandspieltherapie.

Grundsätzlich hat sich das Sandspiel als diagnostisches, hauptsächlich aber als ein therapeutisches Instrument im Rahmen einer tiefenpsychologischen oder analytischen Behandlung jedoch bewährt.

4.9 Fazit

In der kindertherapeutischen/psychiatrischen Praxis können die Initialbilder des Sandspiels einen mit dem Scenotest vergleichbaren diagnostischen Wert für die Psychodynamik einnehmen. Der hohe Aufforderungscharakter und der mögliche Einsatz dieser Methode während der gesamten Behandlung lassen für das Kind eine entspannte Testsituation entstehen.

Das folgende Zitat von Jung beschreibt prägnant den Wert dieser Methode:
»Oft wissen die Hände das Geheimnis zu enträtseln, an dem sich der Verstand vergebens mühte« (Jung 1972, 102).

Das Sandspiel wird weltweit eingesetzt und mittlerweile auch verfahrensübergreifend geschätzt. Im Rahmen der Familientherapie und -beratung entwickelte der norwegische Psychologe und Kinderpsychotherapeut Martin Soltvedt (2005) mit Elementen des Sandspiels die »Barnorienterad familjeterapi«, kurz BOF genannt. Eltern und Kind bespielen gemeinsam mit Stellvertreterfiguren den Sandkasten, der Therapeut kann mit einer Alter Ego-Figur in das Spiel einsteigen. Die mit Video aufgenommene Szene wird anschließend analysiert und mit den Eltern und ggf. dem Kind besprochen. Insbesondere die Themen wie Kontaktaufnahme und -gestaltung, Grenzsetzungen, Nähe und Distanz, Kommunikation innerhalb der Familie und Ausdruck der gespielten Figuren sind beobachtbare Indikatoren in der Familiendynamik. »Ressourcen und Stärken werden dort ebenso deutlich gezeigt wie Interaktionsmuster und der Veränderungsbedarf« (Reiners 2006, 352). Aus der Besprechung und gemeinsamen Interpretation können sich Zielvorstellung und alternative Verhaltensweisen herauskristallisieren.

5 Der Scenotest von von Staabs (1964)

Gabriele Meyer-Enders

5.1 Einführung

Der Scenotest von Gerdhild von Staabs (1900–1970) ist eines der ältesten und am weitesten verbreiteten projektiven Gestaltungsverfahren und wird international sowohl zur Diagnostik als auch zur Behandlung eingesetzt. Vom (1938 konzipierten) Grundprinzip seit nunmehr 75 Jahren unverändert, hat er nichts von seiner Faszination und Aussagekraft eingebüßt. Obwohl die Entwicklung der technischen und sozialen Welt in diesen Jahren rasante Sprünge bewältigt hat, sind die Lust am Bauen, die Handhabung der Bauklötze und die grundsätzliche Symbolhaftigkeit etwa einer Kuh oder eines Krokodils bei Kindern, Jugendlichen und auch Erwachsenen über die Zeit unverändert geblieben.

5.2 Historische Anmerkungen

Von Staabs hat als Nervenärztin und Kinderpsychologin ihr Verfahren sowohl in ihrer ambulanten Praxis als auch in der stationären Psychiatrie mit Erwachsenen eingesetzt und erforscht. Als Ausgangspunkt für die Konzeption ihrer Methode beschreibt von Staabs eine Beobachtung aus ihrer kindertherapeutischen Praxis im Jahre 1938: Ein 5-jähriger Junge baute spontan aus geöffneten Schranktüren, Fenstervorhang und Puppenhausfiguren eine Szenerie, in der er mit Puppen die Lebenssituation eines Paares nachspielte: In der Rolle des Ehemannes musste er zur Arbeit gehen, aber auch den Haushalt und die Wohnung besorgen, während er in der Rolle der Ehefrau nichts tat (v. Staabs 2004, 10). V. Staabs erkannte nach der Anamneseerhebung, wie unmittelbar und eindrücklich der Junge sein Empfinden der häuslichen Situation mit einer passiven Mutter und dem überlasteten Vater dargestellt hatte. So fand sie mit Hilfe von Spielmaterialien eine Möglichkeit, »relativ rasch und konkret Einblicke in die unbewusste Problematik und Konfliktlage des Patienten zu gewinnen« (v. Staabs a. a. O., 10).

In dieser postfreudianischen Ära der Experimentierfreude in der psychotherapeutischen Behandlung und Diagnostik erschien die Verbreitung und Anerkennung von unterschiedlichen Behandlungsverfahren möglich. Vor diesem Hintergrund wurde durch das Psychodrama mit seiner Bühnenstruktur, das Weltenspiel von Margarete Lowenfeld, den World Toy Test von Charlotte Bühler und durch andere Verfahren die Grundlage gelegt, das Spiel des Kindes in den Fokus von Diagnostik und Therapie zu rücken.

Während der Scenotest zunächst seine Anwendung lediglich in tiefenpsychologisch-analytisch ausgerichteten Einrichtungen und Praxen fand, wird die qualitative Dimension der projektiven Verfahren nach einer längeren Phase des Vorherrschens psychometrisch-deskriptiver Diagnostik heute zunehmend auch im Bereich der kognitiven Therapien geschätzt. »Nach Döpfner und Petermann (2012) können so (im Sceno, Anm. Verf.) Informationen auf mögliche Problemkonstellationen, Konfliktbereiche und Entwicklungsdefizite ergänzend zur Exploration und zu anderen diagnostischen Methoden gefunden werden. [...] Auch wenn projektiven Verfahren vor allem ein ›explorativer‹ Wert zukommt, ermöglichen sie jedoch über die Verhaltensbeobachtung, das Interaktionsverhalten, die Affektivität, die Motivation und die Kreativität eines Kindes einzuschätzen« (Lehmkuhl & Petermann 2014, 13).

V. Staabs selbst hat den Einsatz des Materials auch im Therapieverlauf beschrieben. Sie ließ zwei- bis dreimal wöchentlich Patienten mit dem Material bauen und konnte sich als Therapeutin mehr auf die gebauten Szenen beziehen als es in der Diagnostik möglich gewesen wäre und somit die dargestellten Themen einer Bearbeitung zuführen.

5.3 Testmaterial

5.3.1 Der klassische Scenotest (v. Staabs 1944, 1951)

Zentrale Elemente im Sceno sind die mannigfaltigen biegbaren Puppenfiguren, die gerade durch ihre Formbarkeit unterschiedliche Stimmungen, Beziehungen und Affekte darstellen können und zu Familienidentifikationen anregen sollen. Angereichert mit zahlreichen Gegenständen, Tieren und Autos bietet der Sceno-Kasten eine strukturierte Grundlage für unterschiedlichste Darstellungsmöglichkeiten an.

Das Testmaterial besteht derzeit aus einem Kasten mit Deckel, dessen Innenfläche mit Metall belegt ist und damit die Aufbau- und Spielebene bildet. Die Figuren haben kleine Magnete unter den Fußsohlen, so dass sie stehen können. Die Anordnung des Materials im Kasten ist von v. Staabs vorgegeben und sollte auch immer wieder genau in dieser Ordnungsstruktur dargeboten werden, damit die Versuchsperson nicht suggestiv auf bestimmte Gegenstände hingewiesen wird.

Die 16 Menschenfiguren unterscheiden sich in Alter, Geschlecht, Größe und Kleidung, so dass verschiedene Identifikationen und Projektionen möglich sind. Im angebotenen Zusatzmaterialkasten ist ein Prinz hinzugefügt worden.

Rechteckige, quadratische Steine sowie Säulen in unterschiedlichen Farben bieten die Möglichkeit, Grenzen und Mauern, Türme und Häuser, Brücken und Wege, Tische und Schränke zu bauen. Damit lässt sich praktisch jede denkbare Szenerie darstellen oder zumindest andeuten.

Die Tiere Kuh, Fuchs, Krokodil, Ganter, Hund, Storch, Schwein mit Ferkel, Henne, Küken, Affe und Vogel sollen (n. v. Staabs 1992, 15) symbolisch unterschiedliche Eigenschaften und Antriebe (und eventuell Personen mit diesen Eigenschaften) repräsentieren: Aggressive Impulse (Krokodil, Ganter); List und heimtückisches Agieren (Fuchs); uneingeschränkte Beweglichkeit, Übermut, Sexualtrieb (Affe); Bote (Vogel), treuer Gefährte und Spielpartner, Schutz, kontrollierte Aggression (Hund), Bedürfnisse im oralen Bereich, gefüttert werden wollen (Haustiere); Versorgung, das Mütterliche, aber auch Mächtige (Kuh). »Die Kuh ist von der Erfinderin des Tests mit Bedacht in einer Form ausgewählt worden, die durch die Mächtigkeit ihrer Erscheinung das Bild der Mutter sowohl im Sinne des Spendens wie des Erdrückens versinnbildlichen kann« (Knehr 1961, 43).

Bäume, Blumen und Früchte belegen nach Knehr die Ansprechbarkeit des Gemüts: »Man spürt als Zuschauer bei einem Scenotestaufbau ganz deutlich die Beteiligung der emotionalen Seite, wenn z. B. ein als hoffnungslos asozial Geschilderter behutsam mit den Blumen hantiert« (Knehr a. a. O., 45).

Gebrauchs- und Alltagsgegenstände dienen zur Anreicherung der Szenen und Fokussierung auf für das Kind wichtige Lebensbereiche. Hervorgehoben seien hier Schultafel, Toilette, Bottich, weiches Fell und Tuch. Eisenbahn und Auto stehen für Motorik, Mobilität, aber auch Geltungsdrang, Konkurrenz und Besitzstreben. »Letztlich kann jeder Teil des Materials im Rahmen der Scene, in der er verwendet wird, eine symbolische Bedeutung haben. Sie läßt sich im allgemeinen nur aus dem Zusammenhang und in Verbindung mit dem Kontext erschließen […]« (Knehr a. a. O., 46)

Die Zusatzfiguren Engel, Schneemann, Zwerg werden von v. Staabs (a. a. O., 146) explizit als Symbolfiguren bezeichnet. Der Engel kann eine moralische Instanz, Hoffnung, Trost und Schutz vertreten. Dem Zwerg können gute oder böse Eigenschaften und magische Macht zugeschrieben werden. Der Schneemann kann für Winterfreuden, aber auch für Vergänglichkeit oder eine allgemein kühle Atmosphäre stehen.

Nach einer ausgiebigen Materialdiskussion gab es eine revidierte Version (»Sceno-R«, Fliegner 1995) und einen Zusatzkasten mit Fernseher, Prinz, Besen und Elefant, Einhorn und Löwen. Eine weitere Revision, der Sceno-2, ist von einer Arbeitsgruppe um Lehmkuhl erarbeitet worden (Lehmkuhl et al. 2023).

5.3.2 Der Sceno-2 (Lehmkuhl et al. 2023)

Franz Wienand

Das zentrale Anliegen von Gerdhild von Staabs war es, dem Kind eine standardisierte Möglichkeit zu geben, »ein Abbild seiner eigenen Welt, wie es sie erlebt und zu ihr Stellung nimmt, in Erscheinung treten zu lassen« (v. Staabs 1944, 10). Seit dem Erscheinen des Scenotests hat sich allerdings die Welt von Kindern stark verändert. Dem trugen behutsame Überarbeitungen und Aktualisierungen des Materials im Laufe der Jahrzehnte Rechnung. Inzwischen sind verschiedene Objekte den Kindern nicht mehr bekannt (Teppichklopfer, Litfaßsäule) oder schwer zu handhaben wie das Baby im Steckkissen, und neue Objekte wie das Mobiltelefon kamen hinzu. Die kulturelle Vielfalt hat stark zugenommen, Kinder begegnen Menschen unterschiedlicher Hautfarbe und Religiosität.

Angestoßen durch Franz Petermann, beschäftigte sich eine Arbeitsgruppe um Gerd Lehmkuhl seit 2014 mit der Revision und Erweiterung des Testmaterials mit zwei zentralen Zielen: Zum einen sollte das Material zeitgemäß die aktuelle reale Umgebung junger Menschen repräsentieren. Darüber hinaus ist es der Gruppe darum gegangen, den symbolischen Zugang um einen narrativen Zugang zu ergänzen, um die Anwendungsbereiche des Scenotests therapieschulübergreifend zur Kontaktanbahnung und Verhaltensbeobachtung zu erweitern.

Die Revision erfolgte in mehreren aufeinanderfolgenden Schritten:

1. Expertenbefragung: In Zusammenarbeit von Hogrefe-Verlag und der Klinik und Poliklinik für Psychiatrie und Psychothe-

rapie des Kindes und Jugendalters der Universität Köln wurde eine Fragebogenerhebung bei kinder- und jugendpsychotherapeutischen Praxen im deutschsprachigen Raum durchgeführt, an der sich 66 Kinder- und Jugendlichenpsychotherapeutinnen und -psychotherapeuten aus sechs Ländern beteiligten. Dabei wurden folgende Gegenstände für entbehrlich gehalten: Hausgehilfin, Zwerg, Litfaßsäule, Nachttopf, Waschbottich, Melkeimer und Teppichklopfer. Ein weiterer Wunsch betraf Modifizierungen des Aussehens der Menschfiguren.
2. Ein Experten-Brainstorming machte aufgrund der Fragebogenerhebung Vorschläge für Modifizierungen und Veränderungen des Materials.
3. Mehrere auf dieser Grundlage hergestellte Prototypen wurden 80 Kindern und Jugendlichen zur Bewertung und Kommentierung vorgelegt.
4. Mit dem neuen Testmaterial wurde eine Stichprobe von 20 Kindern systematisch untersucht, woraus eine weitere Modifizierung des Materials und eine Überarbeitung des Protokollbogens im Hinblick auf die Praxistauglichkeit resultierten.

Unverändert übernommen wurden die Bausteine mitsamt ihrer Farbigkeit. Auch die Kleinteile im Stoffsäckchen wurden belassen. Die Litfaßsäule wurde entfernt, neu sind Mobiltelefon und Tablet. Die Tiere wurden nur wenig verändert beibehalten, neu aufgenommen wurde eine Katze, ausgestattet mit einem weichen Fell wie der Hund. Mit den Menschen können bis zu vier Generationen dargestellt werden, ergänzt wurden dabei eine dunkelhäutige Familie sowie eine muslimische Familiengruppe. Dem Arzt wurde eine Ärztin zur Seite gestellt, zu Prinz und Prinzessin kam ein Held hinzu, angelehnt an eine bekannte Comic-Figur.

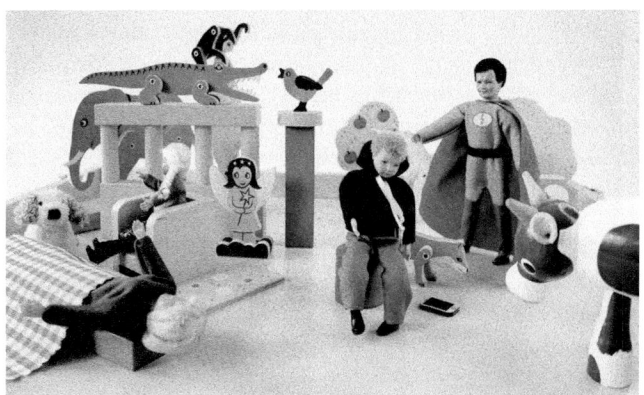

Abb. V.6:
Der Sceno-2 (mit freundlicher Genehmigung der Hogrefe AG Bern)

Zwischen Dezember 2020 und Oktober 2021 wurden insgesamt 233 Kinder und Jugendliche mit dem Sceno-2 systematisch untersucht. Die Untersuchungen fanden in einer Klinik für Kinder und Jugendpsychiatrie, einer kinder- und jugendpsychiatrischen Praxis, einer Ausbildungspraxis für Kinder- und Jugendlichenpsychotherapie sowie im Rahmen des Forschungsprojekts MuTig in Frühfördereinrichtungen in Köln, Aachen und Düren statt. Bei 63 Kindern aus den Frühfördereinrichtungen konnte der Sceno-2 nach fünf bis sechs Monaten wiederholt werden.

Zur Stichprobe: 39 Probanden waren bis 6 Jahre alt, 96 zwischen 7 und 11 Jahren und 98 zwischen 12 und 19 Jahren. Das Verhältnis von männlich zu weiblich betrug 53,6 zu 46,4 %.

Im Vorschul- und frühen Grundschulalter lagen diagnostisch überwiegend Entwicklungsstörungen (ICD-10: F81–F83, N = 69) vor. 30 Kinder zeigten Störungen des Sozialverhaltens und Aktivitätsstörungen (F90.0–F92). Um Zwangserkrankungen (F42), Depressionen (F32–F33.2) und emotionale Störungen (F93) handelte es sich bei 22 bis 24 Probandinnen und Probanden. Jeweils kleinere Gruppen litten an Anpassungsstörungen (F43, N = 14) sowie Essstörungen (F50, N = 16). Störungen sozialer Funktionen und Enuresis wurden bei jeweils 7 Kindern diagnostiziert.

Auswertung: Sämtliche Sceno-2-Aufstellungen wurden fotografiert, anhand eines neu entwickelten Protokoll- und Auswertungsschemas ausgewertet und die Anzahl der verwendeten Gegenstände und Personen gezählt. Es handelt sich also um eine *quantitative* Analyse mit der Frage, ob sich alters-, geschlechts- oder diagnosespezifische Besonderheiten in der Materialverwendung zeigen.

Ergebnisse: Einzelheiten der Auswertung finden sich im Manual des Sceno-2 (Lehmkuhl et al. 2023, 42 ff und 95 ff). Zusammenfassend ergaben sich folgende Hinweise: Das neu aufgenommene Material wurde häufig eingesetzt und erwies sich als gut geeignet, alltägliche Erfahrungen der jungen Menschen in ihren Lebenswelten darzustellen. Jungen bevorzugen Symbole (Zwerg, Schneemann, Engel), während sich die Mädchen mehr mit belebten Objekten auseinandersetzen. Jüngere Kinder bevorzugen Tiere, insbesondere die Kuh. Bei den Gegenständen wählen die Jungen mehr Objekte wie Auto, Spaten und Zug aus, die auf motorische Aktivitäten und Autonomietendenzen verweisen. Sie konstruieren ausführlicher und bevorzugen unbelebte Objekte, während Mädchen häufig Puppen wählen. Jüngere Buben wählen dabei häufiger Symbolfiguren und unbelebte Objekte, mit zunehmendem Alter spielen lebendige Personen eine größere Rolle. Jungen verwenden signifikant mehr männliche und Mädchen mehr weibliche Figuren.

Einen guten Einblick in die *qualitative* (psychodynamische und narrative) Auswertung geben die zahlreichen Fallbeispiele im Manual (ebd., 47 ff). Dabei werden neben häufigen Konstellationen auch praktische Hinweise für die Durchführung und weiterführende Hypothesen besprochen. Die katamnestischen Untersuchungen (ebd., 79 ff) ergeben Hinweise auf Entwicklungsfortschritte im Verlauf der Fördermaßnahmen.

Die im Sceno-2 vorgenommenen Veränderungen und Aktualisierungen werden von Kindern und Jugendlichen gut angenommen und erwiesen sich als gut geeignet, die in den letzten Jahrzehnten erfolgten gesellschaftlichen Veränderungen abzubilden. Der Sceno-2 leistet somit einen wesentlichen Beitrag zur Diagnostik und Therapie im Kindes- und Jugendalter.

5.4 Theoretische Grundlagen

Das Spielmaterial wurde nach tiefenpsychologisch-psychoanalytischen Aspekten zusammengestellt, um dem Kind in seinem ihm eigenen Spielmodus eine Fläche zur projektiven Gestaltung, also zum Ausdruck seines innerseelischen und auch unbewussten Erlebens zu bieten. Ausgehend von der Bedeutung der im kindlichen Spiel stattfindenden Auseinandersetzung mit der Welt und von der Erkenntnis, dass Kinder nicht in gleicher Weise wie Erwachsene eine Diagnostik und therapeutische Behandlung durchlaufen können, war die Entwicklung des Scenotest (neben den anderen Verfahren und der des Sandspiels) eine logische Folgerung. V. Staabs war es bei den ersten Untersuchungen erziehungsschwieriger oder verwahrloster Kinder wichtig, »neben den körperlich-seelischen Befunden, der Ermittlung ihrer Intelligenzleistungen und ihrer bewussten Gesamthaltung auch schon einen Einblick in ihre besondere innerseelische Konfliktlage zu gewinnen. Sie erklärt die neurotischen Erscheinungen bei ihren Patienten vorwiegend aus deren Kontaktschwierigkeiten zu ihrer sozialen Umgebung« (Engels 1957, 23). So sollten im Test die Kinder, Jugendlichen und auch Erwachsenen unbemerkt angeregt werden, die Konflikte mit ihnen nahestehenden Personen symbolisch oder direkt darzustellen und sich damit auseinanderzusetzen. Nach v. Staabs werden Äußerungshemmungen unmerklich im Spiel überwunden, die Themen und Konflikte dürfen überhaupt nur im Spiel gezeigt werden, und »die in der Tiefe des Unbewussten verdeckten Spannungen« (Engels a. a. O., 23) können sich frei äußern.

5.5 Indikations- und Anwendungsbereiche

Der Scenotest kann in der Diagnostik mit Kindern, Jugendlichen und auch mit Erwachsenen als qualitatives hypothesengenerierendes Verfahren eingesetzt werden. Er sollte immer in Zusammenhang mit Anamnese, weiteren Testverfahren und Untersuchungen gesehen werden. Von Staabs benennt die Anwendungsbereiche wie folgt:

a) In der angewandten Psychologie als Beitrag
   1. zur Erfassung der Charakterstruktur unter gleichzeitiger Berücksichtigung tiefenpsychologischer Faktoren
   2. zu Einblicken in die typischen Verhaltensweisen und spezifischen Eigentümlichkeiten einzelner Entwicklungsstufen
   3. zur Kontaktanbahnung und Eingewöhnung von Kindern in neue Situationen (Umgebungswechsel, Klinikaufnahme etc.)
   4. zur Beratung bei erziehungsschwierigen Kindern
   5. zur Berufsberatung, Eignungsprüfung, Untersuchung von Sinnesbehinderten usw.
   6. zur Bewältigung bestimmter Lebensprobleme (Berufsschwierigkeiten, Ehekonflikte, Auseinandersetzung mit den typischen Problemen der einzelnen Lebensalter)

b) in der Psychopathologie
   1. bei Neurosen aller Altersstufen vom 3. Lebensjahr ab als psychodiagnostisches und psychotherapeutisches Mittel
   2. bei organ-neurologischen und psychotischen Erkrankungen als Hinweis auf evtl. mitspielende tiefenpsychologische Faktoren, insbesondere hinsichtlich psychogener Überlagerungen und als Hilfsmittel bei psychotherapeutischem Vorgehen
   3. bei abwegigen Verhaltensweisen und Kriminalität zur Erleichterung der Exploration durch Auflockerung und Kontaktanbahnung sowie zur Erfassung der Motive durch Hinweise auf strukturelle Zusammenhänge

c) In der Forschung« (v. Staabs 1992, 32).

Der Scenotest war von v. Staabs von Anfang an weit über den einmaligen Einsatz als Diagnosematerial auch als Medium der Behandlung konzipiert. Sie selbst beschreibt den wiederholten Einsatz des Kastens sowohl in der tiefenpsychologischen als auch analytischen Behandlung (1992, 71 f). Möglichkeiten, wie er als Material in der Familientherapie genutzt werden kann, werden von Dold ausführlich beschrieben (Dold 1989). Glanzer (1983) beschreibt den Einsatz des Materials mit verhaltenstherapeutischem Schwerpunkt zur Vorbereitung einer weiteren Behandlung mit dem Katathymen Bilderleben. Die Autorin beschreibt die Möglichkeit, das Material als Anfangs- und Abschlussbild einer Therapie zu nutzen, um Veränderungsprozesse sichtbar zu machen (Meyer-Enders in: Lehmkuhl & Petermann 2014).

5.6 Durchführung

In der Untersuchungssituation sollten sich Proband und Testleiter möglichst allein in einem Raum befinden. Der Deckel des Kastens wird umgedreht und quer vor den Probanden gelegt, der gefüllte Kasten rechts daneben, so dass das Puppenfach zum Probanden gerichtet ist. V. Staabs gibt eine genaue Anweisung, wie der Kasten sortiert sein soll, damit die Ausgangssituation immer die gleiche ist (v. Staabs 1992, 147).

Der Testleiter gibt keinerlei Hinweise auf spezielle Gegenstände!

Eine ganz allgemeine **Instruktion** sollte sinngemäß lauten:

> »Hier siehst du viele Sachen, die kannst du alle nehmen. Baue mit ihnen hier etwas auf, was dir gerade einfällt oder wozu du gerade Lust hast, und wenn du fertig bist, sagst du Bescheid« (Fliegner 2004, 11).

Bei Jugendlichen empfiehlt sich die Variation, er oder sie solle sich vorstellen, ein Regisseur zu sein, der ein Bühnenbild baut.

Während des Aufbauens beobachtet und protokolliert der Testleiter, er greift weder verbal noch nonverbal in das Geschehen ein. Wenn der Proband signalisiert, dass das Bild fertig ist, bittet der Testleiter den Probanden, zu erzählen, was gebaut worden ist. Die Geschichte wird notiert und erst am Ende des Erzählens können weitere Verständnisfragen gestellt werden. Dabei verweist v. Staabs darauf, dass sich der Testleiter jeder Suggestivfrage enthalten soll. »Irgendwelche direkten Fragen hinsichtlich der im allgemeinen unbewussten Identifikationen sind kontraindiziert, da hierdurch das Unmittelbare in der Einstellung des Patienten zu seiner gestalteten Szene und auch zu weiterem Umgehen mit dem Testmaterial verloren geht« (v. Staabs 1992, 19). Sie empfiehlt, der Testleiter möge »individuell auf die einzelnen Scenen eingehen und mehr oder weniger nur durch wohlwollendes Konstatieren die Versuchsperson zu weiteren Äußerungen anregen« (v. Staabs 1992, 19; Engels 1957, 29). Lässt sich vom Kind den Gegenstand des Spielmaterials nennen, der ihm am besten gefallen hat. Am ausführlichsten beschreibt Knehr den Versuchsaufbau und die **Befragung**.

Sie benennt drei Fragen am Ende des Aufbaus:

»1. Wer von der »ganzen Gesellschaft« (Menschen und Tiere inbegriffen) hat es deiner Meinung nach am besten?

2. Wer am schlechtesten?

3. Welche Rolle (Mensch oder Tier) würdest du übernehmen, wenn die Szene von lebenden Wesen in natürlicher Größe aufgeführt würde, und man dich zum Mitspielen aufgefordert hätte?« (Knehr 1961, 20).

Die Antworten auf diese Fragen und insbesondere die Begründungen für die Wahl der jeweiligen Objekte liefern wertvolle Hinweise zum Verständnis des Szenenaufbaus. V. Staabs weist noch darauf hin, dass der Testleiter in der Exploration herausfinden sollte, ob

- das Kind die Wirklichkeit dargestellt hat und dieses auch weiß,
- das Kind die Wirklichkeit dargestellt hat und es nicht weiß,
- das Kind Ängste und Wünsche dargestellt hat und dieses auch weiß oder
- das Kind Ängste und Wünsche dargestellt hat und es nicht weiß.

»Die Versuchsperson, die dann wirklich nicht weiß, dass sie die Wirklichkeit oder die Ängste und Wünsche dargestellt hat, hat also in tiefenpsychologischem Sinn Unbewusstes dargestellt. Das [...] erscheint mir als die bedeutsamste Seite des Scenotests, sowohl für die Diagnostik als auch für die Therapie« (v. Staabs 1992, 23).

Während der Aufbauphase sollte das Spielgeschehen protokolliert werden, ein Beobachtungsbogen und Protokoll finden sich im Anhang. Anschließend wird die Szene fotografiert, möglichst von der Vorder- (Sitzplatz des Probanden) und Rückseite und eine Ansicht von oben. Den Abbau des Bildes übernimmt der Testleiter.

Manche Kinder möchten die Szene nach der Besprechung noch verändern, abbauen oder weiterentwickeln. Das sollte ermöglicht werden, nachdem der Erstaufbau festgehalten wurde.

5.7 Auswertung und Interpretation

Die Auswertung und Interpretation richtet sich nach der Analyse des Spielverhaltens, der Analyse formaler Aspekte und der Deutung des Inhalts der aufgebauten Szene.

1. Die Analyse des Spielverhaltens

Ermert nennt folgende Beobachtungskriterien nach v. Staabs:

- »Gesichtsausdruck und Bewegungen des Kindes
- Wie wendet sich das Kind dem Material zu?
- Welches Material wird vornehmlich verwendet?
- Abänderungen der Scene
- Entschlossenheit oder Zaghaftigkeit im Aufbau
- Rollenzuschreibung zu den Puppen
- Spontane Erläuterungen zur Scene« (Ermert 1997, 43).

Initiative, Energie, Unsicherheit, Gehemmtheit, Gestaltungsreichtum, Selbstständigkeit, Temperament, Konzentration, Farbenfreudigkeit und Sinn für Realität, Kontaktaufnahme und Isolation werden beobachtbar. Gleichzeitig ist das Übertragungsgeschehen beim Untersucher zu beachten.

Engels (1957, 37 f) beschreibt **vier Verhaltenstypen,** die sie konstant beim Gestalten während einer Reihe von Sitzungen beobachtet hat:

- Sachlich-planendes Verhaltensmuster:
Das sachlich-planerische Verhalten ist gekennzeichnet durch ein umsichtiges, zielorientiertes und konzentriertes Aufbauverhalten. Die Gesamtmotorik erscheint beherrscht, die visuelle Wahrnehmung erfasst immer wieder die Gesamtheit der Gegenstände und überprüft die Auswahl. Der Test wird als Aufgabe verstanden, und das zu Beginn erstellte Konzept, die Idee wird durchgängig bearbeitet. Obwohl vol-

ler Konzentration auf die Arbeit, wird die Umwelt registriert und wenn erforderlich, mit ihr Kontakt aufgenommen. »Erst nach längerem oder kürzerem Planen beginnen diese Kinder das Spiel [...]. Gradlinig bewegen sich die Vpn. auf ihr Ziel zu. Gleich nach Erreichen des Ziels brechen sie von sich aus das Spiel ab. Die Kinder dieser Gruppe zeigen die überwiegende Tendenz zu rascher und guter Lösung« (Engels 1957, 40).

- Spielerisches Verhalten:
Im Unterschied zur ersten Gruppe wird das Planerische zugunsten einer ganzheitlichen Spielhaltung abgelöst. In das Geschehen fließen Motorik und Sprache organisch mit ein und entsprechen unbewusst den Anforderungen der Situation. Das Material steht ganz im Mittelpunkt, die Kinder lassen sich davon begeistern, betrachten auch insbesondere die Kleinigkeiten in der Gestaltung und entwickeln aus dem Material heraus die Spielideen. Sie wechseln die Rollen, sind einerseits der Gestaltende, dann wiederum sprechen sie in der Rolle der Puppen. Sie verlieren sich fast im Spiel und es kann zeitlich unbegrenzt andauern. »Die Zielvorstellung bleibt bei der ganzen Beschäftigungsdauer wandel- und formbar im Gegensatz zu der klar umrissenen, richtungsgebenden innerhalb der sachlich-planenden Verhaltensweise« (Engels 1957, 45).

- Triebhaft-umtriebiges Verhaltensmuster:
Geprägt von starken, impulsiven Antrieben, die sich sowohl in der Motorik als auch in der Mimik äußern, ist ein kaum zu bremsender Redefluss zu beobachten. Es scheint von größter Wichtigkeit, mit dem Versuchsleiter in Kontakt zu bleiben, seine Zustimmung einzuholen, ihn mit Fragen an sich zu binden. Starke Ausbreitungstendenzen sind ebenso im Aufbau erkennbar, in dieser Gruppe wird über den Deckelrand hinaus gebaut. »Das Geöffnetsein für alle Eindrücke von außen und die rege Wachheit, mit der diese Kinder ihre Aufmerksamkeit der Umwelt zuwenden, ermöglichen ihnen ein vielseitiges, oft allseitig erscheinendes Interesse« (Engels 1957, S. 48). Dabei steht nicht das Material, das Spiel im Vordergrund, sondern »ihr Ich steht im Mittelpunkt des Geschehens« (Engels 1957, 48).

- Gehemmtes Verhalten:
Die Fülle des Materials wirkt eher erschreckend auf diese Kinder, ihre Bewegungen sind stark reduziert, kaum trauen sie sich, das Material in die Hand zu nehmen. Alles wirkt ungelenk und steif, und durch die Starrheit kippen oft auch Figuren um. Sie trauen sich nicht, die Puppen zu verbiegen, positiv aggressive Kräfte einzusetzen. »Die starke Hemmung der Kinder verhindert jeden warmen Kontakt mit dem Material, aber auch mit der Umgebung. Ein intensives, aufmerksames Sichbeschäftigen ist den Kindern dadurch unmöglich. [...] Es hängt unglücklich zwischen Spiel und Mitwelt« (Engels 1957, 51). »Sie versuchen wohl immer wieder folgsam eine Darstellung, brechen aber nach kurzem Ansatz unbefriedigt vom eigenen Misserfolg ihr Vorhaben wieder ab, um einen erneuten unfruchtbaren Versuch zu machen« (Engels 1957, 52).

2. Formale Analyse

Das Zusammenwirken unterschiedlicher gestalterischer Elemente ist beim Scenotest beabsichtigt. Knehr merkt die Grundform des Kastens als »wohltuend« an, da sie in den Maßen in etwa dem Goldenen Schnitt entspricht (Knehr 1961, 26). Der Kasten und sein Inhalt sind zudem in Gänze visuell ohne Körper- oder Kopfdrehung zu erfassen, da die Abmessungen dem Gesichtsfeld des Kindes entsprechen.

Die formale Analyse bezieht sich auf die Art des Aufbaus. Wie der Proband mit dem

V Spielerische Gestaltungsverfahren

Raum, der Spielfläche und ihrer Begrenzung umgeht, kann unter folgenden Aspekten beobachtet werden:

- Einhalten der Grenzen, Verstärkung oder Überschreitung der Grenzen
- Ausfüllen der Fläche
- Betonung der Ecken
- Gestaltung des Aufbaus in Höhe, Breite, Tiefe
- Einander gegenüberliegende Lösungen und Beziehungen.

Zur Zweidimensionalität des schon in mehrfachen Varianten zitierten Raumschemas kommt beim Scenotest noch die dritte Dimension hinzu.

In Anlehnung an das Theater entwickelte Ermert (1997) im Scenotest die Grafik in ▶ Abb. V.7.

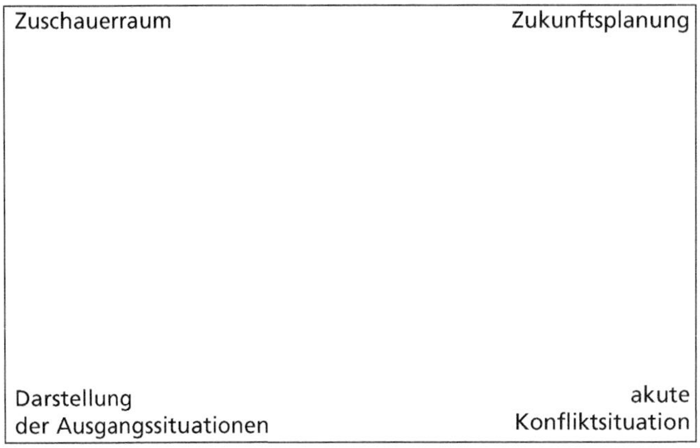

Zuschauerraum	Zukunftsplanung
Darstellung der Ausgangssituationen	akute Konfliktsituation

Abb. V.7: Raumschema Scenotest nach Ermert (eigene Darstellung nach: Ermert 1997, S. 75)

Knehr stellt die Frage, wie sich die Spieler auf der Scenobühne orientieren: »Sicher nicht anders als auf der großen Schauspielbühne, auf deren Parallelen mit der Bühne des Unbewussten Zippert in einem seiner Vorträge hingewiesen hat. Er sprach davon, dass der Schauspieler von Osten auftritt und nach Westen abgeht, dass aber der Vertreter eines bedeutenden Vorgangs von der Mitte her erscheint. Da diese Verhältnisse vom Zuschauer aus aufgefasst sind, der Norden im Rücken hat, ergibt sich, dass das Kommen von links und das Gehen nach rechts erfolgt und dass ein Auftritt von rechts her eine Rückkehr anzeigt. Dies bedeutet, in die Symbolsprache und auf die Scenobühne übertragen, dass sich die regressiven Züge in der Tendenz nach links, die progressiven in der Tendenz nach rechts auswirken« (Knehr 1961, 28).

Während von Staabs bei den formalen Deutungen nicht das Alter der Probanden berücksichtigte und nur wenig auf alters- und geschlechtsspezifische Aspekte einging, setzt Fliegner das Alter des Kindes in Beziehung zu den formalen Elementen des Aufbaus: »Die Kleinkinder (3–5-Jährige, ›Struwwelpeter-Alter‹) sind noch zu keiner wirklichen Scenengestaltung fähig. Sie befriedigen an dem Material vorwiegend ihre Funktionslust. Ihr Weltbild ist physiognomisch: das Material wird als lebendig aufgefasst. Dieser Animismus sollte bei der symbolischen Deutung berücksichtigt werden, sie darf in dieser Altersphase kein großes Gewicht haben« (Fliegner 2004, 15).

Eine ausführliche Bedeutungstabelle zur formalen Auswertung auf der Grundlage einer Literaturübersicht findet sich bei Fliegner (2004, 43 ff). Er ergänzt die bisherigen

Überlegungen um Hinweise auf die Bedeutung der vertikalen Dimension, die je nach dem Verhältnis von Höhe zur Basis auf Ehrgeiz, narzisstische Konflikte und deren (Über-)Kompensation hinweisen kann. Betonung und Verstärkung von Grenzen kann danach zum Erleben von Bedrohung und einem Schutzbedürfnis gehören, aber auch zum Gefühl, ausgeschlossen zu sein. Das Überschreiten von Grenzen ist in der Latenzperiode altersgemäß, kann aber auch auf Achtlosigkeit, mangelnde innere Strukturierung oder auf dissoziale Tendenzen verweisen. Beschränkung auf einen kleinen Teil der Spielfläche und minimale Nutzung des Spielmaterials können für Ängste, Kontakthemmungen und depressive Verstimmtheit sprechen.

Wie generell in der projektiven Diagnostik dürfen Interpretationen nicht auf mechanischen Deutungen von Einzelaspekten beruhen, sondern sollen den Gesamtzusammenhang, das Sinnganze erfassen. Erst im Zusammenhang mit der komplexen Geschichte, dem gesamten Aufbau und den vom Probanden geäußerten Inhalten erschließt sich die Sinnhaftigkeit einer Interpretation.

3. Inhaltliche Analyse

Es sei noch einmal betont, dass das Material des Scenokastens so um biegsame Puppenfiguren angeordnet ist, dass der Proband angeregt wird, eine bzw. seine eigene Familiensituation wiederzugeben und »im Zusammenhang mit ihr stehende affektive Regungen, Konflikte, Wünsche, Befürchtungen usw. zum Ausdruck zu bringen« (Knehr 1961, 37). Die Darstellung der Familie als Ausgangspunkt der Konflikte und Störungen war, angereichert durch psychoanalytisches Gedankengut, die Grundlage für v. Staabs' Auswahl der Gegenstände.

Sie lässt sich bei der inhaltlichen Interpretation zunächst von zwei Grundannahmen leiten:

- das Kind/der Jugendliche stellt in der Scene die Wirklichkeit dar und
- das Kind/der Jugendliche stellt sein affektives Innenleben dar.

Im Beobachtungsbogen zum Scenotest wird differenziert nach Wesensart und Charaktereigenschaften des Probanden und spezieller Problematik. Gebräuchlich ist derzeit das »Auswertungsschema Scenotest« nach Altmann-Herz (vgl. Lehmkuhl & Petermann 2014, 23) Der v. Staabs'sche Beobachtungsbogen wird komprimiert und schlüssig zu folgenden Themenbereichen zusammengefasst:

Beobachtung des Spielverhaltens:

- Spieleinstellung
- Gestaltungstypus
- Sprachliche Äußerungen
- Spielverhalten
- Umgang mit Puppen
- Materialverwendung
- Ordnung der Spielfläche
- Beziehung der Puppen

Exploration:

- Thema
- Interaktionsverhalten

Für die szenische Interpretation ist die Kenntnis der Symbolik der vorhandenen Gegenstände zwar von Bedeutung. Fliegner gibt jedoch zu bedenken: »Jedes Element besitzt keine Bedeutung, es besitzt Bedeutungs*möglichkeiten*, es bestehen keine Deutungen, sondern Deute*relationen*. Jede Deuterelation stellt einen Grundwert dar, der sich in der Gesamtinterpretation, in der Zusammenschau mit den übrigen Materialien, zu einem Stellenwert relativiert« (Fliegner 2004, 53). Nicht jede Szene muss gedeutet werden, darauf weist schon Knehr hin: »Jedes Produzieren bedeutet einen Wachstumsvorgang. Der ein Szenenbild Aufbauende ist durch das Aus-sich-Herausstellen, Objektivieren und vor allem durch das Gestalten in seiner Entwicklung einen Schritt vorangekommen. Es kann sein, dass sich diese Erscheinung dem ›Dabeiseienden‹ so lebhaft mitteilt, dass er sogar darauf verzichtet, auszuwerten« (Knehr 1961, 93).

Hier wird deutlich, dass der Scenotest in seiner Anwendung über ein diagnostisches Instrument hinaus eben auch als Medium der Therapie eingesetzt werden kann.

Um jedoch einige **Bedeutungsmöglichkeiten** aufzuzeigen, die ja bei der Auswahl des Materials auch eine Rolle gespielt haben, seien einige Elemente des Scenotest in ihrem möglichen Bedeutungskontext aufgeführt (vgl. Dietrich 2001, 229):

- Großmutter: Urgestalt der Mutter überhaupt, übermächtiges Wesen, kann in gutem und bösem Sinne auftreten
- Prinzessin: hebt sich von den anderen Kindern ab, Wunsch nach besonderer Aufmerksamkeit
- Ähnlich gekleidete Puppen: Zwillinge und der Wunsch nach verstehenden Kameraden
- Baby: Wunsch nach Geschwisterkind, Objekt der Eifersucht, eigene Wünsche nach Regression
- Schneemann: im übertragenen Sinn eine allgemein kühle Atmosphäre, in Verbindung zu bestimmter Person gesetzt überträgt sich die Kälte
- Heinzelmann: guter oder böser Zwerg
- Engel: Schutzengel, moralische Instanz
- Kuh: allmächtige Mütterlichkeit, aber auch fordernde und bedrückende Macht
- Elefant, Löwe (Ergänzungskasten): männliches Element, das der Kuh zur Seite gestellt werden kann, sowohl Stärke als auch Macht ausdrückend
- Einhorn: als magisches Wesen, durch die Größengleichheit zu Kuh, Elefant und Löwe mag es etwas Verbindendes, Versöhnendes ausdrücken können
- Krokodil, Fuchs, Ganter: repräsentieren verschiedene Aggressionsstufen, können jedoch auch gebändigt und verharmlost auftreten, was auf illusionäre Wunschwelt hindeuten kann
- Hund: Zuwendung, Liebesbedürfnis und Schutz
- Sessel: als Ort, Respektpersonen hineinzusetzen, kann als patriarchalisch wirkender Sessel genutzt werden
- Eisenbahn, Auto: Motorik, Geltungs- und Besitzstreben, innere Spannungen entladen sich in Autozusammenstößen
- Töpfchen, Toilette: anale Thematik
- Essgeschirr, Früchte: orale Thematik

Entscheidend für jegliche Form der Deutung ist die Äußerung der Versuchsperson, die Rollenzuschreibungen, die den Figuren gegeben werden, so dass z. B. der Doktor auch ein Koch sein kann und die Großmutter auch die Mutter.

Knehr beschreibt eindrucksvoll: »Letztlich kann jeder Teil des Materials im Rahmen der Scene, in der er verwendet wird, eine symbolische Bedeutung haben. Sie läßt sich im allgemeinen nur aus dem Zusammenhang und in Verbindung mit dem Kontext erschließen, weshalb wir an dieser Stelle lediglich von der Kasuistik ausgehen und über einige unserer Erfahrungen beispielhaft berichten wollen« (Knehr 1961, 46). So berichtet sie von einem 7-jährigen Mädchen, das seine Schulsorgen durch die Platzierung der Tafel eindrücklich darstellte. Die Tafel deckte ein kleines Scenopüppchen fast völlig zu (Knehr 1961, 47).

5.8 Gütekriterien (n. Wittkowski 2011, 363 ff)

Kritisch anzumerken ist, dass das Handbuch zum klassischen Scenotest seit der 3. Auflage 1994 unverändert blieb und völlig veraltet ist. Es enthält auch keine Angaben zu Normen und Gütekriterien. Das Spielmaterial ist trotz der Revision durch Fliegner (1995) ebenfalls zum Teil überholt, die derzeit an der Universität Köln laufende Vorbereitung einer aktuellen Version dringend erforderlich. Mit einer weiteren Anpassung an die Lebenswirklichkeit heutiger Kinder (gerade auch aus anderen Kulturkreisen) wie im Sceno-2 kann die Aussagekraft und Interpretierbarkeit des Scenotest deutlich verbessert werden. Normen aus den 1950er Jahren (Höhn 1964) wurden in der Folgezeit nicht aktualisiert. Neuere empirische Untersuchungen zur Diagnostik mit dem Scenotest (Altmann-Herz 1990; Ermert 1994) zeigen, »dass keine für klinische Diagnostik spezifische Merkmale erfasst und Aussagen über Intelligenz und Persönlichkeitseigenschaften nicht gemacht werden können« (Wittkowski 2011, 364).

Reliabilität: Nicht für die Individualdiagnostik, sondern für ein Forschungsprojekt, das Unterschiede im Entwicklungsverlauf und Verhaltensauffälligkeiten verschiedener Kindergruppen im Vorschulalter untersuchen sollte, entwickelte Ermert (1994) eine systematische Auswertung. Sie umfasst die Analyse des Spielverlaufs nach 18 Kategorien, ein Ratingsystem zum Spielverlauf und zur aufgebauten Szene sowie ein Kategoriensystem zur Schlussbildanalyse. Dabei geht es um Aspekte wie das Verhältnis von Exploration zum Spielhandeln, um Einfallsreichtum und Kreativität, Planmäßigkeit des Vorgehens, Komplexität der Szene und Vielfalt der verwendeten Materialien. Die Untersuchung der Auswerter-Übereinstimmung anhand von Videosequenzen ergab zufriedenstellende Korrelationen. Die Retest-Reliabilität lag nach neun Monaten zwischen 43 und 90 %. Trotz der großen Schwankungsbreite bietet die Anwendung eines systematischen Auswertungssystems durch trainierte Auswerter einen Ansatz zur quantitativen Erfassung von Spielverhalten und aufgebauter Szene im Forschungskontext.

Hinweise zur **Konstruktvalidität** des Scenotests ergeben sich aus empirischen Untersuchungen (vgl. Ermert 1997; Altmann-Herz 1990), in denen differenziert die alters- und geschlechtsspezifischen Unterschiede beschrieben werden. Insbesondere die von Ermert beschriebene eigene Studie (1994) belegt »die signifikante Zunahme des fragmentarischen und komplexen Szenenaufbaus in der Gruppe der älteren Vorschulkinder. Auch die Komplexität im Aufbau nahm mit dem Alter signifikant zu, ebenso die Planmäßigkeit im Vorgehen, der Einfallsreichtum, die Geschicklichkeit und die Vielfalt der verwendeten Gegenstände. Es zeigten sich keine altersbedingten Unterschiede in der Konzentration, Ausdauer und der Zahl der Spielunterbrechungen« (Ermert 1997, 157). Die Geschlechtsunterschiede beschrieb sie in den Unterschieden des Szenenaufbaus. »Tendenziell bestätigten sich die Hypothesen, dass Jungen mehr Bauen mit Klötzen zeigen, bei Mädchen mehr komplexer Szenenaufbau zu beobachten sei und dass Jungen häufiger eine Fläche freilassen« (Ermert 1997, 158).

Aktuelle **Normen** für den Scenotest liegen nicht vor. Dabei wären differenzierte, durchaus qualitative Normen für unterschiedliche klinische Gruppen und Altersstufen dringend erforderlich, um dem Diagnostiker in der Praxis Hinweise zur Einordnung und Interpretation eines individuellen Scenotests an die Hand zu geben.

Somit lässt sich über die psychometrischen Eigenschaften des Scenotest in der Individualdiagnostik im Sinne der klassischen Testtheorie keine Aussage machen. Qualitative Beurteilungssysteme, die spielerische Gestaltungsverfahren als heuristische Methoden bzw. als eine Form der Kommunikation im Hinblick auf ihre narrativen Eigenschaften untersuchen, wurden trotz entsprechender Forderungen (z. B. Schaipp & Plaum 2000, S. 38.) bislang nicht entwickelt. Über die Ergebnisse der bisherigen Untersuchungen mit dem Sceno-2 siehe ▶ Kap. V, 5.3.2.

Seine Verbreitung und anhaltende Beliebtheit in der Praxis unterstreichen die Eignung des Scenotest als Medium zum Aufbau einer Beziehung, als hypothesengenerierendes, exploratives Verfahren insbesondere bei jungen Menschen in Ergänzung zum oft wenig ergiebigen Gespräch im Sinne einer heuristischen Diagnostik und nicht zuletzt als diagnostische und therapeutische Methode im Rahmen einer psychodynamischen Kindertherapie.

5.9 Fallbeispiel

Die 14-jährige Mia wurde mit aggressiven Impulsdurchbrüchen, Schulverweigerung und oppositionellem Verhalten vorgestellt. Die Eltern hatten sich vor acht Jahren getrennt. Sie lebte seit dem Krebstod der Mutter vor 1 ½ Jahren in einem Heim, ihre zwei Jahre ältere Schwester durfte in eine Verselbstständigungsgruppe, die älteste Schwester blieb nach der Trennung beim Vater, »für mehr Kinder hat er keinen Platz«. Zwei Brüder lebten allein, sie lebte mit ihrer zwei Jahre älteren Schwester bei der Mutter. Mia gibt sich die Schuld an der Krankheit der Mutter (»Wenn sie mich nicht bekommen hätte, wäre der Krebs nicht entstanden.«) und deren Tod. Die Mutter starb am Nikolaustag zu Hause, Mia hat zuerst nach den Geschenken im Stiefel geschaut, als sie zur Mutter geht, ist diese verstorben.

Dritte probatorische Stunde: Mia will sich zunächst nicht mit dem Material (»Kinderkam«) beschäftigen, wird aber dann doch neugierig, als sie sieht, dass die Puppen magnetische Füße haben. Sie betrachtet die Puppen, die sie auch abwertend kommentiert (»So 'ne langweilige Alte!«) und erkundet dann die anderen Spielmaterialien. Sie lässt sich Zeit, bevor sie mit dem Aufbau beginnt, der dann planerisch und konzentriert wirkt. Über einen Zeitraum von 15 Minuten erscheint sie völlig versunken, nimmt zu mir keinen Kontakt auf und verkündet dann ohne Übergang: »So, und was machen wir jetzt?« Sie will keine Geschichte erzählen und sich auch nicht weiter mit dem Bild beschäftigen. Ich bin zunächst etwas frustriert, da ich während des Bauens mich gut in sie hatte hineinfühlen können und erleben durfte, wie sie ihre eigene Situation gestaltete. Dadurch, dass sie den verbalen Austausch verweigerte, fühlte ich mich ausgegrenzt. So muss es ihr auch in der aktuellen Situation ergehen.

1. Analyse des Spielverhaltens:
   Mia probiert zunächst die Standfestigkeit der Puppen aus. Es scheint ihr sehr wichtig, dass die Menschenpuppen an dem Ort verbleiben, an den sie die Figuren aufstellen will. Sie benutzt alle Puppen bis auf das Baby. Sie baut zunächst die Umrandung in der linken Bildhälfte, in die sie alle Kinderfiguren bis auf das kleine Mädchen unten legt. Danach stellt sie den Liegestuhl und den Sessel, platziert die erwachsenen Figuren und die Bäume. Der Aufbau wirkt planvoll und zielstrebig.

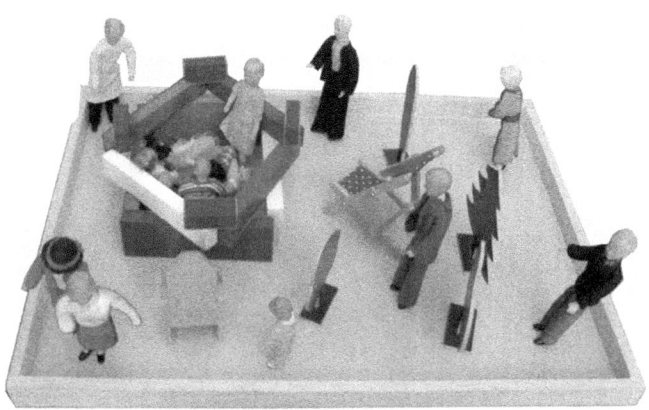

Abb. V.8:
Sceno Mia

2. Formale Analyse
   Das Gesamtbild wirkt harmonisch gleichmäßig gefüllt, eine gewisse Symmetrie ist durch die Ausfüllung der Ecken gekennzeichnet. Die männlichen und weiblichen Figuren stehen sich diagonal gegenüber, allerdings wirken sie nicht in Beziehung zueinander. Einzig die beiden Frauenfiguren links unten scheinen miteinander in Kontakt, auch wenn sie sich nicht anschauen, und wirken, als wollten sie zusammen das Bild verlassen. Das kleine Mädchen wirkt verloren außerhalb des Kinderplatzes, der dominiert wird von einer erwachsenen Person, die als Figur eher Mütterlichkeit bzw. Hausangestellte symbolisiert. Der Liegestuhl – zentral in der Mitte – und der Lehnstuhl als Autoritätssymbol bleiben leer. Die männlichen Figuren sind allesamt ohne Bezug zueinander, nur der »Doktor« schaut in den Kinderplatz hinein.
3. Inhaltliche Analyse
   Vor dem Hintergrund der anamnestischen Daten wird deutlich, dass Mia ihre Lebenswirklichkeit darstellt, vermutlich ohne zu wissen, dass sie es tut. Die Einsamkeit des Kindes wird spürbar, es ist nicht im wie schützend wirkenden »Kinderplatz« in der Mitte der Szene, kein Erwachsener wendet sich ihm zu. Vielmehr verlassen zwei Frauen das Geschehen (Mutter und Schwester), von den Männern ist keine Hilfe zu erwarten. Die Sehnsucht nach Ruhe und Versorgung drückt der Liegestuhl aus, der zwar – der Intensität des Wunsches angemessen – im Zentrum steht, doch er ist leer.
   Der Weg dorthin ist durch den Apfelbaum versperrt. Das kleine Mädchen ist mit gesenktem Kopf zwar der Mutter zugewandt, wirkt aber wie am Platz festgeklebt, es gibt in keine Richtung eine Bewegungstendenz oder eine Beziehungsaufnahme. Es scheint so, als käme gleich ein Erwachsener und würde dieses Mädchen zu den anderen Kindern in »die Kiste« legen, die keine Intimität sondern Enge ausstrahlt. Das Kind strahlt keinen aktiven Impuls aus.

Den Rest der Stunde wollte Mia »Uno« spielen. Das Bild des Sceno aber wirkte nach. In der nächsten Stunde schilderte sie den Mangel an Intimität, den sie in ihrer jetzigen Wohnsituation erlebte. Nichts aus ihrem Zuhause habe sie mitnehmen dürfen, außer Kleidung und ein paar Bilder sei nichts mehr da. Sowohl der Vater als auch das Heim haben sie nicht unterstützt, Möbelstücke, die ihr wichtig waren, mitzunehmen. Die Trauer um die Mutter war gemischt mit Wut auf alle anderen Familienmitglieder, von denen sie sich allein gelassen fühlte. Im Verlauf der therapeutischen Behandlung zeigte sich ein vielschichtiges Bild der Mutter, die sie regelmäßig geschlagen hatte. Mia, die in den Trotz und den Kampf gegangen war, konnte mehr und mehr die Traurigkeit und Verletzung zulassen. Sie entwickelte sich aus dem »verlassenen Kind« zu einem jungen Mädchen, die im Heim zu positiven Sozialkontakten fähig war.

5.10 Fazit

In meiner kindertherapeutischen Praxis ist der Scenotest fester Bestandteil der Diagnostik und auch immer wieder therapeutisches Material als Ergänzung zum Sandspiel, wenn Kinder noch nicht in der Lage sind, die taktilen Herausforderungen des Sandes anzunehmen.

Der diagnostische Wert ist für mich besonders dadurch begründet, dass die Figuren und Gegenstände nicht dem Alltagsbereich des Kinderzimmers entspringen. Dadurch erst wird Raum für Phantasie und beobachtbares Spielverhalten gegeben, die Mentalisierungs- und Ausdrucksfähigkeit des Kindes erkennbar herausgefordert. Wenn auch Jugendliche manches Mal die altmodischen Figuren bemängeln, so verdrängt ein Lächeln über die Beine der Kuh schnell die Vorbehalte und sie lassen sich auf die Szenengestaltung ein.

Das für mich entscheidende Hauptmerkmal ist die Einladung zum spielerischen Umgang mit dem Material, die Unabhängigkeit von Sprache und das Fehlen von typischen Testsituationen. Die umfangreiche Literatur und der Fundus an Beobachtungen und Untersuchungen lassen erkennen, dass der Test in seiner Grundkonzeption in den letzten 75 Jahren nichts an seiner Attraktivität verloren hat. Wenn nun eine behutsame Überarbeitung stattfindet, wird er sicherlich auch noch vermehrt in anderen Verfahren als den analytischen und tiefenpsychologischen zum Einsatz kommen.

In vielen Bereichen wurde der Scenotest abgewandelt und ergänzend übernommen: Dold (1989) setzte ihn ausschließlich familientherapeutisch ein, Zierl (1983) hat das Verfahren als Rollenspiel im Scenodrama eingebunden, Wille (1982) entwickelte auf der Grundlage des Scenotests einen Familienskulptur-Test (vgl. Dietrich 2001, 234).

Der Scenotest als Ergänzung oder Fortführung in vielen Bereichen und Konstellationen, ob in Einzel-, Familien- oder Gruppensettings, bietet mehr als ein projektives Testverfahren. Der Einsatz als therapeutisches Material ist leider zu wenig bekannt, hier bietet sich noch viel Anlass zu Forschung und Dokumentation

Durch die spielerische und kindgerechte Form der Materialien hat der Test den unschätzbaren Vorteil, dass das Spiel mit den Figuren im Vordergrund steht und die Probanden nicht das Gefühl bekommen, in einer Testsituation mit richtig und falschen Lösungen zu stecken.

6 Neuentwickelte spielorientierte Testverfahren

6.1 Kinderwelttest (KWT) von Baulig & Baulig (2006)

Gabriele Meyer-Enders

Beim KWT handelt es sich um ein inhaltsorientiertes, kindertherapeutisches Verfahren, das auf einer spielerischen Ebene einen Zugang zu den Kindern ermöglicht und dabei hilft, sie in ihrer Lebens- und Problemsicht besser zu verstehen. Das Testmaterial besteht vorwiegend aus handelsüblichen Playmobilfiguren, die ganz normal im Handel gekauft oder direkt über Playmobil® bestellt werden können. Die aus dem Testmaterial resultierenden neun Themenbereiche (Familie, Schule, Märchen, Urwelt, Kämpfer, Wildtiere, Heimische Tiere, Wasserwelt und Rettung/Helfer) motivieren zur spielerischen Gestaltung und repräsentieren kindliche Lebensweltbezüge. Die thematische Ausgestaltung durch die Kinder wird nicht projektiv gedeutet, sondern im sprachlichen Kontakt mit den Kindern erschlossen. Es werden drei Auswertungsdimensionen angeboten, die einzeln, aber auch kombiniert angewendet werden können: Die handlungsorientierte Auswertungsdimension fokussiert den Handlungsvollzug in einem zugrunde gelegten phasischen Verlauf. Die inhaltsorientierte Auswertung versucht, die Welt der Bilder, Themen und der Probleme zu belichten. Die gestaltungsbezogene Auswertung dient dazu, Anhaltspunkte über die Art und Weise des kindlichen Sich-Einbringens zu erarbeiten (Analogie zu Testverhalten). Der KWT und seine Auswertungsdimensionen werden bestimmt von den Sichtweisen der Humanistischen Psychologie, insbesondere von der Kinder-Gestalttherapie.

6.2 Plämokasten der Ärztlichen Akademie für Psychotherapie von Kindern und Jugendlichen e. V. (2012, Lehmhaus & Reiffen-Züger 2017)

Bertke Reiffen-Züger und Dagmar Lehmhaus

Der Plämokasten der Ärztlichen Akademie für Psychotherapie von Kindern und Jugendlichen e. V. wurde von Bertke Reiffen-Züger 2012 erstmals vorgestellt. Er bietet sich nicht nur zum Testen, sondern auch zum Spielen an, im Einzel- ebenso wie im Gruppensetting und in der Arbeit mit Familien.

6.2.1 Grundgedanken der Entwicklung des Plämokastens

Bei der Entwicklung des Plämokastens ging es darum, in der aktuellen, heutigen Kindern vertrauten Spielwelt nach Material Ausschau zu halten, das möglichst vielen unterschiedlichen Kindern selbstverständlich und vertraut ist und das genügend Aufforderungscharakter besitzt, sodass Kinder es gerne nutzen, aber auch Psychotherapeuten zum Mitspielen angeregt werden. Das Spielmaterial sollte Kinder inspirieren, eigene Einfälle zu generieren und ihre inneren und äußeren Erfahrungen, Gedanken, Gefühle und Probleme in spielerischer Weise szenisch auszudrücken. Zudem sollte es nicht zu ein-deutig daherkommen, wandelbar sein und von den Kindern mitgestaltet werden können. Die Wahl ist auf die nun schon seit Generationen beliebten Figuren der Spielzeugmarke Playmobil® gefallen.

Die Playmobilfiguren kommen dem grundlegenden Spielbedürfnis der Kinder entgegen, sind ›einladend‹ im guten Sinne des Wortes und gebrauchsfreundlich: Sie sind vielseitig einsetzbar (auch in Sand und Wasser), eignen sich für fast alle Altersstufen, sind strapazierbar und lassen sich leicht reinigen. Sie eignen sich für jede Art von Rollen- und Phantasiespiel, für freies Kinderspiel, aber auch für geleitetes Spiel im Rahmen von ›Spieltherapien‹ und Funktionstherapien.

Die meisten Kinder kommen behandlungsskeptisch bei uns an, sodass es sich anbietet, sie über zeitgemäßes, vertrautes, alltagsnahes und funktionales Spielmaterial direkt in ihrer kindlichen Symbol- und Fantasiewelt ebenso wie in ihrem aktuellen Spielalltag abzuholen, um die Schwelle von Befremden, Abwehr und Widerstand möglichst niedrig zu halten.

Miniaturfiguren bieten sich an, weil sie jedweder Zuschreibung und Willkür gegenüber offen sind, und vor allem entsprechend ihrer subjektiven Brauchbarkeit belebt werden können. In ihrer Stellvertreterfunktion können sie als *Protektionsgestalten* (z. B. imaginäre schützende Gefährten, Polizist mit Amtsgewalt), *Identifikationsgestalten* (mit denen das Kind sich identifiziert wie die schöne Prinzessin, der starke Held), *Substitutionsfiguren* (die für etwas oder für jemand anderen aus dem Seelenleben oder tatsächlichen Alltag des Kindes hergenommen werden) oder als *Aggressionsgestalten* auftreten. Als »Böse« dürfen sie ihre Aggression im Spiel leben (Hexe, Teufel, Räuber, Dracula), dürfen rauben, morden, zaubern, und verwandeln, schimpfen, fluchen, spucken, kämpfen, zerstören und dienen oft der kanalisierten Aggressionsabfuhr.

Wie bei einem hypothetischen Konstrukt wird von einem engen Zusammenhang ausgegangen zwischen den Eigenschaften, Erfahrungen und Erlebnissen, die den Figuren zugeordnet werden, den biographischen Erfahrungen des jeweiligen Kindes und seiner aktuellen Lebens- und Problemlage. Es ist mithin das Kind, das im guten Fall tätig wird – und nicht die Puppe! Das Kind tritt den Miniaturen mit seinen Vorstellungen, Wünschen, Vorlieben und Plänen gegenüber: Es sucht sich ›seine‹ Figuren, die seinen Vorstellungen entgegenkommen und in sein Spiel passen, und gleicht ihre Funktionalität und spielerische Brauchbarkeit ab. Wie dem auch sei, ob die Anmutung der Figur den Ausschlag gibt, oder die innere infantile Welt die Auswahl und den spielerischen Umgang motiviert, immer erfolgen die Zuschreibungen durch die subjektive Konstruktion des Kindes vor dem Hintergrund seines Gewordenseins. Im guten Fall entwickelt sich ein intermediärer Raum, der dem teilnehmenden Psychotherapeuten vorsichtig-nachspürend Einblicke in das kindliche Seelenleben erlaubt, die über direktes Befragen in der Regel nicht möglich wären.

6.2.2 Materialauswahl

Für den beschriebenen Einsatz wurde eine Materialauswahl getroffen, die den Spielraum öffnet, indem sie Ausdrucksmöglichkeiten für kindliche Kernprobleme auf den verschiedenen Alters- und Entwicklungsstufen zur Verfügung stellt und gleichzeitig zu Phantasieproduktionen und zu progressiven Entwicklungen anregt, indem sie projektive Bewegungen unterstützt. Die dabei im Vergleich zum Scenokasten recht große Anzahl der Playmobilfiguren ist einmal der Tatsache geschuldet, dass das moderne Spielmaterial immer differenzierter geworden ist. Zum anderen soll ein Kind über das Material unterstützt werden, ›Spielräume der Wirklichkeit‹ zu schaffen, die szenisch seine Lebenswirklichkeit real ebenso wie in seiner Gefühls- und Vorstellungswelt aufgreifen, sein Erleben szenisch veräußern, sein Inneres entfalten und den Umgang mit der Realität durchspielen, um auch neue Wahrnehmungs- und Bewältigungsmöglichkeiten zu öffnen.

Für den Plämokasten wurden dementsprechend folgende *übergeordnete Bereiche* ausgewählt:

Begrenzung: Das halt- und schutzgebende Setting ist in der psychodynamischen Psychotherapie eine wichtige Voraussetzung für die Öffnung des Spiel-Raumes. Ausgehend von dieser Maßgabe, dass sich spontanes freies Spiel erst in einem sicheren Rahmen entfalten kann, gibt es neben der Spielfläche selbst Zäune und mehrere Behausungen, die Sicherheit geben können (ein Wohnhaus, ein Schlosstürmchen, eine kleine Burg und einen Stall).

Familienleben, Spielen, Kindergarten/Schule und Kranksein wurden als bedeutungsvolle Alltagsbereiche ausgewählt, innerhalb derer in der Regel der ›reale‹ Kinderalltag stattfindet. Sie sind weitgehend deckungsgleich mit den vier Bereichen der Konfliktachse der OPD-KJ-2. Eine komplette Wohnungseinrichtung, ein Spielplatz, ein Klassenraum sowie ein Kinderkrankenzimmer repräsentieren als Kulissenmaterial, ergänzt von entsprechenden Menschenfiguren und Gegenständen, diese kindliche Lebenswirklichkeit. Schule beispielsweise ist nicht nur eine Lehranstalt, die mit Leistungsüberforderung, Rivalität und Mobbing konfrontieren kann, sondern steht auch oft für die Entwicklung, Besetzung und psychische Integration der Anforderungsseite. Auch innerhalb und zwischen den Themenwelten können sich Widersprüche, Krisen und Konflikte entwickeln.

Naturkulissen wie Erde, Feuer, Wasser und diverse Pflanzen und Bäume ermöglichen die Darstellung von Luft und Natur sowie auch die Hinwendung zu symbolträchtigen Elementen, die als Bedrohung sowie als Schutz eine wichtige Rolle spielen können.

Auto, Fahrrad und Boot samt kleinerer Kinderfahrzeuge stehen für *Mobilität*. Es kann konkret ein Sich-Fortbewegen figuriert oder Ankunft inszeniert werden. Symbolisch abstrakter können aber auch Autonomiebestrebungen oder Trennungsängste thematisiert, Abschied und Wiederkehr, Verlust und Wettkampf symbolisiert werden. Während einige Fahrzeuge auch Platz für Gruppen bieten, sind andere Fahrzeuge eher für einzelne Fahrer gedacht und erlauben die Darstellung von Vereinzelung.

Ein Angebot an *Tieren* ist immer, vor allem aber für die jüngeren Kinder außerordentlich wichtig, z. B. können auf Haus- und Zootiere Selbstanteile, Sehnsüchte ebenso wie ›gute‹ oder ›böse‹ Eigenschaften projiziert werden. Tiere agieren oft als Helfer in der Not, trösten und können als imaginäre Spielgefährten eine Verstärkung ebenso wie ein ›Alter Ego‹ oder die Möglichkeit der Beherrschung anbieten.

Die Tiere werden ergänzt durch ein Angebot an *Phantasiefiguren*, die insbesondere bei Kindern im Vorschulalter, die sich noch in der magischen Phase befinden, hilfreich sein können, weil Phantasie und Realität noch nicht voneinander unterschieden werden und das Realitätsprinzip noch nicht sicher etabliert ist: Engel oder Fee, Königsfamilie, Nikolaus oder Einhorn als eher positiv anmutende Figuren oder beispielsweise Drache, Teufel, Dinosaurier als eher bedrohliche Figuren können zur Symbolisierung entsprechender affektiv-emotionaler Zustände verwendet werden und gegebenenfalls helfen, ein inneres Gleichgewicht (wieder-) zu finden.

Ganz besonders wichtig für das figurale Spiel ist das Angebot an *Menschenfiguren*. Näher an der Realität, bieten sie sich an zur Darstellung der Lebenswirklichkeit von Bindung, Beziehung, Austausch und Miteinander: Eine größere Anzahl Männer, Frauen, Jungen und Mädchen ermöglichen die Darstellung von mehreren Familien oder anderen Gruppierungen wie Freunden oder Feinden. Sie verkörpern verschiedene Rollen und Berufe, erlauben Alltagssituationen darzustellen oder über das Phantasiespiel eigene Zukunftsperspektiven zu öffnen. Auch Minderheiten werden in Gestalt Angehöriger anderer Ethnien (beispielsweise amerikanische Ureinwohner) oder historischer Figuren (z. B. Cleopatra) figürlich angeboten und erlauben, dem Andersartigen in der Welt eine Gestalt zu geben. Über Identifikation und Projektion ermöglichen sie einen Ausdruck von ›anders als‹ bis ›abweichend‹ erlebten Selbstkonzepten, Zuschreibungen und Persönlichkeitsanteilen.

Es ist für Kinder oft viel leichter, sich imaginär in weit entfernte, längst ausgestorbene oder sonst wie ›andere Welten‹ zu beamen und dort Verpöntes und Abgewehrtes zu inszenieren. Derart weit vom Hier und Jetzt entfernt, kann manches Kind leichter seinen Maßgaben entsprechend agieren und sich schnell auch wieder davon distanzieren: »Die sind eben so!« Andererseits können Entfernung und Fremdheit ihrerseits wieder Ängste auslösen.

Eine Vielzahl verschiedenster *Zubehörteile* ermöglicht zusätzliche Präzisierung und Verwandlung über Attribuierung. Das ist nicht nur durch ›Umstecken‹ von Einzelteilen (Haare, Köpfe, Kleidung) möglich. In gesonderten Kästchen finden sich Waffen, Haushaltsgegenstände sowie Nahrungsmittel und weitere Kleinteile. Ihre Nutzung kann durchaus von den herkömmlichen Zuschreibungen abweichen und den Weg in alternative oder unbewusste Bedeutungszusammenhänge spuren.

Das Plämomaterial ist auch zur Verwendung im Sandspiel gut geeignet. Die Plämokästen L und S enthalten ebenfalls das für das Story-Stem-Spiel bzw. für das Geschichtenergänzungsverfahren (GEV-B) benötigte Spielmaterial.

Das gesamte Material ist bis auf das Wohnhaus wohlgeordnet in farbigen Kästchen über verschiedene Etagen in stabilen Aluminiumkoffern untergebracht.

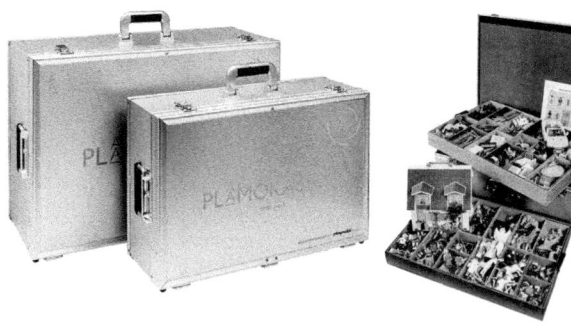

Abb. V.9:
Plämokästen – links: Kasten L und S, rechts: Inhalt (mit freundlicher Genehmigung der Ärztlichen Akademie für Psychotherapie von Kindern und Jugendlichen e. V.)

Mittlerweile werden drei *Varianten* des Plämokastens angeboten: ein *L-Plämokasten* (large) für Diagnostik und Therapie für Kinder über 3 Jahre, ein *S-Plämokasten* (small) mit einer speziell für Diagnostik zusammengestellten Teilmenge des Playmobilmaterials des großen Kastens und für die ganz jungen Kinder ein sogenannter *mini-Plämokasten* (aus der 1-2-3 Playmobilserie) im gleichen Koffer wie der S-Kasten mit altersentsprechenden haptisch und optisch geeignet vorgeformten Figuren.

Alle drei Kästen sind nach dem beschriebenen psychotherapeutisch begründeten Muster bestückt worden. Für strukturell beeinträchtigte Kinder oder für Kinder, die (noch) nicht spielen können, kann ausgewähltes Material gezielt reduziert angeboten werden. Durch die Sortierung in verschiedenfarbige Kästchen ebenso wie durch den beigefügten anschaulichen ›Lageplan‹ wird überdies die Suche nach der passenden Figur und entsprechenden Zusatzteilen erleichtert, und auch das leidige Aufräumen am Ende einer Sitzung wird einfacher und manchmal selbst ›zum Kinderspiel‹.

Als Spielfläche kann eine Platte dienen, die im L- und S-Kasten enthalten ist und die es erlaubt, den Umgang mit Begrenzungen zu beobachten. Für den mini-Plämokasten ist keine feste Spielfläche vorgesehen, da jüngere Kinder bevorzugt auf dem Boden spielen und eher einen nicht begrenzten Raum wählen.

6.2.3 Durchführung

Der Plämokasten kann zur Diagnostik, aber auch zum freien Spiel während einer Behandlung zum Einsatz kommen. Als Diagnostikmaterial kann der Kasten ohne konkrete Arbeitsanweisung oder mit der gleichen Anweisung angeboten werden wie beim Scenotest: »Stell dir vor, du bist ein Regisseur (bei kleineren Kindern: Filmemacher) von einem Fernsehfilm. Du machst einen Film. Dafür sind diese Figuren gedacht. Damit kannst du nun auf dieser Spielfläche eine Szene (einen Teil) aus deinem Film aufbauen. Schau dir alles in Ruhe an.«

Nachdem das Kind fertig ›gebaut‹ hat, wird es gebeten, die ›ganze‹ Geschichte zu erzählen (wenn das nicht schon während des Aufbauens erfolgt ist), seinem Narrativ einen Titel zu geben und eine bevorzugte ebenso wie eine abgelehnte Identifikationsfigur zu bestimmen. Dabei ist zu beachten, dass die subjektiven Bedeutungen nur von dem betreffenden Kind selbst in der jeweiligen Situation entwickelt werden können. Übrigens sind eine gute Spielfähigkeit ebenso wie ausreichende Spiel-Selbsterfahrung auf Seiten des Psychotherapeuten wichtige Voraussetzungen für einen gelungenen Abstimmungsprozess.

Ein Test mit dem Plämokasten alleine ist immer unzureichend. Wir bewegen uns im Bereich qualitativer Diagnostik: Erst eine vergleichende Zusammenschau von teilnehmender Beobachtung, Fremdanamnese, den Angaben zur Lebensgeschichte sowie der Resultate aus den weiteren angewandten Testverfahren ermöglichen es, eine vorläufige Diagnose zu finden, die als Grundlage für das weitere Vorgehen notwendig ist.

VI   Formdeuteverfahren

1	Einführung	275
2	Der Rorschach-Test (Rorschach 1921)	276
3	Empirisch fundierte Weiterentwicklungen des Rorschach-Tests	289
	3.1 Das Comprehensive System (CS) für den Rorschach-Test (Wittkowski 2011, 249 ff)	289
	3.2 Die Holtzman Inkblot Technique (HIT) (Holtzman et al. 1961, deutsch Hartmann et al. 1977)	290
	3.3 Die Würzburger Rorschach-Modifikation (WueRo bzw. Ro 30; Bottenberg 1967, 1972, 1985)	290

1 Einführung

Die Methodik von Formdeuteverfahren (FDV) besteht darin, dass dem Probanden abstraktes, nicht oder kaum strukturiertes visuelles Material (z. B. »Kleckse«) vorgelegt werden mit der Aufforderung, mitzuteilen, was er darin »sieht«, wahrnimmt oder erkennen kann. Aus den formalen und/oder inhaltlichen Besonderheiten der aktiv gestalteten Antworten werden dann Rückschlüsse auf seinen Wahrnehmungsstil, auf kognitive bzw. psychische Merkmale gezogen.

Der Rorschach-Test zählt zu den bekanntesten Verfahren dieser Gruppe. Das maßgebliche Testhandbuch von Brickenkamp (Brähler et al. 2002, 1265) zählt außerdem noch den Deutungstest (Auffassungstest) nach Vetter, den Diapositiv-Z-Test und den Zulliger-Tafeln-Test von Zulliger sowie die Holtzman Inkblot Technik (HIT) von Holtzman dazu. Da der Rorschach-Test in Deutschland als einziges FDV in der klinischen Praxis noch eine Rolle spielt – in der Vergangenheit fand der Test von Zulliger mit seinen lediglich drei Tafeln in der projektiven Diagnostik bei Kindern vielfach Verwendung –, konzentrieren wir unsere Darstellung auf ihn.

2 Der Rorschach-Test (Rorschach 1921)

2.1 Einführung

Das **Prinzip** der Formdeuteverfahren lässt sich in stark vereinfachender Weise am Beispiel des Rorschach-Tests wie folgt zusammenfassen (vgl. Fisseni 2004, 221 f): Dem Probanden werden der Reihe nach die 10 Tafeln mit überwiegend schwarz-weißen, nahezu symmetrischen Zeichnungen vorgelegt, die an Tintenkleckse erinnern. Er soll die Tafeln anschauen und sagen, was er wahrnimmt. Nach dieser Antwortphase folgt eine Befragungsphase, die dem Probanden noch Gelegenheit zu Ergänzungen gibt und in der untersucht wird, welche Parameter jeder einzelnen Tafel (z. B. Form, Farbe, bestimmte Details) die Antwort bestimmten Die Antworten werden protokolliert und nach einem im Wesentlichen wahrnehmungspsychologischen formalen Schema ausgewertet. Der erste Schritt ist die Signierung der Antworten nach Kriterien wie Lokalisation der Antwort, Determinanten und Inhalt (vgl. unten 2.6. Signierung). Damit erfolgt eine formale Reduzierung der Antworten. Die Zusammenstellung und Gruppierung der Signierungen in einer Übersicht ergibt ein Psychogramm, das dann interpretiert wird. Die Interpretation ergibt Annahmen (Hypothesen) zu Merkmalen wie etwa Intelligenz, kognitivem Auffassungsstil, Originalität bzw. Konventionalität und Realitätsorientierung, Leistungsvermögen, Erlebnisrichtung (introversiv vs. extraversiv), affektive Ansprechbarkeit und emotionale Kontrolle.

Formdeuteverfahren waren und sind seit den 1970er Jahren einer bis heute anhaltenden internationalen **Kontroverse** im Hinblick auf ihre wissenschaftliche Basis und die Frage der Gütekriterien ausgesetzt. Sie werden hierzulande an den Universitäten so gut wie nicht mehr erforscht oder unterrichtet. In der Praxis werden sie dagegen immer noch geschätzt, wenn auch mit offenbar nachlassendem Interesse: Während der Rorschach-Test nach der Umfrage an den Erziehungsberatungsstellen in Westdeutschland (Schober 1977) in den 1970er Jahren noch eine absolute Anwendungshäufigkeit von 86,6 % aufwies und von etwa 9 % der Befragten in 100 % der Fälle angewendet wurden (Wittkowski 2011, 242), lag er in den Umfragen unter praktisch tätigen Psychologen in Deutschland aus den 1990er Jahren an 3. (Schorr 1995, 15) bzw. 6. Stelle (Steck 1997, 275) der verwendeten projektiven Verfahren und bei Schorr (1995, 7) an 12. Stelle aller verwendeten Testverfahren. In den späteren Umfragen von Bölte (2000, 157) in kinder- und jugendpsychiatrischen Einrichtungen fand sich der Rorschach-Test nur noch an 9. Stelle und in der repräsentativen Umfrage von Nestler und Castello (2003, 35) an 300 zufällig ausgewählten Erziehungsberatungsstellen in Deutschland an 12. Stelle der Häufigkeit der angewendeten projektiven Verfahren. Allerdings gibt es in allen Untersuchungen auch eine Gruppe von Klinikern, die projektive Verfahren kategorisch ablehnen (vgl. Wittkowski 2011, 242 ff).

2.2 Historische Anmerkungen

Als Vorläufer oder Inspirationsquelle zur Entwicklung seines Tests dürften für Hermann Rorschach die »Klecksographien« des aus Ludwigsburg stammenden Arztes und Schriftstellers Justinus Kerner (1786–1862) gedient haben. Ausgangspunkt für Kerners Spiel mit der Tinte waren die »Tintensäue«, die zuweilen auf die Briefe und Manuskripte des fast erblindeten Dichters fielen. Durch Faltung des Papiers erzeugte er aus den zerdrückten Tintenklecksen abstrakte Zeichnungen, denen er mit ein paar zusätzlichen Federstrichen eine narrative Darstellung zu geben versuchte. Das von ihm aus Klecksographien zusammengestellte »Hadesbuch« ist in Urschrift im Schiller-Nationalmuseum in Marbach am Neckar erhalten. (Quelle: http://de.wikipedia.org/wiki/Justinus_Kerner, 11.1.2014)

Hermann Rorschach wurde 1884 als ältestes von vier Kindern in Zürich geboren und wuchs in Schaffhausen auf, wo der Vater als Zeichenlehrer arbeitete. Seine Mutter verstarb, als er 12, sein Vater, als er 18 Jahre alt war. Nach Kantonsschule und Gymnasium begann er 1904 mit dem Studium der Medizin an der Universität Zürich, schon früh mit dem Ziel, Psychiater zu werden. Das Burghölzli, die Züricher Universitätsklinik, bot mit den neuen Ideen von Freud, den Experimenten von Jung und unter der Leitung von Eugen Bleuler dafür gute Ausbildungsvoraussetzungen. Im Wintersemester 1906/07 studierte er in Berlin und unternahm von dort aus seine erste Reise nach Russland. 1909 legte er in Zürich das Staatsexamen ab und verbrachte anschließend mehrere Monate in Russland, ehe er eine Assistentenstelle an der Thurgauischen Irrenanstalt Münsterlingen antrat. 1910 heiratete er seine Studienkollegin Olga Stempelin aus Kazan in Russland.

Rorschach promovierte bei Bleuler und veröffentlichte 1912 seine Dissertation »Über Reflexhalluzinationen und verwandte Erscheinungen«.

Während der Arbeit an seiner Dissertation experimentierte Rohrschach erstmals mit Tintenklecksen. Ihre fehlende Struktur schien ihm ideal geeignet, die assoziativen, »reflexhalluzinatorischen« Vorgänge während der Wahrnehmung zu studieren. Mithilfe eines ihm bekannten Lehrers sammelte er 1911 die Antworten von 12- bis 15-jährigen Schülern. Von Patienten der psychiatrischen Anstalt Münsterlingen auf die Vorlage von noch nicht standardisierten Tintenklecksen. Die Versuche zielten darauf, die Interaktionen zwischen Rezeption und Kognition zu verstehen.

Hermann Rorschach betrieb darüber hinaus volkskundlich-psychologische Studien zur Frage der Überschneidungen von Aberglaube und Wahn, zur Persönlichkeit einzelner Sektenführer, und erstellte kulturhistorische Abhandlungen zur zeitgenössischen Kunstströmungen, die nie veröffentlicht wurden.

Der polnische Student Szymon Hens untersuchte zu dieser Zeit im Rahmen einer Dissertation bei Bleuler 1.000 Schulkinder, 100 gesunde Erwachsene und 100 psychiatrische Patienten mit einer Klecksmethode, um die Funktion der Phantasie zu verstehen, fand in den Deutungen aber keinen Unterschied zwischen gesunden und kranken Probanden. Trotz dieses ernüchternden Ergebnisses begann Rorschach erneut, sich – unter anderer Zielsetzung – mit den Tintenklecksen zu befassen. Das Deutenlassen von Zufallsfolgen stellte offenbar für Rohrschach einen möglichen Weg dar, um »von elementaren Sehprozessen zu individuellen Wahrnehmungseindrücken und schließlich zu persönlichkeitsgeprägten Interpretationen zu gelangen« (Brugger 2022, 614). Hens bezichtigte Jahrzehnte später Rorschach des Plagiats seiner Methode.

1913–1914 lebte Rorschach mit seiner Frau in der Nähe Moskaus und arbeitete in einem Sanatorium. Nach kurzer Tätigkeit an der kantonalen Irrenanstalt Waldau bei Bern trat er Ende 1915 eine Oberarztstelle an der Appenzell-Ausserrhodischen Heil- und Pflegeanstalt Herisau an.

Rorschach muss sich schon als Schüler spielerisch mit Tintenklecksen befasst haben, die damals unter Künstlern als Gestaltungsmittel und allgemein als Spiel unter dem Namen »Klecksographie« oder »Blotto« verbreitet waren. In seiner Studentenverbindung »Seaphusia« soll er den Spitznamen »Klecks« gehabt haben. Im Frühjahr 1921 erschien sein Werk »Psychodiagnostik. Methodik und Ergebnisse eines wahrnehmungsdiagnostischen Experiments (Deutenlassen von Zufallsformen)«, in dem er den später nach ihm benannten Test beschrieb.

Im April 1922 starb Hermann Rorschach, Vater von zwei kleinen Kindern, im Alter von 37 Jahren an einer zu spät erkannten Blinddarmentzündung. (Quellen: Universität Bern: http://biblio.unibe.ch/rorschach/dt/kurzbiografie.html und Österreichische Rorschachgesellschaft: http://www.rorschach.at/biografie.php, 9.1.2014)

Die historische **Weiterentwicklung** des Rorschach-Tests lässt sich nach Wittkowski (2011, 247 f) in vier Phasen unterteilen:

Vom Erscheinen 1921 bis in die späten 1950er Jahre, der »Phase des ungetrübten Optimismus«, war der Rorschach-Test zentraler Bestandteil der Persönlichkeits- und der klinischen Diagnostik, zahlreiche Veröffentlichungen erschienen und es entstanden mehrere relativ eigenständige Rorschach-Systeme mitsamt den zugehörigen Schulen.

In den frühen 1960er bis zum Beginn der 1970er Jahre verbreiteten sich, begünstigt durch spekulative Interpretationen von Klinikern, Skepsis und Kritik an der empirischen Grundlage des Rorschach-Tests und sein Ansehen sank.

Die dritte Phase von der Mitte der 1970er bis in die Mitte der 1990er Jahre war gekennzeichnet von der Psychometrisierung des Tests in Gestalt des Comprehensive Systems (CS, Exner 1974, deutsch 2010) in den USA. Das CS stellt eine Auswahl der empirisch am besten fundierten Auswertungsparameter der fünf amerikanischen Rorschach-Systeme dar. Durch diese Vereinheitlichung und Standardisierung wurden die Forschungsanstrengungen intensiviert und in der Folge die empirischen Grundlagen und damit die Reputation des Rorschach-Tests gestärkt.

Phase vier, die seit der Mitte der 1990er Jahre andauert, bezeichnet Wittkowski (a. a. O., 248) als »Phase des Leerlaufs« infolge neuer Kritik und heftigen Kontroversen in Bezug auf die Auswertung (inhaltlich-qualitativ oder formal-quantitativ), die Reliabilität und die Validität des Rorschach-Tests.

In der Persönlichkeitsdiagnostik und der klinischen Praxis allerdings gehört der Rorschach-Test in Deutschland wie in den Vereinigten Staaten heutzutage zu den gängigen diagnostischen Instrumenten auch bei Kindern und Jugendlichen, wie die oben zitierten Studien belegen.

2.3 Theoretische Grundlagen

Der Konzeption des Rorschach-Tests liegt in seiner ursprünglichen Form und in seinen Weiterentwicklungen weder eine in sich geschlossene und empirisch fundierte Persönlichkeitspsychologie noch eine psychodynamische Theorie zugrunde. Hermann Rorschach bezeichnete seine Psychodiagnostik als ein »wahrnehmungsdiagnostisches Experiment«, das im »Deutenlassen von Zufallsformen« besteht und dessen Ergebnisse samt den sich ergebenden Fragstellungen »eher als Befunde denn als theoretische Ableitungen zu betrachten« seien (Einleitung zur 1. Auflage). Ihm ging es darum, Einblicke »in die *Funktion* (Hervorhebung im Original) der Wahrnehmung und Auffassung« zu gewinnen (1972, 19), die Phantasie spielte für ihn dabei keine Rolle. Er unterschied zwei Arten von Deutungen: Einerseits Abgleich der aktuellen Wahrnehmung mit Erinnerungsbildern, der bewusst ist bzw. wird (im Sinne von: das *erinnert* mich an …) und andererseits Wahrnehmung ohne Bewusstwerden dieser »Angleichungsarbeit« (im Sinne von: das *ist* ein …).

Der Unterschied zwischen (assoziationsarmer) Wahrnehmung und (assoziativer) Deutung war für Rorschach nur ein gradueller und individueller (a. a. O., 17 f).

Der Rorschach-Test unterscheidet sich von den thematischen Apperzeptionsverfahren dadurch, dass für seine ursprüngliche Konzeption wie für seine Weiterentwicklungen der Mechanismus der Projektion eigener Anteile ins Material keine wesentliche Rolle spielt. Die Auswertung untersucht primär formale Merkmale der Antworten. Dennoch können Projektionen durchaus in die Deutungen einfließen und Auswahl wie Inhalt der Antworten sowie die Assoziationen in der Nachbefragung beeinflussen.

Die Interpretation der Rorschach-Protokolle als Persönlichkeitstest beruht auf der Annahme einer Beziehung zwischen Wahrnehmung und Persönlichkeit. »Die Art und Weise, in der ein Individuum die Kleckskonfigurationen bei der Gestaltung seiner Wahrnehmungen aufgliedert und »strukturiert«, spiegelt grundlegende Aspekte seines psychologischen Funktionsgefüges wider« (Klopfer & Davidson 1971, 23). Die unstrukturierten, kulturell nicht standardisierten und mehrdeutigen Kleckse erlauben bzw. provozieren eine Vielzahl von möglichen Antworten, zwischen denen der Proband aufgrund seiner Bedürfnisse, Erfahrungen und Reaktionsmuster eine Auswahl trifft.

Die nähere Untersuchung des Antwortprozesses ergab, dass die Versuchspersonen in kürzester Zeit eine sehr viel größere Zahl an Deutungen zur Verfügung haben als sie mitteilen, sie müssen also eine Auswahl treffen. Der Antwortprozess lässt sich in drei Phasen gliedern: 1. Klassifizierung des Reizes, 2. Rangreihung und Ausschluss möglicher Deutungen, 3. Auswahl und Antworten. Eine Theorie des Antwortprozesses (nach welchen Kriterien erfolgt die Auswahl, welchen Einfluss haben die Stimulusmerkmale, welche Rolle spielen die Antworten in der Befragungsphase etc.) liegt allerdings noch nicht vor (Wittkowski 2011, 253).

In den letzten Jahrzehnten erfolgten zunehmend neurowissenschaftliche Untersuchungen zum Rorschach-Test (Zusammenfassung bei Brugger 2022, 614 ff): Eine EEG-Studie fand »überzeugende Hinweise für eine spezifisch Bewegungsinterpretationen begleitende Rekrutierung des für motorische Einfühlung und Empathie so zentralen Spielneuronensystems«, ein Ergebnis, das unterstützt wird durch bildgebende Studien mittels funktioneller Magnetresonanztomographie. Eine elegante Untersuchung (Regard & Landis 1988, 1997, n. Brugger 2022) bediente sich der Technik der visuellen Halbfeldstimulation: 24 gesunden Probanden, Rechtshändern, wurden die 10 Rorschach-Tafeln getrennt für das rechte und das linke Gesichtsfeld für nur 150 Millisekunden präsentiert. Die Verarbeitung solcher Reize erfolgt in der gegenüberliegenden Gehirnhälfte. Damit lagen für jede Versuchsperson zwei vollständige Rorschach-Protokolle vor, je eines für die rechte und die linke Gehirnhälfte, die von einem international bekannten Experten beurteilt wurden, der der Meinung war, er hätte zwei Protokolle von zwei unterschiedlichen Personen vor sich. Die Auswertung ergab für beide Hirnhälften grundsätzlich unterschiedliche »Persönlichkeitsprofile«: Die linke Hemisphäre wurde als rational, aspontan und fokussiert beschreiben, die rechte als phantasievoll, intuitiv und affektgeladen. »Die Eleganz des einfachen Versuches besteht darin, dass er kognitiv-emotionale Unterschiede zwischen den beiden Hemisphären validiert, die zu Unrecht der Pop-Psychologie zugeordnet werden, und gleichzeitig eine Validierung des Rorschach-Tests für die Persönlichkeitsdiagnostik darstellt« (a.a.O., 615).

Es ist anzunehmen, dass die neurowissenschaftliche Forschung der Psychodiagnostik mit dem Rorschach-Test weiteren Auftrieb geben wird.

Die meisten Anwender variieren bzw. modifizieren projektive Verfahren nach ihren Zwecken, 20 % signieren ein Rorschach-Protokoll gar nicht (Wittkowski 2011, 241). Dass es bis heute nicht gelungen ist, eine theoretische Grundlage für den Rorschach-Test zu entwickeln, hat die Forschung von Anfang an erschwert und den Wert des Tests für die klinische Praxis gemindert. »Gegenwärtig ist eine einzige, umfassende Theorie der Formdeuteverfahren nicht einmal in Ansätzen erkennbar«, resümiert Wittkowski (2011, 252).

2.4   Indikations- und Anwendungsbereiche

Der Rorschach-Test erhebt den Anspruch, wesentliche Aspekte der Persönlichkeit bei Erwachsenen, Jugendlichen und (mit der entsprechenden Erfahrung) auch bei älteren Kindern zu erfassen. Er gehört damit in den Bereich der psychologischen Beratung, der klinischen Psychologie, der Psychiatrie und der Persönlichkeitsforschung.

Klopfer und Davidson (1971, 27 ff) nennen kognitive, emotionale bzw. affektive und ich-strukturelle Aspekte als hauptsächliche Kategorien, über die der Rorschach-Test Aufschluss geben soll. Zu den kognitiven Aspekten zählen sie Intelligenzniveau und geistige Leistungsfähigkeit, Beobachtungsgabe und die Fähigkeit, Zusammenhänge zu erfassen, Originalität und Realitätsbezug, Produktivität und Breite der Interessen. Die affektiven oder emotionalen Aspekte umfassen die allgemeine Grundgestimmtheit, Selbstgefühl, sozialer Kontakt, Belastbarkeit und Selbstkontrolle. Aspekte der Ich-Struktur sind Ich-Stärke und Realitätskontrolle, Konfliktbereiche (z. B. Aggression, Sexualität, Narzissmus) und Abwehrmechanismen (Verdrängung, Rationalisierung, Verleugnung etc.).

2.5   Durchführung (nach Klopfer & Davidson 1971, 37 ff)

Die Untersuchungsatmosphäre sollte ungezwungen und entspannt, aber aufgabenorientiert sein. Die zehn Rorschach-Tafeln liegen der Reihenfolge nach geordnet mit der Bildseite nach unten auf dem Tisch. Die wörtliche Protokollierung der Antworten erfolgt durch Aufzeichnung oder Audioaufnahme. Ebenfalls benötigt werden der Protokollbogen oder Schemablock zur Notierung der benannten Kleckssteile und eine Uhr zur Registrierung der Reaktionszeit bis zum Beginn der ersten Antwort und der gesamten Testzeit.

Ziel ist es, »so viele individuell charakteristische Antworten wie möglich« zu erhalten (a. a. O., 37).

Die **Instruktion** ist nicht standardisiert, richtet sich nach Alter und Auffassungsvermögen des Probanden und lautet sinngemäß: *»In den Kleckbildern kann man allerlei Dinge sehen; nun sagen Sie mir, was Sie sehen, was es Ihrer Meinung nach sein könnte oder woran Sie das erinnert«* (a. a. O., 39). Der Untersucher kann noch bemerken, dass es dem Probanden überlassen bleibt, wie viele Antworten er zu einer Tafel gibt, und dass es keine richtigen oder falschen Antworten gibt. Die Aufgabe wird also lediglich umrissen und die Art der Ausführung dem Probanden überlassen, ohne ihn dabei mehr als erforderlich zu beeinflussen. Der Untersucher bleibt dabei freundlich neutral, auch nonverbale Kommentare sind zu vermeiden.

Die Tafeln werden dem Probanden der Reihe nach aufrecht in die Hand gegeben. Wenn er mit einer Tafel fertig ist, soll er sie umgekehrt vor sich hinlegen. Bei der zweiten Tafel wird, falls erforderlich, der Hinweis gegeben, dass man die Tafeln auch drehen dürfe. Die Antworten werden festgehalten und für jede Tafel der Reihenfolge nach nummeriert.

In der **eigentlichen Testphase** geht es um die spontanen Reaktionen des Probanden. Der Untersucher fragt nicht nach, sondern beschränkt sich aufs Protokollieren der Antworten, von Tafeldrehungen, der Reaktionszeit und der gesamten Antwortzeit pro Tafel.

Die **Nachbefragung** soll darüber Aufschluss geben, wie der Proband zu seinen Antworten gelangt ist. Sie dient der Vorbereitung der anschließenden Signierung der Antworten und setzt die genaue Kenntnis des Signierungssystems voraus. Wichtige Aspekte sind die Lokalisation (zeigen lassen, auf welchen Kleckteil sich die Antwort bezieht), die Determinanten (was hat ihn veranlasst, gerade so zu antworten: Farbe, Form, Bewegung, Schattierung etc.) und falls erforderlich die nähere Beschreibung des Inhalts, also was genau der Proband mit seiner Antwort meint und was er damit verbindet, nicht jedoch eine weitere Entwicklung von Geschichten zu den Deutungen. Zusätzliche Einfälle und Antworten in der Nachbefragung sind nicht selten und werden ebenfalls verwendet. Auch die Fragen und Antworten der Nachbefragung werden protokolliert.

Die nächsten beiden Phasen sind fakultativ und sollten nur von erfahrenen Untersuchern angewendet werden:

Die **Analogiephase** soll helfen, genauer herauszufinden, welche Determinanten eine einzelne Antwort veranlasst haben, indem verschiedene Antworten miteinander verglichen werden, beispielsweise durch die Frage, bei welchen Antworten sonst noch Farbe eine Rolle gespielt hat. Suggestivfragen sind dabei zu vermeiden.

Die sogenannte **Grenzanalyse** (»testing the limits«) geht nicht in die Signierung ein, sondern versucht, bei einem sehr spärlichen Protokoll bzw. einem gehemmten Probanden herauszufinden, was ihn einschränkt. So kann man ihm Populärantworten (häufig vorkommende Antworten) anbieten und nachfragen, was er davon hält. Die Reaktionen sollen den allgemeinen Eindruck des Untersuchers vom klinischen Bild des Probanden ergänzen.

Die **Abschlussexploration** dient der Klärung inzwischen aufgetauchter Fragen und dem Ausklang des Gesprächs.

2.6 Auswertung und Interpretation

Die Auswertung und Interpretation des Rorschach-Tests erfordern das Studium der Originalliteratur, eine gründliche Ausbildung und die Erstellung vieler Protokolle unter erfahrener Supervision. In Deutschland gängige Lehrbücher stammen von Bohm (1951, mittlerweile in der 11. Auflage verfügbar) und von Klopfer & Davidson (1971, 3. Auflage 1974). Im Rahmen dieses Beitrags können nur die wesentlichsten Aspekte dargestellt werden. Die folgende Darstellung folgt Klopfer & Davidson (1971), dem in Deutschland wohl am weitest verbreiteten Lehrbuch (Wittkowski 2011, 249).

2.6.1 Auswertung

Ziel der Auswertung ist die Umsetzung des Deutungskonzepts des Probanden in quantitative Parameter. Sie umfasst drei Schritte: 1. Antwortzircumscription, 2. Signierung und 3. Verrechnung.

1. Die **Antwortzircumscription** unterscheidet zwischen instruktionsgemäßen Antworten (bezogen auf einen Klecksteil) und belanglosen Randbemerkungen, die nicht bearbeitet werden. Antworten auf Nachfragen und Randbemerkungen werden als Zusatzsigna gewertet. Fragen (»Könnte das hier ... sein?«) werden als Feststellungen behandelt. Eine **Hauptantwort** ist »*eine selbständige und separate Vorstellungseinheit, die zu einem eindeutig umschriebenen Klecksteil oder dem gesamten Klecksbild in Beziehung gesetzt wurde*« (a. a. O., 62 f, kursiv im Original). Eine **Zusatzantwort** ist eine Äußerung aus der Nachbefragungsphase, sie wird gesondert berechnet.
2. Bei der **Signierung** wird jede Antwort nach den Kategorien Lokalisation, Determinanten, Inhalt und Häufigkeit des Vorkommens klassifiziert und mit spezifischen Buchstabenkombinationen kodiert:

a) Die **Lokalisation** (Erfassungsmodus) registriert, auf welchen Klecksteil sich die Antwort bezieht. Die Hauptkategorien (a. a. O., 64 ff) sind: Ganz-Antworten, übliche Großdetails, übliche Kleindetails, ungewöhnliche Details und Zwischenfigur-Antworten (ebenfalls unterschieden nach Ganz-Antworten und ungewöhnlichen Details).

b) **Determinanten** erfassen, welche Eigenschaft der Tafel den Probanden in erster Linie zu seiner Antwort veranlasst hat. Unterschieden und entsprechend signiert (a. a. O., 83 ff) werden: Farbe, Form, Bewegung, Schattierung, Struktur- und perspektivische Deutungen. Zusätzlich erfasst werden Güte, Angemessenheit bzw. Originalität der Antwort.

c) Der **Inhalt** einer Rorschach-Antwort ist gegenüber den formalen Kriterien nachrangig und dient der Ergänzung des Gesamteindrucks. So ergeben sich etwa Hinweise auf die Reichweite der Interessen oder vorherrschende Konflikte. Unterschieden werden etwa Menschen-, Tier- und Pflanzendeutungen, anatomische oder sexuelle Inhalte, konkrete Objekte, mythische und auf Kunst, Architektur oder Landschaft bezogene Deutungen.

d) Häufig vorkommende Deutungen werden als **Populär**- oder Vulgärantworten signiert. Die folgende Zusammenstellung von Populär-Antworten (P) für die einzelnen Tafeln stammt von Klopfer & Davidson (1971, 68 ff, 105 ff), die verschiedenen Antworten zu einer Tafel beziehen sich auf unterschiedliche Klecksteile:

A. I: Menschliches Lebewesen, Fledermaus

B. II: Zwei Menschen, Schmetterling
C. III: Zwei menschliche Figuren, Schmetterling
D. IV: Tierfell
E. V: Fledermaus, Schmetterling
F. VI: Tierfell
G. VII: Menschenköpfe, Bärenköpfe, Fratzen
H. VIII: Tier, Skelett, Baum
I. IX: Menschliche Figur, Kopf, Tierkopf
J. X: Krabbe, Spinne, Hund, Schaf

e) Deutungen, die sehr selten vorkommen und eine besonders kreative Qualität aufweisen, werden als **Original-Antworten** signiert (a. a. O., 108 f).

f) Das **Formniveau** wird anhand der Kriterien Genauigkeit, Spezifizierung und Gestaltung jeder Antwort beurteilt und signiert. Genauigkeit bezieht sich auf die Übereinstimmung der Antwort mit dem Reizmaterial. Spezifizierung (konstruktiv, irrelevant oder destruktiv) meint die Art und Weise von Ausschmückung bzw. Beschreibung und Gestaltung erfasst die Qualität (Sinnhaftigkeit, Vollständigkeit) eines Deutungskonzepts.

g) Bohm (1967, 111 ff) geht noch ausführlich auf die Kategorie »**Besondere Phänomene**« ein. Schon Hermann Rorschach war aufgefallen, dass Versuchspersonen beim Vorlegen der ersten farbigen Tafel (nach sieben monochromen) einen förmlichen *Schock* (kursiv im Original), »einen kürzeren oder längeren affektiven und assoziativen Stupor« erleiden (1921, 1972, 34). Zu den besonderen Phänomenen zählen beispielsweise Versager, Farbschock, Rotschock, Leerschock, Hell- und Dunkelschock, Sexualsymbol-Stupor, amnestische Wortfindungsstörungen, aufgeregte Bewegungen, Deskription (reine Beschreibung ohne Interpretation), Perseverationen und Stereotypien, Hemmungen und transmodale (etwa akustische) Assoziationen. Sie weisen auf eine starke emotionale Beteiligung (z. B. Verwirrung oder unterdrückte Erregung) und damit auf einen Konflikt des Probanden hin.

h) Jede Hauptantwort erhält nur ein Signum für die Kategorien Lokalisation, Determinanten, Inhalt und Popularität bzw. Originalität. Zusatzsigna werden getrennt erfasst und für sich verrechnet. Die Signierungen bestehen in Kürzeln, zum Beispiel (Klopfer & Davidson a. a. O., 66 ff): W: Ganz-Antwort, D: Großdetail-Antwort, d: Kleindetail, F: Form-Antwort, C: Farb-Antwort, M: menschliche Bewegung, N: Natur, P: Populär-Antwort, O+ gute bzw. O- schlechte Original-Antwort.

i) Die Signierungen werden in ein **Signierungsblatt** eingetragen. Diese Gesamtübersicht über die Antworten auf alle zehn Tafeln stellt die Grundlage der Verrechnung dar.

3. Die **Verrechnung** besteht zunächst in der Ermittlung des prozentualen Anteils jeder Kategorie an der Gesamtzahl der Antworten eines Protokolls. Zu den **Hauptproportionen** zählen z. B. Gesamtzahl aller Antworten, Gesamtzeit, durchschnittliche Reaktionszeit und die relativen Häufigkeiten von reinen Formantworten, menschliche Bewegungen, Original- und Populär-Antworten und der Antworten auf die Farbtafeln. **Ergänzende Proportionen** beziehen auch die Zusatzsignierungen ein, so wird etwa der Anteil der Tierbewegungen an allen Bewegungsantworten und die Anzahl von achromatischen und von Schattierungsantworten erfasst. Einzelne der so ermittelten Verhältniszahlen werden dann zueinander in Beziehung gesetzt, beispielsweise die Summe menschlicher Bewegungs- zu derjenigen der Farb-Antworten (»primärer Erlebnistyp«).

Der **Erfassungstyp** bezieht sich auf die Antwortlokalisationen, also die relativen Häufigkeiten von Ganz-Antworten, Großdetail-, Kleindetail-Antworten und der Summe aller außergewöhnlichen Detail- mit den Zwischenfigur-Antworten. Die **Sukzession** beschreibt die Reihenfolge, in der die Lokalisationskategorien auftreten: Die meisten Probanden gehen bei der Deutung eines Klecksbildes vom Gesamtbild aus zu den Details. Diese systematische Sukzession wird in Relation zu jeder anderen (unsystematischen) gesetzt. Je nach der Verteilung ergibt sich eine straffe, geordnete, gelockerte oder zerfahrene Abfolge des Vorgehens.

Das **Psychogramm** (Klopfer & Davidson 1971, 138 f) ist die Säulendarstellung der Verteilung der Antworten auf die Signierungskategorie der Determinanten. Die graphische Darstellung erlaubt dem Erfahrenen eine rasche Orientierung über das Gesamtprotokoll.

2.6.2 Interpretation (nach Klopfer & Davidson 1971, 147 ff)

Stark vereinfachend ausgedrückt geht die Interpretation eines Rorschach-Protokolls von der Annahme aus, dass die Antworten eines Probanden auf seinen Wahrnehmungsmustern (ganzheitlich oder einzelheitlich), seiner Art zu denken (starr oder flexibel, gründlich oder oberflächlich) und mit Emotionen umzugehen (mehr oder weniger kontrolliert) beruhen. Davon ausgehend lassen sich aus den formalen, quantitativ erfassten Merkmalen des Protokolls Rückschlüsse auf Aspekte seiner Persönlichkeit ziehen. So ergeben sich Hypothesen, die intern (mit anderen Parametern des Tests) und extern (Anamnese, Befunde aus Verhaltensbeobachtung und aus anderen Tests) abgesichert werden müssen.

Die Interpretation erfolgt in zwei Schritten: Zunächst wird die psychologische Relevanz der einzelnen Signierungen ermittelt. Dann setzt man die gefundenen Ergebnisse in Beziehung zueinander.

Es folgt eine kursorische Übersicht über die **diagnostische Bedeutung der Signierungskategorien**. Die psychischen Aspekte werden als umso stärker ausgeprägt angenommen, je höher der betreffende Rorschach-Parameter ausfällt:

Lokalisation der Antworten: Art der Auffassung und Logik des Denkens.

- Ganz-Antworten: Fähigkeit, Beziehungen herzustellen, theoretisches und abstraktes Denken, vor allem bei gutem Formniveau.
- Detail-Antworten: Praktische Intelligenz, gesunder Menschenverstand, Genauigkeit bis Pedanterie bzw. Zwanghaftigkeit.
- Zwischenraumdeutungen: Eigensinn, oppositionelle bis aggressive Einstellungen.

Determinanten: Emotionale Aspekte.

Hoher Anteil von Formantworten: Ich-Stärke oder Kontrolliertheit bzw. Rigidität.

- Farbantworten stehen in Verbindung mit der Gefühlsansprechbarkeit.
- Bewegungsdeutungen: Einstellungen zum Ich, zu inneren Vorstellungen, Antrieben, Spannungen und Konflikten.
- Menschenbewegung: Einfühlungsvermögen, Kreativität, differenzierte Wahrnehmung.
- Tierbewegungen: Umgang mit Triebkräften. Aus dem Verhältnis zu Menschenbewegungen ergeben sich Hinweise auf das Ausmaß der Triebkontrolle.
- Objektbewegungen: Spannungs- und Konfliktindikatoren.
- Schattierungs- und Strukturdeutungen: Umgang mit emotionalen Bedürfnissen, insbesondere Wünschen nach Zuwendung und Sozialkontakt.

Inhalt: Breite und Art der Interessen.

Das Verhältnis von **populären zu originellen Antworten** ergibt Hinweise auf Konformität, Originalität bis zu Exzentrik. Ein Gesamtwert von etwa 20 % Populärantworten wird als durchschnittlich angesehen.

Werden die Antworten in Beziehung zueinander gesetzt, ergeben sich nach Klopfer & Davidson charakteristische Muster (**Proportionen**, a. a. O., 159 ff), die Aussagen über die Persönlichkeitsstruktur erlauben sollen. Beispielhaft sei hier die **Beurteilung des Intelligenzniveaus** erwähnt (a. a. O., 168 ff): Wesentlich sind Formniveau, Menschenbewegung, Ganz-Antworten, Original-Antworten, Mannigfaltigkeit des Antwortinhalts und Sukzession in ihrer wechselseitigen Beziehung.

Ein durchgängig hohes Formniveau (Prozentsatz der F+-Antworten, der durchschnittliche Wert wird mit etwa 80 % angegeben), eine hohe Anzahl von qualitativ guten Menschenbewegungen und von Ganz-Antworten, viele Original-Antworten und mannigfaltige Antwortinhalte, die in einer geordneten Sukzession auftreten, sprechen für ein hohes Intelligenzniveau, das auf flexible und kreative, jedoch geordnete und realitätsangemessene Weise umgesetzt werden kann. Ein hohes Formniveau bei nur wenig Original-Antworten kann darauf hinweisen, dass der Proband zwar sehr intelligent, aber nicht besonders kreativ ist.

Umgekehrt weisen ein niedriges Formniveau, viele Tierbewegungen und Populärdeutungen auf eine eingeschränkte intellektuelle Begabung hin. Eine hohe Anzahl von Detail- und Kleindetail-Antworten in Verbindung mit einer starren Sukzession stehen mit Zwanghaftigkeit und Pedanterie in Verbindung. Andererseits können viele, jedoch bizarre Original-Antworten oder eine geringe Anzahl von Populärdeutungen (insbesondere ein Fehlen der Populärdeutung bei Tafel V) bei einer zerfahrenen Sukzession für einen Mangel an intellektueller Kontrolle oder eine Störung des Realitätsbezugs sprechen.

Weitere Proportionen werden von Klopfer & Davidson beschrieben für die Bereiche: Triebstärke, Selbstkontrolle, affektive Ansprechbarkeit durch äußere Reize, Introversion und Extraversion, Zuwendungsbedürfnisse und Kontaktoffenheit (a. a. O., 160 ff).

2.7 Gütekriterien

Die aktuellste und ausführlichste Übersicht über empirische Befunde liefert Wittkowski (2011, 254 ff). Die umfangreiche Kritik der Forscher an Formdeuteverfahren betrifft die heterogene Beschaffenheit des Testmaterials, variable Antwortzahl bzw. unterschiedliche Testlänge, geringe Objektivität der Signierung und den Umstand, dass sich bestimmte Parameter (wie menschliche und tierische Bewegung) auf qualitativ verschiedene psychologische Merkmalsbereiche beziehen. Am Beispiel der Antwortzahl lässt sich allerdings die unterschiedliche Interessenlage von Praktikern und Wissenschaftlern zeigen: Studien zeigen, dass die Antwortzahl entscheidenden Einfluss auf andere Auswertungsparameter hat, ihre Variabilität erklärt ca. 50 % der Varianz aller Rorschach-Variablen (a. a. O., 255). Für Studien sollte dieser Faktor kontrolliert und die Antwortzahl begrenzt werden (wie im CS oder der HIT). Für die Individualdiagnostik bedeutete demgegenüber der Verzicht auf ein reichhaltiges Protokoll einen erheblichen Verlust an Information.

Das Comprehensive System CS stellt eine empirisch besser abgesicherte Modifikation der klassischen Rorschach-Systeme dar, seine Gütekriterien sind daher relativ besser zu bewerten. Mit der Holtzman Inkblot Technique und den Würzburger Rorschach-Modifikationen konnten Reliabilität und Validität weiter verbessert werden, allerdings fehlen empirischen Daten und Befunde weitgehend. Insbesondere liegen keine deutschen Normen vor, was die praktische Brauchbarkeit stark einschränkt (a. a. O., 281).

Zusammenfassend kommt Wittkowski unter Verweis auf Metaanalysen aus den 1980er und 1990er Jahren zu der »Schlussfolgerung, das FDV und insbesondere das CS als Testverfahren mit hinreichender Stabilität und Validität anzusehen sind, sofern sie sachgerecht durchgeführt werden (a. a. O., 255).

Reliabilität: Befriedigende **Übereinstimmung zwischen verschiedenen Auswertern** lässt sich durch Ausbildung und Training durchaus erreichen. Die Übereinstimmungswerte für die Signierung sind für das CS hoch und liegen je nach Komplexität der Deutungen zwischen $r = .66$ und $r = .99$ Allerdings dürften diese Werte durch zufällige Übereinstimmungen überhöht sein, was beim Vergleich methodisch unterschiedlicher Studien nicht zu kontrollieren ist (Wittkowski a. a. O., 258 f). Die Übereinstimmungswerte sinken, wenn es nicht um einzelne Kategorien, sondern um die Interpretation von Rorschach-Protokollen geht. Die höchsten Werte von $r = .65$ bis $r = .90$ fanden sich für die Beurteilung der Intelligenz. In der Beurteilung psychischer Fehlangepasstheit oder einzelner Persönlichkeitsmerkmale ergaben sich nach Bottenberg (1972) unterschiedliche, insgesamt wesentlich schwächere Übereinstimmungen zwischen verschiedenen Beurteilern, die im Bereich von $r = .30$ bis $r = .35$ lagen. Dabei zeigten sich keine Unterschiede zwischen Experten und Studenten. »Damit ist für einzelne psychische Bereiche des Rorschach-Tests Reliabilität in sehr unterschiedlichem, jedoch überwiegend signifikantem Ausmaß gegeben. Eine differenzierte Persönlichkeitsdiagnose kann jedoch kaum auf Reliabilität bauen« (Bottenberg 1972, 138).

Die **Testhalbierungsmethode** ist bei der Unterschiedlichkeit der Tafeln keine geeignete Methode zu Bestimmung der Reliabilität des Rorschach.

Bei der Reliabilitätsbeurteilung mittels **Testwiederholung** ist zu unterscheiden, ob die gemessenen Variablen überhaupt zeitlich überdauernde Dispositionen erfassen sollen oder nicht. Für die klassischen Rorschach-Systeme wurden relativ hohe Werte von $r = .85$ geschätzt, die allerdings nicht unwidersprochen blieben. Für die große Mehrzahl der Variablen und komplexeren Parameter des Comprehensive System ist die zeitliche Stabilität der Beurteilungen insgesamt befriedigend bis gut. Das zeigte sich bei normalen Erwachsenen über eine Zeitspanne von bis zu drei Jahren, bei normalen Kindern, die noch in der Entwicklung sind, lediglich über wesentlich kürzere Zeiträume. Mit zunehmender Zeitspanne sinken die Übereinstimmungswerte. Bei ambulanten und stationären Patienten schwanken die Ergebnisse sehr viel stärker als bei psychisch gesunden Personen (Wittkowski 2011, 261 f).

Validität: Die Frage, ob der Rorschach-Test das tatsächlich misst, was er zu messen vorgibt, ist wegen ihrer Bedeutung für die klinische Praxis seit Jahrzehnten heftig umstritten. Kritiker sehen einen Mangel an empirischen Belegen, Befürworter halten viele Rorschach-Variablen für sehr nützlich und wertvoll für Klinik, Forensik und Pädagogik. In letzter Zeit scheint sich die Meinung durchzusetzen, dass der Rorschach-Test in Verbindung mit anderen Verfahren Erkenntnisse liefern kann, die auf anderem Wege nicht zu gewinnen sind. Aus den Kontroversen um die Validität des Rorschach-Tests entstanden Leitlinien zur Verbesserung der Qualität und damit der Nützlichkeit von Interpretationen (Weiner 1999, 2000, n. Wittkowski 2011, 263).

Kriteriumsbezogene Validität: Vergleiche der Rorschach-Ergebnisse mit Fragebogen, psychiatrischen Diagnosen und dem beobachteten Verhalten ergaben unterschiedliche, insgesamt niedrige Übereinstimmungen. Es ist ein Vergleich von Äpfeln mit Birnen: Die Rorschach-Daten stellen freie Wahrnehmungs- und Deutungsreaktionen auf kaum strukturiertes Reizmaterial dar, Fragebogen veranlassen zur Selbstauskunft anhand vorformulierter, nahezu vollständig transparenter Feststellungen oder Fragen.

Auch die Untersuchungsmethodik von Validierungsstudien hat einen Einfluss: Offene Vergleiche zwischen allen Rorschach-Variablen und allen Skalenwerten eines Fragebogens (Schrotschussverfahren) zeigen deutlich schlechtere Ergebnisse als konzeptionell ausgerichtete Untersuchungen. Der häufig verwendete klinische Fragebogen MMPI (Minnesota Multiphasic Personality Inventory) kommt bei psychiatrischen Patienten zu besseren Ergebnissen, während der Rorschach-Test besser mit objektiven Kriterien wie dem manifesten Verhalten übereinstimmt. Zusammenfassend ergeben Schätzungen des Validitätskoeffizienten anhand von Metaanalysen einen Wert von ungefähr r = .30 (Wittkowski 2011, 263 ff).

Diskrimination zwischen Kriteriumsgruppen: Die Fähigkeit des Rorschach-Tests, zwischen Kriteriumsgruppen zu unterscheiden, scheint dann relativ gut zu sein, wenn sie im Experiment (etwa bei medikamentös ausgelöster Angst oder induziertem Stress) oder bei gut definierten Kriterien (etwa klinischen Gruppen oder Sexualstraftätern) untersucht wird. So steht Farbe in Beziehung zum Affekt, Objektbewegung und diffuse Schattierung zeigen eine Verbindung zu Angst. Sexualstraftäter äußerten signifikant mehr Sexualdeutungen als andere Straftäter (Wittkowski 2011, 267 f).

Treffsicherheit der Rorschach-Diagnose: Für einzelne Indizes des Comprehensive System CS liegen relativ gute Belege vor für die Beurteilung der Intelligenz, die Schizophrenie, zerebrale Dysfunktion, posttraumatische Stressreaktionen, Borderline- und narzisstische Störungen. Mit der Holtzman Inkblot Technique HIT ließen sich unterschiedlich starke Ausprägungen von Angst bei jugendlichen Patienten differenzieren. Weniger gute Ergebnisse ergaben sich im CS für die Abgrenzung von Depression, Bulimie und Gewalttätigkeit.

Vorhersagevalidität: Ein Beispiel für eine theoriegeleitete Entwicklung, die allerdings nicht in das CS übernommen wurde, ist die Rorschach Prognostic Rating Scale (RPRS, Klopfer et al. 1951). Die Skala ist ein Maß für die Ich-Stärke, das aus denjenigen Rorschach-Indices besteht, von denen ein Zusammenhang mit dem Erfolg einer Psychotherapie angenommen wurde. Metaanalysen von Studien mit insgesamt 752 Patienten (Kindern, Jugendlichen und Erwachsenen) ergaben mit einem Wert von p = .63 eine gute Eignung für die Vorhersage des Psychotherapieerfolgs (Wittkowski 2011, 271 f).

Inkrementelle Validität (Wittkowski 2011, 272 ff): Bei den bislang besprochenen Gültigkeitsmaßstäben handelt es sich um Maße der univariaten Validität: Ein Testergebnis wird mit einem Kriterium in Verbindung gebracht. Im klinisch-diagnostischen Setting werden jedoch üblicherweise mehrere Verfahren verwendet und miteinander in Beziehung gesetzt. Inkrementelle oder additive Validität besitzt ein Test dann, wenn er die Gültigkeit einer Vorhersage (etwa des Therapieerfolgs), die durch andere Verfahren erreicht wird, nachhaltig steigern kann. Da der Rorschach-Test durchaus in Bezug auf einzelne Bereiche valide ist, aber kaum mit Fragbogenergebnissen korreliert (die ihrerseits wieder ihren eigenen Gültigkeitsbereich haben), lässt sich annehmen, dass sich die unterschiedlichen Validitäten beider Verfahren ergänzen und zusammen betrachtet mehr Informationen liefern als einzeln. Dieser jedem klinisch Tätigen vertraute Gesichtspunkt wurde in der bisherigen Forschung kaum untersucht. Fragebogen und projektive Verfahren funktionieren unterschiedlich, haben unterschiedliche Zielsetzungen und beruhen auf unterschiedlichen Antwortformen. So basieren viele Fragebögen auf den rein deskriptiven Kriterienkatalogen der International Classification of Diseases ICD oder des Diagnostic and Statistical Manual of Mental Disorders DSM, während der Rorschach-Test den Wahrnehmungs-, Denk- und Erlebnisstil erfasst, was einen kategorialen Unterschied bedeutet. Der Rorschach-Test und die ICD bzw. das DSM erfassen unterschiedliche Ebenen und verschiedene Merkmale, die allerdings dieselbe Bezeichnung tragen können (etwa Depression). Je mehr jeweils für sich gültige Informationsquellen zu einer diagnostischen Aussage beitragen, desto sicherer ist die resultierende Einschätzung begründet.

2.8 Fazit

Der Rorschach-Test ist ein gutes Verfahren zur Erfassung der psychodynamischen Funktionsweise der Persönlichkeit, das andere diagnostische Verfahren komplementär ergänzen und dadurch die Treffsicherheit einer Aussage erhöhen kann (Wittkowski 2011, 274). Der Rorschach-Test und insbesondere seine Modifikationen Comprehensive System, Holtzman Inkblot Technique und die Würzburger Rorschach-Modifikation WueRo und Ro 30 verfügen über eine befriedigende bis teilweise gute Reliabilität und Validität. Die Gültigkeit des Rorschach-Tests lässt sich durch Ausbildung, Übung und Erfahrung deutlich steigern. In den Händen eines sehr erfahrenen Untersuchers kann er als qualitatives psychodynamisches Verfahren auch ohne die quantitative Auswertung wertvolle Einblicke in Persönlichkeitsstruktur, intra- und interpsychische Konflikte, Ängste und kognitive wie affektive Reife und Funktionsweisen liefern.

Im klinischen Setting wird der Rorschach-Test daher gerne verwendet, um aus einer methodisch unterschiedlichen Perspektive neue Hypothesen über den Patienten zu gewinnen, die dann etwa im Rahmen der klinischen Exploration weiter untersucht werden können. Oft ist auch die Gesamtschau aus klinischem Befund, objektivierenden Selbsteinschätzungsinstrumenten und Rorschach-Untersuchung hilfreich für die Beurteilung der Funktionsweise eines Patienten.

Für die Psychodiagnostik bei Kindern und Jugendlichen scheint der Rorschach-Test allerdings, vielleicht abgesehen von speziellen Bereichen wie der Begutachtung (vgl. ▶ Kap. IX, 4.3), heute keine große Rolle zu spielen. Die in der Einleitung erwähnten Umfragen von Bölte et al. (2000) und von Nestler & Castello (2003) zeigten, dass er nur selten verwendet wird und kein Bestandteil der Routinediagnostik ist.

3 Empirisch fundierte Weiterentwicklungen des Rorschach-Tests

3.1 Das Comprehensive System (CS) für den Rorschach-Test (Wittkowski 2011, 249 ff)

Zunehmende Unzufriedenheit mit der Vielfalt der Rorschach-Systeme führte in den USA zur Entwicklung des Comprehensive Systems CS (Exner 1974), das in der Folgezeit mehrfach ergänzt und revidiert wurde und erst seit 2010 auch als ausführliches Arbeitsbuch in deutscher Sprache vorliegt (Exner 2010). Das CS stellt eine Auswahl derjenigen Auswertungsparameter aus den fünf amerikanischen Rorschach-Systemen dar, die als empirisch fundiert eingeschätzt wurden. Dazu gehören Signierungen, Summenwerte, Proportionen und Indizes.

Signa des CS sind Antwortzahl, Farb- und Formantworten, Menschen- und Objektbewegung und Schattierungsdeutungen.

Indizes betreffen Ich-Stärke und Affektkontrolle, logisches und kohärentes Denken vs. Denkstörungen, soziale Anpassungsfähigkeit, Offenheit für Erfahrungen, Intro- und Extraversion, Depression, zwanghafte und selbstdestruktive Tendenzen und Störungen des schizophrenen Formenkreises.

Für alle wichtigen Variablen enthält das CS detaillierte Kodierungsanweisungen mit zahlreichen Signierungsbeispielen, reichhaltiges Übungsmaterial und viele Fallbeispiele.

Die Interpretation eines Protokolls nach dem CS erfolgt in drei Abschnitten: 1. Interpretation auf der Ebene von Variablenclustern führt zu Hypothesen, die 2. miteinander verglichen und 3. zu Schlussfolgerungen zusammengeführt werden.

Davon unabhängig erfolgt eine Interpretation in vier Schritten: 1. Interpretation der strukturellen Merkmale eines Protokolls als Ausdruck des kognitiven Stils des Probanden, 2. Interpretation der Inhalte als symbolisch verschlüsselte Hinweise auf Bedürfnisse, Konflikte und Ängste, 3. Interpretation des Verhaltens der Testperson während der Durchführung als Stichprobe seines Umgangs mit Problemlösungen und anderen Menschen. Die Sequenzanalyse setzt 4. die drei anderen Aspekte miteinander in Beziehung.

Das Comprehensive System hat den Anspruch, nur empirisch belegte Interpretationsansätze und Auswertungsparameter mit mindestens zufriedenstellender Inter-Rater-Reliabilität zu verwenden. Durchführung, Auswertung und Interpretation sind weitestgehend standardisiert. Bislang wurden mehr als 400 Untersuchungen mit über 12 000 Versuchspersonen veröffentlicht. Während das CS in Deutschland nicht Fuß fassen konnte, ist es in den USA seit Jahrzehnten das am meisten verbreitete Rorschach-System (Wittkowski 2011, 250).

3.2 Die Holtzman Inkblot Technique (HIT) (Holtzman et al. 1961, deutsch Hartmann et al. 1977)

Die Holtzman Inkblot Technique ist die Neukonstruktion eines Formdeuteverfahrens und stellt den Versuch dar, den Rorschach-Test psychometrischen Grundsätzen anzupassen. Sie besteht aus zwei Parallelformen von je 45 Tafeln, erlaubt nur eine Antwort pro Tafel und verwendet voneinander unabhängige Merkmalsskalen. Die Parameter werden quantitativ erfasst und mit Normwerten verglichen. Für die USA gibt es Normen auch für Kinder ab 5 Jahren, für den deutschen Sprachraum existieren keine Normen.

Der Test verfügt über eine Diapositiv-Serie für die Gruppendurchführung und eine Kurzform mit 25 Tafeln, die zwei Antworten pro Tafel vorsieht.

Die Antworten werden im Hinblick auf 22 Merkmale ausgewertet, die teilweise mehrere Skalen enthalten, so dass insgesamt 46 Skalen vorliegen. Die erfassten Merkmale sind sowohl formaler wie inhaltlicher Natur. Beispiele sind Reaktionszeit, Versager, Zwischenfigur, Formangemessenheit, Farbe, Schattierung, Bewegung, sexuelle Inhalte, Angst und Feindseligkeit. Eine computergestützte Interpretation ist mit der Holtzman Content Analysis Technique (Vincent 1982) möglich.

Das dreibändige Lehrbuch (Hartmann et al. 1977) bietet eine ausführliche Einführung in Theorie und Praxis der HIT, ist allerdings nicht mehr im Verlagsprogramm und nur noch antiquarisch erhältlich. Die HIT hat sich in Deutschland weder in der Praxis noch in der Forschung etabliert (Wittkowski 2011, 275 ff; Brähler et al. 2002, 1271 ff).

3.3 Die Würzburger Rorschach-Modifikation (WueRo bzw. Ro 30; Bottenberg 1967, 1972, 1985)

Die Würzburger Rorschach-Modifikation verwendet den traditionellen Tafelsatz, sieht jedoch nur drei Antworten pro Tafel vor und enthält ausschließlich quantitativ abgestufte Parameter. Die beiden Varianten zugrunde liegenden Interpretationsansätze sind sorgfältig begründet. Für den WueRo gibt es ein englischsprachiges Testmanual (Bottenberg 1990) und Normen für normale Jugendliche und Erwachsene (Bottenberg 1972). Für die Reliabilität werden gute Werte angegeben, die Validität im Hinblick auf die diagnostische Brauchbarkeit ist zumindest in Teilbereichen empirisch belegt (Wittkowski 2011, 277 f). Auch diese Rorschach-Modifikation konnte sich nicht durchsetzen.

VII Bindungsdiagnostik

1	Einführung...	293
	1.1 Historische Anmerkungen (nach Brisch 1999, 29–35 und Stern 1998, 29 ff)..	296
	1.2 Theoretische Grundlagen...	298
2	Familienzeichnungen	302
3	Der Separation Anxiety Test (SAT) für 4- bis 7-Jährige von Hansburg (1972) bzw. Trennungsangst-Test von Klagsbrunn & Bowlby (1976)	306
4	Geschichtenergänzungsverfahren zur Bindung 5–8-jähriger Kinder (GEV-B) von Gloger-Tippelt & König (2009).......................................	310
5	ProDiBez – Projektives Diagnostikum zum Beziehungserleben von Kindern von Sticker, Willerscheidt & Fooken (2018)	317
6	Der Bochumer Bindungstest für 8- bis 14-Jährige von Trudewind & Steckel (1999, 2009)...	321
7	Adult Attachment Projective (AAP) für Jugendliche und Erwachsene von George et al. (1999, 2001, 2009, 2012)	325
8	Bindungsaspekte in den gängigen projektiven Verfahren	331
9	Imaginative Methoden..	332

1 Einführung

Die Bindungsforschung hat die Aufmerksamkeit von Psychoanalyse und Psychotherapie auf die frühe Kindheit gelenkt und zur Entwicklung von präventiven und therapeutischen Modellen geführt. Gemeinsam mit den Ergebnissen der Familienforschung wurden die Behandlungsmöglichkeiten in der Psychotherapie entscheidend verändert und erweitert. Mit einbezogen sind nun Partner wie Eltern und Geschwister, die zumeist psychisch gesund sind, aber in irgendeiner Weise mit der präsentierten Symptomatik zu tun haben. In all diesen Fällen ist es offenkundig sinnvoll bzw. notwendig, das unmittelbare Umfeld des Problemträgers in die Behandlung einzubeziehen: »Individuelle psychische Störungen bei Kindern bzw. Jugendlichen und Familienbeziehungen beeinflussen sich wechselseitig. Familieninterventionen haben in der Prävention und Therapie deshalb eine hohe Bedeutung, weil die Familie wesentlich zur Bewältigung psychischer Störungen von Kindern und Jugendlichen beitragen kann« (Mattejat 2008, 65).

Die unmittelbare therapeutische Arbeit mit den Bezugspersonen ist dabei umso wichtiger, je jünger ein Kind ist, je mehr familiäre Besonderheiten (psychische Erkrankungen, besondere Kommunikationsformen, Erziehungsstile etc.) die Störung eines Kindes mit beeinflussen und je stärker sich die Symptomatik auf die Familie auswirkt.

Wir können (und müssen) entscheiden, ob wir (verhaltenstherapeutisch orientiert) an der Interaktion der Beteiligten arbeiten, ob wir (systemisch) die Beziehungen innerhalb der Familie und zu ihrem Umfeld beeinflussen oder ob wir (psychoanalytisch bzw. kognitiv verhaltenstherapeutisch) an den inneren Bildern, den Repräsentanzen ansetzen. Über ein besseres Verständnis des Übertragungs- und Gegenübertragungsgeschehens haben wir auch gelernt, unseren eigenen Einfluss auf das System zu reflektieren. All diese Elemente sind aufeinander bezogen und voneinander abhängig. Eine erfolgreiche therapeutische Aktion, die eines dieser Elemente verändert, führt zu Veränderungen auch in allen Einzelelementen (Stern 1998, 24). Dies gilt auch dann, wenn wir uns entscheiden, mit einem Patienten oder Klienten alleine zu arbeiten, aber dabei seine Bindungen und Interaktionen mit seinem Beziehungsumfeld beachten.

In einem Vergleich verschiedener **Formen der Mutter-Kind-Psychotherapie** unterscheidet Stern (1998, 147 ff) Ansätze, die auf eine Veränderung der Repräsentationen der Eltern zielen, von Ansätzen, die auf das beobachtbare Verhalten des Säuglings fokussieren, und solchen, die sich auf die Veränderung der Interaktion beziehen. Der Vergleich verschiedener Methoden ergab keinen Unterschied in der Wirkung, alle sind erfolgreich (Stern 1998, 184). Offenbar führen Veränderungen der elterlichen Repräsentationen unmittelbar zu Verhaltensänderungen und Änderungen der konkreten Interaktion verändern die Repräsentationsmuster.

Voraussetzung jeder Therapie ist Diagnostik. Die Kenntnis des Interaktionsverhaltens, der emotionalen Verbundenheit untereinander sowie der Ängste und Erwartungen der Familienmitglieder aneinander ermöglichen – unabhängig von der therapeutischen Orientierung – ein besseres Verständnis für einen

Klienten bzw. eine Familie, die Anpassung des eigenen Vorgehens an die Möglichkeiten und Grenzen des Gegenübers, den Aufbau einer tragfähigen Arbeitsbeziehung und die Identifizierung von Problemen, Ressourcen und Therapiezielen.

Bindungs- und Familiendiagnostik bezieht sich auf drei Ebenen: das Individuum, Dyaden (z. B das Elternpaar) bzw. Koalitionen, das Familiensystem als Ganzes sowie auf die Wechselwirkungen zwischen diesen Ebenen (Cierpka 2008, 26). Untersuchungsgegenstand können das Verhalten, Erziehungsstile, Interaktionen einschließlich der Sprache, die inneren Bilder von den jeweils anderen (Objektrepräsentanzen) oder von der Beziehung (Bindungsrepräsentationen), Erwartungen, Gefühle und Einstellungen sein. Familiendiagnostik interessiert sich darüber hinaus für Probleme und die Problemsicht der Familienmitglieder, für bisherige Lösungsversuche, für Erwartungen an die Therapie und insbesondere für die Ressourcen der Familie und ihres Umfeldes (Übersicht bei Cierpka 2008).

Die Methoden der Bindungsdiagnostik sind die Berichte der Eltern über das Bindungsverhalten innerhalb der Familie, die Beobachtung der Eltern-Kind-Beziehung, die Provokation von Bindungsverhalten in standardisierten experimentellen Situationen, das Gespräch über bindungsbezogene Themen, halbstrukturierte oder strukturierte Interviews sowie projektive und imaginative Verfahren zur Einschätzung der Bindungsrepräsentation.

In der **frühen Kindheit** wird die Bindungsqualität anhand des kindlichen Verhaltens in einer Trennungssituation, also bei aktiviertem Bindungssystem untersucht. Sicher und unsicher gebundene Kinder unterscheiden sich darin, wie sie reagieren, welches interne Stresslevel sie erleben und wie sie die Bindungsperson zur Regulation ihres aktivierten Bindungsverhaltenssystems nutzen oder nicht. **Kinder ab dem Vor- bzw. Grundschulalter** können sich über ihr Erleben und ihre Gedanken in bindungsrelevanten Situationen sprachlich äußern und sind in der Lage, Lösungswege zu entwickeln. Allerdings fällt es in diesem Alter oft schwer, über peinliche Themen direkt zu sprechen. Daher verwendet Bindungsdiagnostik in diesem Alter symbolische Darstellungen bindungsrelevanter Situationen wie Zeichnungen oder das Puppenspiel. Ältere **Jugendliche und Erwachsene** verfügen über sehr komplexe, internale Arbeitsmodelle von sich selbst in der Beziehung zu Bindungspersonen, können also erlebte Interaktionen mit anderen nachvollziehen bzw. antizipieren, interpretieren und sprachlich mitteilen. In diesem Alter wird die Bindungsqualität mit Interviews oder projektiven Verfahren erfasst (vgl. Bretherton & Kißgen 2009, 108).

Imaginative Techniken zur Diagnostik von Bindungsrepräsentationen können bei Eltern und Kindern ab dem Alter von etwa 6 Jahren angewendet werden.

Eltern kommen auf das Bindungsverhalten ihres Kindes häufig spontan zu sprechen, oft ist es auch Teil der Symptomatik und wesentlicher Teil der Anamneseerhebung.

Die **Beobachtung** der Interaktion zwischen Eltern und Kind im Wartezimmer, im Erstgespräch und im Verlauf der Diagnostik geben einen ersten allgemeinen Eindruck von der Bindungsqualität.

Wenn ein Jugendlicher oder Eltern mit ihrem Kind Hilfe suchen, sind sie beunruhigt, verunsichert und geängstigt. Ihr Bindungssystem ist in dieser Situation aktiviert (Brisch 1999, 96 ff). Ihr Bindungsmuster bestimmt die Erwartungen an den und den Umgang mit dem Therapeuten, der die Aufgabe einer »sicheren Basis« übernehmen soll. Vermeidende oder ambivalente Einstellungen zeigen sich bei aufmerksamer Wahrnehmung schon im Erstgespräch, oft schon in der Begrüßungsszene. Zumindest ab dem Vorschulalter sollte ein Teil des Erstgesprächs auch mit dem Kind alleine geführt werden. Dabei wird das Trennungsverhalten von Eltern und Kind erkennbar.

Wesentliche Beobachtungskategorien sind Feinfühligkeit und gegenseitige Rücksichtnahme, Wärme oder Kälte im Umgang miteinander, regressive Verhaltensmuster, aggressives und omnipotentes Verhalten, Abhängigkeit und Unselbstständigkeit gegenüber forcierter Autonomiebekundung bzw. Überforderung durch unangemessene Erwartungen. Erste Hinweise auf die Bindungsrepräsentation der Eltern gibt auch die Einschätzung, ob das Verhalten der Eltern dem Entwicklungsalter des Kindes angemessen ist.

Das individuelle Bindungsmuster der Patienten selbst bestimmt die familiären Beziehungen und wiederholt sich in der Übertragung. Unsicher-vermeidende Kinder und Jugendliche neigen dazu, sich als kompetent und unabhängig darzustellen, so dass ihre abgewehrte Not nur schwer zu erkennen ist. Unsicher-ambivalente und insbesondere desorganisierte Bindungsmuster äußern sich im raschen Wechsel oder Nebeneinander widersprüchlicher Affekte und Übertragungswünsche. Solche Muster sollte der Therapeut nicht als Widerstand verkennen, sondern als Entwicklungsdefizite verstehen, die eine emotional Halt gebende Beziehungsgestaltung schon im ersten Interview erfordern (Dieter 1999, 29 ff).

Die **Diagnostik des Bindungsverhaltens im jüngeren Kindesalter** setzt die Aktivierung des Bindungssystems voraus. Die »**Fremde Situation**« (»strange situation«, Ainsworth et al. 1978) stellt eine experimentelle Forschungsmethode zur Provokation von Bindungsverhalten bei Kindern im Alter von 12–18 Monaten dar. Sie besteht in einer festgelegten Abfolge von acht Episoden, in deren Verlauf sich die Mutter von ihrem Kind zweimal trennt und nach drei Minuten wieder mit ihm zusammen trifft, einmal kommt eine fremde Person hinzu und versucht, das Kind zu trösten (ausführliche Beschreibung bei Brisch 1999, 44 ff). Für ältere Kinder wurden Modifikationen mit längeren Trennungsphasen entwickelt (z. B Lieberman 1977; Main & Cassidy 1988; Greenberg et al. 1993). Diese international verbreitete standardisierte Methode hat zu wichtigen Erkenntnissen über das Bindungssystem geführt, ist allerdings für den routinemäßigen Einsatz in der Praxis zu aufwändig und ethisch nicht ganz unbedenklich.

Die **Diagnostik des Bindungsverhaltens im Kindergarten- und Vorschulalter** mit Beobachtungsmethoden erfordert eine Anpassung der Methodik, weil die kognitiven, emotionalen und sozialen Fähigkeiten in diesem Alter weiterentwickelt sind, die Kinder mehr Erfahrungen mit Trennungen haben und über internale Arbeitsmodelle verfügen, die ihnen helfen, Trennungen zu bewältigen. Die »**Attachment Organization in Preschool Children**« von Cassidy & Marvin (1992) stellt eine Variante der Fremden Situation für das Alter von 2,5–4,5 Jahren dar. Vergleichbare Beobachtungsverfahren in dieser Altersgruppe sind das »**Preschool Assessment of Attachment**« von Crittenden (1994), das vor allem an klinischen Stichproben von misshandelten Kindern entwickelt wurde, und das »**Main und Cassidy-System**« (1988) für Sechsjährige, das auf der Beobachtung der ersten fünf Minuten nach einer einstündigen Trennung beruht (Gloger-Tippelt & König 2009, 53 ff).

Ein Gespräch über bindungsrelevante Themen ist mit Kindern etwa ab dem Alter von 10 Jahren durchaus möglich. Voraussetzung ist eine Vertrauensbeziehung, die angemessene Wahrnehmung und Interpretation der Gefühle des Kindes sowie authentische und prompte Reaktionen des Interviewers (Grossmann & Grossmann 2003, 126).

Interviews zur Bindung (Übersicht bei Buchheim & Strauß 2002, 27 ff) stellen wichtige Forschungsinstrumente dar, spielen jedoch in der Praxis der Psychodiagnostik aufgrund des erforderlichen Aufwands keine große Rolle. Sie können sich auf die Angaben der Bezugspersonen über das kindliche Bindungsverhalten innerhalb der Familie beziehen, wie z. B das **Attachment-Q-Sort** AQS von Waters & Deane (1985) oder die **Q-Sort-Methode** von Kobak (1993).

Das **Bindungsinterview für Erwachsene** (Zimmermann & Becker-Stoll 2001) stellt die deutsche Form des **Adult-Attachment-Interviews (AAI)** (George et al. 1985; s. a. Brisch 1999, 50 ff) dar und ist auch schon für Jugendliche geeignet. Eine Adaptation des AAI für Kinder im Alter von 8–14 Jahren ist das **Child Attachment Interview CAI** (Target et al. 2003), das auf die Beziehungen zu beiden Eltern und auf bindungsbezogene Ereignisse fokussiert und verbale und nonverbale Reaktionen in die Auswertung einbezieht. Das AAI ist ein wichtiges Forschungsinstrument, allerdings für die Routinediagnostik viel zu aufwändig.

Bindungsverhalten kann nur bei aktiviertem Bindungssystem beobachtet werden. **Ein großer Nachteil von Interviews und Fragebogeninventaren besteht darin, dass sie das Bindungssystem nicht aktivieren** (George et al. 2009, 201). Projektive Methoden sind, wie mittels bildgebender Verfahren nachgewiesen werden konnte, geeignet, genau jene Hirnareale zu aktivieren, die mit der Erkennung bindungsrelevanter Stresssituationen assoziiert sind (Buchheim et al. 2006). **Projektive Verfahren zur Bindungsdiagnostik** können das Bindungssystem aktivieren und daher auch die affektiven und motivationalen Facetten von Bindungsrepräsentationen erfassen. Projektive Methoden sind über symbolische Medien (Geschichtenergänzungsverfahren, spielerische Methoden und Zeichnungen) ein geeigneter Zugang zu Bindungsrepräsentationen vor allem bei Kindern. Bei Jugendlichen und Erwachsenen können projektive bzw. imaginative Techniken das Gespräch ergänzen und den jeweiligen Sachverhalt emotional beeindruckend vor Augen führen.

1.1 Historische Anmerkungen (nach Brisch 1999, 29–35 und Stern 1998, 29 ff)

Die Bindungstheorie wurde in den späten 1950 er Jahren von dem britischen Psychoanalytiker **John Bowlby** (1907–1990) entwickelt. Bowlby, dessen Vater ein bekannter Chirurg war, unterbrach sein Medizinstudium, um für zwei Jahre als Lehrer an einer Schule für junge Menschen mit gestörtem Sozialverhalten zu arbeiten. Schon während des Studiums begann er eine psychoanalytische Weiterbildung und interessierte sich sehr für die Kinderpsychiatrie. Bis zum Zweiten Weltkrieg leitete er die London Child Guidance Klinik. Nach dem Krieg wurde er damit betraut, eine Abteilung für Kinderpsychotherapie an der Tavistock Klinik aufzubauen. Sein Denken wurde durch die Arbeiten von René Spitz (1946) über die Auswirkungen von Deprivation auf junge Kinder und von den tierethologischen Forschungen von Konrad Lorenz (1935) und Harlow & Harlow (1969) über die Prägung beeinflusst. Seine Erfahrungen mit jugendlichen Dissozialen und Forschungsarbeiten im Auftrag der WHO über das Schicksal von heimatlosen und verwaisten Kindern in der Nachkriegszeit begründeten seine Überzeugung, dass es ein biologisch angelegtes System der Bindung gibt, auf dem die starke emotionale Bindung zwischen Mutter und Kind beruht, und dass reale Erfahrungen von Trennung, Verlust und Traumatisierung für die Entwicklung von Verhaltensstörungen und Beziehungsstörungen mitverantwortlich sind. Diese Überlegungen standen in völligem Gegensatz zu den herrschenden psychoanalytischen Positionen und besonders zu denen der Schule um Melanie

Klein, dass die orale Befriedigung beim Stillen an der Mutterbrust verantwortlich für die emotionale Bindung an die Mutter ist und dass die Persönlichkeitsentwicklung von unbewussten, insbesondere sexuellen Phantasien bestimmt wird. Die Reaktionen in der britischen psychoanalytischen Gesellschaft, die damals durch einen Streit zwischen den Schulen von Anna Freud und Melanie Klein vor der Spaltung stand, waren demzufolge skeptisch bis ablehnend. Die Ergebnisse des WHO-Berichts bestätigten jedoch Bowlbys Theorien und bestärkten seine Position auch in der psychoanalytischen Community.

Zu Bowlbys Arbeitsgruppe kam die Kanadierin **Mary Ainsworth**. Ainsworth erweiterte die empirische Basis der Bindungsforschung mit ihren ethnologischen Längsschnittstudien an Kleinkindern und ihren Müttern in Uganda und entwickelte schließlich die »Fremde Situation« als standardisierten Test zur experimentellen Untersuchung der bindungsbezogenen Reaktionen von Kleinkindern. 1969 veröffentlichte Ainsworth die Ergebnisse ihrer Untersuchungen (Ainsworth & Wittig 1969), im gleichen Jahr erschien der erste Band (Attachment, Dt.: Bindung, 1975) von Bowlbys bahnbrechender Trilogie »Attachment and loss«, dessen zweiter Band (Separation, anxiety and anger, Dt. Trennung 1976) 1973 erschien, 1980 gefolgt vom letzten Band (Loss, sadness and depression, Dt. Verlust – Trauer und Depression, 1983).

Die Entdeckung, dass das Phantasieleben der Mutter, ihre Träume, Wünsche und projektiven Identifizierungen eine entscheidende Bedeutung für die psychische Entwicklung des Säuglings hat, geht zurück auf die Werke der britischen Psychoanalytiker Donald Winnicott (1896–1971) und Wilfred Bion (1897–1979). Die amerikanische Kinderanalytikerin Selma Fraiberg (1980, Fraiberg et al. 1975) hat eine gestörte Mutter-Säuglings-Beziehung mit den »Gespenstern im Kinderzimmer«, die in den Gedanken und Gefühlen der Mutter herumspuken, in Verbindung gebracht. Die Entdeckung der zentralen Bedeutung der mütterlichen Repräsentation stellt den Beginn der psychoanalytisch orientierten Säuglingspsychiatrie dar (Stern 1998, 30).

Zu den zahlreichen Schülern von Ainsworth gehörten **Karin** und **Klaus Grossmann**, die Pioniere der Bindungsforschung in Deutschland, und **Mary Main**, die mit Carol George und Nancy Kaplan das »Adult Attachment Interview« entwickelte, womit die Verhaltensbeobachtung durch die Untersuchung von Bindungsrepräsentationen Erwachsener erweitert wurde. Auf die Bindungsrepräsentanzen von Kindern ab dem 3. Lebensjahr richtet sich die von **Inge Bretherton** (Bretherton et al. 1990) entwickelte projektive Methode der Attachment Story Completion Task ASCT. Die Kinder erzählen und spielen angefangene Geschichten zu Bindungsthemen mithilfe von Puppen weiter. Dieses Verfahren wurde in vielen Ländern eingesetzt und weiter entwickelt und als »Geschichtenergänzungsverfahren zur Bindung 5- bis 8-jähriger Kinder (GEV-B)« (Gloger & König 2009) in Deutschland eingeführt.

Carol George legte mit dem Adult Attachment Projective (George et al. 1999) ein projektives Bilderset zur Erfassung der Bindungsrepräsentation Jugendlicher und Erwachsener vor, das in diesem Kapitel ausführlich besprochen wird.

Jede dieser Methoden, die im Verlauf der Bindungsforschung entwickelt wurde, hat zu zahlreichen weiteren Untersuchungen Anlass gegeben, so dass die Bindungstheorie heute auf einer breiten empirischen Basis beruht und zu den am besten fundierten Theorien über die psychische Entwicklung des Menschen gehört.

Seit den späten 1990er Jahren hat sich in Deutschland und darüber hinaus Karl-Heinz Brisch mit einem jährlichen Kongress, der Herausgeberschaft zahlreicher Übersichtsbände bei Klett-Cotta und der Entwicklung eines effektiven präventiven Ansatzes zur Verhütung von Bindungsstörungen »Sichere Ausbildung für Eltern »SAFE®« (Brisch 2014) um die Verbreitung der Bindungstheorie und um ihre Umsetzung in Prävention und Psychotherapie verdient gemacht.

1.2 Theoretische Grundlagen

Die Entwicklung eines Menschen vollzieht sich im Rahmen seiner sozialen Bindungen und Beziehungen, die ihn formen und auf die er wiederum zurückwirkt. In der Beziehung zu primären Bezugspersonen, meist der Mutter, innerhalb seiner Familie und später innerhalb erweiterter Beziehungen erwirbt ein Kind die sozialen Regeln, Werte und Umgangsnormen seiner Bezugsgruppe. Die biologische Grundlage stellt das **Bindungssystem** (Bowlby 1975) dar, ein primäres, genetisch verankertes motivationales System, das zwischen Kind und Mutter nach der Geburt aktiviert wird. Sein biologischer und psychologischer Sinn besteht darin, das Überleben des Säuglings zu sichern, der bei Angst die Nähe und den Schutz der Mutter sucht. Das Gefühl von Gefahr aktiviert das Bindungssystem, damit werden gleichzeitig alle anderen Motivationssysteme gehemmt, insbesondere das **Explorationssystem** (Bowlby 1973), welches Neugierverhalten, Separation und Autonomie fördert. Komplementär dazu sorgt unter normalen Umständen das Fürsorgeverhalten der Bezugsperson dafür, dass sie die Bedürfnisse des Kindes nach Nähe und Schutz feinfühlig wahrnimmt und angemessen darauf reagiert.

Die **Bindungsforschung** hat sich aus der Bindungstheorie von Bowlby (1975) entwickelt und mit ihren empirischen Ergebnissen zu einer Bereicherung und Annäherung von Entwicklungspsychologie, Psychoanalyse, Psychotherapie und systemischer Therapie beigetragen (Übersichten bei Grossmann & Grossmann 2003: Brisch 1999: Brisch & Hellbrügge 2003, 2006). Der Säugling verinnerlicht die wiederkehrenden Erfahrungen mit seinen primären Bezugspersonen und die damit verbundenen Affekte zu »inneren Arbeitsmodellen« (Bowlby 1975, n. Brisch 1999, 37) oder **Bindungsrepräsentationen**, die sich durch Wiederholung verfestigen und seine Beziehungserwartungen, sein Verhalten und Erleben steuern. Entscheidend für diese Entwicklung sind (in Abstimmung mit Temperamentseigenschaften und Besonderheiten des Kindes) die Feinfühligkeit der Mutter und ihre Fähigkeit, die Signale des Kindes richtig zu interpretieren. Diese inneren Arbeitsmodelle beinhalten affektive und kognitive Komponenten und stellen mentale Repräsentationen, vergleichbar mit Beziehungsschemata, dar.

Die Repräsentationen, die Eltern von ihrem Baby und von sich selbst als Eltern entwickeln, üben »einen entscheidenden Einfluss auf die Beziehung der Eltern zu ihrem Baby aus. [...] Da ist zum einen die reale, objektivierbare äußere Welt und zum anderen die imaginäre, subjektive, psychische Welt der Repräsentationen. [...] Diese repräsentationale Welt beinhaltet nicht nur die gegenwärtigen Interaktionen, welche die Eltern mit dem Baby erleben, sondern auch ihre Phantasien, Hoffnungen, Ängste und Träume, ihre Erinnerungen an die eigene Kindheit, Eltern, Vorbilder und Prophezeiungen, welche die Zukunft des Säuglings betreffen« (Stern 1998, 27).

Die Vorstellungen der Eltern von ihrem Kind, was sie sich wünschen und was sie fürchten, dass aus ihm werden kann, wurden wiederum geprägt durch ihre Erfahrungen mit Eltern und Geschwistern, die Geheimnisse, Mythen und Scripts ihrer Familien.

D. Stern beschreibt (a. a. O., 46 ff) vier »**klinische Modelle der repräsentationalen Welt**«: das Modell der Verzerrungen, das Modell des dominanten Themas, das Modell der narrativen Kohärenz und das ontogenetische Modell der Phaseninadäquatheit.

Verzerrungen zeigen sich üblicherweise darin, dass Eltern ihrem Kind schon vor der Geburt überwiegend positive Eigenschaften zuschreiben. Stern sieht in dem Fehlen solch positiver Verzerrungen bei den Eltern von Neugeborenen den Hinweis auf eine beschädigte Mutterliebe und somit ein prognostisches Alarmsignal. Viele Eltern erwarten von ihren Kindern in der Regel gerade ein wenig mehr, als sie von ihrer Entwicklung her können, und fördern damit die Weiterentwicklung ihres Kindes. Verzerrungen können allerdings – bei entsprechender Vorgeschichte der Mutter oder des Vaters – auch in die negative Richtung gehen und zu einer Dämonisierung des Kindes (etwa als Folge einer Projektion) führen: Das Baby, das die Mutter auffrisst oder aussaugt, oder der Sohn, der dem Vater die Frau raubt.

Beim **Modell des dominanten Themas** nimmt die Mutter ihr Baby so wahr, als gehöre es zu einem konflikthaften und problematischen Thema ihres eigenen Lebens. Hierzu gehört unter anderem das Ersatzbaby, das die Stelle eines verlorenen Kindes einnehmen soll; das Baby, das die Mutter in ihrem Unglück trösten oder für erlittenes Unrecht entschädigen soll; das Kind als Partnerersatz; als Erlöser, Rächer, Sündenbock oder als Genie im Sinne einer narzisstischen Projektion nicht erreichter eigener Ansprüche.

Das **Modell der narrativen Kohärenz** beruht auf der Beobachtung, dass in vielen Fällen die Repräsentation der Mutter nicht von ihren realen Bindungserfahrungen im Sinne historischer Wahrheit bestimmt wird, sondern von ihrer narrativen Konstruktion, also der inneren Verständlichkeit, Plausibilität und Stimmigkeit der Erinnerung und Darstellung ihrer Bindungserfahrungen.

Das **Modell der Phaseninadäquatheit** beschreibt die Notwendigkeit, dass sich die Repräsentationen der Eltern mit ihrem Kind weiterentwickeln müssen, und die Probleme, die entstehen, wenn dies nicht der Fall ist. Besonders tragisch wirkt es sich aus, wenn die Eltern nicht in der Lage sind (beispielsweise bei schwer behinderten oder sehr kranken Kindern), sich für ihr Baby überhaupt einen Entwicklungsverlauf und eine Zukunft vorzustellen.

Eine besondere Rolle spielen mütterliche Phantasien über das kommende und das reale Kind, wenn wichtige Schritte der Entwicklung der Mutter wie die innere Ablösung von den eigenen Eltern, eine gesicherte weibliche Identität und eine reifere sexuelle Beziehungsfähigkeit noch nicht erreicht wurden (Berger 1987, 1988, 1989).

Bindungsrepräsentationen verdichten sich zu stabilen, unterscheidbaren und vorhersagbaren **Bindungsmustern:** B: sicher, A: unsicher-vermeidend, C: unsicher-ambivalent und D: desorganisiert gebunden (Brisch 1999, 46 f). Bindungsstile bleiben erhalten; neue Beziehungserfahrungen, auch in der Psychotherapie, können diese Bindungsmuster lebenslänglich modifizieren. Die folgenden drei hauptsächlichen Bindungsstile werden aufgrund typischer Verhaltensmuster als »**organisiert**« bezeichnet (die Beschreibung erfolgt in Anlehnung an Grossmann & Grossmann 2003, 120 ff):

- **Ein sicher gebundenes Kind** kann auch negative Gefühle offen ausdrücken und lässt sich von der Bindungsperson schnell beruhigen. Es kann unbelastet explorieren, solange es sich sicher fühlt, kann bei Stress aber auch um Hilfe bitten und emotionale Zuwendung einfordern. Es kann den gesamten Bereich zwischen liebevoller Nähe und Versenkung ins Spiel nutzen. Im späteren Alter sind diese Kinder einfühlsam, hilfsbereit, flexibel, selbstbewusst, bei anderen beliebt, können soziale Ressourcen nutzen.

- Eine **unsicher-vermeidende Bindungsstrategie** ist durch eingeschränkte Flexibilität gekennzeichnet, diese Kinder vermeiden die Äußerung von Bindungsbedürfnissen und negativen Gefühlen, während sie innerlich extrem gestresst, jedoch kaum zu trösten sind. Als ältere Kinder und Jugendliche sind sie eingeschränkt im Denken, Fühlen und Handeln in Bezug auf emotionale und Bindungsthemen, misstrauisch bis feindselig, betont unabhängig bis unnahbar, wollen keine Hilfe und anderen nicht helfen.
- Eine **unsicher-ambivalente (verstrickte) Bindung** zeigt sich in ausgeprägtem, widersprüchlichem und übertrieben wirkendem Verhalten, in ängstlichem Anklammern an die Bindungsperson bei gleichzeitiger aggressiv gefärbter Unwilligkeit, sich trösten zu lassen. Diese Kinder sind im weiteren Entwicklungsverlauf im Bereich von Autonomie und Exploration eingeschränkt im Hinblick auf ihr Denken, Fühlen und Handeln. Sie haben wenig Selbstvertrauen, sind ausgesprochen anhänglich, unselbstständig, abhängig von anderen, zeigen wenig Eigeninitiative und kaum Bereitschaft, eigene Probleme selbst zu lösen. Sie fühlen sich von anderen entweder ausgenutzt oder nicht beachtet.
- Die **desorganisierte Bindungsstrategie** stellt kein eigenständiges Bindungsmuster dar, sondern weist auf einen Zusammenbruch der Bindungsorganisation hin. Das Verhalten dieser Kinder wirkt ziellos, dissoziiert, stereotyp oder hoch ambivalent, regressiv hilflos oder auch sehr aggressiv. Diese Kinder erleben den stärksten physiologischen Stress. Im weiteren Verlauf fallen sie oft durch hochaggressives Verhalten schon im Kindergarten und ein starkes Bedürfnis auf, die Mutter auf überfürsorgliche oder bestrafende Weise zu kontrollieren.

Längsschnittuntersuchungen (Main et al. 1985, n. Grossmann & Grossmann 2003, 126) belegen einen klaren Zusammenhang zwischen dem frühkindlichen Bindungsstil (festgestellt mit der »fremden Situation«) und dem Kommunikationsmuster der Kinder im Alter von 6 Jahren. Diese Befunde lenkten die Aufmerksamkeit der Bindungsforschung und der bindungsbezogenen Psychotherapie auf die Bedeutung des sprachlichen Diskurses (Grossmann & Grossmann 2003, 120 ff, 127 f).

Unter widrigen Umständen werden Bindungsmuster zu **Bindungsstörungen**. Entscheidenden Einfluss auf diese Entwicklung hat die Empathie oder »Feinfühligkeit« der Bezugspersonen (Ainsworth 1977), also die Fähigkeit und Bereitschaft, die Signale des Kindes zu verstehen und angemessen zu beantworten. Bestimmte Merkmale des Kindes wie beispielsweise Temperamentseigenschaften oder Entwicklungsstörungen wirken sich auf die Feinfühligkeit der primären Bezugspersonen aus. Die Bindungsentwicklung zwischen Mutter und Kind ist damit ein interaktiver Prozess, der von beiden Beziehungspartnern aktiv beeinflusst wird.

Zu Bindungsstörungen kommt es, wenn traumatische Erfahrungen des Kindes über einen längeren Zeitraum anhalten und so seine frühe Entwicklung bestimmen. **Längsschnittuntersuchungen** zeigen, dass unsichere Bindung das Risiko für die Entwicklung von späteren Verhaltensauffälligkeiten erhöht. Eine spezifische Psychopathologie als Folge eines bestimmten Bindungsmusters ließ sich jedoch nicht feststellen. Grundsätzlich kann Bindung dabei auf zwei unterschiedliche Weisen mit Psychopathologie assoziiert sein: Abweichungen in der Ausbildung oder im Funktionieren des Bindungssystems selbst führen zu Bindungsstörungen. Die Qualität von Bindung kann aber auch den Effekt anderer Risikofaktoren (z. B Armut, chronischer Stress, familiäre Gewalt oder psychische Störungen in der Familie) entweder steigern oder abmildern (Zelenko et al. 2013, 118 ff). Eine sichere Bindung stellt einen wichtigen

Schutzfaktor für die seelische Entwicklung dar (Brisch 1999, 76 f). Andererseits beeinträchtigen Störungen im Bindungssystem die psychosomatische Integrität, die Fähigkeit zur Affektregulierung und insbesondere zur Angst- und Frustrationstoleranz, die Symbolisierungsfähigkeit und damit die Sprachentwicklung, die Fähigkeit zum Ertragen von Ambivalenz, die sozialen Beziehungen, die Leistungsmotivation und damit in schwereren Fällen die psychosoziale Integration insgesamt.

2 Familienzeichnungen

Die in diesem Abschnitt vorgestellten projektiven Methoden beziehen sich auf die Erfassung der Bindungsrepräsentationen von Kindern, Jugendlichen und Eltern.

2.1 Einführung

Mensch- und Familienzeichnungen als projektive Verfahren werden an anderer Stelle ausführlich behandelt (▶ Kap. III, 3 und ▶ Kap. III, 4). Dieser Abschnitt konzentriert sich auf empirisch gefundene Merkmale der Zeichnungen von Kindern mit sicherer und unsicherer Bindung und beruht auf der Darstellung von Grossmann und Grossmann (2012, 350 ff).

2.2 Historische Anmerkungen

Nancy Kaplan und Mary Main (1985, 1986) waren die ersten, die zeigten, dass sich Kinderzeichnungen Fünf- bis Siebenjähriger gut für die Diagnostik von Bindungsrepräsentationen verwenden lassen. In einer Reihe von weiteren Untersuchungen (Suess 1987; Fury et al. 1997; Pianta et al. 1999) waren Übereinstimmungen zwischen 68 % und 75 % der Qualität von Zeichnungen von Kindern im Vorschul- und frühen Schulalter mit dem früheren Verhalten im Kindergarten und dem Ergebnis des »Fremde Situation Tests« im Alter von 12–18 Monaten gefunden worden.

2.3 Theoretische Grundlagen

Grossmann und Grossmann (2012, 350 ff) berichten zusammenfassend über den Vergleich der Zeichnungen sechsjähriger Kinder mit dem Verhalten im Kindergarten, dem Ergebnis des Intelligenztests und mit der Bindungsqualität in der Regensburger Untersuchung (Bundscherer 1988; Grossmann 1995). Die Zeichnungen von Kindern mit unsicherer Mutterbindung fielen durch stereotype Darstellungen, mit der Umgebung nicht verbundene Figuren, große Distanz zwischen den dargestellten Personen, unrealistische Positionierung von Personen und Dingen, Korrekturen und Übermalungen und verzerrte Größenverhältnisse auf. Die Arbeitsgruppe um Gail Fury (Fury et al. 1997) entwickelte auf der Grundlage dieser Befunde ein Beurteilungssystem für Kinderzeichnungen mit den Skalen: Lebendigkeit, Kreativität, Zugehörigkeit zur Familie, emotionale Distanz, Ärger, Angemessenheit aller Größenverhältnisse und klinische Pathologie. Zusätzlich erhielt jedes Bild eine Gesamtklassifikation.

Alle Untersucher stimmen darin überein, dass die Gesamtbeurteilung der Qualität der Kinderzeichnung besser mit anderen Kriterien psychischer Sicherheit übereinstimmte als jedes der einzelnen Kriterien für sich genommen (Grossmann & Grossmann 2012, 351 ff).

2.4 Indikations- und Anwendungsbereiche

Familienzeichnungen in verschiedenen Varianten, z. B. als »Familie in Tieren« oder die »Verzauberte Familie«, sind in der allgemeinen Psychodiagnostik von Kindern und Familien weit verbreitet und eignen sich für viele Fragestellungen in diesem Alter.

2.5 Durchführung

Die Kinder der Regensburger Untersuchung erhielten in Abwesenheit ihrer Mutter die folgende Instruktion:

»Zeichne uns bitte ein Bild von jedem in deiner Familie, dich eingeschlossen, während die Familie gemeinsam etwas tut. Versuche, vollständige Personen zu malen, keine Strichmännchen.«

2.6 Auswertung und Interpretation

Für die Regensburger Untersuchung entwickelten die Forscher auf der Grundlage des Auswertungssystems von Familienbildern von Kaplan und Main (1986) eine eigene Auswertungsmethode. Dabei wurden Elemente wie Haus, Baum und Sonne, die in fast allen Bildern vorkamen, nicht bewertet. Grossmann und Grossmann (2012, 351 f) teilen folgende Kriterien als Anzeichen für emotionale Sicherheit mit:

- Individualisierung von Figuren, Haltung, Kleidung und Mimik
- Die Darstellung von Bewegung
- Detailreiche Darstellung der Umgebung
- Vollständigkeit der dargestellten Figuren

Als Hinweise für eine eher unsichere Bindung galten die folgenden Phänomene:

- Unwirklichkeit (Fehlen wichtiger Teile oder nicht mit der Umgebung verbundene Figuren)
- Eintönigkeit (schablonenhafte, schematische Darstellungen und Farbgebung)

Viele der genannten Merkmale differenzierten gut zwischen Kindern mit einer sicheren und Kindern mit einer unsicheren Bindung zur Mutter im Alter von 6 Jahren sowie im Alter von 1 Jahr. »Kinder mit sicherer Mutterbindung hatten eher individuelle, lebendige und weniger eintönige Bilder gemalt als Kinder mit unsicher-vermeidender Mutterbindung. Die bindungssicheren Sechsjährigen malten ihre Familienmitglieder individualisierter und vollständiger, und »echtes Lächeln« war wesentlich häufiger zu sehen als stereotype Smiley-Gesichter« (a. a. O., 352).

2.7 Gütekriterien

In der Regensburger Untersuchung ergaben sich zufriedenstellende Übereinstimmungen zwischen der Klassifikation der Bilder sowohl mit dem Bindungsverhaltensmuster zur Mutter nach der Trennung im Alter von 6 Jahren von 73 % als auch mit der Bindungsklassifikation der Kinder mit 1 Jahr von 71 %. Diese Ergebnisse entsprechen denjenigen früherer Untersuchungen.

Von einem allgemeineren, **tiefenpsychologisch und symbolisch orientierten Interpretationsansatz** und den langjährigen Erfahrungen in unserer Praxis ausgehend weisen folgende Merkmale in projektiven Zeichentests auf Bindungs- und Beziehungsaspekte hin:

- Emotionale Ausstrahlung des Gesamtbildes und der Szene
- Symbolgehalt der Figuren (allgemein und anhand der Assoziationen des Patienten)
- Beziehungen zwischen den Symbolgestalten (z. B Jäger-Beute-Beziehungen, Dominanz und Unterwerfung, Macht und Ohnmacht)
- Individuelle Differenzierung und Ausgestaltung (liebevoll-detailliert oder achtlos)
- Größenverhältnisse und räumliche Anordnung
- Widersprüche im Bild (Symbolgehalt vs. Größenverhältnisse: das riesige Kaninchen und der winzige Adler)
- Dynamik der dargestellten Bewegung (Wer schaut zu wem? Wer scheint aus dem Bild zu fliehen?)
- Ausschlüsse und Einschlüsse (etwa in Patchwork-Familien: Wer fehlt? Und warum? Wer ist dabei, obwohl er fort ist?)
- Widersprüche zwischen Bild und Erzählung, Verleugnungen (»Das ist eine gute Hexe« oder »ein liebes Krokodil«)

2.8 Fazit

Die hier skizzierten Forschungsergebnisse belegen, dass die Familienzeichnungen von Kindern auf der Ebene der Bindungsrepräsentationen deutliche Hinweise auf ihre Bindungssicherheit geben können, wenn bei der Interpretation auch die angegebenen Kriterien beachtet werden. Für eine genauere Beurteilung der Bindungsmuster eines Kindes oder innerhalb einer Familie sollten allerdings weitere Methoden mit herangezogen werden.

3 Der Separation Anxiety Test (SAT) für 4- bis 7-Jährige von Hansburg (1972) bzw. Trennungsangst-Test von Klagsbrunn & Bowlby (1976)

Die nachfolgende Beschreibung beruht auf den Darstellungen von Grossmann und Grossmann zum Trennungsangst-Test (2012, 354 ff) und von Julius zum Separation Anxiety Test SAT (2003, 2009).

3.1 Einführung

Der Trennungsangst-Test ist eine Version des Separation Anxiety Test SAT und ein projektives Verfahren für Kinder im frühen Schulalter, die sich zu heiklen Themen nicht so leicht direkt befragen lassen. Er besteht aus sechs bis acht Darstellungen (Zeichnungen oder Standbilder aus alten Kinofilmen) von Trennungssituationen eines Kindes von seinen Eltern. Jede Forschergruppe hat offenbar ihre eigene Version selbst zusammengestellt (Grossmann & Grossmann 2012, 354). Die Dauer der Trennungen variiert zwischen wenigen Minuten bis zu zwei Wochen. Die Version von Julius (2009) enthält drei Bilder mit bedrohlichen Trennungssituationen, die auch ältere Kinder emotional erreichen sollen. Das Kind wird zu seinen Gefühlen, Gedanken und dem weiteren Verlauf zu jeder Szene interviewt.

Der Test soll »zeigen, welche Vorstellungen Kinder über ihren Umgang mit Bindungsgefühlen haben« (Grossmann & Grossmann 2012, 354) und dient der Einschätzung der Bindungssicherheit eines Kindes.

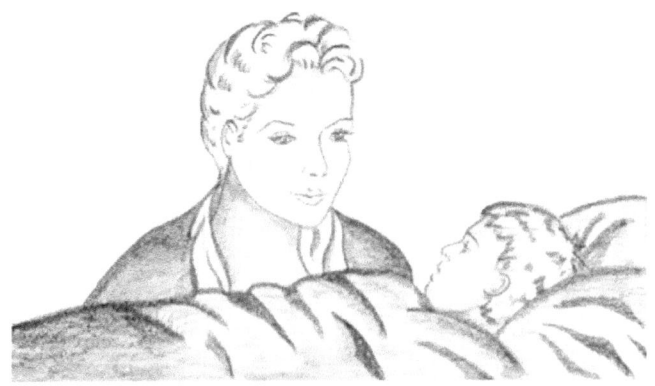

f) Die Mutter sagt dem Jungen abends „gute Nacht"

Abb. VII.1: Trennungsbild des Trennungsangst-Tests (in der Version von Grossmann & Grossmann 2012, S. 355, mit freundlicher Genehmigung von Klett-Cotta)

3.2 Historische Anmerkungen

Der Trennungsangst-Test wurde von Klagsbrunn und Bowlby (1976) auf der Grundlage des Separation-Anxiety Tests (Hansburg 1972) konzipiert, der zur Erfassung von Trennungsängsten bei Jugendlichen in Heimen entwickelt worden war. In der Folgezeit variierten unterschiedliche Forschergruppen den Test und unternahmen je eigene Validierungsversuche. Er wurde bislang als Forschungsinstrument verwendet und noch nicht als standardisierte Testversion publiziert.

3.3 Theoretische Grundlagen

Die **theoretische Grundlage** des Trennungsangst-Tests ist die Bindungstheorie von Bowlby.

3.4 Indikations- und Anwendungsbereiche

Erfassung von Bindungssicherheit und Trennungsangst bei Kindern im Alter von 4–7 Jahren.

3.5 Durchführung (n. Grossmann & Grossmann 2012, 354)

Die Bilder werden den Kindern nacheinander vorgelegt. Jedes Bild wird dem Kind einzeln erklärt und es wird zu jedem Bild interviewt. Die Instruktion lautet:

> »Erwachsene wollen manchmal wissen, was Kinder denken, wenn sie für eine kurze Zeit alleine bleiben müssen. Wir dachten deshalb, dass wir dich danach fragen könnten: Was denkst du, wie es einem Kind in deinem Alter geht und was es tun würde, wenn seine Eltern für einige Zeit weg gingen?«

Das Kind wird zu jedem Bild einzeln befragt. Die Fragen beziehen sich auf die Gefühle des Kindes, auf Handlungsstrategien und auf die Klärung seiner Motive. Weitere Fragen richten sich auf den Umgang der Erwachsenen mit dem Kind im Bild. Daran kann sich ein Gespräch über eigene Erfahrungen der Kinder und ihre damit verbundenen Gefühle, Gedanken und Bewältigungsstrategien anschließen (Julius 2009, 123).

Die Situation wird gefilmt und es wird ein vollständiges Transkript des Interviews und der nonverbalen Reaktionen des Kindes erstellt.

3.6 Auswertung und Interpretation

Grundlagen der Beurteilung der Antworten des Kindes sind die diesem Alter angemessenen Denk –, Ausdrucks- und Verhaltensweisen von Kindern und die Bindungstheorie. Die Untersucher ordnen die geäußerten Emotionen, Handlungsoptionen und zugrunde liegenden Motive und den »mentalen Umgang« (Grossmann & Grossmann 2012, 356) der Kinder den Bindungskategorien zu. Die formale Beurteilung richtet sich auf das Ausdrucksverhalten und die Erzählweise des Kindes, die inhaltliche Bewertung auf das Erleben und Verhalten der beteiligten Personen und auf den Verlauf der Geschichte.

Die Antworten wurden systematisch erfasst und quantifiziert im Hinblick auf das Ausmaß der geäußerten Betroffenheit (stark, indirekt oder gar nicht), auf die Qualität der Lösung (bewältigungsorientiert, Phantasie-Bewältigung, Sich-Arrangieren, Hilflosigkeit, extremer Pessimismus) und im Hinblick auf Zeichen von Anspannung (entspannt, widersprüchlich, belastet).

Sicher gebundene Kinder zeigten ein ausgeglichenes Verhältnis zwischen der Äußerung von Gefühlen von Einsamkeit, Traurigkeit oder Ärger und Selbstbeherrschung. Sie suchten nach einer Lösung, z. B. die Eltern von der Trennung abzuhalten, oder sie überlegten, dass in der Trennungszeit andere Bindungspersonen zur Verfügung stehen könnten. Sie beschrieben die Erwachsenen als einfühlsam, unterstützend, bereit und in der Lage, dem Kind in seinem Schmerz zu helfen. Ihre Geschichten fanden einen guten Ausgang. Grossmann und Grossmann bewerteten den angemessenen adaptiven Umgang mit negativen Gefühlen in Verbindung mit konstruktiven Lösungen als »Konstruktive Internale Kohärenz« (2012, 359).

Unsicher-vermeidendes Bindungsverhalten zeigte sich darin, dass die Kinder nicht über ihre Gefühle sprachen, sie verleugneten oder auf andere Themen zu sprechen kamen. Sie schilderten ihre Bindungspersonen als zurückweisend und nicht unterstützend. In belastenden Situationen suchten sie keine Nähe oder Unterstützung, sondern zeigten erhöhtes Explorationsverhalten. Sie konnten keine aktiven Strategien nennen, um ihrer Bindungsperson wieder nahe zu sein, sondern reagierten durchweg passiv (Julius 2009, 124 f).

Unsicher-ambivalent gebundene Kinder beschrieben im SAT ihre Bezugspersonen als unberechenbar in Bezug auf ihr Bindungsverhalten. Sie zeigten typischerweise aggressive Verhaltensweisen gegenüber ihren Bindungspersonen in Kombination mit dem Versuch, sich ihrer Nähe zu vergewissern (Julius 2009, 125 f).

Als Hinweise auf einen **desorganisierten Bindungsstil** wurde gewertet, wenn die Kinder im Testverlauf offenbar dissoziierten, verstummten, ausdruckslos wurden oder irrationale Antworten gaben. Diese Kinder äußerten Gefühle starker Hoffnungslosigkeit und waren nicht mehr in der Lage, klar zu denken und Auswege zu finden. Als Zeichen von Desorganisation wurden auch chaotische oder unklare, pessimistische Verläufe und katastrophale Ausgänge angesehen, etwa dass das Kind oder die Eltern um ihr Leben kommen oder verlorengehen (Grossmann & Grossmann 2012, 357 f). Julius (2009, 127 ff) nennt neben Katastrophenphantasien und Hinweisen auf Dissoziation als weitere Kriterien für Desorganisation noch zwei auffällige Sprachmuster: »eingeschobene Aussagen«, die wie Einsprengsel oder Fremdkörper in der Erzählung des Kindes auftauchen, und »gegenteilige Aussagen, die vom Kind nicht bemerkt werden«.

3.7 Gütekriterien

Grossmann und Grossmann (2012, 357 ff) beschreiben das Ergebnis ihrer Untersuchungen vorwiegend qualitativ. Sie vergleichen die mithilfe des Trennungsangst-Tests ermittelten Bindungsqualitäten mit empirischen Ergebnissen aus Untersuchungen mit dem Fremde Situation-Test (Ainsworth et al. 1978) und dem Geschichtenergänzungsverfahren (Gloger-Tippelt & König 2009) und kommen so zu grundsätzlichen Übereinstimmungen.

Julius (2009, 135 f) nennt in einer Übersicht über Studien mit dem SAT Übereinstimmungen mit der Fremden Situation im Alter von einem Jahr im Bereich von 68–82 % für die Hauptbindungskategorien, die **Kriteriumsvalidität** ist damit zufriedenstellend. Die mitgeteilten **Interrater-Reliabilitäten** sind mit 80 bis über 90 % als gut zu bezeichnen. Eine Studie an 47 Kindern (Julius 2001), nahezu ausnahmslos traumatisiert und als desorganisiert gebunden beurteilt, ergab hochsignifikant mehr dissoziative Symptome in den SAT-Antworten als bei organisiert gebundenen Schülern als Hinweis auf eine sehr gute **Konstruktvalidität** des SAT im Hinblick auf die Unterscheidung von organisierten und desorganisierten Bindungsmustern.

3.8 Fazit

Der Separation Anxiety Test bzw. Trennungsangst-Test ist aktuell noch ein Forschungsinstrument mit einer vergleichsweise aufwändigen Durchführung und Auswertung. Er bringt alle Voraussetzungen mit, zu einem Standardverfahren in der klinischen Diagnostik bei Kindern mit Trennungsangst und Bindungsschwierigkeiten weiterentwickelt zu werden. Dabei wäre eine qualitativ-heuristische Auswertung und Interpretation, vergleichbar mit der des TAT, genauso vorstellbar wie eine empirisch fundierte, ökonomische Version von Durchführung und Auswertung, welche die valide Zuordnung eines individuellen Testbefundes zu den hauptsächlichen Bindungskategorien ermöglicht.

4 Geschichtenergänzungsverfahren zur Bindung 5–8-jähriger Kinder (GEV-B) von Gloger-Tippelt & König (2009)

4.1 Einführung

Das GEV-B ist die Weiterentwicklung und Adaptation der Attachment Story Completion Task (ASCT) von Bretherton und Ridgeway (1990, deutsch Bretherton et al. 2001) an deutsche Verhältnisse. Es erfasst die symbolisch und narrativ dargestellte Bindungsrepräsentation von Kindern zwischen 5 und 8 Jahren.

Mithilfe von Puppen, die eine Familie darstellen, und Spielmaterial werden dem Kind die Anfänge von sieben Geschichten vorgespielt, die es zu Ende spielen und dabei erzählen soll, was geschieht. Die in festgelegter Reihenfolge dargebotenen bindungsrelevanten Situationen beziehen sich auf alltägliche Belastungen. Eine Aufwärmgeschichte steht am Anfang, am Ende soll das Kind einen Familienausflug darstellen. Der Untersucher stellt die Figuren auf und spielt den Beginn der Szene bis zum Problem, das Kind wird dann gebeten, zu Ende zu spielen. Das Kind wird angeregt, das inszenierte Problem zu lösen und seine Erwartungen und Vorstellungen über das Fürsorgeverhalten seiner Bezugspersonen im Spiel und Gespräch mit den Figuren darzustellen. Nachfragen beziehen sich auf die Gefühle und Gedanken des Kindes in Verbindung mit seiner Geschichte.

Die Protokollierung erfolgt durch eine Videoaufnahme oder/und ein wörtliches Transkript. Ziel der Auswertung ist die Feststellung der globalen Bindungssicherheit eines Kindes und die Zuordnung seiner Bindungsmuster zu den Haupt-Bindungskategorien.

4.2 Historische Anmerkungen (nach Gloger-Tippelt 2009, 65 ff)

Die Erweiterung der Bindungsdiagnostik vom Bindungsverhalten auf die Ebene der Repräsentationen war durch die Längsschnittstudie von Main (Main et al. 1985) erfolgt. Auf dieser Grundlage und angeregt durch eigene Erfahrungen mit Denk-und Erzählmustern und dem Symbolspiel von Kindergartenkindern stellten Inge Bretherton et al. (1990) mit der Attachment Story Completion Task (ASCT) eine Verbindung zwischen Spielen, Erzählen und Denken von Kindern in diesem Alter mit ihrem inneren Arbeitsmodell von Bindung her. Die Aufforderung zu verbalen Antworten auf Bilder mit Trennungsgeschichten im Separation Anxiety Test hatte sich als zu anspruchsvoll für diese Altersgruppe erwiesen, die Verwendung von Familienfiguren und wenigen Requisiten erwies sich als wesentlich ergiebiger. Die ASCT wurde nach inhaltsanalytischen und bindungstheoretischen Kriterien ausgewertet und kontinuierlich weiterentwickelt (zum aktuellen Stand vgl. Bretherton & Kißgen 2009).

In der Folgezeit wurde die Validität des ASCT im Vergleich mit anderen Erfassungsmethoden der Bindungsqualität durch zahlreiche Untersuchungen bestätigt (Übersicht bei Bretherton & Kißgen 2009, 116 f).

4.3 Theoretische Grundlagen

Grundlagen des GEV-B sind die Bindungstheorie, die Ergebnisse der empirischen Bindungsforschung und die Entwicklungspsychologie. Das bevorzugte Kommunikationsmedium von Kindern ist das Spiel, das als Ausdrucksmittel und Folie der zugehörigen Erzählung dient. Das Verfahren geht davon aus, dass sich das Kind mit einer Figur identifiziert und im Spielverlauf, angeregt durch die eingeführte Thematik, projektiv seine Bindungsrepräsentationen ausdrückt. Die Verbindung von Symbolspiel und einer Erzählstruktur, die einen Spannungsbogen enthält, führt zu Narrativen, die auf bindungsrelevante Merkmale hin untersucht werden. »Narrative vermitteln die mentale Struktur von Erfahrungen, geben Auskunft über die Rolle des Selbst oder einer Identifikationsfigur und anderer Personen in der Geschichte, sie enthalten oft einen gesprochenen Dialog zwischen den in den Geschichten beteiligten Figuren. Für Kinder im Vorschulalter erfüllen Narrative vor allem die Funktion, ihre Erfahrungen zu kommunizieren und schaffen Möglichkeiten zur Regulierung ihrer Emotionen, insbesondere bei negativen Erfahrungen« (Gloger-Tippelt & König 2009, 63).

Das Auswertungssystem für das GEV-B wurde auf der Grundlage der in Vorstudien erhaltenen Antworten der Kinder und bindungstheoretischer Überlegungen völlig neu konzipiert und weiterentwickelt, das aktuelle Manual (2009) ist die siebte Version.

Die Auswertung der Videofilme bzw. Transkripte erfolgt in drei Schritten (Gloger-Tippelt & König 2009, 66 f, 90 ff):

1. Kodierung inhaltlicher Merkmale (einzelner Geschichten und geschichtenübergreifend) anhand eines Kriteriumkatalogs.
2. Qualitative Auswertung der Lösungswege der einzelnen Bindungsthemen der Geschichten und Zuordnung zu einer Bindungsklassifikation.
3. Quantitative Auswertung, indem für jede Geschichte ein Bindungssicherheitswert (zwischen 0 sehr unsicher und 4 sehr sicher) vergeben wird. Aus dem arithmetischen Mittel aller Geschichten ergibt sich ein globaler Bindungssicherheitswert.

4.4 Indikations- und Anwendungsbereiche

Das GEV-B eignet sich zur Erfassung der Bindungsrepräsentation bei Kindern von 5–8 Jahren in der Eltern-, Familien-und Erziehungsberatung, klinischen Diagnostik, Kinderpsychotherapie, Familientherapie, Begutachtung und Forschung. Es verdeutlicht, wie sicher sich ein Kind im Rahmen seiner Familie fühlt, und wie es Emotionen in Belastungssituationen regulieren kann. Das Verfahren liefert darüber hinaus auch Informationen über die innerpsychische Welt eines Kindes, die es selbst noch nicht angemessen sprachlich vermitteln kann.

Im **diagnostischen Prozess** ermöglicht das GEV-B die Erfassung der Bindungssicherheit, der Bindungsqualität und von eventuell vorliegenden Bindungstraumata.

In der **Elternarbeit** kann anhand der erhobenen Informationen, gegebenenfalls mithilfe von Ausschnitten aus der Videoaufnahme, den Eltern die innere Welt ihres Kindes nähergebracht und damit ihr Verständnis für seine Bindungs- und Explorationsbedürfnisse verbessert werden. Zu beachten ist dabei, dass die erzählten Geschichten nicht die objektive Realität abbilden, sondern das Ergebnis der Verarbeitung realer Erfahrungen des Kindes mithilfe seiner Phantasie darstellen.

In der **Kinderpsychotherapie** kann das GEV-B zur Eingangsdiagnostik und prozessbegleitend zur Verlaufsdiagnostik eingesetzt werden. Traumatisierten Kindern bietet das Verfahren die Möglichkeit, ihre Erfahrungen im Rahmen einer stabilen therapeutischen Beziehung zu externalisieren. Damit werden sie durch behutsame Veränderungen und Neukonstruktionen der kindlichen Narrative der therapeutischen Bearbeitung zugänglich.

4.5 Durchführung

Die **Durchführung** des GEV-B setzt die genaue Kenntnis und Beachtung der Durchführungs- und Regieanweisungen voraus (Gloger-Tippelt & König 2009, 81–89 und DVD) und kann hier nur skizziert werden.

Für die **Dauer der Durchführung** dürfte normalerweise eine Sitzung von 50 Minuten ausreichen.

Das **Spielmaterial** besteht aus kleinen Puppenfiguren, möglichst mit biegbaren Extremitäten und gutem Stand, aus beliebigem Material, die eine Familie darstellen: beide Eltern, Großmutter oder Großvater, ein Mädchen und ein Junge. Wenn eine größere Distanz zur Herkunftsfamilie sinnvoll erscheint wie bei traumatisierten Kindern, können auch Tierfiguren verwendet werden. Weiter werden einige Puppenhausmöbel, Geschirr, ein kleiner Kuchen, ein Stück Ast als Baumstamm und ein Auto benötigt, in das die ganze Familie gesetzt werden kann. Mehr Gegenstände oder Figuren wären störend. Das Spielmaterial sollte beide Geschlechter ansprechen.

Die Durchführung des GEV-B setzt eine gute Beziehung zum Kind und ein entspanntes Klima voraus. Die Untersuchung findet an einem Tisch in einem reizarmen Raum ohne die Anwesenheit weiterer Personen statt. Kind und Untersucher sitzen über Eck, die Spielmaterialien befinden sich in einem Koffer und können dem Kind am Anfang einzeln gezeigt werden. Die Kamera nimmt das Kind frontal und die gesamte Tischplatte auf.

Die allgemeine **Instruktion** lautet:

»*Wir spielen jetzt zusammen sieben Geschichten und wir machen das so, dass ich dir immer den Anfang vorspiele und du die Geschichte dann weiterspielst und mir sagst, wann sie zu Ende ist.*«

Der Untersucher stellt dem Kind die Figuren vor und gibt jeder einen Namen, den das Kind wiederholen soll, um mit den Figuren vertraut zu werden. Die Namen der Kinderfiguren dürfen nicht dem Namen des Kindes entsprechen.

Regieanweisungen: Requisiten, Position der Figuren, Text, Handlungsablauf und Instruktion sind für jede einzelne Geschichte genau festgelegt. Für jede einzelne Geschichte baut der Untersucher die Requisiten auf. Er spielt den Beginn der Szene, indem er die Figuren an ihre Plätze setzt, ihre Rollen mit der zugehörigen Stimmlage und Betonung spricht und sie entsprechend bewegt. Dann fordert er das Kind auf, die Geschichte weiterzuspielen und zu sagen, wenn sie beendet ist.

Die erste Geschichte dient dem Vertraut-Werden des Kindes mit dem Ablauf und dem Einspielen. Das Kind sollte angstfrei spielen können und am Ende der Aufwärmgeschichte das Durchführungsprinzip verstanden haben. Die Weiterführung setzt voraus, dass das Kind mit dem Untersucher spricht, mit den Figuren spielt und für die Figuren spricht.

Die **Themen der Geschichten** sind in dieser Reihenfolge (Gloger-Tippelt & König 2009, 82):

1. Geburtstagsfest (Aufwärmgeschichte): Die Familie sitzt um den Tisch und feiert den Geburtstag des Kindes, die Mutter hat einen Kuchen gebacken.
2. Verschütteter Saft: Die Familie sitzt am Tisch, alle haben Durst; das Kind verschüttet seinen Saft auf den Boden.
3. Verletztes Knie: Die Familie geht im Wald spazieren, das Kind will auf einem Baumstamm balancieren, rutscht aus und verletzt sich am Knie.
4. Monster im Kinderzimmer: Das Kind liegt abends im Bett, die Eltern sitzen im Wohnzimmer, das Kind rennt voller Angst zu den Eltern und klagt, in seinem Zimmer sei ein riesiges Monster.
5. Trennung von den Eltern: Die Eltern wollen für eine Nacht alleine verreisen, die Oma bleibt bei den Kindern.
6. Wiedersehen: Am nächsten Tag kommen die Eltern von ihrer Reise zurück.
7. Familienausflug (entspanntes Ende): Die ganze Familie hat einen freien Tag, die Eltern schlagen vor, dass alle zusammen was Schönes unternehmen. In dieser Geschichte kann der Untersucher auch Vorschläge zur Gestaltung des Familienausflugs machen und mitspielen.

Folgende **Nachfragen** gehören am Ende bzw. an geeigneter Stelle jeder Geschichte dazu: »*Wie geht es – Name des Kindes – jetzt?*« Und: »*Denkt – Name des Kindes – etwas?*« Bei der Trennungsgeschichte kann zusätzlich nachgefragt werden, wie es dem Kind damit geht, dass die Eltern weg sind. Weitere Fragen während des Spiels beschränken sich auf das nötigste, dienen dem Verständnis und dürfen keinesfalls suggestiv den Handlungsablauf beeinflussen.

4.6 Auswertung und Interpretation (Gloger-Tippelt & König 2009, 90–122)

Die Auswertung erfolgt in mehreren Schritten: Jede Geschichte wird für sich nach vorgegebenen Kategorien kodiert. Zusätzlich werden bindungsrelevante Merkmale und Hinweise auf Bindungsstrategien erfasst. Für jede Geschichte wird ein Bindungssicherheitswert ermittelt. Das arithmetische Mittel dieser Werte ergibt den globalen Bindungssicherheitswert. Schließlich erfolgt die Klassifikation des Bindungsmusters (B: sicher gebunden, A: unsicher-vermeidend, C: unsicher-ambivalent und D: desorganisiert gebunden).

1. Der erste Schritt ist die **Kodierung** jeder einzelnen Geschichte unter Einbeziehung der

Verhaltensbeobachtung anhand festgelegter Kriterien nach folgenden Kategorien:
Kodierungen für alle Geschichten, die auf unsichere Bindungsrepräsentation hinweisen.

Festgelegte **Kodierungen für jede einzelne Geschichte** erfassen thematische Inhalte, die auf sichere und auf unsichere Bindungsmuster hinweisen

2. Der nächste Auswertungsschritt ist die **Bestimmung der Bindungssicherheitswerte** nach festgelegten Kriterien für jede Geschichte. Auf der Grundlage von »notwendigen, möglichen und ausschließenden« Kategorien ergibt sich eine Skala von 0 = hochunsicher, 1 = sehr unsicher, 2 = unsicher, 3 = sicher und 4 = sehr sicher gebunden (a. a. O., 105).

3. Die Erstellung **diagnostischer Notizen** dient dem Festhalten wichtiger Ereignisse und Zustände während der Untersuchung, die von der Kodierung nicht erfasst werden, jedoch Hinweise auf die Bevorzugung einer bestimmten Bindungsstrategie geben können und somit für die Interpretation von Bedeutung sind.

4. Aus dem arithmetischen Mittel der Bindungssicherheitswerte der fünf Geschichten ergibt sich der **globale Bindungssicherheitswert**. Erhebliche Abweichungen der Bindungssicherheitswerte der einzelnen Geschichten voneinander erfordern eine modifizierte Ermittlung.

5. Der nächste Auswertungsschritt besteht in der **Zusammenstellung von Hinweisen** auf Bindungsstrategien. Dazu wird das Verhalten der Identifikations- oder Bindungsfigur in jeder einzelnen Geschichte daraufhin untersucht, ob es der Verleugnung, Vermeidung und Deaktivierung oder der Dramatisierung (Maximierung) des Bindungsthemas dient oder ob bizarre, chaotische oder katastrophale Inhalte, Blockierungen und Dissoziation auf eine desorganisierte Bindungsstrategie hinweisen.

6. Der abschließende Auswertungs- und Interpretationsschritt ist die **Klassifikation der Bindungsstrategien**. Sie erfolgt auf der Grundlage aller fünf Geschichten zusammen.

Hinweise für **sichere Bindungsrepräsentation** (B): Das Kind greift das Bindungsthema auf; es spielt spontan, die Handlungen sind kurz, eindeutig und klar; die Erwachsenen reagieren kompetent und feinfühlig; die Vorschläge des Kindes sind über den Verlauf der Geschichten hinweg differenziert und angemessen; die Geschichte endet auch bei dramatischem Verlauf gut.

Unsicher-vermeidende Bindungsrepräsentationen (A) zeigen sich im GEV-B durch eine Minimierungsstrategie: Negative Gefühle werden umgangen, verleugnet oder (zum Beispiel durch betonte Unabhängigkeit oder Ungeschehen-Machen) abgewehrt (deaktiviert), Trennungsängste sind höchstens zu erschließen. Die Identifikationsfigur bleibt oft allein. Die Weiterführung des Bindungsthemas der Geschichte wird vermieden. Das Kind wirkt innerlich angespannt.

Unsicher-ambivalente Bindungsrepräsentationen (C) zeigen sich in einer eher gemäßigten, passiven Variante oder in einer aktiven Form; in beiden Fällen wird das Problem nicht gelöst und das Bindungssystem nicht beruhigt. Die passive Form besteht in der Abwehrstrategie der kognitiven Abtrennung, wobei die bindungsbezogenen Gefühle und Reaktionen von der auslösenden Situation oder Person abgetrennt werden und an einer anderen Stelle auftauchen. Die aktive Variante besteht in der Dramatisierung mit dem Ausdruck übersteigerter Bindungsgefühle, auffälliger Sprache, bei allen Beteiligten tritt Ärger auf, Handlungen und Reaktionen sind widersprüchlich, diffus und nicht lösungsorientiert.

Auf **Bindungsdesorganisation** (D) weisen inhaltliche und formale Kriterien hin: Erhebliche, jedoch ungerichtete Aggressionen, kontrollierende und strafende Reaktionen, Chaos und Katastrophen treten unvermittelt und zusammenhanglos auf. Die erwachsenen Bindungsfiguren schützen und helfen nicht, die Kinder sind einsam, hilflos und schwach. Typisch sind Themenwechsel, gedankliche Brüche, Gruppierungen, Erstarrung, Schweigephasen und andere Hinweise auf Dissoziation.

4.7 Gütekriterien (n. Gloger-Tippelt & König 2009, 123 ff)

Objektivität: Das GEV-B ist ein projektives Verfahren und kein psychometrischer Test. Seine Auswertung beruht auf der Einschätzung der komplexen Spielhandlungen und begleitenden verbalen Äußerungen fünf- bis achtjähriger Kinder. Durch die Standardisierung von Instruktion, Regieanweisungen und Nachfragen ist die **Durchführungsobjektivität** vergleichsweise gut.

Die **Reliabilität** wurde in einer Metaanalyse der Beurteilerübereinstimmung in fünf Stichproben (N = 180 Probanden zusammen) geprüft und liegt im Durchschnitt bei 87 % (Gloger-Tippelt et al. 2008, n. Gloger-Tippelt & König 2009, 125), die Auswertungsobjektivität ist damit mindestens zufriedenstellend.

Die Untersuchung der **Retest-Reliabilität** bei einer Wiederholung des GEV-B nach einem Jahr an 60 Kindern alleinerziehender Mütter ergab (bei Zuordnung zu vier Bindungskategorien) eine Übereinstimmung von 86 %, was für eine relativ gute Stabilität des Verfahrens über die Zeit spricht.

Die Untersuchung der **Validität** des GEV-B durch den Vergleich mit zwei weiteren Bindungsinstrumenten (standardisierte Fremde Situation und Child Attachment Interview) bei 68 Kindern in der Düsseldorfer Längsschnittstudie zur Bindungsentwicklung ergab mittlere Werte für die Übereinstimmungen der Zuordnung zu sicher und unsicher gebundenen Bindungskategorien (Gloger-Tippelt & König 2009, 126).

4.8 Fazit

Das Geschichtenergänzungsverfahren GEV-B ist ein projektives Verfahren, das sich sehr gut zur Erfassung der Bindungsrepräsentation und zur Bindungsklassifikation von Kindern im Alter von 5–8 Jahren eignet. Als Spielverfahren kommt es dieser Altersgruppe entgegen. Die Themenauswahl der fünf Geschichten ist bindungstheoretisch gut begründet. Die Analyse umfasst die dargestellten Inhalte, das Narrativ und das nonverbale Verhalten des untersuchten Kindes. Durchführung und Auswertung erfordern einigen Aufwand, der sich jedoch durch Training und Übung verringern lässt. Vergleiche mit anderen Verfahren der Bindungsdiagnostik bestätigen die Validität und Reliabilität der Methode.

Für das GEV-B liegt ein ausführliches Manual mit einer standardisierten und detaillierten Anleitung zur Durchführung und Auswertung in deutscher Sprache vor, dem eine DVD mit Auswertungsformularen, Kodierregeln und Filmen mit Fallbeispielen zu verschiedenen Bindungsrepräsentationen beigelegt ist. Die Autorinnen bieten Fortbildungsmodule mit unterschiedlichen Qualifikationsniveaus von einem Auswertungstraining für die Anwendung in Beratung und Psychotherapie über spezielle Module für Begutachtung bis hin zu gründlichen Trainings für Forschungszwecke an.

Damit kann das GEV-B als deskriptive, heuristische Methode in der Beratung und Psychotherapie von Kindern und Eltern ebenso verwendet werden wie in der Begutachtung und der Forschung.

5 ProDiBez – Projektives Diagnostikum zum Beziehungserleben von Kindern von Sticker, Willerscheidt & Fooken (2018)

5.1 Einführung

Das Projektive Diagnostikum zum Beziehungserleben von Kindern ist ein verbalthematisches Verfahren zur Erfassung des Beziehungserlebens und -verhaltens von Kindern im Alter von 6 bis 12 Jahren. Es besteht aus 16 Bildtafeln mit schematisch dargestellten, mehrdeutigen Szenen aus den vier zentralen Lebensbereichen der OPD-KJ-2: Familie, Schule, Freizeit und Gesundheit/Krankheit/Tod. Das Kind soll zu jedem Bild eine eigene Geschichte erzählen. Die aufgezeichneten Narrative werden anhand eines Kodiersystems den drei Bereichen Bedürfnisse, Resonanz/Verhalten der Umwelt und Verhalten/Erleben des Kindes zugeordnet. Daraus ergibt sich ein Überblick über individuelle Muster des Beziehungserlebens und Bindungsverhaltens.

5.2 Historische Anmerkungen

Das Projektive Diagnostikum zum Beziehungserleben von Kindern stellt eine Überarbeitung des unveröffentlichten, aber vor allem in der schulpsychologischen Beratung unter der Hand verbreiteten Schulbilder-Apperzeptionstests von Kunert (1960) dar. Elisabeth Sticker und Insa Fooken sind Entwicklungspsychologinnen, Jochen Willerscheidt ist Individualpsychologe, Pädagoge und Dozent am Alfred-Adler-Institut Köln.

5.3 Theoretische Grundlagen

Die Auswahl der dargebotenen Themen erfolgte auf der Grundlage der Entwicklungspsychologie, der Bindungstheorie, der Mentalisierungstheorie, der Individualpsychologie (die mehr nach dem Wozu unseres Handelns fragt als nach dem Warum) und der tiefenpsychologischen Motivationstheorie.

Das Testmaterial besteht aus zwei Sets, getrennt für Jungen und Mädchen, zu je 16 Kartons mit Bildtafeln mit einfachen Strichzeichnungen, die Szenen aus dem Alltagsleben von Kindern darstellen.

Es werden die Bedürfnissysteme Zugehörigkeit, Zuwendung, Anerkennung, Autonomie, Selbstbehauptung und Abgrenzung in den Lebens- und Erfahrungsbereichen Familie, Schule, Freizeit und Gesundheit/Krankheit/Tod thematisiert. Angenommen wird, dass sich das Kind in die dargestellten Beziehungsepisoden hineinversetzt, sich mit den Protagonisten und eventuell deren Bezugspersonen identifiziert, und dass die Geschichten Rückschlüsse auf zentrales Erleben und Verhalten des Kindes zulassen.

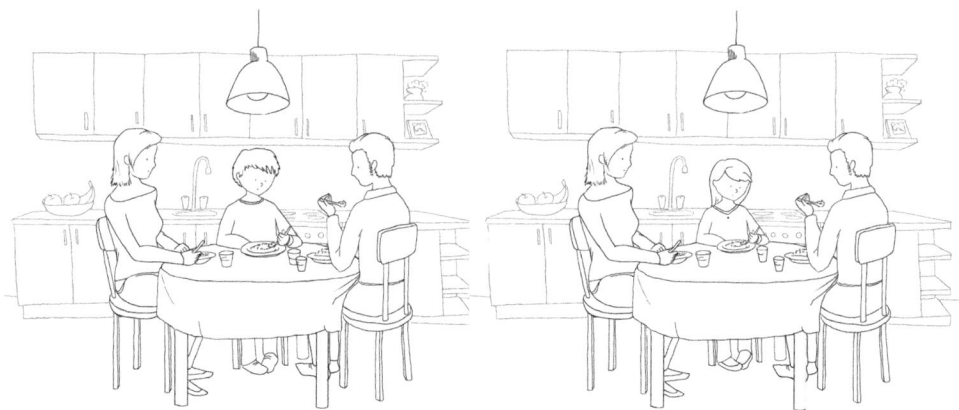

Abb. VII.2: ProDiBez – links: Jungen, rechts: Mädchen (mit freundlicher Genehmigung der Hogrefe AG Bern)

5.4 Indikations- und Anwendungsbereiche

Das ProDiBez eignet sich für die pädagogische und psychologische Diagnostik bei Kindern zwischen 6 und 12 Jahren. Einsatzbereiche sind die Schul- und Erziehungsberatung, die Eingangs- und Verlaufsdiagnostik in der Kinderpsychiatrie und Kinderpsychotherapie, die familienrechtliche Begutachtung und die Forschung.

5.5 Durchführung

Die *Eingangsinstruktion* lautet: »Ich habe dir ein paar Zeichnungen mitgebracht und würde mich freuen, wenn du mir zu jedem Bild eine eigene Geschichte erzählst. Auf diesem ersten Bild siehst du eine Mutter und einen Vater mit ihrem Kind: Kannst du dir denken was hier vorgeht?« Dann werden die Tafeln der Reihe nach vorgelegt und die Antworten aufgenommen bzw. protokolliert.

Nachfragen für alle Tafeln beziehen sich auf das Erleben, die Gedanken, Gefühle und Bedürfnisse des Kindes, auf die Reaktionen der anderen Personen und wie das Kind diese erlebt sowie darauf, wie die Geschichte weitergeht und endet. Für jede Tafel werden zusätzlich spezifische Nachfragen vorgeschlagen. Voraussetzung für die Durchführung ist eine wohlwollende und akzeptierende Atmosphäre. Auf Suggestivfragen ist zu verzichten.

Für die Durchführung werden im Manual etwa 15 Minuten, für die Auswertung mit Interpretation ca. 30–45 Minuten angegeben.

5.6 Auswertung und Interpretation

Das triadisch angelegte Auswertungssystem orientiert sich an den drei zentralen Elementen der individualpsychologischen Lebensstildiagnostik: Aktive und passive Bedürfnisse des Kindes, Verhalten/Resonanz der Umwelt und (reaktives) Verhalten/Erleben des Kindes, wobei letztere hinderlich oder förderlich sein können.

Jedes Narrativ wird in Bezug auf diese drei Aspekte kodiert und die Kodierungen auf einem Auswertungsbogen (DIN A3) eingetragen. Die Spalten des Bogens stellen die nummerierten Tafeln und ihre Themen dar. Die 40 Zeilen beziehen sich auf Ausdifferenzierungen der Kategorien Bedürfnisse, Umwelt und Erleben sowie auf dargestellte Zusammenhänge. So wird beispielsweise das Bindungsbedürfnis weiter unterteilt in: Erwartungen genügen, Bezugspersonen nahe sein und Hilfe, Unterstützung, Trost suchen. Die Resonanz der Umwelt ist gegliedert in Gleichaltrige und übrige soziale bzw. physikalische Umwelt, die jeweils hinderlich oder förderlich sein können. Die Reaktionen des Kindes werden differenziert nach internalisierenden und externalisierenden Erlebens- bzw. Verhaltensweisen.

Die Summenbildung der einzelnen Kategorien auf dem Auswertungsbogen erlaubt einen Überblick über die vorherrschenden Bedürfnisse des Kindes, über fördernde oder hindernde Reaktionen der Umwelt und über angemessene oder unangemessene Reaktionen des Kindes auf seine Umwelt sowie auf spezifische Zusammenhänge, Hemmungen, Teufelskreise und Stressfaktoren.

5.7 Gütekriterien

Die Validitäts- und Reliabilitätsuntersuchung erfolgte in den Jahren 2015–2016 an insgesamt 111 Kindern (60 Jungen und 51 Mädchen) zwischen 6 und 12 Jahren aus unterschiedlichen Milieus in Köln, Niedersachsen und der Eifel. Für die Übereinstimmung zwischen geschulten Auswertern werden Werte zwischen 85 % für Regelschüler und 74 % für Förderschüler (sozial/emotional) angegeben. Die Bestimmung der Validität erfolgte im Vergleich mit den Ergebnissen des Strengths and Difficulties Questionnaire (SDQ) als Außenkriterium. Für 70 % der überprüften Zusammenhangskonstellationen werden »substantielle Zusammenhänge für die Selbst-, Eltern- und Lehrereinschätzung« (Sticker, Willerscheidt & Fooken 2018, 14) angegeben. Diese Werte wurden zwar an einer vergleichsweise kleinen Stichprobe gewonnen, sind aber für ein projektives Verfahren ausgesprochen gut. Weitere differenzierte Untersuchungen sind hoffentlich noch zu erwarten.

5.8 Fazit

Das ProDiBez stellt in verschiedener Hinsicht eine Bereicherung der psychodiagnostischen und insbesondere der projektiven Verfahren dar: Es ist eine Weiterentwicklung und Aktualisierung eines zwar veralteten und nie publizierten, in der schulpsychologischen Praxis aber offenbar weit verbreiteten Verfahrens, was auf einen nicht unerheblichen Bedarf hinweist. Es beruht auf einer auch im Manual differenziert dargestellten theoretischen Grundlage und nicht zuletzt ist es eines der wenigen projektiven Verfahren, dessen Ergebnisse sich quantifizieren lassen und das damit weiterer psychometrischer Forschung zugänglich ist. Das Testmaterial ist einem erfreulich stabilen Karton mit Magnetverschluss sicher untergebracht.

In der Praxis lässt sich die Auswertung und Interpretation der Geschichten durch erfahrene Diagnostiker auch ohne die doch ausführliche und zeitintensive Kodierung, etwa analog zum Thematischen Apperzeptionstest TAT (> **IV/7**), durchführen. Der Aufwand für Durchführung, Auswertung und Interpretation ist vergleichbar mit dem Rorschach-Test und dem TAT, so dass das ProDiBez zu den aufwändigen projektiven Testverfahren zählt. Das ProDiBez schließt die Lücke der verbal-thematischen Verfahren zwischen dem CAT für Vorschulkinder und dem TAT, der sich eher für Jugendliche und Erwachsene eignet, und stellt so eine Bereicherung der Psychodiagnostik im Kindesalter dar.

Sehr wünschenswert wäre die Erstellung eines einfacheren Auswertungssystems für die Zwecke von Praxis und Klinik sowie die Entwicklung einer Version für Jugendliche.

6 Der Bochumer Bindungstest für 8- bis 14-Jährige von Trudewind & Steckel (1999, 2009)

6.1 Einführung

Der Bochumer Bindungstest ist ein semiprojektives Verfahren zur Erfassung individueller Unterschiede der Ausprägung des Bindungsmotivs bei 8- bis 14-Jährigen. Er besteht aus elf unscharf gezeichneten Bildern, die bindungsthematische Szenen aus dem Alltag eines Kindes darstellen. Zu jedem Bild sind Aussagen zu verschiedenen Aspekten von Bindung vorgegeben, die zu einem der drei Bindungsstile sicher, unsicher-vermeidend und unsicher-ambivalent passen und zwischen denen der Proband wählen soll. Die Verteilung der Antworten eines Probanden auf die drei Bindungsstile erlaubt in der Regel die Zuordnung zu einer Bindungsklassifikation.

6.2 Historische Anmerkungen

Der Bochumer Bindungstest kombiniert eine projektive Methodik mit der Gitter-Technik, der Vorgabe von Antwortmöglichkeiten, einem Ansatz, der aus der Motivationsforschung stammt und bislang in der Bindungsforschung kaum verwendet wurde. Er wurde mit finanzieller Unterstützung des Ministeriums für Wissenschaft und Forschung des Landes NRW entwickelt. Die ursprüngliche Fassung wurde von Höner (1998) im Rahmen einer Diplomarbeit konzipiert. In mehreren Revisionen wurden die Bilder und Items überarbeitet und nach der ersten Jungenversion eine Parallelform für Mädchen entwickelt. Normierungs- und Validierungsstudien ergaben zufriedenstellende bis gute Gütekriterien. Der Bochumer Bindungstest wird bislang in der Forschung eingesetzt, dürfte sich aber durchaus auch für den Einsatz in der Praxis eignen.

6.3 Theoretische Grundlagen

Theoretische Grundlagen des Bochumer Bindungstests sind die Bindungstheorie, die Entwicklungspsychologie, die Theorien über Projektion und Identifikation und die Motivationspsychologie. Die ursprünglichen Bindungsmuster kleiner Kinder verändern sich im Laufe der Entwicklung durch Erfahrungen mit weiteren Bindungspersonen, die in die inneren Arbeitsmodelle integriert werden müssen. Ein motivationspsychologisches Verständnis von Bindung erlaubt es, diese Veränderungen und Differenzierungen zu erfassen. Den methodischen Zugang bietet die Gitter-Technik (Gridtechnik), die zur Messung impliziter (unbewusster) Motive entwickelt wurde. Sie basiert auf der Annahme, dass individuelle Motive bestimmen, wie Menschen Situationen und somit die Bilder interpretieren. Anders als etwa beim TAT soll dabei keine Geschichte erzählt werden, sondern jedem Bild ist eine Reihe von (motivationstheoretisch begründeter) Aussagen zugeordnet, und der Proband soll entscheiden, ob sie zum Bild passen oder nicht. Die Art und Anzahl der ausgewählten Antworten lässt dann Aussagen über die Ausprägung einzelner Motivdispositionen zu.

6.4 Durchführung

Testmaterial: Das Verfahren besteht aus elf nicht sehr detaillierten Schwarz-Weiß-Zeichnungen zu folgenden Situationen:

1. Peer- und Freundschaftsbeziehungen
2. Trennungssituationen
3. Konfliktsituationen mit Eltern
4. Situationen, in denen das Kind Angst, Kummer oder Schmerz empfindet
5. Alltägliche Interaktionssituationen des Kindes mit Mutter oder Vater oder beiden

Jedem Bild sind zwei bis vier Gruppen von Aussagen zugeordnet, die folgende Facetten des Bindungsmotivs thematisieren:

1. Bindungsrepräsentation
2. Bindungsstrategien
3. Selbstkonzept
4. Umgang mit Emotionen
5. Haltung des Kindes zu Körperkontakten

Für jedes Bild gibt es zu diesen Aspekten je drei Aussagen, die auf einen der drei Bindungsstile (sicher, unsicher-vermeidend, unsicher-ambivalent) hinweisen.

So ergeben sich insgesamt 105 Aussagen zu den elf Bildern, von denen je 35 eine sichere (B), eine unsicher-vermeidende (A) und eine unsicher-ambivalente (C) Bindungsstrategie repräsentieren.

Instruktion: Die Probanden werden aufgefordert, sich zu jedem Bild vorzustellen, was die dargestellten Personen denken, tun, was sie sich wünschen und wie sie sich dabei fühlen. Danach sollen sie für jede der vorgegebenen Facetten entscheiden, welche der drei Aussagen am besten zu dem Bild und der zugehörigen Vorstellung passt.

Die Durchführung ist als **Einzeltest** mit Vorlesen der Items und (ab der vierten Klasse) als **Gruppentest** möglich.

Die **Durchführungsdauer** beträgt etwa 30 Minuten.

6 Der Bochumer Bindungstest für 8- bis 14-Jährige von Trudewind & Steckel (1999, 2009)

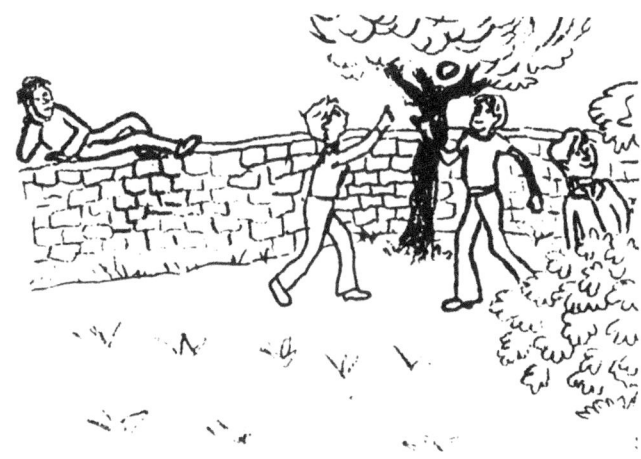

Abb. VII.3:
Bildtafel aus dem Bochumer Bindungstest BoBiTe (aus: Trudewind & Steckel 2009, S. 177, mit freundlicher Genehmigung des Hogrefe-Verlags)

6.5 Auswertung und Interpretation

Durch Auszählen der Antworten in jeder der drei Itemkategorien (Bindungsstile) ergeben sich drei dimensionale Kennwerte, die charakterisieren, in welchem Ausmaß die dargestellten Situationen Erwartungen, Wünsche, Verhaltenstendenzen und Emotionen auslösen, die auf eine sichere (B), unsicher-vermeidende (A) oder unsicher-ambivalente (C) Bindungsorganisation hinweisen. Ausgehend von der empirisch festgestellten Verteilung der Bindungsmuster von Kindern (65 % sicher, 21 % unsicher-vermeidend und 14 % unsicher-ambivalent gebunden, Trudewind & Steckel 2009, 181) entwickelten die Autoren auf der Basis der Verteilung der Antworten von N = 2712 erfassten Kindern einen Algorithmus, der die Zuordnung der dimensionalen Kennwerte zu einer der drei Bildungsklassifikationen erlaubt. Lediglich 11,3 % der untersuchten Kinder konnten damit nicht eindeutig einer der Skalen zugeordnet werden.

6.6 Gütekriterien (n. Trudewind & Steckel 2009, 188 ff)

Objektivität: Das Antwortwahlverfahren der Gitter-Technik mit vorgegebenen Aussagen begrenzt den Interpretationsspielraum der Auswertung stärker als bei anderen projektiven Verfahren. Das bedeutet zwar einen Verzicht auf Information, die Objektivität der Durchführung und Auswertung wird so jedoch erhöht.

Reliabilität: Die Testwiederholung nach dem (allerdings sehr kurzen) Zeitraum von zwei Wochen bei einer Stichprobe von N = 107 Kindern ergab gute Reliabilitätswerte von R=.69 bis R=.90 für die einzelnen Bindungsskalen.
Validität: Mehrere Untersuchungen zur Konstruktvalidität des BoBiTe ergaben in Über-

einstimmung mit den theoretischen Erwartungen gute bzw. signifikante Zusammenhänge mit Aggression, Empathie und der Qualität der sozialen und familiären Beziehungen.

6.7 Fazit

Der Bochumer Bindungstest ist als Forschungsinstrument zur Untersuchung der Bedeutung der Bindungsmotivation für die Entwicklung sozialer Motive in der mittleren Kindheit konzipiert und befindet sich noch in der Entwicklung. Die theoretische Konstruktion ist überzeugend, die Objektivität durch das verwendete Antwortwahlverfahren für ein projektives Verfahren hoch. Er ist ökonomisch in der Durchführung und deckt ein breites und in der Praxis wichtiges Altersspektrum ab. Es wäre sehr zu wünschen, dass er als gut normiertes und standardisiertes Testverfahren, nach Möglichkeit in einer Computerversion, für die klinische Diagnostik, Beratung und Psychotherapie im Kindesalter zur Verfügung stünde.

7 Adult Attachment Projective (AAP) für Jugendliche und Erwachsene von George et al. (1999, 2001, 2009, 2012)

Die folgende Übersicht orientiert sich an Buchheim und Strauß (2002) und an den Darstellungen des AAP durch George et al. (2009) und Buchheim et al. (2012).

7.1 Einführung

Das Adult Attachment Projective (AAP) ist eine projektive Methode zur Erfassung der Bindungsrepräsentation, das von der Arbeitsgruppe um Carol George ursprünglich für Erwachsene entwickelt wurde, inzwischen jedoch auch bei Jugendlichen eingesetzt wird. Es besteht aus acht Schwarz-weiß-Bildern, die in sehr reduzierter Form gezeichnet sind. Sie stellen sieben bindungsrelevante Situationen mit zunehmender Intensität dar und aktivieren so das Bindungssystem. Die Probanden sollen zu jedem Bild angeben, wie es zu der dargestellten Szene kam, was die Personen denken oder fühlen und was als nächstes passieren wird. Die Auswertung kategorisiert die Inhalte, die Struktur der Narrative und die Abwehrprozesse und ermöglicht so die Klassifikation der zugehörigen Bindungsstrategien.

7.2 Historische Anmerkungen

Die Entwicklung des AAP wurde durch den zentralen Umstand angestoßen, dass Interviewmethoden und Fragebogen das Bindungssystem nicht aktivieren. Das ist aber die Voraussetzung dafür, dass sich Bindungsverhalten beobachten lässt. Als projektiver, verbal-thematischer Test steht es in der Tradition von Verfahren wie dem TAT, dem Trennungsangst-Test und Puppenspielmethoden wie dem GEV-B, die den Probanden einen breiten Interpretationsspielraum eröffnen. Das Auswertungssystem wurde auf der Basis der Erfahrungen mit dem Adult Attachment Interview AAI entwickelt und verbindet die Interpretation der Inhalte mit der bindungstheoretischen Diskursanalyse von Narrativen und der Analyse von Abwehrmechanismen. Die Kategorisierung der bindungsbezogenen Abwehrprozesse orientiert sich an Überlegungen von John Bowlby (1983).

7.3 Theoretische Grundlagen

Das Adult Attachment Projective basiert auf drei zentralen Positionen der Bindungstheorie (George et al. 2009, 200 ff):
1. Die Tatsache, dass die Beobachtung von Bindungsverhalten ein aktiviertes Bindungssystem voraussetzt, bestimmte die Auswahl von Situationen, deren Darstellung bindungsbezogenen Stress auslösen soll. In einer neurowissenschaftlichen Studie (Buchheim et al. 2006) konnte mittels funktioneller Magnetresonanztomographie nachgewiesen werden, dass sich die AAP-Bilder dazu eignen, bei Personen mit unverarbeitetem Bindungsstatus diejenigen Hirnbereiche (Amygdala, Hippocampus und inferiorer temporaler Kortex) zu aktivieren, die mit der Erkennung bindungsrelevanter Stresssituationen assoziiert sind.
2. Die Verfügbarkeit einer Bindungsperson und deren prompte und angemessene Rückmeldung ist die wesentliche Voraussetzung der Entwicklung einer sicheren Bindung. Ältere Kinder, Jugendliche und Erwachsene sind nicht mehr auf deren physische Anwesenheit angewiesen, sondern können auf die psychische oder repräsentationale Nähe zu internalisierten Bindungspersonen (Objektrepräsentanzen) zurückgreifen und so bindungsbezogenen Stress mindern. Die Darstellung von zwei Personen (zwei Erwachsene oder ein Kind und ein Erwachsener) in AAP-Zeichnungen legt die Annahme einer Bindungsbeziehung nahe. Bilder mit nur einer Person thematisieren die potentielle Verfügbarkeit internalisierter Bindungspersonen.
3. Die Grundannahme, dass Bindung im Verlauf des ganzen Lebens zur seelischen Entwicklung und Gesundheit beiträgt, führte zur Aufnahme von Personen unterschiedlichen Alters in die Bilder.

Da die Bilder auf das Wesentliche reduziert sind (Umrisszeichnungen ohne Mimik), hat der Proband einen breiten Spielraum für die Projektion eigener Erfahrungen, Affekte und Verhaltenstendenzen.

Die Auswertung der Narrative und die Klassifikation der Bindungsrepräsentation erfolgt in die vier Hauptgruppen sicher-autonom, unsicher-distanziert, unsicher-verstrickt und unverarbeiteter Bindungsstatus. Die Kategorisierung der Abwehrprozesse, die der Bewältigung bindungsrelevanter Erfahrungen und Gefühle dienen, beruht auf bindungstheoretischen Überlegungen von Bowlby (1983), der zwischen Deaktivierung, kognitiver Abtrennung und abgetrennten Systemen unterscheidet.

7.4 Indikations- und Anwendungsbereiche

Das AAP dient der Erfassung und Differenzierung von Problemen im Bindungs- und Beziehungsbereich bei Jugendlichen und Erwachsenen in Klinik und Forschung. Er hat sich als qualifiziertes Forschungsinstrument in zahlreichen Untersuchungen bewährt. Der Verbreitung in der psychotherapeutischen und psychiatrischen Praxis steht derzeit noch entgegen, dass er nicht als Testsystem mit Manual vorliegt und die Anwendung die Lizenzierung durch ein zeit- und kostenintensives zehntägiges Trainingsseminar voraussetzt (Informationen über http://attachmentprojective.com).

7.5 Durchführung

Das **Testmaterial** besteht aus acht einfachen Zeichnungen, die folgende Szenen darstellen:

1. Aufwärmbild: Zwei Kinder spielen mit einem Ball.
2. Kind am Fenster: Ein Mädchen schaut aus einem Fenster ins Freie.
3. Abreise: Ein Mann und eine Frau stehen sich mit Gepäckstücken gegenüber.
4. Bank: Eine jugendliche Person sitzt zusammengekauert auf einer Bank.
5. Bett: Ein Kind sitzt im Bett und streckt die Arme zu einer am Fußende des Bettes sitzenden Frau aus.
6. Krankenwagen: Eine ältere Frau und ein Kind beobachten durch ein Fenster zwei Sanitäter vor einem Krankenwagen, die eine Trage halten.
7. Friedhof: Ein Mann steht vor einem Grabstein.
8. Kind in der Ecke: Ein Kind steht in der Ecke eines Zimmers, wendet den Kopf ab und streckt abwehrend die Hände vor sich hin.

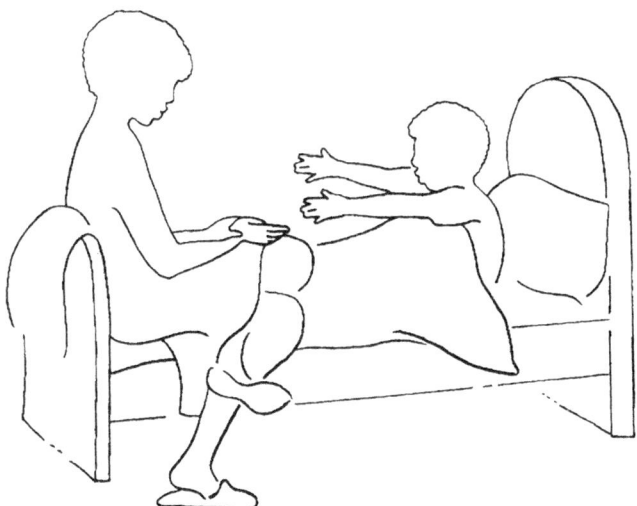

Abb. VII.4:
AAP-Bildtafel »Bett« (aus: George et al. 2009, S. 202, mit freundlicher Genehmigung des Hogrefe-Verlags)

Die AAP-Bilder werden den Probanden einzeln vorgelegt. Der Versuchsleiter bittet die Versuchsperson zu beschreiben, was in jeder Zeichnung dargestellt ist, wie es zu der Szene gekommen ist, was die Personen denken und fühlen und was als Nächstes passieren wird. Die Vorlage erfolgt in einer festen Reihenfolge, mit der sich die Intensität der dargestellten bindungsbezogenen Szenen steigert. Wenn nicht alle Teile der Instruktion beantwortet wurden, sind bis zu zwei Nachfragen gestattet.

Die Narrative zu den acht Bildern können mittels Audio- oder Videotechnik aufgenommen werden und werden wörtlich transkribiert.

Die **Durchführungszeit** beträgt 20–30 Minuten, die Transkription erfordert etwa eine Stunde Zeit. Der Zeitaufwand für die Kodierung und Bindungsklassifikation ist abhängig von Erfahrung und Training und deutlich geringer als derjenige für die Interviewform AAI.

7.6 Auswertung und Interpretation

Auswertung und Interpretation können nur in der Übersicht dargestellt werden.

Die Auswertung der Transkripte aller Narrative erfolgt in drei Dimensionen (Inhalt, Abwehrprozesse und Diskurs) nach genau festgelegten Kriterienkatalogen (sog. »Markern«). Auf dieser Grundlage erfolgt die abschließende Klassifikation der Bindungsrepräsentation.

Die **Inhaltsmarker** erfassen Wörter oder Sätze, die die Identifikationsfiguren als »alleine« oder »in Beziehung zu jemandem« darstellen. Die zugehörigen Skalen lauten:

- **Selbstwirksamkeit (agency of self)** bezieht sich auf die Fähigkeit einer Person, bei Bindungsstress aktiv zu handeln, um ihre Lage zu verbessern.
- **Verbundenheit (connectedness)** ist definiert als Bedürfnis oder Bestreben einer Person, mit einem anderen Menschen (Familienangehörigen, Freunde oder Partner) zusammen zu sein, wenn sie alleine ist.
- **Synchronie** erfasst, wie weit die handelnden Personen in einer gegenseitigen, aufeinander abgestimmten Beziehung handeln.

Die Marker der **Abwehrprozesse** sind eine Besonderheit des AAP und stehen in engem Zusammenhang mit den Bindungsstrategien. Bindungsbezogene Abwehrmechanismen dienen der Bewältigung von Erfahrungen und Gefühlen und der Wiederherstellung der Handlungsfähigkeit bei Bindungsstress. Kodiert werden die von Bowlby (1983) beschriebenen Abwehrprozesse »Deaktivierung«, »kognitive Abtrennung« und »abgetrennte Systeme«.

- **Deaktivierung** ist kennzeichnend für den unsicher-distanzierten Bindungstyp und wird kodiert, wenn diejenigen Aspekte des AAP-Bildes, die das Bindungsverhalten des Probanden ansprechen, ausgeblendet, in ihrer Bedeutung verharmlost, verleugnet oder entwertet werden.
- **Kognitive Abtrennung** ist charakteristisch für den unsicher-verstrickten Bindungsstil und besteht darin, dass bindungsrelevante Informationen von den Probanden nicht integriert oder als nicht integrierbar dargestellt werden, z. B. starke Affekte wie Wut, Angst oder Unsicherheit.
- Das »**abgetrennte System**« weist auf einen möglichen unverarbeiteten Bindungsstatus hin. Die Identifikationsfiguren werden als hilflos, isoliert und verzweifelt dargestellt, ihre Bemühungen scheiterten, sie finden keinen Schutz und keine Hilfe. Liegt ein »abgetrenntes System« vor, wird dessen Verarbeitungszustand geprüft: Eine Geschichte wird als **verarbeitet** beurteilt, wenn sich für die Hauptperson doch noch irgendwelche Lösungsmöglichkeiten ergeben und somit die bedrohlichen Elemente integriert werden konnten. Als **unverarbeitet** wird eine Geschichte kodiert, wenn sich keine Lösung der Bedrohung findet und die Handlungsfähigkeit nicht wiederhergestellt wird, das Bindungssystem also zusammengebrochen ist.

Der **Diskurs** bezieht sich auf die Frage, **wie** die AAP-Geschichten erzählt werden. Die Einbeziehung der narrativen Struktur der Geschichten in die Bindungsklassifikation beruht auf Erfahrungen mit dem Adult Attachment Interview, die einen Zusammenhang zwischen der Kohärenz der Erzählungen und der Bindungssicherheit der Probanden belegen konnten.

Die Qualität des Narrativs wird anhand der Kriterien »Kohärenz« und »persönliche Erfahrung« beurteilt.

Mit dem Marker »**Kohärenz**« wird überprüft und anhand einer vierstufigen Skala beurteilt, ob eine Geschichte einen klaren, logischen Verlauf mit deutlicher Darstellung der Ereignisse, Figuren und Beziehungen aufweist.

Der Marker »**persönliche Erfahrung**« fragt danach, ob der Proband zwischen der hypothetischen Geschichte und seiner eigenen Biographie unterscheidet oder ob autobiografisches Material in die Narrative einfließt, also die Grenze zwischen der Person in der Geschichte und dem eigenen Selbst nicht beachtet wird, ein Hinweis auf eine unsicher-ambivalente oder eine desorganisierte Bindungsqualität.

Die **Klassifikation der Bindungsrepräsentation** ist der abschließende Schritt und erfolgt in drei Schritten auf der Grundlage aller sieben AAP-Geschichten in einem standardisierten Entscheidungsprozess.

Als erstes wird entschieden, ob das AAP als **unverarbeitet oder als organisiert** bewertet wird. Ein AAP wird als unverarbeitet klassifiziert, wenn in nur einer Geschichte ein »abgetrenntes System« nicht integriert oder reorganisiert wurde. In einem organisierten AAP werden alle sieben Geschichten als verarbeitet klassifiziert. Im zweiten Schritt wird ein organisiertes AAP anhand der Inhalts-, Abwehr- und Diskursmarker daraufhin untersucht, ob die zugrunde liegende Bindungsrepräsentation als **sicher-autonom oder als unsicher** anzusehen ist. Unsichere AAPs werden im letzten Schritt daraufhin analysiert, ob ein **unsicher-distanzierter oder ein unsicher-ambivalenter** Bindungstypus vorliegt.

7.7 Gütekriterien (zusammenfassend nach Buchheim et al. 2012, 363 ff)

Das AAP verbindet die Erfahrungen mit projektiven Bindungsmethoden bei Kindern mit der bindungstheoretischen Diskursanalyse von Narrativen und der Analyse von Abwehrmechanismen. Die Struktur der Auswertung baut auf dem sehr gut überprüften AAI auf.

Mit einer Durchführungsdauer von 20–30 Minuten ist es ein **ökonomisches** Verfahren mit relativ wenigen Auswertungskategorien, die Auswertungsdauer ist im Vergleich mit dem AAI deutlich kürzer.

Die **Konstruktvalidität** des AAP wurde im Vergleich mit dem AAI überprüft. Die Übereinstimmungen in Bezug auf die Klassifikation sicher versus unsicher gebunden lagen bei 91–97 %, die Übereinstimmungen für die Klassifikation in vier Bindungsgruppen betrugen 84–90 %. Für die Klassifikation verarbeitetes versus unverarbeitetes Trauma ergaben sich Übereinstimmungen von 88 %.

Die Prüfung der **diskriminativen Validität** ergab keinen Zusammenhang der AAP-Klassifikation mit verbaler Intelligenz und sozialer Erwünschtheit.

In einer entwicklungspsychologischen Studie zur **prädiktiven Validität** (Vorhersage-Validität) des AAP wurde der mütterliche Bindungsstatus mit dem AAP, das kindliche Bindungsmuster mit 5 Jahren mit der Wiedervereinigungs-Episode n. Cassidy (einer Variante der Fremden Situation) und die psychosoziale Anpassung des Kindes erfasst. Dabei zeigte sich ein signifikanter Zusammenhang der mütterlichen Bindungsklassifikation im AAP (sicher-unsicher) mit dem Bindungsmuster des Kindes. Auch fielen Kinder von bindungsdistanzierten Müttern signifikant häufiger durch externalisierende Verhaltensauffälligkeiten auf als Kinder von sicher-autonomen Müttern.

Reliabilität: Die mitgeteilten **Beurteiler-Übereinstimmungen** betragen für die Einschätzung sicher-unsicher gebunden 92–99 %.

Die **Retest-Reliabiliät** mit Testwiederholung nach drei Monaten bei 69 Probanden ergab für 84 % der Gesamtstichprobe dieselbe Bindungsklassifikation. Für sichere Bindung betrug die Stabilität 82 %, für unsicher-distanziert 96 %, für unsicher verstrickt 62 % und für desorganisiert 80 %.

Gültigkeit und Zuverlässigkeit des Adult Attachment Projective sind somit gut bis zufriedenstellend.

7.8 Fazit

Das AAP ist ein theoretisch gut begründetes, ökonomisch durchführbares und klar strukturiertes Verfahren zur Erfassung der Bindungsrepräsentation bei Jugendlichen und Erwachsenen. Es verbindet den Anregungsgehalt projektiver Methoden mit der Analyse von Inhalt und Struktur und ermöglicht die Zuordnung zu klar definierten Bindungskategorien.

Für ein projektives Verfahren verfügt es über eine erstaunlich hohe psychometrische Qualität und eignet sich sehr gut für Forschungszwecke. Daher wurde und wird es auch in einer Reihe von klinischen, neurobiologischen und entwicklungspsychologischen Studien eingesetzt.

Es eignet sich sehr gut für den Einsatz in der klinischen Diagnostik ab dem Jugendalter in Beratung, Psychiatrie und Psychotherapie bei Bindungs- und Beziehungsproblemen.

Für diese Fragestellungen besteht ein hoher Bedarf an praktikablen und qualitativ guten Diagnoseverfahren. Bedauerlicherweise steht das AAP nicht wie der TAT oder das Geschichtenergänzungsverträgen zur Bindung GEV-B als Manual zur Verfügung. Die Anforderung, Durchführung und Auswertung an ein zehntägiges Trainingsseminar zu binden, ist dem Einsatz als Forschungsinstrument sicher angemessen, erscheint für die Bedürfnisse der Praxis jedoch überzogen. Ein Angebot modulartig aufgebauter Trainingsseminare für unterschiedliche Verwendungszwecke würde die Verbreitung des AAP in die klinische Praxis sehr befördern. Diplom-Psychologen, approbierte Psychotherapeuten und Psychiater sowie erfahrene Sozialpädagogen verfügen durchaus über die Voraussetzungen, ein projektives Verfahren für ihre jeweiligen Zwecke verantwortungsbewusst einzusetzen.

8 Bindungsaspekte in den gängigen projektiven Verfahren

Selbstverständlich lassen sich in allen eingeführten projektiven Tests Hinweise auf Bindungs- und Beziehungsaspekte finden. Einige wie die **»Familie in Tieren«** oder die **»Verzauberte Familie«**, der **HTP** bzw. **Baum-Haus-Feuer-Wasser-Mensch-Test** wurden eigens dafür entwickelt, ebenso der **Scenotest** und das **Sandspiel**. Die **Satzergänzungstests** geben eigentlich immer Auskunft über die Sichtweise des Klienten auf Eltern und Geschwister, allerdings kann die auch durch Verleugnung und Tendenz zur sozialen Erwünschtheit überlagert und verzerrt werden. Der orientierende Zeichentest **»Das Soziale Atom«** (▶ Kap. III, 7.2) zeigt, welche Personen im Umfeld des Klienten ihm nahe- oder fernstehen.

Auch im **Düss-Fabeltest** (Vogel, Hochzeitstag, Spaziergang mit den Eltern) und im **»Schweinchen Schwarzfuß«** (Kuss, Streit, Karren, Ziege, Aufbruch, Zögern, Nacht, Geburt, Traum) betreffen etliche Geschichten explizit Bindungsfragen.

Aus dem **Thematischen Apperzeptionstest TAT** kann durch die Auswahl entsprechender Tafeln ein projektiver Bindungstest zusammengestellt werden (▶ Kap. IV, 7).

Bindungs- und Beziehungsdiagnostik ist mehr eine Frage der **Perspektive,** unter der das gesamte diagnostische Material einschließlich projektiver Tests (und der Übertragung) betrachtet wird, als eine Frage der im Einzelnen verwendeten Methoden.

9 Imaginative Methoden

Die in diesem Abschnitt vorgestellten Techniken zielen auf die Vergegenwärtigung und freie symbolische Darstellung von Bindungsrepräsentationen und entstammen der Katathym Imaginativen Psychotherapie (KIP, s. a. III, 2.2). In der Einzeltherapie mit Kindern und oft auch bei Jugendlichen stellen Bindungs- und Beziehungsaspekte regelmäßig einen wichtigen Fokus der Behandlung dar.

Bei der imaginativen Bindungsdiagnostik mit den Eltern werden die Bezugspersonen aus dem Gespräch (der Problemtrance) über ihr Kind heraus gebeten, sich kurz zu entspannen und sich ein Symbol, eine Märchenfigur oder ein Tier zu ihrem Kind vorzustellen. Durch Nachfragen auf der Symbolebene arbeitet der Therapeut die imaginierte Szene heraus und vertieft ihren emotionalen Gehalt. Diese Imagination kann mit der Mutter bzw. dem Vater alleine oder beiden Eltern oder auch in variierter Form mit einem Elternteil und dem Kind durchgeführt werden. Die Bilder werden anschließend gezeichnet und miteinander besprochen. Wenn der Vater/die Mutter in einer unmittelbar anschließenden Sequenz sich selbst als Symbol in die Szene hineinnimmt, wird die Beziehung zwischen Elternteil und Kind deutlicher. In einer abschließenden Sequenz imaginieren die Protagonisten die aus ihrer Sicht ideale Beziehung zwischen sich und ihrem Kind.

Die Imaginationen führen den Protagonisten in der Regel unbewusste Anteile ihres Beziehungserlebens vor Augen, die von ihrem bewussten Erleben bislang verdrängt bzw. verleugnet worden waren, und wirken dadurch emotional bewegend oder aufrüttelnd. Oft weisen sie aber auch auf Ressourcen und Stärken des Kindes hin, die den problemorientierten Blick auf das Kind positiv verändern können. Nicht selten reicht diese einmalige Bewusstwerdung bislang unbewusster Anteile der Bindungsrepräsentation aus, um die Beziehung zwischen Mutter/Vater und dem Kind auf Dauer zu entspannen. Grundsätzlich bieten diese Techniken einen raschen und emotional getragenen Einstieg in Beratung bzw. Therapie bei Beziehungs- und Interaktionsproblemen.

Ein großer Vorteil imaginativer Techniken besteht darin, dass sie auch rationalisierenden, stark kognitiv orientierten Eltern, die von außen kommende Deutungen oder Interpretationen abwehren, einen Zugang zu ihren unbewussten Beziehungsaspekten eröffnen.

9.1 Historische Anmerkungen

Die Katathym Imaginative Psychotherapie (KIP) wurde von Hanscarl Leuner in der Mitte des vorigen Jahrhunderts als Katathymes Bilderleben (KB, Symboldrama) aus Experimenten mit chemisch und hypnotisch induzierten Tagträumen heraus entwickelt und als eine Methode der tiefenpsychologisch fundierten Psychotherapie konzeptualisiert und etabliert. »Katathyme«, das heißt affektgetragene Imaginationen bilden das zentrale Element des therapeutischen Prozesses. Sie bieten einen intermediären Raum, einen Spielraum, in dem der Patient im Dialog mit dem Therapeuten sein persönliches Stück bzw. Drama aufführt und weiterentwickelt. Konfliktbearbeitung, Ressourcenaktivierung und die Entfaltung von Kreativität sind neben der therapeutischen Beziehung die zentralen Wirkfaktoren der KIP. Seit den ersten Erfahrungen mit dem Katathymen Bilderleben in der Behandlung neurotischer Störungen im Einzelsetting wurden eine Fülle von Setting-Varianten und Indikationsbereichen entwickelt (Übersicht bei Ullmann & Wilke 2012). Dazu gehört auch die Katathym Imaginative Psychotherapie mit Kindern und Jugendlichen (Horn et al. 2006). Die Anwendung katathymer Imaginationen in der Mutter/Eltern-Kind-Behandlung hat Truus Bakker-van Zeil (2005) in den Niederlanden im Rahmen der Arbeit mit Adoptivkindern entwickelt.

9.2 Theoretische Grundlagen

Die theoretischen Vorstellungen über Entstehung, Natur und Auswirkungen von Bindungsrepräsentationen wurden im Abschnitt 1.2 dieses Teils ausführlich besprochen.

Diagnostische Techniken der Katathym Imaginativen Psychotherapie unterscheiden sich von anderen projektiven Tests durch den Verzicht auf Materialien mit auslösendem bzw. Aufforderungscharakter sowie durch das dialogische Prinzip in Form von gezielten Interventionen und Nachfragen des Untersuchers. Ziel dieses Vorgehens ist die Anregung, Förderung und Vertiefung von primärprozesshaftem Erleben des Protagonisten. Entspannung bei geschlossenen Augen und (abgesehen von der Stimme des Therapeuten) minimaler sensorischer Input reduzieren die Einflüsse der Außenwelt, schränken die kognitive Kontrolle ein und fördern die Induktion eines leichten Trancezustands. Dies reduziert kognitive Vorgänge und erleichtert den Zugang zu unbewussten Inhalten und primärprozesshaften Vorgängen. Damit werden die zugehörigen Prozesse wie Verschiebung, Verdichtung, assoziatives Verknüpfen und Symbolisierung aktiviert und das emotionale Erleben vertieft (Stigler & Pokorny 2008, 295; vgl. II, 4). Die Protagonisten teilen ihre Vorstellungen fortlaufend mit. Fragen und behutsame Interventionen des Untersuchers während der Imagination dienen der Klärung, der Fokussierung auf wesentliche Aspekte und der Vertiefung der erlebten Affekte. Suggestive Beeinflussung ist dabei zu vermeiden.

Dass die KIP über das Potential verfügt, Bindungsrepräsentationen positiv zu verändern, und in der Hinsicht einer klinischen Standardbehandlung überlegen ist, hat von Oertzen-Masla (2014) in einer kontrollierten Studie an Erwachsenen nachgewiesen.

9.3 Indikations- und Anwendungsbereiche

Eltern- und Erziehungsberatung, soziale Arbeit, Elternarbeit in der Psychotherapie und Psychiatrie im Kindes- und Jugendalter, Mutter-Kind-Psychotherapie, Familientherapie, Paartherapie.

9.4 Durchführung der Imagination mit den Bindungspersonen

Je nach klinischer Situation ist diese Form der imaginativen Bindungsdiagnostik in drei Varianten durchführbar: 1. Mit einem Elternteil, 2. mit beiden Eltern und 3. mit einem Elternteil und dem Kind ab dem Vorschulalter gemeinsam.

Allgemeine Voraussetzungen: Von Anfang an ist es wichtig, eine Atmosphäre von Ruhe, Wohlwollen und Akzeptanz zu schaffen. Von außen kommende Störungen sind auszuschließen. Die Einleitung der Imagination erfolgt aus dem Gespräch über die Probleme mit dem Kind. Der Untersucher schlägt dazu ein »kurzes Phantasiespiel« vor. Wenn die Mutter/der Vater und gegebenenfalls auch das Kind einverstanden sind, leitet er mit der Bitte, die Augen zu schließen und ruhig zu atmen, die Entspannung ein.

1. Die Instruktion der **Imagination mit einem Elternteil lautet sinngemäß:**

> »Und jetzt bitte ich Sie, wenn Sie an Ihr Kind denken und die Dinge, über die wir gerade gesprochen haben, dass Sie sich etwas vorstellen, ein Tier, eine Märchenfigur oder ein Symbol, irgendetwas, das Ihnen zu Ihrem Kind einfällt. Und dann erzählen Sie mir bitte, was Sie sich vorstellen.«

Der Therapeut lässt sich das Symbol beschreiben und die gesamte Szene/Umgebung mit ihren sinnlichen Qualitäten schildern. Dann erkundigt er sich nach den emotionalen Reaktionen der Bezugsperson. Schließlich bittet er den Vater/die Mutter, die Szene auf einem Blatt Papier zu skizzieren.

Im nächsten Schritt wird die Bezugsperson aufgefordert, sich selbst als Symbol, Tier oder Märchenfigur in der imaginierten Szene vorzustellen und zu schildern, wie sie sich in dieser Rolle fühlt. Sie kann dann entscheiden, ob sie sich in die erste Zeichnung hinein malt oder eine neue Zeichnung mit beiden Symbolgestalten anfertigt.

In der abschließenden Sequenz bittet der Therapeut die Bezugsperson, sich vorzustellen, wie ihre Idealvorstellung von den gewählten Symbolen und ihrer Beziehung zueinander wäre. Auch diese Szene wird beschrieben und anschließend gezeichnet.

In der Nachbesprechung legt der Therapeut die Bilder nebeneinander aus und erkundigt sich nach den Eindrücken, Reaktionen, Gedanken und Gefühlen der Mutter/des Vaters beim Reflektieren des Erlebten. Nun kann er auch in behutsamer Form seine eigenen Gedanken dazu äußern.

2. Bei der **Imagination mit beiden Elternteilen** werden Vater und Mutter aufgefordert, sich jeder für sich ein Symbol zu ihrem Kind vorzustellen. Jeder beschreibt dann seine imaginierte Szene und malt sein eigenes Bild. Dann werden beide gebeten, sich selbst als Symbol in der Szene vorzustellen und zu malen. Abschließend soll sich jeder

seine eigene Version der idealen Beziehung zum Kind vorstellen und malen.

In der Nachbesprechung werden die Bilder und die zugrunde liegenden Beziehungsvorstellungen miteinander verglichen und auf ihren möglichen Zusammenhang mit der präsentierten Symptomatik hin untersucht.

3. Die **gemeinsame Imagination von Mutter** (**Vater**) **und Kind** wird ebenfalls als Phantasiespiel vorgestellt. Sie erfordert, dass die beiden dem Therapeuten gegenüber an einem Tisch sitzen. Ein großer Zeichenblock (DIN A3) und zwei Schachteln mit Farbstiften liegen bereit. Der Therapeut bittet die Mutter/den Vater um Erlaubnis, sie duzen zu dürfen, wenn er beide anspricht. Die Instruktion lautet:

> »Jetzt bitte ich euch beide, euch entspannt hinzusetzen, ruhig zu atmen und die Augen zu schließen. Und jetzt stellt euch bitte jede(r) ein Tier vor. Lasst euch dabei Zeit und wartet ab, bis ein Tier kommt. Wer sein Tier hat, hebt die Hand, damit ich das weiß.«

Wenn beide die Hand heben, fragt der Therapeut, wer als erstes sein Tier beschreiben möchte. Der Therapeut geht auf beide Schilderungen ein, ohne in den imaginativen Prozess einzugreifen und ohne jemanden zu bevorzugen. Nachdem beide ihr Tier beschrieben haben, sollen sie gleichzeitig ihr Tier auf das gemeinsame Blatt Papier zeichnen. Der Therapeut achtet beim Malen auf den Dialog zwischen Mutter/Vater und Kind und fördert ihre Bezogenheit. Er sorgt dafür, dass jeder seinen Raum bekommt, den er braucht, und schützt die Autonomie jedes der beiden Partner. Bei symbiotischen oder übergriffigen Mustern ermutigt er zur Abgrenzung, bei Hemmungen stimuliert er die Initiative, bei stark asymmetrischen Beziehungen achtet er auf den Ausgleich.

Das Bild wird gründlich betrachtet, mit beiden ausführlich erörtert und zur Seite gelegt.

Nun bittet der Therapeut die beiden darum, sich vorzustellen und anschließend zu malen, dass sich die Tiere begegnen.

Beide Bilder und der Malprozess werden im Nachgespräch auf der Symbolebene und der Ebene des emotionalen Erlebens in der Beziehung (je nach klinischer Situation gemeinsam oder mit dem Elternteil allein) betrachtet. Der Therapeut kommentiert die Bilder ebenfalls behutsam. Dabei kommt es insbesondere auf die Betonung und Würdigung von positiven Ansätzen und Veränderungen im Beziehungsverhalten der Partner an.

9.5 Auswertung und Interpretation

Auswertung und Interpretation untersuchen in allen drei Settings den symbolischen Gehalt der imaginierten Figuren, die Natur der Beziehungen zwischen den Symbolgestalten und die Art der Idealvorstellungen und einer guten Beziehung zwischen Eltern und Kind. Die Imagination mit beiden Eltern erlaubt den Vergleich und die Analyse der Unterschiede der Real- und Idealvorstellungen von Vater und Mutter. In der Vater-/Mutter-Kind-Imagination können zusätzlich zu den Beziehungsrepräsentanzen beider Partner ihr Umgang miteinander und ihre Bezogenheit unmittelbar beobachtet werden. Diese Informationen vergleicht der Untersucher mit der Anamnese und Symptomatik des Kindes und der Bindungsgeschichte beider Eltern. Der vertiefte Einblick in ihre eigene Bindungsdynamik stellt für die Eltern eine oft unerwartete Konfrontation mit eigenen Anteilen dar und führt zu überraschenden Einsichten. Damit ist eine erhöhte Bereitschaft verbunden, sich mit den Kommentaren des Untersuchers auseinanderzusetzen. Die Folge ist häufig eine unmittelbare Verhaltensänderung, die zu dauerhaften Verbesserungen der Beziehung zum Kind führen kann.

Die Interpretation der **Symbolgestalten** orientiert sich an den allgemeinen Regeln, die in dem Kapitel »Zeichnerische Gestaltungsverfahren« ausführlich besprochen wurden. Neben Ambivalenzen und Spaltungen sind (in Anlehnung an die Modellvorstellungen der repräsentationalen Welt von Stern 1998, 46 ff) Verzerrungen und Phaseninadäquatheit wichtige Hinweise auf Bindungsprobleme:

Verzerrungen der Beziehungsrepräsentation zeigen sich in der Wahl von schrecken- und furchterregenden Symbolgestalten für das Kind. So imaginiert etwa eine junge Mutter ihren vierjährigen Sohn, den sie wegen aggressiv-omnipotenten Verhaltens vorstellt, als zähnefletschenden Wolf mit ausgefahrenen Krallen in Angriffsstellung. Sie selbst steht als vor Angst zitternde, aber beschwichtigend lächelnde Großmutter vor ihm. Spontan beschreibt sie aber auch noch ein anderes Bild, in dem sie ein großer, glatter und vielleicht bedrohlicher Felsblock ist, vor dem er sich klein macht und an dem seine Beziehungswünsche abprallen. Zur idealen Beziehung imaginiert sie zwei Kinder, die sich an den Händen halten und über eine Wiese rennen.

Eine andere Mutter (▶ Abb. VII.5) stellt sich ihren fünfjährigen, ängstlich-anklammernden und damit dominanten Jungen als Fuchs vor, der mit sardonischem Grinsen auf seine Mutter in Gestalt einer kleinen ängstlichen Maus herunterschaut, die er in die Ecke getrieben hat:

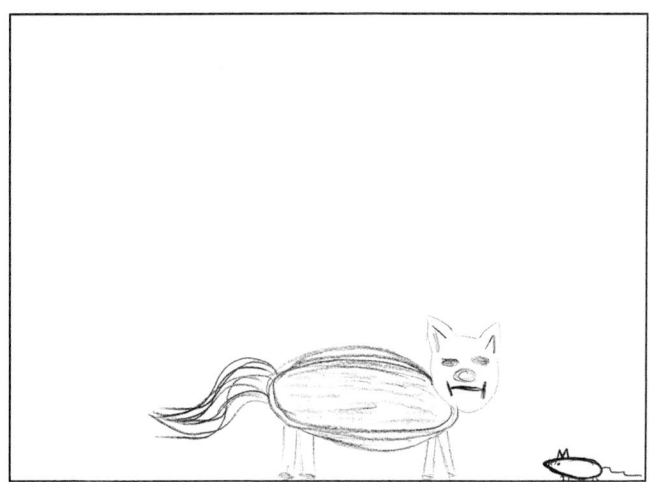

Abb. VII.5:
Imagination der Mutter: Ein Symbol zum Kind: Ein Fuchs, ich bin die Maus.

In ihrer Vorstellung zur idealen Beziehung imaginiert sie zwei unterschiedlich große Hunde mit weichem lockigem Fell, die friedlich nebeneinander herlaufen, der größere hinter dem kleineren (▶ Abb. VII.6).

Solche verzerrten Repräsentationen gehen mit **korrespondierenden Reaktionsmustern** der Eltern einher, die als Kompromiss oder Lösungsversuch ihrer hochgradig ambivalenten Einstellungen dem Kind gegenüber verstanden werden können. Typisch ist der Wechsel zwischen Nachgiebigkeit, Ausweichen und Beschwichtigung auf der einen Seite und einer unnachgiebigen, schroff ablehnenden und unerreichbaren Haltung auf der anderen Seite.

9 Imaginative Methoden

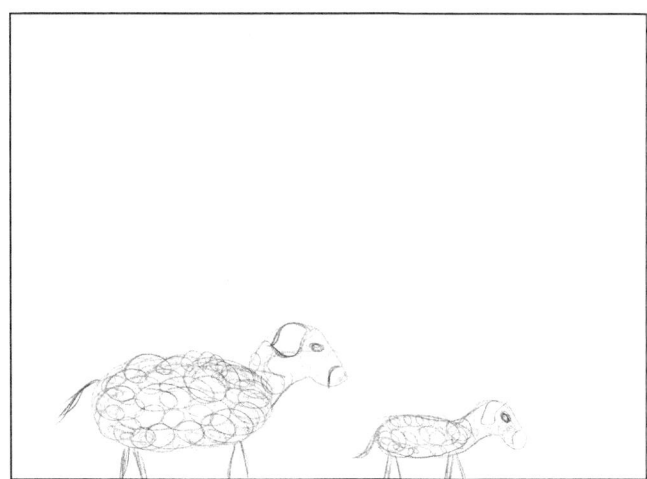

Abb. VII.6:
Imagination der Mutter zur
idealen Beziehung: Zwei Hunde

Andererseits, vor allem bei weniger ausgeprägten Bindungsproblemen, weisen bindungsbezogene Imaginationen auf aus dem Blick geratene **Ressourcen** des Kindes hin. Im folgenden Fallbeispiel (▶ Abb. VII.7) wurde die Mutter, die sich ausgiebig über die Verhaltensprobleme ihres elfjährigen Gymnasiasten beklagte, gebeten, sich ein Symbol zum Kind vorzustellen. Sie imaginierte eine asphaltierte Landstraße, nicht perfekt, an manchen Stellen ausbesserungsbedürftig, bei schönem Wetter. Sie beobachtete wie im Zeitraffer, wie sich ein Löwenzahn einen Weg mitten durch den Asphalt sucht, den Belag durchbricht, seine Blätter ausbreitet und aufblüht. Sie reagiert mit Freude und Entspannung auf diese überraschende Imagination und beschreibt ein Gefühl von Stolz und Bewunderung über die Kraft ihres Kindes, dass diese zarte Pflanze es schafft, geduldig und zäh den harten Asphalt zu durchbrechen.

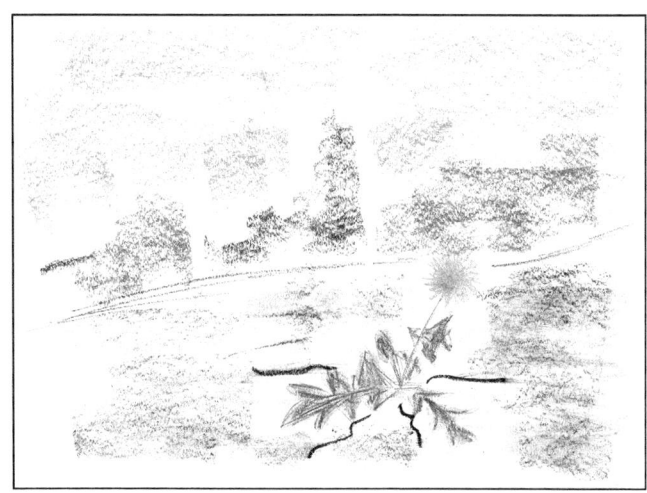

Abb. VII.7:
Imagination der Mutter zum
Sohn: Ein Löwenzahn, der den
Straßenbelag durchbricht

Phaseninadäquatheit der Bindungsrepräsentationen (Stern 1998, 52 ff) bedeutet, dass die Bindungsvorstellungen der Eltern nicht (mehr) zum Entwicklungsstand des Kindes passen. Das zeigt sich auf drei miteinander verschränkte Weisen: 1. Die Eltern sehen ihr Kind entweder als kleiner, jünger, unselbstständiger und hilfsbedürftiger oder (seltener) als älter, selbstständiger und reifer an als es real ist oder sein könnte bzw. müsste. 2. Ihre bindungsbezogenen Reaktionen bestehen demzufolge aus nicht mehr altersangemessenen Formen von Kontrolle und/oder Fürsorge oder andererseits in einem Zuviel an Verantwortung und Selbstständigkeit mit resultierender Überforderung des Kindes. 3. In ihren Idealvorstellungen sehen sich Eltern häufig als eine Art mit ihm verbundener Partner oder Geschwister ihres Kindes. Sie haben daher noch große Schwierigkeiten, ihre Elternrolle als erwachsenes Gegenüber samt den zugehörigen Konflikten anzunehmen.

Die gleichzeitige **Imagination mit beiden Eltern** zeigt regelmäßig eine **Aufspaltung** der Sicht aufs Kind und dementsprechend der Elternrollen, wobei meist die Mutter-Kind-Beziehung konflikthafter erlebt wird als die zwischen Kind und Vater. So imaginiert der Vater eines aggressiv-trotzigen Sechsjährigen den Sohn als Sonnenblume und sich selbst je nach Verfassung des Kindes als Sonne oder Wolke. Beides sind ausgesprochen distanzierte Symbole, weit weg von der Blume. Im Schatten, den die Wolke wirft, wird ein Konflikt allenfalls angedeutet. Die Mutter stellt sich den Jungen als Schimpansen in zwei Zuständen vor: entweder verspielt, entspannt und verwöhnt, mit einer Banane in der Hand, die sie ihm schenkte, oder voller Wut, zähnefletschend und wild um sich schlagend, »wie ein tobender Affe im Zoo«. Sich selbst sieht sie als Schimpansenmutter, die versucht, die beiden Seiten ihres Kindes »zu verbinden und zu trennen«, also miteinander zu versöhnen oder auseinanderzuhalten. Dabei erlebt sie sich vom Vater als kaum unterstützt.

In einem anderen Fall stellen die getrennt lebenden Eltern ihre 5;0-jährige Tochter, die bei der alleinerziehenden Mutter blieb, wegen einer komplexen Symptomatik mit emotionalen und sozialen Problemen vor. Beide imaginieren ihr Kind als Prinzessin. Beim Vater trägt sie eine Krone, in der Vorstellung der Mutter prangt ein großes rotes Herz auf dem Prinzessinnenkleid. Der Vater erklärt dazu: »Sie mag es einfach, auch die Macht, dass sie schon wie eine Königin ist. Aber auch die Herrscherin mit ihren Machtspielen, die Prinzessin, die bestimmen kann über ihr Volk.« Für sich imaginiert er zwei Symbole: Er ist entweder ein Paket Butter, das am Boden liegt, »ich fühl mich manchmal wie Butter«. Oder er sieht sich als Lehrer, der der Tochter etwas beibringt. Die Mutter imaginiert sich als kleine Maus, »für mich ist es nicht so wichtig, wie es mir dabei geht, Hauptsache ihr geht es gut«.

Beide Eltern liegen ihrer idealisierten fünfjährigen Prinzessinnentochter buchstäblich zu Füßen, der Vater dahinschmelzend, die Mutter ängstlich und unter Verleugnung ihres eigenen Selbst um das Wohlergehen ihrer Tochter bemüht. Immerhin bemüht sich der Vater um eine allerdings ausgesprochen distanzierte Erzieherrolle. Und Mäuse können – nicht nur bei kleinen Mädchen – panische Angst auslösen, ein Aspekt, der der Mutter sicherlich nicht bewusst war.

Bei der **gemeinsamen Imagination von Mutter/Vater und Kind** geben die Natur der gewählten Tiersymbole sowie die gezeichneten Größenverhältnisse Auskunft über die jeweiligen Bindungsvorstellungen. Die Eltern wählen häufig friedliche, verspielte und harmlose Tiere, die Kontakt suchen. Die Kinder imaginieren dagegen starke und gefährliche Tiere wie Dinosaurier oder Krokodile, oder Tiere wie Vögel, Igel oder Fische, die sich in irgendeiner Form entziehen können, indem sie z. B wegfliegen, sich verstecken oder abtauchen. Nicht selten steht die Darstellung einer Symbolgestalt in Widerspruch zu ihrer

»wahren« Natur, etwa wenn ein Krokodil als »lieb« bezeichnet oder ein an sich harmloses Tier in bedrohlicher Größe dargestellt wird. Solche Kompromissbildungen weisen entweder auf erhebliche Ambivalenzen hin bzw. auf die Notwendigkeit, die »wahren« Einstellungen, Haltungen und Impulse verbergen oder verleugnen zu müssen. Die Gründe dafür können in Angst oder Rücksichtnahme bestehen.

Dazu ein **Beispiel:** Die inzwischen zwölfjährige Vera befindet sich seit etwa einem Jahr wegen emotionaler Probleme in meiner (F. W.) Therapie. Immer wieder kommt es zu heftigen Konflikten zwischen ihr und der alleinerziehenden Mutter um Regeln, Pflichten und die Schule. Die Mutter versucht mit Nachdruck, die Tochter zu kontrollieren, das Mädchen entzieht sich ihr auf passiv aggressive Weise. Praktisch alle ihre Tagträume in der Katathym Imaginativen Psychotherapie sind bestimmt von geheimen Orten, von denen kein Erwachsener etwas weiß, an die sie sich mit ihren Freundinnen zurückzieht, wo sie sich entfaltet und die sie gestalten kann.

In einer gemeinsamen Imagination zum Motiv »Tier« stellt sich die Patientin eine ruhig sitzende schwarze Katze vor. Ihre Zeichnung der riesigen Katze wirkt bedrohlich und abgründig, was weder der Tochter noch der Mutter auffällt. Die Mutter imaginiert einen Tiger, der sich auf einer freien Fläche in der Großstadt fehl am Platz fühlt und unbeachtet von den Passanten ruhelos umherstreift (▶ Abb. VII.8).

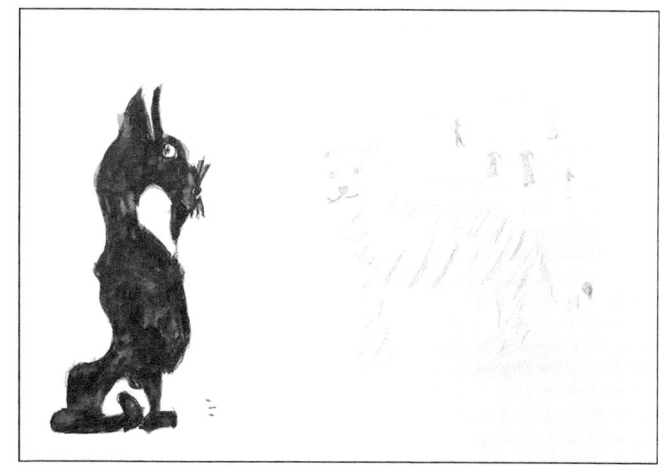

Abb. VII.8:
Gemeinsame Imagination von Mutter und Kind 1: Katze und Tiger

Als sich die Tiere begegnen sollen, lädt der Tiger die Katze ein, sich an ihn zu schmiegen. Die Katze rollt sich nach einigem Zögern vor dem Bauch des Tigers ein, der Tiger genießt die Szene und schließt entspannt die Augen (▶ Abb. VII.9).

Beim Betrachten der Zeichnung mache ich die Mutter auf den Spalt zwischen den beiden Tieren aufmerksam. Offenbar hat die Katze peinlich darauf geachtet, dass zwischen ihr und dem Tiger noch ein Abstand bleibt. In der Nachbesprechung geht es um das Tigerhafte der Katze, das sie nicht offen zu leben wagt; um die Heimatlosigkeit des Tigers und um seine katzenhaften Wünsche, spielen und schmusen zu dürfen; und schließlich um die Frage, wie sich die Wünsche der Mutter nach Nähe und Kontakt mit ihrem Ehrgeiz, ihren Kontrollbedürfnissen und den Autonomietendenzen der Tochter vereinbaren lassen.

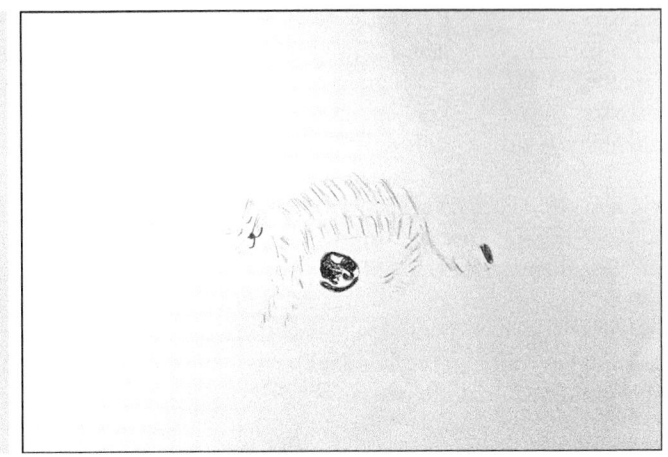

Abb. VII.9:
Gemeinsame Imagination von Mutter und Kind 2: Die Tiere begegnen sich.

Diagnostik und Therapie sind dabei nicht zu trennen. Der Therapeut versucht zu verstehen, was in der Familie fehlt, was zu viel ist. Wer braucht was? Wie ist die innere Situation der Partner? Was müsste in Verbindung kommen, damit sich etwas ändern kann? Imagination, Zeichnung, Interpretation und Nachbesprechung sind bei dieser Technik integriert. Die freundlich zugewandte, nicht parteiergreifende und positive Haltung des Therapeuten dient als Modell für einen guten Umgang mitcinander. Er achtet in der Kommunikation aufmerksam darauf, dass jeder zu seinem Recht kommt und fördert die Bezogenheit. So vermittelt er eine korrigierende Bindungserfahrung und etabliert im therapeutischen Raum ein Arbeitsmodell von gelingender Beziehung für Mutter und Kind. Diese Erfahrungen können integriert werden, verändern die Repräsentationen und das Narrativ der gemeinsamen Beziehung (wir können ja doch miteinander etwas anfangen) und ermöglichen damit neue Verhaltensmuster.

9.6 Gütekriterien

Gütekriterien im psychometrischen Sinne gibt es für diese imaginativen Techniken nicht. Sie sind **ökonomisch** mit wenig Zeitaufwand und ohne spezielles Testmaterial durchführbar.

Die **Validierung** erfolgt durch Vergleich mit anderen projektiven Tests, mit der Beobachtung der Interaktionen zwischen Eltern und Kind und vor dem Hintergrund der Vorgeschichte, insbesondere der Bindungsgeschichte der Eltern. Die Gegenüberstellung der Imaginationen der Eltern mit den Familie-Zeichnungen des Kindes erlaubt den Vergleich der beiden Perspektiven. Die oft mit einem Aha-Effekt verbundene Einsicht und Zustimmung der Eltern spricht am überzeugendsten für die Stimmigkeit der Imaginationen und ihrer Interpretation.

9.7 Fazit

Die beschriebenen Varianten einer imaginativen Bindungsdiagnostik stellen eine flexible, ökonomische und elegante Form dar, Beziehungsdynamiken zu verdeutlichen. Phantasie als Methode eröffnet Spielräume und erlaubt die Inszenierung unbewusster Tendenzen.

Bei kompetenter Begleitung führt das emotionale Engagement der Protagonisten zu unmittelbaren, affektiv-kognitiven Einsichten, so dass jeder Widerstand gegen von außen kommende Deutungen entfällt. Daraus ergeben sich häufig positive und dauerhafte Veränderungen, so dass die Diagnostik zugleich den Einstieg in die Therapie darstellt.

Imaginative Techniken sind hochwirksam und können emotional stark belasten. Die Anwender sollten über einen guten Zugang zu imaginativem und symbolischem Erleben und Denken bei sich und anderen verfügen. Wünschenswert sind eine Ausbildung oder zumindest Erfahrungen in der Katathym Imaginativen Psychotherapie.

VIII Familiendiagnostik

1	Einführung	345
	1.1 Historische Anmerkungen (in Anlehnung an Natho 2010, 24 ff und Wetzel 2008)	346
	1.2 Theoretische Grundlagen	347
2	Nicht projektive Verfahren der Familiendiagnostik	350
	2.1 Das Subjektive Familienbild (SFB) von Mattejat & Scholz (1994)	350
	2.2 Der Familien-Identifikationstest von Remschmidt & Mattejat (1999)	350
3	Semiprojektive Verfahren (Spielbasierte Befragungstechniken) (n. Sturzbecher 2001)	352
	3.1 Family Relations Test (FRT) von Flämig & Wörner (1977)	352
	3.2 Der Familien- und Kindergarten-Interaktionstest (FIT-KIT) von Sturzbecher (1993), Sturzbecher & Freytag (2000)	355
4	Projektive Verfahren der Familiendiagnostik	361
	4.1 Familien-Beziehungs-Test (FBT) von Howells & Lickorish (1963)	361
	4.2 Familienbrett-Verfahren	364
	Gabriele Meyer-Enders	

1 Einführung

Allgemeine Ziele der Familiendiagnostik sind die Beschreibung von typischen Familienstrukturen, die Erfassung der Position jedes einzelnen Familienmitglieds und der Beziehungen untereinander, die Abgrenzung von funktionalen und dysfunktionalen Familiensystemen und die Verbesserung der Verständigung mit der Familie und den Experten untereinander.

Die **System- und Strukturdiagnose** ergibt – quasi in der Horizontalen – ein aktuelles Bild des Funktionierens der Familie, während der **psychodynamische Befund** – vertikal – die gegenwärtigen Interaktionsmuster mit vergangenen Beziehungserfahrungen, mit auf die Zukunft bezogenen Projektionen und mit dem Übertragungs-Gegenübertragungsgeschehen verzahnt (Cierpka 2008, 306).

Für die **Struktur- und Systemdiagnose** eines Familiensystems lassen sich in Anlehnung an Minuchin (1977, 164, n. Cierpka 2008, 337 ff) sechs wesentliche Bereiche definieren:

- die Familienstruktur (Offenheit versus Rigidität, Flexibilität der Regeln, Generationengrenze, emotionale Dichte und Kohäsion, Unterwerfung versus Individuation etc.), die transaktionellen Muster und die möglichen Alternativen dazu;
- die Flexibilität und Kapazität des Systems im Hinblick auf die Bereitschaft zu Veränderungen;
- die Resonanz des Familiensystems, seine Sensibilität in Bezug auf das Erleben und Verhalten der einzelnen Familienmitglieder;
- wie ist die Familie mit ihrem Lebenskontext verbunden, welche Belastungen und Ressourcen sind verfügbar;
- auf welcher Entwicklungsstufe steht die Familie, welche Entwicklungsaufgaben stehen an und vor welchen Entwicklungsaufgaben schreckt das System zurück;
- welche Bedeutung hat die Symptomatik des identifizierten Patienten für die Aufrechterhaltung der spezifischen Interaktionsmuster dieser Familie?

Die psychodynamische Familiendiagnostik stellt (n. Cierpka 2008, 356 ff) in sehr verkürzter Form folgende Fragen:

- Zu Koalitionen und Subsystemen der Familie: Welche dyadischen, triadischen und Mehrpersonenbeziehungen lassen sich beobachten? Sind diese vorwiegend konfliktbestimmt oder wirken sie positiv? Welche tiefer liegenden Konflikte werden dadurch reguliert? Übertragen die Partner eigene Geschwisterbeziehungen aufeinander oder auf die Kinder? Wie gestaltet das Paar seine erotische und sexuelle Beziehung?
- Zur interpersonellen Abwehr (Mentzos 1977): Welche Verhaltensweisen oder Symptome von Familienmitgliedern sind vermutlich Teile eines verinnerlichten Beziehungsmusters anderer Familienmitglieder? Welche Rollenzuweisungen, Delegationen, Provokationen und unbewusste Verführungen lassen sich dabei beobachten? Welche Auslöser aktualisieren diese interpersonellen Muster? Was ersparen sich einzelne Mitglieder durch diese Form der Abwehr eigener neurotischer Konflikte?

- Zur Paarbeziehung der Eltern: Welche soziokulturellen und persönlichen Normen und Vorstellungen sind wirksam? Welche davon sind bewusst, welche unbewusst? Welche internalisierten früheren Beziehungserfahrungen bestimmen die aktuellen Wünsche und Konflikte des Paares? Was verbindet das Paar, was macht es stark und was stabilisiert die Paarbeziehung? Wie wirken sich die früheren Elternbeziehungen auf die aktuelle Paardynamik aus?
- Zur Eltern-Kind-Beziehung: Wie werden Kinder in ungelöste Konflikte der Eltern einbezogen? Welche Erfahrungen der Eltern mit ihren eigenen Eltern und Geschwistern prägen den unbewussten Blick auf ein Kind? Welche Idealvorstellungen werden auf das Kind übertragen? Wird ein Kind als Sündenbock, als Substitut für einen Aspekt des eigenen Selbst, als Partnersatz oder umstrittener Bundesgenosse (Richter 1963) benutzt? Wie weit stabilisiert die Symptomatik eines Kindes die neurotischen Konstellationen und Ideologien der Familie?
- Zur Übertragung in der Familientherapie: Welche Phantasien von Rettung oder Enttäuschung überträgt die Familie auf die Therapeuten? Wie gestaltet die Familie den Kompromiss zwischen ihrem Wunsch nach Hilfe und dem Widerstand gegen von außen kommende Veränderungen? Wie und wodurch verwickelt die Familie das Therapeutensystem in ihre eigenen Muster?

1.1 Historische Anmerkungen (in Anlehnung an Natho 2010, 24 ff und Wetzel 2008)

Bis in die Mitte des letzten Jahrhunderts stand ausschließlich das Individuum im Mittelpunkt der psychologischen Diagnostik. Als Ursachen von Problemen und Symptomen galten innerpsychische Prozesse. Freuds Modell der menschlichen Psyche (Es – Ich – Überich), seine Vorstellungen über die Rolle von Vater und Mutter für die Entwicklung des Kindes (Ödipuskomplex) und die Bedeutung von Übertragung und Gegenübertragung belegen jedoch, dass schon die frühe Psychoanalyse systemtheoretische Positionen vertrat (Bauriedl 1994, 81 ff).

Familiendiagnostik, also die Frage nach den familiären Beziehungen, entwickelte sich infolge der (überwiegend psychoanalytisch orientierten) Familientherapie, die in Deutschland in den 1960er Jahren zunächst an wenigen universitären Zentren wie Göttingen, Heidelberg und Gießen entwickelt wurde und sich rasch verbreitete. Das Verständnis von Diagnose in Psychiatrie, Psychotherapie, Erziehungsberatung und Sozialarbeit wurde durch die Erkenntnis, dass sich Menschen als Teil sozialer Systeme verhalten, grundlegend erweitert. Die Verbreitung des Genogramms dokumentiert diese Entwicklung. Weitere Methoden wie die Familienskulptur (Satir 1975), familiendiagnostische Fragebögen, Interviews und projektive Tests wie das Familienbrett (Ludewig et al. 1983) kamen hinzu.

In der Frühphase der Familientherapie wurde die Familie als ein soziales System gesehen und diagnostiziert, das Probleme hervorbringt, sie bewältigt oder daran scheitert – der »Patient Familie« wurde untersucht und behandelt. Die Diagnostik war auf die Erkennung von defizitären und dysfunktionalen Mustern in der Familie ausgerichtet.

Das Augenmerk war dabei zunächst auf die äußeren Erziehungspraktiken, dann auf unvermeidliche biologische und soziale Bedingungen (Abstillen, Geburt von Geschwistern, Ödipuskomplex) gerichtet. Schließlich rückten die affektiven Erwartungen der Eltern an das Kind und die resultierenden Rollenzuweisungen in den Mittelpunkt (Richter 1970, 15 ff). Die Kinder übernehmen in einem differenzierten Austauschprozess ihre »Rollen« entsprechend den Erwartungen der Eltern.

Der Symptomträger wurde zum Indexpatienten beispielsweise der psychosomatischen Familie (Minuchin 1977) oder der Magersuchtsfamilie (Weber & Stierlin 1989). Die Fokussierung auf die Defizite wurde von vielen Eltern als Schuldzuschreibung erlebt, förderte ihr Erleben von Versagen und Inkompetenz, behinderte die Motivation für Veränderungen und führte so häufig in therapeutische Sackgassen.

Seit den späten 1960er Jahren entwickelten sich Familientherapie und Familiendiagnostik unter dem Einfluss des Konstruktivismus, des systemischen Denkens und der Ressourcenorientierung entscheidend weiter. Diagnostik dient seitdem »weniger der Feststellung individueller Störungen oder der Funktionen innerhalb von Familien, sondern vielmehr der Darstellung und Beschreibung von familiären Kommunikations- und Verhaltensmustern« (von Schlippe & Schweitzer 2006, 26, n. Natho 2010, 30). Die konstruktivistische Sicht löst sich von der Idee eines unabhängigen, neutral beobachtenden Beobachters. Sie verbindet Therapeut und Familie zu einem gemeinsamen Therapiesystem, das selbst wieder beobachtet und reflektiert werden kann (Charlton et al. 2003). Indem Familie und Therapeut miteinander sprechen, konstruieren sie das »Problemsystem« (Cierpka 2008, 15), das dann Probleme organisiert und auflöst. Familiendiagnostik hilft dem Therapeuten dabei, das System besser zu verstehen, seine Ressourcen und Veränderungsmöglichkeiten zu erkunden, seine Sprache zu lernen und sich damit in das System so gut wie möglich einzufügen. Die Aufgabe des Therapeuten besteht aus dieser Sicht darin, die kognitiven und affektiven Sicht- und Erlebensweisen der Familie durch Erweiterung von Bedeutungen, Umdeutungen und narrative Neukonstruktion allmählich zu verändern.

1.2 Theoretische Grundlagen

Familiendiagnostik bezieht sich auf die Familientherapie und damit auch auf deren theoretische Positionen. Die wichtigsten theoretischen Grundlagen und Richtungen der Familientherapie sind die Psychoanalyse, die humanistische Psychologie, Systemtheorie und Kybernetik sowie der Konstruktivismus.

Die **übereinstimmende Vorstellung** der unterschiedlichen familientherapeutischen Konzepte besteht darin, dass für die Genese und Aufrechterhaltung individueller Probleme auch die interpersonalen Beziehungen, Konflikte und Störungen verantwortlich oder daran beteiligt sind. Ziel einer interpersonellen Diagnostik ist daher die Identifikation und Beschreibung solcher dysfunktionalen (und funktionalen) zwischenmenschlichen Prozesse. Die Ergebnisse der Diagnostik werden in einem dimensionalen Modell entlang eines Kontinuums von Stärken und Schwächen beschrieben (anstatt kategorial wie beispielsweise krank oder gesund). So ergeben sich Profile, mit denen Familien und Gruppen von Familien beschrieben und zu Familientypen zusammengefasst werden können.

Die **Psychoanalyse** beschreibt die Entstehung, Entwicklung und Veränderungen von innerpsychischen und zwischenmenschlichen Beziehungsstrukturen. Schon Freud entwickelte ein systemtheoretisches Modell des Individuums, in dem Triebwünsche, Ängste und Abwehrmechanismen aufeinandertreffen. Seine allgemeinen Vorstellungen der psychischen Entwicklung, z. B. die Theorie des Ödipuskomplexes, berücksichtigen die Rolle der inneren Bilder von Vater und Mutter, stellen also implizit eine familiendynamische Theorie dar (Bauriedl 1994, 81 ff). Eine Erweiterung ist die psychoanalytische Objektbeziehungstheorie. Die unbewussten und vorbewussten Wünsche, Ängste und Abwehrmechanismen der Familienmitglieder bestimmen danach die Beziehungen innerhalb der Familie und die zum Therapeuten. Aktuelle Konflikte (das Gegenwarts-Unbewusste) werden dabei vom Vergangenheits-Unbewussten, also von den aus der frühen Zeit des Individuums stammenden Wünschen, Phantasien, Impulsen, Abwehrformen und Konfliktlösungen überformt. Das Vergangenheits-Unbewusste ist psychodynamisch hochwirksam, kommt in den aktuellen Beziehungswünschen und -konflikten aber nur indirekt und verzerrt zum Ausdruck. Die »Psychoanalyse als Beziehungsanalyse« (Bauriedl 1994, 81 ff) befasst sich mit der Entwicklung von Abwehrstrukturen im familiären Beziehungsgefüge und den zugehörigen Inszenierungen und führt so zu einem prozesshaften Verständnis von individueller Persönlichkeit, Familien und Psychotherapie.

Die **humanistische Psychologie,** auf der viele Therapieverfahren wie die Gesprächspsychotherapie, die Gestalttherapie und das Psychodrama beruhen, betont die Entscheidungsfreiheit und das Wachstumspotential des Menschen. Hauptvertreterin der darauf gründenden Familientherapie ist Virginia Satir (1916–1988). In dieser Therapieform stehen das aktuelle Erleben der Familienmitglieder, die Befreiung des Denkens, Fühlens und Handelns und die Umsetzung des Entwicklungspotentials der Familie im Vordergrund. Familiendiagnostik bezieht sich somit auf das Aufspüren von das Wachstum hemmenden Einschränkungen, Verboten und Blockaden (und ihrer Kommunikationsformen) im Einzelnen und innerhalb des Familiensystems.

Die allgemeine **Systemtheorie** (Ludwig von Bertalanffy, 1901–1972) beschreibt den Menschen und soziale Institutionen wie die Familie als offene und im Austausch mit der Umwelt stehende, dynamische Systeme. Ihre Kennzeichen sind Komplexität, Gleichgewicht, Rückkopplung und Anpassungsfähigkeit. Die **Kybernetik** (Norbert Wiener, 1894–1964), die Philosophie des radikalen **Konstruktivismus** (Ernst von Glasersfeld, 1917–2010) und das darauf aufbauende Konzept von Maturana und Varela (1980, 1984) von **Autopoiese** (Selbstorganisation) als wesentlichem Kennzeichen lebender Systeme hatten großen Einfluss auf die Entwicklung der Familientherapie.

Die **systemische Familientherapie** untersucht die Beziehungen und Regeln, nach denen sich Familie organisiert und nach denen sie den Austausch mit ihrem Umfeld regelt. Systemische Familiendiagnostik fragt nach Eigenschaften von Familie wie Grenzen, Hierarchien, Rollenzuweisungen, Rollenverhalten, Beziehungen zwischen den Generationen, Untersystemen und Entwicklungsmöglichkeiten sowie nach deren Wechselwirkungen auch mit dem Therapeutensystem.

Der psychoanalytische Ansatz und die kommunikationstheoretisch und systemisch ausgerichteten Therapieformen ergänzen sich sinnvoll zu einem Gesamtbild von Familie. Die Psychoanalyse fragt danach, **wie etwas entstanden** ist, und gelangt so zu einem genetischen, historischen Verständnis. Die übrigen Familientherapien sind weniger interessiert an der Entstehungsgeschichte dysfunktionaler Phänomene als an der lösungsorientierten Frage, **wie etwas geändert werden kann.**

Das **Drei-Ebenen-Modell** (Cierpka 2008, 26 ff) in der Familiendiagnostik stützt sich auf die theoretischen Überlegungen der Systemtheorie und unterscheidet die Ebenen des Individuums, der Dyaden bzw. Triaden des Familiensystems. Diese Ebenen werden im Hinblick auf ihre Funktionalitäten und Dysfunktionalitäten untersucht. Jede Ebene wird für sich beurteilt, danach werden die Wechselwirkungen zwischen den Ebenen und zwischen dem System und seinem Umfeld betrachtet. Die Verbindungen zwischen den Symptomen bzw. Problemen und den Systembedingungen sollten dabei erkennbar werden.

Die psychodynamische Längsschnitt- und die systemische Querschnittsdiagnose sowie die pathologieorientierte wie die ressourcenorientierte Diagnostik müssen sich ergänzen und ergeben ein vorläufiges Gesamtbild, dessen Annahmen im Therapieverlauf zu überprüfen und gegebenenfalls korrigieren sind.

Methoden der Familiendiagnostik sind das Genogramm, das Familiengespräch oder -interview, die Verhaltensbeobachtung, Ratingskalen, spezifische Fragebogen, spielerische Befragungstechniken sowie die sog. Skulpturverfahren und projektive Methoden. Eine ausführliche Übersicht bietet das Handbuch von Cierpka (2008). Den Schwerpunkt in diesem Buch bilden die semiprojektiven und projektiven Verfahren.

2 Nicht projektive Verfahren der Familiendiagnostik

Wegen ihrer den projektiven Verfahren nahestehenden Fragestellung und Methodik seien zwei **ausgewählte nicht projektive Verfahren der Familiendiagnostik** vorangestellt.

2.1 Das Subjektive Familienbild (SFB) von Mattejat & Scholz (1994)

Das SFB erfasst emotionale Verbundenheit und individuelle Autonomie als subjektive Beziehungsmerkmale. Theoretische Grundlage des Tests ist das »Entwicklungs-Kohäsions-Modell« der Familienbeziehungen, das auf system- und entwicklungstheoretischen Überlegungen zum Spannungsverhältnis zwischen Bezogenheit und Individuation basiert. Alle Familienmitglieder schätzen anhand eines semantischen Differentials ein, wie sich ein Familienmitglied gegenüber allen anderen in der Familie verhält. Es ist ab 12 Jahren anwendbar, ist rasch auswertbar und erlaubt eine sehr übersichtliche graphische Darstellung der Befunde. Es eignet sich zur Status- sowie zur Prozessdiagnostik bei Familien und anderen kleineren Gruppen. Die teststatistischen Gütekriterien sind befriedigend bis gut. Der Test ist (mit Manual, Auswertungsbögen, Schablone und Normen) in der Testzentrale (Hogrefe) erhältlich.

2.2 Der Familien-Identifikationstest von Remschmidt & Mattejat (1999)

Im Familien-Identifikationstest werden die gegenseitigen Identifikationsmuster innerhalb einer Familie ab dem Alter von 6 Jahren erfasst. Theoretische Grundlage bilden Konzepte aus der kognitiven Psychologie, der Persönlichkeits-, Entwicklungs- und Sozialpsychologie. Der Test zielt auf die klinisch bedeutsame Frage, welche Bedeutung familiäre Identifikationsprozesse für das Selbstwertgefühl und die psychische Gesundheit von Kindern und Jugendlichen haben.

Die Familienmitglieder beschreiben getrennt zunächst sich selbst und dann die Eltern und Geschwister anhand einer Liste von 12 vorgegebenen Adjektiven, deren jeweilige Ausprägung in fünf Stufen unterteilt ist. Schulkinder ordnen die Adjektive im Einzeltest auf einer Legetafel an, ab dem Alter von 12 Jahren kann die Fragebogenform auch im Gruppentest verwendet werden.

Die Selbstbeschreibungen werden differenziert in Real-Ich (so bin ich) und Ideal-Ich (so möchte ich sein). Die Bearbeitungsdauer ist mit 10–20 Minuten kurz. Die Auswertung erfordert etwa 5 Minuten und erfolgt durch ein PC-Programm, das die Ähnlichkeiten der Beschreibungen anhand von Korrelationskoeffizienten und graphisch darstellt. Das Ergebnis liefert Hinweise auf das Ausmaß der Selbstkongruenz (die Übereinstimmung zwischen Real- und Ideal-Ich) und der Identifikation mit den anderen Familienmitgliedern.

Die mitgeteilten Gütekriterien sprechen für eine zumindest hinreichende Zuverlässigkeit und Validität des Verfahrens. Die Objektivität ist aufgrund der Standardisierung von Durchführung und Auswertung hoch. Bislang liegen Prozentrangnormen für Patienten der Kinder- und Jugendpsychiatrie, Schüler aus der Normalbevölkerung und Eltern psychiatrischer Patienten vor. Der vollständige Test ist über die Testzentrale (Hogrefe-Verlag, Göttingen) erhältlich.

3 Semiprojektive Verfahren (Spielbasierte Befragungstechniken) (n. Sturzbecher 2001)

Dabei handelt es sich um standardisierte und normierte psychometrische Befragungsmethoden für Kinder ab 4 Jahren über ihre Beziehungen zu erwachsenen Bezugspersonen. Die Methodik orientiert sich an Regelspielen und ermöglicht dadurch einen leichten Zugang zu Kindern im Vorschul- und Grundschulalter. Sie eignen sich für die Familien- und Erziehungsberatung, für die Familiendiagnostik in der klinischen Psychologie, der Kinder- und Familientherapie sowie im Rahmen familiengerichtlicher Begutachtung und für die Forschung, insbesondere für die Beurteilung der Betreuungsqualität in Kindertagesstätten und Kindergärten aus der Sicht des Kindes.

3.1 Family Relations Test (FRT) von Flämig & Wörner (1977)

3.1.1 Einführung

Der FRT ist »ein Instrument zur Erfassung des kindlichen Erlebens der sozial-emotionalen Familienbeziehungen« (Beelmann & Schmidt-Denter 2001, 64) und erlaubt über die Zuordnung von Statements eines Kindes zu den einzelnen Familienmitgliedern Aussagen darüber, wie das Kind seine Familienstruktur emotional erlebt. Er nimmt unter den projektiven Verfahren insofern eine Sonderstellung ein, als er zwischen dem thematischen Apperzeptionstest und den Satzergänzungsverfahren steht und die Testdaten metrisch erfasst werden.

3.1.2 Historische Anmerkungen

Der FRT für Kinder wurde von Bene & Anthony (1957) in englischer Sprache veröffentlicht, von Flämig und Wörner (1977) ins Deutsche übersetzt und getrennt zunächst für Schulkinder (Fläming & Wörner 1977), dann auch für Vorschulkinder standardisiert (Beelmann & Schmidt-Denter 1999). Den Erstautoren war es wichtig, die Familie eines Kindes möglichst genau abzubilden und Testmaterial und die Durchführung kindgemäß zu gestalten, so dass der Test einen spielerischen Charakter ohne Leistungsdruck erhielt. Eine aktuelle Übersicht geben Beelmann und Schmidt-Denter in Sturzbecher (2001).

3.1.3 Theoretische Grundlagen

Der Test ermittelt »Qualität und Intensität der vom Kind erlebten Beziehungen zu den einzelnen Mitgliedern seiner Familie« und erlaubt Aussagen über das erlebte Selbstbild eines Kindes sowie über seine Abwehrmechanismen (Beelmann & Schmidt-Denter 1999, 400) wie Verdrängung, Verleugnung, Idealisierung und Projektion. Insofern bezieht er sich auch auf Positionen der Psychoanalyse.

3.1.4 Indikations- und Anwendungsbereiche

Der FRT liegt in deutscher Sprache in einer Version für Kinder von 4–5 Jahren und in einer etwas ausführlicheren Fassung für Kinder von 6–11 Jahren vor.

3.1.5 Durchführung

Der FRT wird als Einzelverfahren durchgeführt und benötigt etwa 30–40 Minuten. Das Testmaterial besteht aus 21 Kartonfiguren mit unterschiedlichem Aussehen (in Bezug auf Geschlecht, Größe, Alter), die ein kleines Kästchen mit einem Schlitz auf dem Rücken tragen und die möglichen Familienmitglieder und einen »Herrn Niemand« repräsentieren. Das Kind stellt aus diesen Figuren seine individuelle Familie einschließlich seiner selbst zusammen, der Testleiter stellt den »Herrn Niemand« dazu. Die 40 Testitems der Vorschulversion (in der Version für Schulkinder 86 Items) sind auf kleine Kärtchen gedruckt, die dem Kind nacheinander vorgelesen werden oder die es selber laut liest.

Es folgen Beispiele für die Items aus der Vorschulversion (Beelmann & Schmidt-Denter 1999, 402):

Positive, vom Kind ausgehende Gefühle: »N (Name des Kindes) glaubt, dass jemand nett ist. Wer ist nett?«

Negative, vom Kind ausgehende Gefühle: »(N) möchte, dass du weg gehst. Wen möchte (N) fortschicken?«

Items für das Schulalter (Beelmann & Schmidt-Denter 2001, 65 f):

Stark negative, vom Kind ausgehende Gefühle: »Diese Person in der Familie macht mir Angst.«

Väterliche Verwöhnung: »Dies ist die Person in der Familie, um die sich Vater zu viel kümmert.«

(Die vollständige Liste der Items des FRT findet sich bei Flämig & Wörner 1977, 5 ff).

Die Instruktion wird dem Alter und Entwicklungsstand des Kindes entsprechend angepasst. Das Kind soll jedes Kärtchen in diejenige Person stecken, von der es glaubt, dass die aufgedruckte Aussage am besten zu ihr passt. Aussagen, die zu keiner Person in der Familie passen, werden dem »Herrn Niemand« zugeordnet.

3.1.6 Auswertung und Interpretation (n. Beelmann & Schmidt-Denter 2001, 65 ff)

Auf einem Protokollblatt wird eingetragen, welche Items jeder einzelnen Person und dem »Herrn Niemand« zugeordnet wurden. Jede Zuordnung erhält einen Punkt. Die Punkte werden für jede Person addiert. Die so ermittelten Daten werden anschließend zu drei Hauptkategorien zusammengefasst: positive und negative, vom Kind ausgehende oder von ihm empfangene und starke bzw. schwache Gefühle. Weitere Kategorien sind mütterliche bzw. väterliche Überbesorgtheit und Verwöhnung, ich-bezogene Antworten (die das Kind sich selbst zuordnet) und Hinweise auf Abwehrmechanismen.

Die so erhaltenen Itemgruppen werden folgendermaßen gruppiert:

- **POS-Wert**: Summe der einer Person zugeordneten »positiven« Items, Maß für die Zuneigung.
- **NEG-Wert**: Summe der einer Person zugeordneten »negativen« Items, Hinweis auf Ablehnung.
- **GZ-Wert**: Gesamtzuordnung aller »positiven« und »negativen« Items zu einer Person. Weist darauf hin, wie stark diese Person im Erleben des Kindes insgesamt repräsentiert ist.

Auffallende **Unterschiede zwischen den vom Kind ausgehenden und den vom Kind** empfangenen **Gefühlen** (das Kind mag die Stiefmutter, fühlt sich aber von ihr abgelehnt) müssen vor dem Hintergrund weiterer diagnostischer Informationen bewertet werden, um klären zu können, ob es sich um ein subjektiv stark verzerrtes Erleben des Kindes oder um objektive Umstände handelt.

Ich-bezogene Antworten: Eine Häufung positiver Zuschreibungen weist auf eine privilegierte Situation oder Verwöhnung eines Kindes hin. Auffallend viele negative Selbstzuschreibungen sprechen für Minderwertigkeits- und Schamgefühle oder für eine Sündenbockrolle in der Familie.

Hinweise auf **Abwehrmechanismen:**

- Verdrängung bzw. Verleugnung: Die meisten positiven oder negativen Aussagen werden »Herrn Niemand« zugeordnet.
- Idealisierung: Positive Antworten finden sich gehäuft in der Familie, negative bei »Herrn Niemand«.
- Projektion: Das Kind schreibt sehr viele positive und negative Gefühle anderen Personen, aber nicht sich selbst zu.
- Verschiebung: Das Kind trifft mehr Aussagen über außenstehende als über zentrale Personen in der Familie.
- Zuordnungen vieler **Aussagen zu »Herrn Niemand«**: Können auf geringe Motivation zur Mitarbeit, auf Widerstand gegen die Äußerung der Gefühle des Kindes bzw. auf eine ängstlich-unsichere Grundhaltung mit Vermeidungstendenzen hinweisen.

Die **Gesamtzahl der Items**, die eine Person erhält, ist ein Maß für die emotionale Verbundenheit des Kindes mit dieser Person. Die positive oder negative Färbung dieser Gefühle weist auf Zuneigung bzw. Ablehnung hin. So lässt sich ermitteln, von welchem Familienmitglied sich das Kind in welchem Ausmaß geliebt bzw. abgelehnt fühlt, und welches Familienmitglied es selbst mehr oder weniger stark liebt bzw. ablehnt.

Für die deutsche Version liegen bislang **Normen** für die Zuordnung von »positiven« und »negativen« Items sowie für die Gesamtzuordnung vor (Flämig & Wörner 1977; Beelmann & Schmidt-Denter 1999). Die Daten erlauben die Erstellung einer Rangreihe und differenzieren im mittleren Bereich schlecht. Interpretierbar sind also in auffallender Weise von der Norm abweichende Daten ($> Q3$ und $< Q1$). So ist eine rasche und allgemeine Orientierung über die emotionale Situation, in der sich ein Kind in seiner Familie erlebt, möglich. Die Daten zu den Kategorien Überbesorgtheit, Verwöhnung und Abwehrmechanismen lassen sich nur qualitativ in Form einer Einzelfallanalyse interpretieren.

3.1.7 Gütekriterien (n. Beelmann & Schmidt-Denter 2001, 69 ff)

Da Durchführung und Auswertung des FRT weitgehend standardisiert sind, ist die **Objektivität** gegeben.

Reliabilität: Eine Untersuchung zur Retest-Reliabiliät bei 46 Kindern nach drei Wochen in Bezug auf die Kategorien Positiv-, Negativ- und Gesamtzuordnung bei den wichtigsten Familienmitgliedern ergab hinreichende Werte von $r = .59$ bis $r = .87$.

Eine Parallelform des Tests gibt es nicht, für die Test-Halbierungs-Methode sind die Items an sich nicht homogen genug. Untersuchungen mit modifizierten Testhalbierungs-Methoden ergaben Werte zwischen $r = .53$ und $r = .92$ für die Kategorien Positiv-, Negativ- und Gesamtzuordnung und Überbesorgtheit/Verwöhnung. Damit kann der FRT als hinreichend reliabel angesehen werden.

Zur **Validität** des FRT liegen bislang nur wenige Untersuchungen an kleinen Stichproben vor. Dabei zeigten sich signifikante Übereinstimmungen zwischen Testergebnissen und Experteneinschätzungen auf der Grundlage von klinischen Falldokumentationen und Befragungen der Mütter. Somit kann von einer mindestens ausreichenden Validität des FRT ausgegangen werden.

Eine Übersicht über neuere Forschungen mit dem FRT unter anderem bei der Untersuchung von Trennungs- und Scheidungskindern geben Beelmann und Schmidt-Denter in Sturzbecher 2001, 74–90.

3.1.8 Fazit

Der Familiy Relations Test (FRT) ist ein semiprojektives Verfahren zur Beurteilung der subjektiv erlebten Familienbeziehungen von Kindern im Vorschul- und Grundschulalter, das die psychometrische Auswertung und den Vergleich mit empirisch erhobenen deutschen Normen erlaubt. Insofern nimmt er eine Sonderstellung ein. Er ist aufgrund der kindgerechten, spielerischen Durchführung für die Beurteilung der Frage, wie ein Kind seine Familiensituation und die familiären Beziehungen erlebt, gut geeignet. Da das Kind nicht mit eigenen Worten antworten muss, werden Loyalitätskonflikte reduziert. Damit ist er gut anwendbar in der Psychodiagnostik von Kindern und insbesondere für die Begutachtung bei familienrechtlichen Fragestellungen.

Es fehlen noch weitere Forschungen zu methodischen Fragen (beispielsweise zum Einfluss von Mehrfachantworten und der Familiengröße) und die Normierung an größeren Stichproben. Offenbar ist der FRT bislang vorwiegend in der Forschung verwendet worden. Die deutschsprachige Version ist über die Testzentrale des Hogrefe-Verlags zu beziehen (FRT-KJ in der Adaptation von Schürmann & Döpfner 2018).

3.2 Der Familien- und Kindergarten-Interaktionstest (FIT-KIT) von Sturzbecher (1993), Sturzbecher & Freytag (2000)

Die folgende Darstellung beruht auf D. Sturzbecher, C. Waltz, R. Welskopf & R. Freytag (2001).

3.2.1 Einführung

Der Familien- und Kindergarten-Interaktionstest FIT-KIT ist ein standardisiertes Verfahren für das Alter von 4–8 Jahren zur Untersuchung der kindlichen Wahrnehmung der Interaktion mit erwachsenen Familienmitgliedern und anderen Bezugs- und Erziehungspersonen. Die Qualität der Interaktion sagt etwas darüber aus, ob Kinder ihre Bezugspersonen als hilfsbereit, unterstützend, tröstend und humorvoll oder als restriktiv und abweisend erleben und ob sie sich selbst ihnen gegenüber als kooperativ oder rebellisch verhalten. Dem Kind werden in Form eines Regelspiels standardisierte altersentsprechende Problem-, Kooperations- und Konfliktsituationen in der Interaktion mit einer erwachsenen Bezugsperson skriptartig vorgegeben. Es soll dann wahrheitsgemäß angeben, wie häufig die vorgegebenen Verhaltensweisen bei den Bezugspersonen auftreten. Dazu werden die auf Itemkärtchen vorgegebenen Verhaltensweisen nach ihrer Auftretenshäufigkeit vom Kind in Faltkästen eingeordnet.

3.2.2 Historische Anmerkungen (n. Sturzbecher et al. 2001, 92 ff)

Der FIT-KIT entstand auf der Grundlage des Family Relations Test mit der Absicht, einen konkreten Situationsbezug einzuführen und eine genauere Bestimmung der Qualität und Häufigkeit von Verhaltensweisen einer bestimmten Bezugsperson zu ermöglichen. Zugleich sollte die Altersangemessenheit für jüngere Kinder verbessert werden. Er entstand in einem mehrstufigen Konstruktionsprozess, der 1989 mit der Erarbeitung eines Itempools begann und zu einem Testentwurf (FIT-K90) führte, der in empirischen Studien überprüft wurde und zum revidierten FIT-K95 führte. Dessen Weiterentwicklung zur Endfassung des FIT-KIT (1998) wurde in der umfangreichen Studie »Kindliche Wahrnehmung von Interaktion mit Erziehungspersonen (KIWIE)« in den Bundesländern Nordrhein-Westfalen und Brandenburg zur Validierung und zur Untersuchung der Betreuungsqualität im Vorschul- und Grundschulalter verwendet und normiert. Seit 2000 ist die Endfassung des FIT-KIT über die Testzentrale des Hogrefe-Verlags, Göttingen erhältlich.

3.2.3 Theoretische Grundlagen (n. Sturzbecher & Grundmann 2001)

Bei der Entwicklung des FIT-KIT wurden Modelle der Bindungstheorie, der Entwicklungspsychologie und der Gedächtnisforschung sowie Forschungsergebnisse über die Suggestibilität von jüngeren Kindern berücksichtigt. Schon Kleinkinder verfügen über stabile Bindungsrepräsentationen. Nach der Skripttheorie werden wiederholte situationsspezifische Erfahrungen in Form allgemeiner Erwartungsschemata abstrahiert und im Gedächtnis gespeichert. Vorschulkinder beurteilen soziale Sachverhalte vorwiegend aufgrund dieser inneren Modelle, während ihre Handlungen stärker von der aktuellen Situation beeinflusst werden.

Vier- bis Achtjährige wissen also so genau wie Erwachsene, womit sie in einer bestimmten Situation rechnen können, beispielsweise ob sie mit einem Wunsch auf Einfühlung und Unterstützung oder auf Widerstand treffen werden. Dabei erinnern sie sich an Einzelereignisse schlechter als Erwachsene, was sie (neben anderen Gründen wie dem Wunsch zur Anpassung oder größerer Naivität) anfälliger macht für Erinnerungsverfälschungen und Suggestionen. Daher achteten die Testautoren darauf, im FIT-KIT möglichst wenig Raum für mögliche suggestive Beeinflussung zu lassen. Die Durchführung des Tests als eine Art Spiel wurde gewählt, um die Stressbelastung jüngerer Kinder durch die Befragung über ihnen nahestehende Bezugspersonen möglichst gering zu halten. Auch wurden Routinesituationen aus dem kindlichen Alltag gewählt, die typische Entwicklungsaufgaben beinhalten und bei deren Bewältigung die erwachsenen Bezugspersonen angemessene Unterstützung anbieten müssen. Die kognitiven und sozialen Entwicklungsaufgaben wurden operationalisiert in Form von Problemsituationen (»Wenn dir etwas nicht gelingt, ...«), Kooperationssituationen (»Wenn du helfen willst, ...«) und Konfliktsituationen (»Wenn du zu etwas keine Lust hast, ...«).

Die emotionalen Beziehungen zwischen Kind und Bezugsperson und die kindlichen Fähigkeiten zur emotionalen Selbstregulation werden über Fragen zu Ideensituationen, Kummersituationen und Spaßsituationen erfasst. Diese **Situationsklassen** stellen aus Sicht der Autoren »besonders bedeutsame soziale Konstellationen dar, die einerseits alle Kinder gut kennen und im Alltag häufig durchleben und in denen andererseits Erziehungspersonen über ihr Verhalten die kindliche Entwicklung nachhaltig beeinflussen« (Sturzbecher et al. 2001, 98). Aus den Items dieser Situationsklassen wurden faktorenanalytisch elf Faktoren extrahiert und in Form von elf Subtests angeordnet.

3.2.4 Indikations- und Anwendungsbereiche

Der Familien- und Kindergarten-Interaktionstest eignet sich für die Anwendung in der Erziehungs- und Familienberatung, der Familientherapie, in Sozialpädagogik, der klinischen Kinderpsychologie, -psychiatrie und -psychotherapie, der forensisch-psychologischen Begutachtung, in der Qualitätsevaluation von Kinderbetreuungseinrichtungen sowie in der pädagogischen, psychologischen und erziehungswissenschaftlichen Forschung.

3.2.5 Durchführung

Der FIT-KIT ist ein **Einzeltest**, die **Durchführungszeit** beträgt ohne Zeitvorgabe etwa 20–30 Minuten.

Das **Testmaterial** besteht aus 17 farbigen Bildkarten, aus denen das Kind sich selbst und seine Bezugspersonen zusammenstellt, aus 73 Itemkarten und je nach Testversion drei oder vier unterschiedlich bedruckten Faltkästen aus Pappe, welche die unterschiedlichen Häufigkeitsniveaus (»oft«, »manchmal«, »selten oder nie« bzw. »selten« und »nie«) darstellen und denen das Kind die Items zuordnen soll.

Ablauf des Tests: Dem eigentlichen Test geht die altersentsprechende Kontakt- und Beziehungsaufnahme zum Kind voraus, etwa in Form einer Spielphase.

In der standardisierten **Instruktion** wird der FIT-KIT als »Oft-manchmal-selten-oder-nie-Spiel« erklärt. Danach wählt das Kind die Bildkarten für sich selbst und seine wichtigsten Bezugspersonen aus. Die Bildkarten werden auf einem Ständer angeordnet, die Person, um die es geht, ist während der Befragung zu sehen. Das Kind kann den Ständer drehen, wenn die Bezugsperson gewechselt wird.

Der Untersucher erläutert dem Kind anhand von vier Karten die Regeln des »Spiels« und die Bedeutung der Kästchen. In einem **Vortest** wird mit weiteren sechs Karten sichergestellt, dass das Kind die Instruktion verstanden hat. Danach erklärt der Untersucher dem Kind anhand von Beispielen die oben genannten sechs Situationsklassen und fordert es auf, ähnliche Situationen aus seinem Alltag zu beschreiben und die 63 Testkarten in die zugehörigen Kästen einzuordnen. Die 63 Testkarten sind entsprechend der acht Subtests unterschiedlich farbig markiert und enthalten den Text der Frage, die der Untersucher vorliest, sowie Hinweise für seine zugehörige Gestik, Mimik und Intonation.

3.2.6 Auswertung und Interpretation

Nach dem Ende des Tests entnimmt der Auswertende die Karten, überträgt die Zuordnungsergebnisse auf einen Protokollbogen und ermittelt die Summen der Subskalen. Diese Subskalenrohwerte können dann in Staninewerte umgerechnet und mit Normwerten ($N = 761$) verglichen werden.

Die Items des FIT-KIT lassen sich insgesamt elf **Subskalen** zuordnen, die nachstehend beschrieben werden. Die ersten vier Subskalen betreffen das Eltern- und Erzieherverhalten in den Problem-, Kooperations- und Konfliktsituationen:

1. »**Kooperation**« (8 Items, z. B: »Wenn du helfen willst, darfst du es dann auch ein bisschen?«)
   Hier geht es darum, dass die Bezugsperson den Willen des Kindes zum Mitmachen ernst nimmt und ihm auf angemessene Weise ermöglicht, sich zu beteiligen, so dass ein gemeinsames Handeln resultieren kann.
2. »**Hilfe**« (6 Items, z. B. »Wenn dir etwas nicht gelingt, erklärt X dann, was du besser machen könntest?«)

Bezieht sich auf unterstützendes Verhalten von Erziehungspersonen in Problemsituationen, das die Motivation des Kindes bestärkt und seine Problemlösungskompetenz fördert.

3. **»Abweisung«** (8 Items, z. B. »Wenn dir etwas nicht gelingt, sagt X dann, lass sein, ich mach das lieber selbst?«)
Thema ist die Verweigerung von Hilfe und Unterstützung, die Entmutigung, die Einschränkung der Möglichkeiten und die Zurückweisung des Kindes durch die Erziehungsperson.

4. **»Restriktion«** (4 Items, z. B. »Wenn du etwas nicht machen willst, kriegst du dann gleich Strafe?«)
Die Items dieser Subskala bilden ein zurückweisendes, repressives und strafendes Erziehungsverhalten ab, das ohne nähere Begründung die Intentionen des Kindes ignoriert und behindert bzw. seinen Gehorsam erzwingen möchte.

Die folgenden drei Subskalen beziehen sich auf die kindliche Wahrnehmung des eigenen Verhaltens gegenüber Erziehungspersonen in Problem-, Konflikt- und Kooperationssituationen:

5. **»Kindliche Hilfesuche«** (5 Items, z. B. »Wenn dir etwas nicht gelingt, fragst du X dann, wie es besser geht?«)
Diese Subskala bezieht sich auf ein kindliches Verhaltensmuster, die Bezugsperson in Problemsituationen in angemessener Weise um konkrete Unterstützung zu bitten.

6. **»Kindliche Diplomatie«** (4 Items, z. B. »Wenn du zu etwas keine Lust hast, sagst du dann, wie dir das besser gefallen würde?«)
Diese Items weisen darauf hin, ob das Kind aus seiner Sicht in der Lage ist, in Konfliktsituationen flexibel und sozial angemessen seine eigenen Interessen zu vertreten und mit denen der Bezugsperson abzustimmen.

7. **»Kindliche Renitenz«** (5 Items, z. B. »Wenn du zu etwas keine Lust hast, wirst du dann wütend?«)
Bezieht sich auf ein Verhaltensmuster, in dem das Kind durchaus emotional durch Opposition bzw. Ignorieren versucht, in Konfliktsituationen seine Interessen durchzusetzen.

In den nachstehenden vier Subskalen geht es um die kindliche Wahrnehmung des Verhaltens der Bezugsperson in den emotional bestimmten Situationsklassen Kummer-, Ideen- und Spaßsituationen:

8. **»Bekräftigung kindlicher Ideen«** (5 Items, z. B. »Wenn du eine Idee hast, ist X dann neugierig?«)
Die Items dieser Skala operationalisieren die Neugier der Bezugsperson und ihre Bereitschaft, die kindliche Begeisterung zu teilen und sich auf die Erfahrungswelt des Kindes einzulassen. Interesse und Unterstützung der Kreativität eines Kindes fördern die Fähigkeit zum divergenten Denken und stärken sein Selbstwertgefühl.

9. **»Trösten bei Kummer«** (5 Items, z. B. »Wenn du Kummer hast, spielt X dann ein bisschen mit dir?«)
Diese Items beziehen sich auf ein Verhaltensmuster der Erziehungsperson, die Gefühle des Kindes ernst zu nehmen und ihre Fähigkeit zur emotionalen Selbstregulation zu unterstützen.

10. **»Emotionale Abwehr«** (6 Items, z. B. »Wenn du eine Idee hast, sagt X dann, muss das jetzt sein?«)
Diese Skala handelt von einem Verhaltensschema, das in unsensiblen, abweisenden und abwertenden Reaktionen auf Gefühle und Ideen des Kindes besteht.

11. **»Faxen und Toben«** (5 Items, z. B. »Wenn du mit X zusammen bist, tobt X dann mit dir rum?«)
Die Items dieser Subskala stellen den Ausklang des Tests dar und beziehen sich auf harmonische und körperbetonte,

zweckfreie und lustvolle Interaktionsmuster zwischen einem Kind und ihm emotional nahestehenden Bezugspersonen.

Die **Interpretation** der Testergebnisse beruht auf dem Vergleich der Subskalen-Häufigkeiten untereinander im Hinblick auf Stimmigkeit und Plausibilität sowie auf dem Vergleich der Ergebnisse mit Normwerten, wobei insbesondere auffallende Abweichungen vom Durchschnittsbereich interpretiert werden. Der Test bildet das subjektive Erleben eines Kindes ab, das nicht mit der Wahrnehmung der Erwachsenen oder der »objektiven« Realität übereinstimmen muss. Letztlich müssen die Ergebnisse des FIT-KIT immer im Zusammenhang mit Anamnese, der Beobachtung der Interaktionen zwischen Kind und Bezugsperson und mit weiteren diagnostischen Informationen abgeglichen werden.

3.2.7 Gütekriterien

Objektivität: Die Durchführung des als Regelspiel angelegten Verfahrens für Kinder ab 4 Jahren erfordert eine individuell auf Entwicklungsstand, Ängste und Widerstände des Kindes abgestimmte Vorphase der Beziehungsgestaltung und des Vertrauensgewinns, die sich naturgemäß nicht standardisieren lässt. Die Abfolge der Testdurchführung, die Formulierungen der Items, die Anweisungen zur angemessen dramatischen Gestaltung der Fragen sowie die Ergebnisregistrierung und Auswertung einschließlich des Vergleichs mit Normwerten sind dagegen standardisiert. Damit ist eine hohe Objektivität der Durchführung und Auswertung gegeben.
Reliabilität: Angesichts der relativ geringen Itemzahl der Subskalen erscheint eine Bestimmung der Reliabilität mit der Testhalbierungsmethode nicht sinnvoll. Die rechnerische Ermittlung der internen Konsistenz der auf die Verhaltensdimensionen bezogenen Subskalen nach Cronbachs Alpha ergab folgende Werte: Für das Vaterverhalten zwischen $\alpha = .54$ und $\alpha = .83$, für das Mutterverhalten zwischen $\alpha = .49$ und $\alpha = .7$ und für das Verhalten der Erzieherin zwischen $\alpha = .53$ und $\alpha = .83$ sowie beim Verhalten des Kindes (Selbstbild) zwischen $\alpha = .54$ und $\alpha = .65$. Ein Cronbachs Alpha von .7 gilt als zufriedenstellend, Werte ab .8 als gut (Wirtz 2013, 343).

Angaben über die **Retest-Reliabilität** des FIT-KIT liegen aus einer Erhebung 1993 mit annähernd 200 Untersuchungen zur Mutter- bzw. Vater-Kind-Interaktion und aus der Erhebung von 1998 an einer wesentlich größeren Stichprobe zur Mutter-Kind-Interaktion, zur Vater-Kind-Interaktion und zur Erzieherin-Kind-Interaktion vor. Die Ergebnisse beider Studien, die allerdings aus methodischen Gründen nicht vollständig vergleichbar sind, ergeben Werte für die Retest-Stabilität nach vier Wochen für das Verhalten des Vaters zwischen $r_{tt} = .48$ und $r_{tt} = .69$, für das Verhalten der Mutter zwischen $r_{tt} = .32$ und $r_{tt} = .69$ und für das Verhalten des Kindes aus seiner Sicht von $r_{tt} = .36$ bis $r_{tt} = .54$. Die Analysen nach Altersgruppen ergaben, dass die Reliabilität der einzelnen Konstrukte weitgehend unabhängig vom Alter der Kinder ist. »Es zeigt sich deutlich, dass vor allem bei jüngeren Kindern die Einschätzungen zur Vater-Kind-Interaktion eine höhere Konsistenz und Stabilität aufweisen als die Einschätzungen zur Mutter-Kind-Interaktion. Die höchste Konsistenz finden wir bei den kindlichen Einschätzungen zur Erzieherin-Kind-Interaktion« (Sturzbecher et al. 2001, 112).

Danach verfügt der FIT-KIT insgesamt über eine zufriedenstellende bis gute Zuverlässigkeit.
Validität: Die **Konstruktvalidität** des FIT-KIT erscheint, soweit bislang untersucht, relativ gut: Die aufgrund pädagogischer und psychologischer Theorie und Empirie zu erwartenden Zusammenhänge zwischen bestimmten Verhaltensmustern, die in den Subskalen des Tests als Konstrukte abgebildet werden, konnten durch Korrelationsstudien bestätigt werden. Danach werden kooperative Erziehungspersonen zugleich auch als kom-

promissbereit, unterstützend und Trost spendend beurteilt. Ebenso fanden sich signifikante Zusammenhänge zwischen abweisendem, restriktivem und emotional abwehrendem Verhalten. Zwischen diesen beiden Verhaltensmustern wiederum bestanden erwartungsgemäß keine signifikanten Zusammenhänge.

Zur Untersuchung der **Kriteriumsvalidität** wurden Ergebnisse des FIT-KIT mit verschiedenen Außenkriterien in Beziehung gesetzt wie der kindlichen Intelligenz, der sozialen und kognitiven Entwicklung aus Erziehersicht, mit soziodemographischen Daten über die Eltern, mit kindlichen Einschätzungen familiärer Freizeitaktivitäten und mit Beobachtungen aus der Mutter-Kind-Interaktion. Dabei fanden sich korrelative (nicht kausale!) Zusammenhänge zwischen abweisendem und restriktivem Verhalten von Eltern und Erziehern aus der Kindperspektive mit negativen Entwicklungsbeurteilungen und renitentem Verhalten der Kinder. Umgekehrt wurden positive Beurteilungen des Verhaltens von Bezugspersonen häufiger gemeinsam mit positiven Entwicklungsdaten gefunden. Dabei haben die kindlichen Einschätzungen elterlichen Verhaltens einen deutlich stärkeren Zusammenhang mit kindlichen Entwicklungsparametern als die Beurteilung durch die Eltern.

Insgesamt sprechen die Befunde für eine ausreichende bis gute Validität des Verfahrens und bestätigen die Gültigkeit des FIT-KIT im Altersbereich von 4–8 Jahren.

3.2.8 Fazit

Der Familien- und Kindergarten-Interaktionstest FIT-KIT ist ein Testverfahren für Kinder von 4–8 Jahren, das in der Durchführung dem Entwicklungsstand in dieser Altersstufe sehr gut gerecht wird. Er gibt Auskunft darüber, wie ein Kind das Verhalten seiner Eltern und Erzieher in wiederkehrenden Alltagssituationen erlebt. Die Testkonstruktion erfolgte mit großer Sorgfalt und erheblichem Aufwand. Durchführung und Auswertung sind so weit wie möglich standardisiert, die erhobenen Daten werden metrisch erfasst und können mit aktuellen Normen aus einer ausreichend großen Stichprobe verglichen werden. Die vorliegenden Gütekriterien bestätigen die Objektivität, Zuverlässigkeit und Gültigkeit des Tests für eine Altersgruppe, für die nicht sehr viele qualitative Untersuchungsinstrumente zur Verfügung stehen. Da er sich sowohl auf die Familienbeziehungen wie auf die Bindungen zu wichtigen Bezugspersonen aus der kindlichen Perspektive bezieht, ist er gut geeignet für die Bindungs- und Beziehungsdiagnostik bei unterschiedlichen Fragestellungen. Der Test ist über die Testzentrale (Hogrefe, Göttingen) zu beziehen.

4 Projektive Verfahren der Familiendiagnostik

Vorbemerkung: Die für dieses Handbuch getroffene Einteilung der Verfahren entbehrt nicht einer gewissen Willkür, weil bei allen Methoden Projektionen in Form von Wünschen, Bedürfnissen und Konflikten einfließen und alle Auskunft über die erlebte Struktur eines Familiensystems geben können. Auch wird die Zuordnung von der Perspektive und den Zielen des Untersuchers bzw. Therapeuten bestimmt. So gehören die in anderen Kapiteln besprochenen Zeichentests »Familie in Tieren« und »Verzauberte Familie« sowie der Scenotest ebenfalls zu den projektiven Methoden der Familiendiagnostik.

4.1 Familien-Beziehungs-Test (FBT) von Howells & Lickorish (1963)

4.1.1 Einführung

Der FBT ist ein projektives verbalthematisches Testverfahren für Familien mit Kindern im Schulalter zur Klärung der gegenseitigen Beziehungen in der Familie. Den Kindern im Alter von 7–12 Jahren und den Eltern werden im Einzeltest bis zu 40 Karten mit Zeichnungen vorgelegt, auf denen typische Familiensituationen dargestellt sind. Die Probanden sollen keine Geschichten zu den Bildern erzählen, sondern sagen, was sie über die dargestellten Situationen denken. Die geschilderten Interaktionen, Persönlichkeitsmerkmale, Gefühle und Haltungen werden in Form von Informationseinheiten für jedes Familienmitglied in ein Beziehungsraster übertragen. Die so erfassten unterschiedlichen Sichtweisen innerhalb der Familie werden dann miteinander verglichen und für die Familiendiagnostik und -therapie verwendet. Der FBT erlaubt also Aussagen darüber, wie jedes Familienmitglied die Interaktionen und die Persönlichkeit der anderen erlebt. Er erfordert keine weitergehenden Annahmen über unbewusste Konflikte oder Abwehrmechanismen.

4.1.2 Historische Anmerkungen

Mit der Verlagerung des Interesses der Psychotherapeuten vom Einzelnen auf die Familie und die interpersonalen Beziehungen entstand auch das Bedürfnis nach einem geeigneten projektiven Testverfahren. Howells und Lickorish verwendeten Karten mit vieldeutigen Zeichnungen von typischen Familiensituationen, erarbeiteten in mehreren Versuchsreihen die Endfassung und beschrieben ihr Verfahren erstmals 1963, ihre Analysemethode veröffentlichten sie 1966. Eine Übertragung ins Deutsche wurde nach Überarbeitung und Aktualisierung der Zeichnungen, Hinzufügung weiterer Itemkarten und der

Gruppierung in zwei Testversionen sowie nach Durchführung einer ersten Validierungsstudie 1994 im Ernst Reinhardt Verlag, München veröffentlicht. Seit 2010 ist der FBT in 7. Auflage bei der Testzentrale des Hogrefe Verlags, Göttingen, erhältlich.

4.1.3 Theoretische Grundlagen

Die Autoren machen nur spärliche Angaben zur theoretischen Basis des FBT, die sich auf die der Projektion zugrunde liegenden Prinzipien beziehen.

4.1.4 Indikations- und Anwendungsbereiche

Der FBT gibt Auskunft über die subjektive Wahrnehmung der Beziehungen, Gefühle, Haltungen und Interaktionen innerhalb einer Familie durch Kinder und Erwachsene. Sein Einsatzgebiet sind die Familiendiagnostik und Familientherapie, die klinische Kinderpsychologie, -psychotherapie und -psychiatrie, Familien- und Erziehungsberatung sowie die Begutachtung bei familienrechtlichen Fragestellungen.

4.1.5 Durchführung

Testmaterial: Der vollständige Familien-Beziehungs-Test umfasst 40 Bildkarten, die sich in zwei parallele Sets mit je 24 Karten teilen lassen. 16 sind für Familien, die nur Jungen haben, und 16 für Familien mit nur Mädchen bestimmt. Acht Bilder sind für Familien mit Kindern beiderlei Geschlechts bestimmt. Somit ist ein Satz von 24 Bildern für jede Familie geeignet. In Familien mit Jungen und Mädchen sollten alle 40 Karten verwendet werden.

Die Bildkarten sind etwa 17,5 × 12,5 cm groß, aus Karton und zeigen Darstellungen von Szenen aus dem Alltag von Familien mit Schulkindern. Die Zeichnungen sind auf das wesentlichste beschränkt und wirken unbestimmt, der emotionale Ausdruck der Personen und Details der Umgebung sind auf ein Minimum reduziert. Die Darstellungen entsprechen dem Stilempfinden der 1980er und 1990er Jahre. Da die Karten beidseitig bedruckt sind, kommt der Test mit 24 Karten aus. Der Testleiter stellt vor Testbeginn das Kartenset für die jeweilige Familie zusammen.

Die Durchführung erfolgt als Einzeltest mit Kindern von 7–12 Jahren und ihren Eltern oder Bezugspersonen. Die Dauer beträgt für 24 Karten etwa eine halbe, für 40 Karten eine Zeitstunde. Zuvor ist insbesondere bei den Kindern eine Phase des Beziehungsaufbaus erforderlich, das emotionale Klima sollte entspannt und frei von Leistungsdruck sein.

Der Test wird eher beiläufig begonnen, die **Instruktion für Kinder** lautet sinngemäß:

»Ich habe hier einige Bilder, auf denen Leute zu sehen sind, die verschiedene Dinge tun. Einige sind Jungen und Mädchen, andere sind Erwachsene. Ich möchte, dass du sie dir einmal ansiehst und überlegst, ob du mir etwas über sie erzählen kannst. Sag mir einfach, was sie nach deiner Meinung tun und oder sagen« (Howells & Lickorish 1994, 5).

Die Karten werden in der Reihenfolge der Serie vorgelegt. Nachfragen, Lob und Ermunterung sind ausdrücklich erlaubt, Suggestivfragen sind zu vermeiden. Das Kind sollte das Bild nicht einfach beschreiben und auch keine Geschichte erzählen, sondern einfach sagen, was es über die Vorgänge auf dem Bild denkt.

Die **Instruktion für Erwachsene** ist ebenfalls nicht standardisiert. Sie werden über das allgemeine Ziel der Untersuchung informiert und um möglichst viele Feststellungen im Sinne der freien Assoziation über die Szene auf dem Bild gebeten.

Die **Protokollierung** der Fragen und Antworten erfolgt wörtlich, am besten durch eine Audioaufnahme, die später transkribiert wird.

4.1.6 Auswertung und Interpretation

Auswertung und Interpretation erfolgen auf verschiedenen Ebenen: Die erste Ebene ist die Unterteilung bzw. Zerlegung der Antworten eines Familienmitglieds nach ihrer grammatikalischen und syntaktischen Struktur in »Informationseinheiten«. Die Informationseinheiten werden auf der nächsten Ebene inhaltlich nach vier Kategorien klassifiziert: 1. Beschreibung, 2. Interaktion, 3. Persönlichkeitsmerkmale und 4. Verschiedenes. Klinisch relevant sind dabei Interaktionen, unterteilt in verbal und physisch, und Persönlichkeitsmerkmale (Haltungen, Gefühle oder Charakterzüge). Die Interaktionen und Charakterzüge werden auf der dritten Ebene in Form einer Matrix in ein »Beziehungsraster« eingetragen, dessen Spalten und Reihen mit den Bezeichnungen Vater, Mutter, Junge und Mädchen bezeichnet sind. So ergeben sich 16 Felder, in welche die Interaktionen und Persönlichkeitsmerkmale eingeordnet werden. Die Kategorien 1 und 4 werden bei Auffälligkeiten ergänzend mit herangezogen, beispielsweise kann eine Häufung von Beschreibungen auf eine emotionale Abwehr hinweisen.

Die **Interpretation** erfolgt dann aufgrund der inhaltlichen Analyse der einzelnen Beziehungsraster, in denen sich (über Häufigkeit und Art der Beziehungen und Persönlichkeitszüge) bestimmte Interaktions- und Persönlichkeitsmuster in der Familie aus Sicht des Probanden abbilden. Die Zusammenschau der jeweiligen Sichtweisen ergibt ein komplexes Gesamtbild der erfassten Aspekte eines Familiensystems, das sich für das Verständnis der Familie und für die weitere Therapie in fruchtbarer Weise nutzen lässt.

4.1.7 Gütekriterien

Die Gütekriterien des FBT sind, soweit feststellbar, nicht untersucht worden, was schwer zu verstehen ist, weil das methodisch kein allzu großes Problem sein dürfte.

Die **Objektivität** von Durchführung und Auswertung dürfte ein mittleres Niveau aufweisen, das sich durch eine standardisierte Instruktion und ein Auswertertraining sicher steigern ließe.

Validität: Da der Test eine Beschreibung darüber liefert, wie die Probanden Beziehungen und Eigenschaften in Familien erleben, verfügt der FBT über eine gewisse Augenscheinvalidität, wobei die Instruktion allerdings nicht verlangt, dass die Beziehungen in der eigenen Familie beschrieben werden sollen. Im Manual der 5. Auflage wird als einzige Grundlage eine alte Validitätsstudie an 14 Familien beschrieben, die ein Institut für Familienpsychotherapie besuchten und den klinischen Mitarbeitern sehr gut bekannt waren. Deren Einschätzung der Haltungen und Beziehungen in den Familien stellten das Außenkriterium dar, mit dem die Sichtweisen der einzelnen Familienmitglieder verglichen wurden. Esser (2008, 79) stellt fest, dass für den FBT keine methodisch sauberen Validierungsstudien bekannt sind.

Auch über die **Reliabilität** gibt es keine Angaben. Die Durchführung von Studien zum Vergleich der ja vorliegenden Parallelformen oder zur Zuverlässigkeit bei Testwiederholung wäre methodisch nicht allzu schwierig.

4.1.8 Fazit

Der Familien-Beziehungs-Test ist ein verbal-thematisches Verfahren, das im Gegensatz zu anderen projektiven Methoden nicht unbewusste Konflikte und Bedürfnisse erfassen soll, sondern kognitiv-emotionale Schemata von Beziehungen und Persönlichkeitsmerkmale innerhalb einer Familie abbildet, die sich infolge wiederkehrender Beziehungserfahrungen schon bei jüngeren Kindern entwickeln (▶ Kap. VII). Damit sind für die Interpretation keine Annahmen über unbewusste Prozesse erforderlich. Die erhobenen Daten lassen sich quantifizieren, damit ist eine statistische Weiterverarbeitung prinzipiell möglich. Insofern nimmt der FBT eine Sonderstellung unter den projektiven Methoden ein. Die Durchführung mit ganzen Familien erscheint sehr aufwändig und eigentlich nur von therapeutischen Teams oder im Rahmen von Forschungsprojekten zu leisten. Leider liegen keine Angaben über seine Gütekriterien vor, hier wären weitere Untersuchungen notwendig und wünschenswert. Dabei erscheint er grundsätzlich gut geeignet für die Diagnostik und Therapie familiärer Probleme auch in der Praxis.

4.2 Familienbrett-Verfahren

Gabriele Meyer-Enders

4.2.1 Einführung

»No child is an island«(Carroll 1996).

Ähnlich wie das Schachspiel auf dem begrenzten und gegliederten Spielfeld mithilfe von Symbolfiguren den dramatischen Verlauf einer kriegerischen Auseinandersetzung nachbildet, ermöglichen es Familienbrett- Verfahren, die Konstellationen, Beziehungen, Koalitionen und Konflikte in einer Familie auf einer begrenzten Fläche mit Figuren symbolisch darzustellen.

Verschiedene Varianten der Aus- und Durchführung gestatten dem Patienten, das eigene Lebens- und Beziehungssystem mit seinen unterschiedlichen Subsystemen auf eine konkrete und gleichzeitig distanzierte Weise aufzustellen, zusammen mit dem Therapeuten zu betrachten und Lösungs- oder Wunschvorstellungen zu entwickeln.

4.2.2 Historische Anmerkungen

Der Versuch, Beziehungsstrukturen darzustellen, ließ in der zweidimensionalen Form des Soziogramms und Genogramms wenig Spielraum für die Bedeutung von Hierarchien und Generationsgrenzen. Man begann, sich der Techniken aus dem Psychodrama zu bedienen und mit »Menschenskulpturen« zu arbeiten (Satir 1967; Simon & Stierlin 1984). Die Intention Satirs war es, Problematiken, die sich über Generationen hinweg erhalten haben, bewusst und allen Beteiligten anschaulich in einer bildhaften Situation zugänglich zu machen. Grundsätzlich sollen die emotionale Nähe bzw. Distanz und die Hierarchie dargestellt werden. Dieses Verfahren benötigt allerdings immer eine Gruppe und aufgrund der Intensität des Erlebens einen erfahrenen Therapeuten. »Familienskulpturen« oder »Familienaufstellungen« verstehen sich auch eher als machtvolles therapeutisches Interventionswerkzeug.

Der Ursprung der Darstellung von Familienbeziehungen mithilfe von Figuren kann dem norwegischen Familientherapeuten David Kvebaek zugeschrieben werden. Er entwickelte 1968 seinen »Kvebaek Family Sculpture Test (KFST)«: Auf einem 1 × 1 m großen Brett mit 100 Quadraten werden unterschiedlich große und unterschiedlich farbige Holzfiguren als Stellvertreter für die Familienmitglieder positioniert. Der Test wurde vorrangig in Skandinavien und den USA zu einem gebräuchlichen Instrument. Eine ausführliche Beschreibung findet sich bei Cierpka 2008,

314 ff. In Deutschland begann 1978 die Hamburger Gruppe um Kurt Ludewig mit der Konzeption des Hamburger Familienbretts und aus den Studien von Thomas M. Gehring ab 1985 an der Psychiatrischen Universitätspoliklinik für Kinder und Jugendliche in Zürich entstand der Familiensystemtest (FAST). Cierpka (2008) benennt im Bereich der Familiendiagnostik noch verschiedene Möglichkeiten, Familiensysteme darzustellen: Mit Puppen aus dem Scenotest, Familienpuppeninterview, Familienkreis, Familienhierarchietest und weitere (s. o.). Truus Bakker van-Zeil beispielsweise (persönliche Mitteilung) verwendet eine Auswahl von am Strand gesammelten Steinen.

4.2.3 Hamburger Familienbrett von Ludewig et al. (1983)

Das Hamburger Familienbrett wurde parallel zur Entstehung der Systemischen Therapie von einer Arbeitsgruppe unter Leitung von Kurt Ludewig in der Abteilung für Kinder- und Jugendpsychiatrie in Hamburg konzipiert. »Es wurde mit dem Ziel entworfen, ein einfach zu handhabendes und konzeptionell möglichst unspezifisches Instrument an die Hand zu bekommen, um abseits von der analytisch und positivistisch geprägten Testpsychologie familientherapeutische Prozesse und familiendynamische Fragestellungen angemessen zu dokumentieren und erforschen« (Ludewig 2000, 13)

Theoretische Grundlagen

Wilken beschreibt den theoretischen Hintergrund als die systemische wissenschaftliche Sichtweise, die »Menschen in ihrer unentrinnbaren biologischen und sozialen Komplexität betrachtet. Menschen entstehen hiernach als solche erst im Zusammenhang mit sozialen Systemen« (Ludewig & Wilken 2000, 21). Das impliziert die Aufgabe des Objektivitätsgebotes, denn für die Bestimmung der Phänomene ist immer ein »Beobachter« notwendig, der keine objektiven, sondern »kommunikative Wirklichkeiten« (Ludewig & Wilken 2000, 21) erzeugt.

Indikations- und Anwendungsbereiche

Das Familienbrett zählt zu den Skulpturverfahren, die insbesondere in der Familiendiagnostik bedeutsam sind, jedoch ebenso in der Diagnostik einer Einzeltherapie Anwendung findet. Ein projektiver Eindruck von der subjektiv derzeit erlebten Familiensituation ist mit wenigen Mitteln und in kürzester Zeit herstellbar. Die Aufstellungsaufgabe kann sich dabei neben der Familie auch auf andere soziale Systeme (Schulklasse, Peergroup, berufliche Situation) beziehen.

Testmaterial

Das Familienbrett ist ein 50 × 50 cm großer Kasten mit einem im Abstand von 5 cm von der Kante entfernten gezeichneten Rand. Eine Anzahl von runden und viereckigen Holzfiguren in zwei Größen (7 cm, 10 cm) und drei farbige sechseckige Figuren für besondere Darstellungen komplettieren das Testmaterial. Die Gesichter der Figuren sind nur angedeutet.

Durchführung

Der Proband wird gebeten, für jedes Mitglied aus der Familie eine Figur zu wählen und die Figuren so aufzustellen, wie sie in der Familie zueinander stehen. Er wird auf die Randlinie aufmerksam gemacht und erhält dadurch die Möglichkeit, ein Innen- und Außenfeld zu definieren und je nach Nähe oder Ferne der Beziehung zu besetzen. Ebenso werden die Probanden darauf hingewiesen, dass die Augen die Blickrichtung angeben können.

In der Standard-Aufstellung werden die Figuren so angeboten, wie sie im Kasten geordnet liegen. Der Proband bzw. die Probanden haben ausreichend Zeit, um eine für sie akzeptable Aufstellung beenden zu können. Danach werden sie gefragt,

1. wen die einzelnen Figuren repräsentieren,
2. was sie haben darstellen wollen und
3. was die einzelnen Merkmale bedeuten (Größe und Form der Figuren, Position der Figuren auf der Fläche, Entfernungen, Blickrichtungen, eventuelle Subsysteme und die Gestalt der Anordnung)« (Ludewig & Wilken 2000, 22).

Die Dokumentation erfolgt durch Fotografie oder Aufzeichnen der Darstellung.

Auswertung und Interpretation

Die Interpretation ist von der Zielsetzung und theoretischen Orientierung des Untersuchers abhängig. Ludewig et al. geben folgende Kriterien für eine mögliche an unseren Kulturkreis gebundene Interpretation an, die ihre Gültigkeit jedoch nur in der Zusammenschau aller die Familie bzw. den Probanden betreffenden Informationen beweist:

- Die Entfernung zwischen den Figuren als Merkmal für emotionale Nähe, Kontakthäufigkeit, soziale Nähe/Distanz und Abgelöstheit/Abhängigkeit;
- die Blickrichtung als Ausdruck von Beziehungsintensität.
- Die Platzierung der Figuren und die Reihenfolge ihrer Aufstellung sowie ihrer Größe können wechselnde und nur im Gespräch zu ermittelnde Bedeutungen haben.

Als gestalterische Elemente werden benannt:

- »den Kreis mit der Bedeutung der gegenseitigen Bezogenheit, Gleichberechtigung und Veränderungsresistenz,
- den Halbkreis mit der Bedeutung des Kreises, nur nicht so harmonisch, sondern flexibler und anpassungsfähiger,
- die Ellipse mit der Bedeutung des Ablösungsversuchs,
- das Dreieck als Indikator der Triangulierung und
- die Linie als Hinweis auf eine Familie mit geringer Kohäsion« (Cierpka 2008, 313).

Als die Aufstellung weiterführende Möglichkeiten benennen Ludewig und Wilken das **dynamische Spielen**: Der Beobachter kann verschiedene Umsetzungen vornehmen und sehen, wie die Beteiligten darauf reagieren. Dieser Prozess entspricht durchaus einem »Dialog ohne Worte. [...] Bei allen diesen Interventionen ist jedoch darauf zu achten, dass das Maß an emotionaler Belastung, das den Beteiligten zugemutet wird, angemessen dosiert bleibt. In der Regel hat es sich als günstig erwiesen, die Aufstellungssequenz gegen Ende so zu entspannen, dass die Pbn gebeten werden, entweder noch einmal das Ausgangsbild oder eine Wunschvorstellung darzustellen« (Ludewig & Wilken 2000, 22).

Die Einführung der Zusatzfiguren, eckige farbige Figuren, die als Stellvertreter für Personen mit besonderer Bedeutung dienen können (Lehrer, Arzt, Polizist, Stiefmutter u. a.), bewirken ebenfalls spezifische Reaktionen des Probanden. Wilken fordert sogar dazu auf, der eigenen Phantasie des Untersuchers keine Grenzen zu setzen: »So wurde zum Beispiel in der Arbeit mit Alkoholikern eine Miniaturflasche verwendet« (Ludewig & Wilken 2000, 23).

Gütekriterien

Ludewig et al. betonen, dass das Familienbrett als Kommunikationsmittel konzipiert und nicht den Kriterien der Testkonstruktion untergeordnet werden soll. Das Anliegen war vielmehr, dass mithilfe der Figurenaufstellung die Familien untereinander und mit einem teilnehmenden Beobachter kommunizieren können. Es wird nicht erwartet, »dass die Vorstellungen der einzelnen Familienmitglieder ›richtig‹ sind, noch dass die abzubildenden Konstellationen zeitlich und räumlich stabil sind, zumal kommunikative Strukturen über Rückkopplungsprozesse in permanenter Evolution begriffen sind. [...] Konsequenterweise erscheint es uns kaum zweckmäßig, das Familienbrett im Hinblick auf die Gütekriterien der klassischen Testtheorie zu bewerten« (Ludewig et al. 1983, 236) Er schlägt dagegen andere Bewertungskriterien vor: Brauchbarkeit, Nützlichkeit und Zugewinn an Information (ebd.).

4.2.4 Familiensystemtest (FAST) von Gehring (1989)

Testmaterial

Das **Testmaterial** des FAST besteht aus einem einfarbigen quadratischen Brett (45 × 45 cm), das in 81 Felder unterteilt ist und Koordinaten zugeordnet wird (1/1 bis 9/9), sechs männlichen und sechs weiblichen Figuren mit angedeuteten Gesichtern, einer männlichen und weiblichen Figur in oranger, violetter und grüner Farbe und 18 zylindrischen Klötzchen in drei verschiedenen Höhen (1,5 cm, 3 cm und 4,5 cm Höhe).

Der Testleiter protokolliert in einem vierteiligen Testformular.

Durchführung

Zunächst werden anamnestische Daten aller Familienmitglieder zur Dokumentation der familiären Bedingungen erhoben, um entscheiden zu können, welche Personen in die Testdurchführung mit einbezogen werden müssen.

In der standardisierten **Testinstruktion** werden einführende Erklärungen zum FAST gegeben und die Verwendung des Testmaterials demonstriert.

Im ersten Teil werden die Probanden aufgefordert, die Familienbeziehungen so darzustellen, wie sie typischerweise sind. Nachdem die Figuren aufgestellt sind, wird der Proband aufgefordert, unter Verwendung der Klötzchen zu zeigen, wie viel Macht/Einfluss jedes Familienmitglied typischerweise in der Familie hat.

Nachdem der Testleiter diese **typische Repräsentation** (TR) protokolliert hat, werden noch fünf Fragen gestellt:

1. Zeigt diese Darstellung eine konkrete Situation? Wenn ja, welche?
2. Seit wann sind die Beziehungen so wie in dieser Darstellung?
3. Wie unterscheiden sich die Beziehungen in dieser Darstellung von denjenigen, wie sie vorher waren?
4. Was führte dazu, dass sich die Beziehungen so verändert haben, wie sie aktuell sind?
5. Was bedeutet die Blickrichtung der Figuren?

Der zweite Teil der Testung bezieht sich auf die **ideale Familiensituation** (IR). Nachdem alle Klötzchen wieder vom Brett entfernt worden sind, wird der Proband aufgefordert, die Familienbeziehungen so darzustellen, wie sie idealerweise für den Probanden wären.

Auch hier wird nach dem Ergebnisprotokoll eine Nachbefragung mit sechs Fragen durchgeführt (siehe Manual).

Im letzten Teil des Tests wird der Proband aufgefordert, sich den schwerwiegendsten **Konflikt** in der Familie auszuwählen und die Familienbeziehungen so darzustellen, wie sie während dieses Konflikts (KR) sind. Die Nachbefragung schließt sich an.

Eine Testerweiterung kann nach Abschluss der jeweiligen Repräsentationen durch die Aufforderung, ein bis drei Figuren durch eine farbige Figur zu ersetzen, erfolgen. In der Nachbefragung wird auf die Assoziationen bezüglich der Farbwahl und der Auswahl der ersetzten Figuren eingegangen

Diese Beschreibung bezieht sich auf den Einzeltest, der FAST kann aber auch als Gruppentest mit der gesamten Familie in der Form durchgeführt werden, dass die Familienmitglieder gemeinsam versuchen, eine typische Familienkonstellation aufzustellen.

Auswertung und Interpretation

Die Auswertung des FAST bezieht sich auf einen quantitativen und einen qualitativen Aspekt. Es wird ein Berechnungsmodus für Kohäsion, Hierarchie und Flexibilität angeboten, der jeweils in drei Kategorien unterteilt wird.

Die Klassifizierung von Beziehungsstrukturtypen verbindet die Dimensionen Kohäsion und Hierarchie und benennt balancierte, labil-balancierte und unbalancierte Beziehungsstrukturtypen. Unter balancierter Beziehungsstruktur verstehen die Autoren eine ausgewogene hierarchische und entsprechend kohäsive Struktur. Eine labil-balancierte unterscheidet sich in den Werten zur Hierarchie und Kohäsion, in einer unbalancierten Struktur zeigen beide Dimensionen extreme Werte. Die Autoren selbst halten eine statisch-normative Festschreibung für »ethisch nicht vertretbar« (Gehring 1993, 90) und sehen den qualitativen Aspekt als wesentlich an.

Die qualitativen Auswertungen beziehen sich auf die Nachbefragungen, in denen die Stabilität der Beziehungsstrukturen (TR), die Situation und Häufigkeit idealer Konstellationen (IR) und der Konflikttyp des Familiensystems (KR) benannt werden können.

Wichtige Beobachtungsmerkmale, die in die qualitative Interpretation mit einfließen, sind Aktivität und Engagement des Klienten. Die spontanen Äußerungen des Probanden, die Reihenfolge der Figurenwahl, die Blickrichtung der Figuren und deren Interpretation (wohlwollender Blick oder Kontrolle) und auch die Farbwahl geben klinisch wertvolle Hinweise sowohl für die Differentialdiagnostik als auch für die Behandlungsplanung.

Gütekriterien

Der FAST wurde hinsichtlich der psychometrischen Eigenschaften in den USA und der Schweiz untersucht und kann als einer der am besten evaluierten projektiven Testverfahren genannt werden. Der Vergleich der Untersuchungsergebnisse von 120 psychisch auffälligen und 280 unauffälligen Kindern ergab, dass Kinder mit einer Diagnose häufiger eine strukturell unbalancierte Familiensituation darstellten. Sie zeigten eine geringere Kohäsion in ihren Familien, insbesondere die jüngeren Kinder. Diese zeigten auch signifikant hohe Werte in der Dimension Hierarchie.

Die Untersuchungsergebnisse der Eltern glichen in manchen Punkten denen der Kinder. Eltern psychisch auffälliger Kinder stellten vermehrt eine unbalancierte Familienstruktur auf und deuteten häufige Koalitionen über die Generationsgrenzen hinweg an. Allerdings nahmen sie eine geringere Hierarchie an als ihnen von den Kindern zugeschrieben worden war, was auf eine Vermeidung der elterlichen Verantwortlichkeiten hindeuten kann.

Es gab keine Hinweise auf unterschiedliche Darstellungen der Familiensituation bei bestimmten Diagnosegruppen.

Kulturell vergleichende Untersuchungen zwischen Jugendlichen aus Kalifornien und der Schweiz, Kindern aus England und Italien ergaben ebenfalls keine signifikanten Unterschiede, so dass davon ausgegangen werden kann, dass sich in den westlichen Industrienationen ähnliche Familienstrukturen herausgebildet haben. Unterschiede fanden sich bei vergleichenden Untersuchungen zwischen der Schweiz und Japan. Weitere Forschungen könnten genauer herausarbeiten, in welchem Zusammenhang unterschiedliche soziokulturelle und ökonomische Bedingungen mit den Repräsentationen der familiären Beziehungen stehen.

Fazit

Der FAST bietet als wissenschaftlich gut erforschtes Verfahren eine gute Möglichkeit, Familienaufstellungen zu unterschiedlichen Fragestellungen mit Hilfe von Symbolfiguren stellen zu lassen. Allerdings ist die über das oben beschriebene Beispiel hinausgehende Auswertung aufwändig und eher unübersichtlich. Die Materialausführung entspricht nicht dem hohen Anschaffungspreis und auch die Anzahl der Figuren ist für die Arbeit mit größeren Familiensystemen wie Patchwork- oder Pflegefamilien nicht ausreichend. Die Kinder und mehr noch die Jugendlichen in meiner Praxis stören sich daran, dass man die Eltern »auf den Sockel« stellen muss und sie fragen regelmäßig nach kleineren Figuren für die Darstellung der Kinder.

4.2.5 Weitere Familienbrett-Verfahren

Mittlerweile sind verschiedene Familien- und Systembretter entstanden, die je nach Arbeitsschwerpunkt unterschiedliche Formate aufzeigen. Die Figuren reichen von sehr schematisch reduzierten Holzsymbolen bis hin zu farbigen Klötzchen. In der Arbeit mit Erwachsenen im Coachingbereich und Berufsetting werden von einigen Autoren ausführliche Anweisungen auf dem Hintergrund systemischer Theorien angeboten (Polt & Rimser 2006). Insbesondere für die Arbeit mit Kindern und Jugendlichen erscheint das im Kölner Institut für Kindertherapie KIKT verwendete Familienbrett von KIKT-TheMa erwähnenswert. Das am Blickfeld des Kindes orientierte 42 × 42 cm große Brett ist in der Mitte durch einen gezackten Schnitt geteilt, so dass das Brett wie ein Puzzlestück aussieht. So können bei Bedarf zwei Felder mit einer Grenze wahrgenommen werden, die statisch als auch beweglich verwendet werden kann. Die im Grundset vorhandenen Figuren bestehen aus drei unterschiedlichen Viererguppen – jeweils zwei große und zwei kleine Figuren – und fünf farbigen Figuren. Die sowohl gezielt als auch häufig unbewusst genutzte Trennungslinie gewinnt ihre Bedeutung bei getrennten Familien, Adoptions- und Pflegefamilien, Vaterwelt und Mutterwelt, die Welt der Lebenden und die der Toten. Die bauchigen und eckigen Figuren mit angedeuteten Gesichtern bieten gerade Kindern eine gute Identifikationsmöglichkeit. Erweitert wird das Set noch durch Tiere, Grenzen und Mauern und Symbolfiguren für Schule, Arbeit und Freizeit.

Die Handhabung, Durchführung und Interpretation orientieren sich an Ludewig et al. (1983).

Die 19-jährige Anna wurde mit einem Jahr zur Adoption freigegeben und lebt seitdem bei ihren Adoptiveltern und deren Tochter. Sie hat erst vor einem halben Jahr die Adresse ihrer leiblichen Eltern erfahren und konfrontiert diese, indem sie sich zu einem spontanen Besuch aufmacht. Über die unfreundlichen, bis hin zur Verleugnung abweisenden Reaktionen ihrer Herkunftsfamilie ist sie zutiefst erschrocken. Sie hatte die Hoffnung, von den Eltern als erwachsene junge Frau mit offenen Armen und Freude begrüßt zu werden. Sie erfährt, dass sie zwei ältere Geschwister hat, einen Bruder, der ebenfalls zur Adoption freigegeben wurde und einen drei Jahre jüngeren Bruder, der bei der Familie bleiben durfte. Die Adoptionsfreigabe erfolgte nach Aussage der Eltern aus wirtschaftlichen Gründen.

In einer der ersten Stunden stellt sie ihr aktuelles Familiensystem mit dem Familienbrett von KIKT-TheMa auf (▶ Abb. VIII.1).

Es entwickelt sich ein Bild, in dem sich beide Familiensysteme gegenüberstehen. Auf der linken Seite von oben nach unten: Anna (mit schwarzem Punkt) steht etwas abseits und näher zur Herkunftsfamilie, darunter ihre Adoptiveltern, deren Tochter und weit weg unten am Rand Annas leiblicher Bruder, der auch zur Adoption freigegeben wurde, dessen Aufenthalt aber unbekannt ist. Auf der rechten Seite befinden sich von oben nach unten: Annas älterer Bruder und ihre Schwester; der leibliche Vater (blaue Figur), die Mutter (gelbe Figur), eng bei ihr Annas jüngerer Bruder. Sie bezeichnet und kommentiert bei der Aufstellung alle Figuren, allerdings erwähnt sie die Trennungslinie nicht. Sie hat zwar ihre Stellvertreterfigur auf der Seite der Adoptiveltern positioniert, wirkt dabei allein und schutzlos gegenüber der Ursprungsfamilie, auf die sie sich aber auch hinzubewegen scheint.

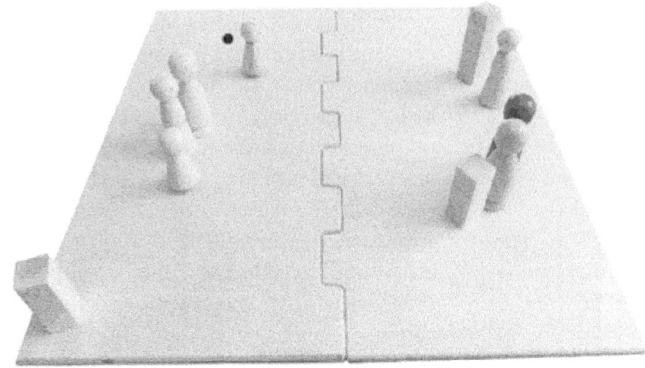

Abb. VIII.1:
Anna: Familienaufstellung 1

Im Gespräch äußert sie den Wunsch, ihre Wurzeln kennenlernen zu wollen, jedoch ohne ihre Adoptivfamilie verlassen zu müssen. Die Anerkennung sei ihr wichtig und ein Zugehörigkeitsgefühl. Zurzeit habe sie – außer ihrem Freund – niemanden, der ganz für sie da sei.

Es gäbe die Möglichkeit, ähnlich wie beim FAST nach der idealen Konstellation zu fragen, jedoch scheint es dafür mit dieser Problematik derzeit noch zu viele ungeklärte Fragen zu geben. Daher bittet sie die Therapeutin, sich die Familie in fünf Jahren vorzustellen (▶ Abb. VIII.2).

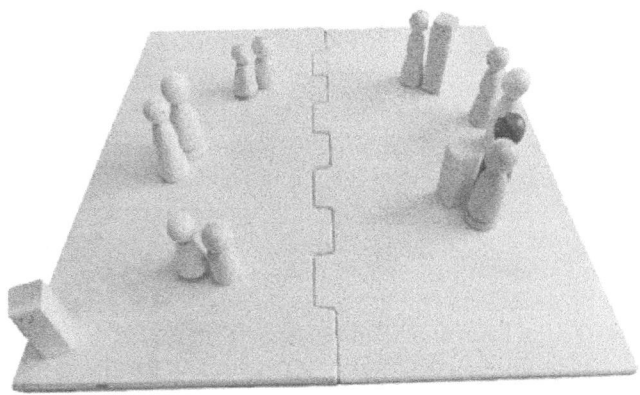

Abb. VIII.2:
Familienaufstellung 2:
Annas Familie in fünf Jahren

Das Bild löst sich aus der konfrontativen Ausgangshaltung hin zu einem Gruppenbild, in dem jeder eine ihm zugehörige Bezugsperson zur Seite hat, dabei bleiben Adoptivfamilie (links) und Herkunftsfamilie (rechts) weiterhin getrennt. Die Patientin (links oben) und ihre

Adoptivschwester (linke untere Bretthälfte) haben jeweils einen Freund oder Partner. Rechts oben stehen der Bruder mit Freundin, darunter die Schwester mit Freund (die weiße Figur, es gab keine gleichgroße holzfarbene Figur mehr), darunter der jüngste Bruder, der aufgrund einer Behinderung bei den Eltern verbleiben wird. Alleine steht unten links lediglich der ihr unbekannte leibliche Bruder.

Als die Patientin nach zwei Wochen wieder in die Praxis kommt, teilt sie mir mit, dass sie im 3. Monat schwanger sei und jetzt plane, mit ihrem Freund zusammenzuziehen. Das Zukunftsbild hat sich sehr schnell realisiert. Die anschließende therapeutische Behandlung bezog sich auf viele Bindungsfragen und es gelang der Patientin, mit ihren leiblichen Eltern in eine positive Auseinandersetzung zu gehen.

Fazit

Die Skulpturverfahren und insbesondere das Familienbrett sind ein wichtiger Bestandteil der Diagnostik und der therapeutischen Arbeit mit Kindern, Jugendlichen und ihren Eltern. Neben den beschriebenen Einzeldarstellungen ist die Methode auch als Medium in Elterngesprächen und Familiengesprächen gut einsetzbar. Es hilft, in einer nahen und gleichzeitig distanzierten Betrachtungsweise die Familienstrukturen in der aktuellen Situation zu analysieren und in der Imagination oder im Probehandeln neue Konstellationen auszuprobieren. Wenn Therapeuten und Patienten diese Methode als Momentaufnahme sehen können und den Hypothesencharakter akzeptieren, ist sie nicht nur ein Baustein der Diagnostik, sondern auch ein prozessorientiertes Medium, das im Therapieverlauf immer wieder eingesetzt werden kann. An der Interpretation können alle Familienmitglieder beteiligt werden, Perspektivenwechsel sind erwünscht und der Austausch über unterschiedliche Wahrnehmungen dient der Exploration und Behandlung.

IX Projektive Verfahren in der Begutachtung

Michael Günter

1	Einführung..	375
	1.1 Problematik projektiver Tests in der Begutachtung.....................	376
	1.2 Vorzüge und Stärken projektiver Verfahren in der Begutachtung.......	378
2	Fallbeispiel	380
3	Indikationsstellung, Anwendung und Durchführung	382
4	Zu einigen projektiven Verfahren im Einzelnen	383
	4.1 Scenotest..	383
	4.2 Children's Apperception Test (CAT), Familien-Beziehungs-Test (FBT) und Thematischer Apperzeptionstest (TAT)	384
	4.3 Rorschach-Test	385
	4.4 Family Relations Test (FRT), Familiensystemtest (FAST)	385
	4.5 Weitere projektive Tests (Familie in Tieren, Mensch-Baum-Zeichentest, Schloss-Test, 3-Wünsche-/10-Wünsche-Probe, Düss-Fabeln, Schweinchen-Schwarzfuß-Test, Wartegg Zeichen-Test und andere)......	386
5	Sorge- und umgangsrechtliche Testbatterie (SURT; Hommers 2009)..........	387
6	Fazit...	388

1 Einführung

In der kinder- und jugendpsychiatrischen Begutachtungspraxis werden projektive Testverfahren gerne angewandt. Vor allem in der familienrechtlichen Begutachtung sind projektive Verfahren weitverbreitet. Sie werden zum tieferen Verständnis der emotionalen Situation des betroffenen Kindes, zur erweiterten Diagnostik seiner Bindungen und seines Beziehungserlebens und zur besseren Einschätzung seiner Belastung erhoben. Ganz ähnlich wie bei der Durchführung projektiver Testverfahren in der klinischen Praxis dient die Anwendung projektiver Verfahren der ergänzenden Erfassung psychischer Dispositionen des Kindes über einen weiteren, methodisch andersartigen Zugang. Die sich daraus ergebende veränderte Perspektive kann speziell in der Begutachtungssituation sehr wertvoll sein, da sie Hinweise auf verdeckte Motivationen, Einstellungen und Dynamiken beim Kind liefern kann, die in der Exploration nicht selten nur schwer zu eruieren sind. Viele Kinder sind nämlich in der Belastungssituation eines heftigen, auch mit juristischen Mitteln ausgetragenen, langjährigen Elternstreits sehr darauf ausgerichtet, nur ja nichts Falsches zu sagen. In einigen Fällen kommt es sogar dazu, dass Elternteile die Kinder regelrecht präparieren und mit ihnen umfassend Äußerungen dem Gutachter gegenüber einstudieren. Häufiger jedoch identifizieren Kinder sich mit den Haltungen und der Argumentation eines Elternteils in einem solchen Maß, dass sie deren Einstellung und Argumentationslinie vollkommen übernehmen und in manchmal stereotyper Weise vortragen. Speziell in diesen Fällen kann ein projektives Testverfahren wertvolle Hinweise auf Wünsche, emotionale Einstellungen und Haltungen des Kindes jenseits seiner in der Gutachtensituation verbal vorgetragenen Argumentation liefern.

Selbstverständlich wird ein erfahrener Kliniker in der Begutachtungssituation die vorgetragenen Standpunkte der Kinder immer auf ihre Stimmigkeit und Authentizität hin prüfen und untersuchen, wie weit das, was das Kind sagt, mit dem übereinstimmt, was das Kind tatsächlich empfindet und möchte. Er wird vor allem nach Anzeichen für Ambivalenzen, Inkonsistenz und gegebenenfalls nach Anzeichen für eine Beeinflussung der kindlichen Äußerungen suchen. In Ergänzung zur klinischen Exploration und Untersuchung können projektive Methoden wertvolle Hinweise liefern, die gegebenenfalls in der weiteren Exploration genauer untersucht werden können. Demgegenüber liefern in diesen Konstellationen objektivierende testpsychologische Verfahren häufig nur unzureichende Informationen, da Kinder beispielsweise im Fragebogenverfahren in der Belastungssituation dazu tendieren, die Darstellung zu reproduzieren, die sie auch in ihren verbalen Einlassungen in den Vordergrund stellen. Man hat speziell in der Begutachtungssituation bei objektivierenden Verfahren auch damit zu tun, dass Tendenzen zur Schwarz-weiß-Malerei – ein Elternteil wird nur positiv, ein Elternteil nur negativ dargestellt – eher verschärft werden und dadurch die eigentlich vorhandene, aber durch die heftige Konfliktsituation überdeckte differenzierte Wahrnehmung des Kindes von seinen Eltern tendenziell unterdrückt wird. Auch sind in diesen Zusammenhängen verleugnende Haltungen, die sich gegebenenfalls in Fragebogenverfahren im Sinne einer sehr einseitigen Antworttendenz niederschlagen, nicht selten anzutreffen.

1.1 Problematik projektiver Tests in der Begutachtung

Selbstverständlich ist die heftige Diskussion über Validität und Reliabilität der projektiven Verfahren, wie sie ausführlich in diesem Handbuch dargestellt wird (s. Teil II) für die Anwendung dieser Verfahren in der Begutachtung ebenfalls zu berücksichtigen. Manchmal wird im juristischen Kontext fälschlicherweise sogar so argumentiert, dass die beschriebenen Probleme mit der Auswertungsobjektivität projektive Testverfahren in der gutachterlichen Praxis verbieten. Dies wird häufig damit begründet, dass eine wissenschaftlich fundierte Gutachtenerstattung nur dann beweiserheblich sei, wenn sie vollkommen objektiv erfolge. Eine solche Argumentation verweist implizit auf das Dilemma, dass umgekehrt Fragebogenverfahren, die tendenziell bewusst sehr viel leichter verfälscht werden können, meist für den Einsatz im Rahmen einer forensischen Untersuchung nicht validiert sind.

Vereinzelt werden in diesem Zusammenhang Extrempositionen vertreten, wie in einem Forschungsbericht des Instituts für Psychologie der Fernuniversität Hagen (Salewski et al. 2014). Die Autoren berichten, dass in ihrer Untersuchung von mehr als 100 Gutachten in 55,3 % der Gutachten, die Testverfahren einsetzten, projektive Verfahren angewandt wurden und diese damit die am häufigsten eingesetzten psychologischen Verfahren waren. Dennoch wurde die Anwendung projektiver Verfahren in der familienrechtlichen Begutachtung von den Autoren der Studie unter Verweis auf angeblich fehlende formale testtheoretische Gütekriterien rundweg abgelehnt (a. a. O., 22). In der dortigen Stichprobe wurden in absteigender Häufigkeit die »familienpsychologische Wunschprobe« (Wilde 1950), der Family-Relations-Test, FRT (Bene und Anthony 1957), der Schloss-Zeichen-Test (ohne Autor), der Kinder-Apperzeptions-Test, CAT (Bellak & Bellak 1955), der Düss-Fabeltest (Düss 1964), der »Familie in Tieren«-Test, FIT (Brem-Gräser 1995) und der Scenotest (von Staabs 2004) durchgeführt. Problematisch an dieser in jüngster Zeit von der Tagespresse ausführlich aufgegriffenen Studie erscheint jedoch vor allem, dass die Autoren – offenbar aus einer praxisfernen Position heraus – je nach Beurteilungskriterium bis zu 99 % der Gutachten als methodisch mangelhaft bezeichneten und die Kriterien so gewählt wurden, dass »54,3 % der Gutachten nach Einschätzung der Beurteiler keine der unabdingbaren Qualitätsanforderungen« und nur 5 % der Gutachten alle Anforderungen erfüllten (Salewski et al. 2014, 26). Diese extrem negative Bewertung der aktuellen gutachterlichen Praxis wirft die Frage nach der Validität der verwendeten Kriterien auf und führt zu der Vermutung, dass die Studie durch die einseitige und praxisferne Verwendung von Qualitätskriterien selbst kaum zu validen Ergebnissen kommt. Daher wird ein solch extremer Standpunkt in der Fachdiskussion zwar zur Kenntnis genommen, aber generell kritisch kommentiert.

Wesentlich ausgewogener ist die kritische Zusammenfassung des Diskussionsstandes, die Salzgeber (2011) in seinem Lehrbuch »Familienpsychologische Gutachten« vornimmt. Seine Aufzählung häufig verwendeter projektiver und semiprojektiver Testverfahren umfassen den Familien-Beziehungs-Test FBT (Klüwer 1972), den Test »Familie in Tieren«

(Brem-Gräser 1980), den Picture-Frustration-Test, PFT (Duhm & Hansen 1957), den Düss-Fabeltest (Düss 1976), den Kinder-Apperzeptions-Test, CAT (Bellak & Bellak 1965), den Scenotest (von Staabs 1985), den Baum-Test (Koch 1976), den Wartegg-Zeichen-Test, WZT (Renner 1975), den Schloss-Zeichentest (Michaelis, unveröffentlicht), den Schweinchen-Schwarzfuß-Test, SFT (Corman 1977) und den Familien-Systemtest, FAST (Gehring et al. 1989). Der Autor fordert eine zurückhaltende Interpretation und den Vergleich der vorgenommenen Interpretationen mit anderen Untersuchungsergebnissen und sieht den Sinn projektiver Tests vor allem darin, dass sie als hypothesengenerierende Verfahren dem geübten Diagnostiker helfen können, »in relativ kurzer Zeit Sachverhalte (zu) erkennen, die über andere Verfahren nur schwer oder gar nicht sichtbar würden« (Salzgeber 2011, 570).

Wesentlich kritischer, jedoch zugleich auch ambivalent äußert sich Salzgeber zu der **Anwendung von Persönlichkeitstests inklusive projektiver Tests bei Eltern** in familienrechtlichen Fragestellungen. Es kämen vor allem der Rorschach-Test (Rorschach), der Thematische Apperzeptionstest (Murray 1943) und der Gießen-Test (Beckmann et al. 1991) zur Anwendung. Einerseits argumentiert Salzgeber, dass der Einsatz vor allem bei Fragestellungen nach § 1666 BGB (Kindeswohlgefährdung) ethisch erlaubt und angemessen sei, sofern Hinweise auf eine erhebliche, noch nicht spezifizierte Persönlichkeitsstörung vorliegen (Salzgeber 2011, 564). Anderseits lehnt er wegen der geringen Validität, der mangelnden Beeinflussbarkeit und der möglicherweise fehlenden Compliance eine Erfassung der Persönlichkeit der Eltern mittels projektiver Testverfahren ab (Salzgeber 2011, 567). Speziell das Oberlandesgericht München lehnte in Entscheidungen den Einsatz projektiver Tests bei Familienrechtsverfahren ab, da deren Validität durch die subjektive Interpretation massiv eingeschränkt sei (OLG München, Familienrechtszeitschrift 1979, 337 ff), vertrat aber diesbezüglich wohl eher eine Einzelmeinung. Dagegen ließ das OLG Frankfurt (Der Amtsvormund 1979, 130) projektive Tests zu.

Die wiederholt vorgetragene Argumentation, projektive Testverfahren seien deswegen nicht zulässig, weil der Proband die Logik des Tests nicht durchschauen kann und dies somit einen unzumutbaren Eingriff in seine Persönlichkeitssphäre darstelle, vermag aus Sicht des Autors dieses Beitrags nicht zu überzeugen. Denn der Sachverständige wird unter anderem deswegen bestellt, weil er über »überlegene Erkenntnismittel« verfügt, Sachverhalte aufzuklären, die zur persönlichen Sphäre der Betroffenen gehören. Mit einer solchen Argumentation wäre also tendenziell bereits die Bestellung eines Sachverständigen unzulässig, da er aufgrund seiner Fachkunde und seiner daraus abgeleiteten Explorationstechnik Sachverhalte erkennen und herausarbeiten kann, die möglicherweise einem Laien verschlossen bleiben. Dies ist ein ähnlicher Eingriff in die Persönlichkeitsrechte, wie er bei einer weiterführenden testpsychologischen Diagnostik erfolgt. Es gilt aber in jedem Fall, den Eingriff in die Persönlichkeitssphäre gegen die Notwendigkeit abzuwägen, für die gerichtliche Fragestellung bestimmte Informationen zu erheben und abzusichern.

In den **Empfehlungen der Kommission »Qualitätssicherung für das Gutachtenwesen in der Kinder- und Jugendpsychiatrie und Psychotherapie«** (Klosinski 2007) wird bei Sorge- und Umgangsrechtsgutachten die Anwendung von projektiven Verfahren empfohlen (Klosinski 2007, 79, 92). In einer Anmerkung wird die notwendige Zurückhaltung bei der Interpretation und die Einordnung in den klinischen Gesamtzusammenhang unterstrichen: »Eine Vielzahl validierter und nicht validierter Verfahren bietet Orientierungshilfen bei der Gesamtbewertung. Die Tests sollen dem Kind die Kommunikation mit dem Gutachter erleichtern und seine Botschaften und Neigungen besser erkennbar werden lassen. Kein Verfahren darf – für sich selbst stehend – als fertige Antwort auf familienrechtliche Fragenstellungen gewertet und unkritisch übernommen werden, erst recht nicht, wenn es mit anderen Erkenntnissen der Begutachtung im Widerspruch steht. Die Tests müssen sich in eine Gesamtbetrachtung einfügen und zur Plausibilität dieser Betrachtung beitragen« (Klosinski 2007, 82).

Auch in der strafrechtlichen Begutachtung von Jugendlichen und Heranwachsenden gelten die oben genannten Prinzipien. Dem Sachverständigen bleibt, so wird seitens der Gerichte immer betont, die Wahl seiner Methoden überlassen, sofern sie mit dem wissenschaftlichen Erkenntnisstand übereinstimmen. Der BGH bestätigte die Zulässigkeit der Verwendung projektiver Tests im Strafverfahren explizit in einem Beschluss vom 7. Juli 1999 (BGH 1 StR 207/99, LG Bamberg).

1.2 Vorzüge und Stärken projektiver Verfahren in der Begutachtung

Grundsätzlich sind die **Vorteile einer projektiven testpsychologischen Untersuchung** in gutachterlichen Zusammenhängen dieselben, wie sie in diesem Buch für die klinische Untersuchung bereits ausführlich dargestellt wurden. Zu betonen sind hierbei vor allem zwei Punkte: Zum einen sind in der Begutachtungssituation, wo es ja nicht um einen längeren therapeutischen Prozess geht, sondern die gutachterliche Einschätzung in einem meist sehr begrenzten Zeitraum erfolgen muss, nach Möglichkeit alle Erkenntnisquellen auszuschöpfen. So kann die projektive Testuntersuchung in einigen Fällen psychische Dispositionen und innere Konstellationen aufdecken, die weder von der Exploration und klinischen Untersuchung noch von etwa angewandten Selbsteinschätzungsfragebogen – auf deren häufig mangelnde Validität in Begutachtungssituationen bereits hingewiesen wurde – erfasst werden. Diese Hinweise können dann im Sinne einer Hypothesengenerierung in der weiteren Exploration unmittelbar aufgegriffen und eventuell verifiziert oder falsifiziert werden. Bei Übereinstimmung dessen, was in der projektiven Testuntersuchung erhoben werden konnte, mit den methodisch völlig anders gearteten Zugängen über Exploration, klinische Untersuchung und objektivierende Tests ergibt sich eine kreuzweise Validierung der Erkenntnisse, die sich aus den je unterschiedlichen methodischen Zugängen ergeben haben. Dies erhöht die Sicherheit der Beurteilung bzw. ist als eine Art interner Qualitätskontrolle anzusehen.

Zum anderen ermöglichen Testverfahren – dies gilt sowohl für objektivierende Tests als auch für projektive Tests – einen andersartigen Zugang zum Kind oder im Einzelfall auch Jugendlichen. Sie erhalten so die Motivation aufrecht und erleichtern Exploration und Untersuchung. Speziell projektive Verfahren können in dem Zusammenhang auch als Explorationshilfe eingesetzt werden, da sich bei Durchführung des Verfahrens – beispielsweise des Scenotests – eine eher gelöste Atmosphäre ergeben kann, bei der das Kind aus sich herausgeht und Vertrauen zum Untersucher fasst. Die Spielhandlungen entwickeln eine Eigendynamik und das Kind wird möglicherweise bereit und in der Lage sein, die vorher starre, manchmal stereotype, unter Umständen sogar eingeübt wirkende Gesprächshaltung aufzugeben. Auch können anschließend an solche projektiven Testverfahren anhand des Materials Fragen gestellt werden, bei denen über die Haltungen und Einstellungen, Ängste und Wünsche des Kindes gesprochen wird. Dies erfolgt jedoch in einer für das Kind sehr viel weniger belasteten

Atmosphäre, da zunächst einmal anhand der Spielhandlungen und der im Spiel eingesetzten Protagonisten die Problematik besprochen und erst in einem zweiten Schritt in Beziehung zu seiner aktuellen Situation gesetzt wird. Auf diese Weise fällt es Kindern häufig leichter, die sie ängstigende Untersuchungssituation – »ich möchte nur ja nichts Falsches sagen, hoffentlich mache ich alles richtig« – entspannter zu erleben.

2 Fallbeispiel

Die Eltern der 11-jährigen Johanna stritten erbittert um das Umgangsrecht. Es war auch zu sehr unschönen Szenen mit Polizeieinsatz angesichts von Auseinandersetzungen über das Mobiliar gekommen. Der Vater hatte nach Angaben von Mutter und Kind zumindest einmal die Mutter heftig körperlich attackiert. Johanna äußerte konsistent sowohl bei der richterlichen Anhörung, als auch bei der Verfahrensbeiständin, beim Jugendamt und bei der gutachterlichen Untersuchung, dass sie sehr wohl bereit sei, den Vater zu Umgangskontakten zu sehen, jedoch stellte sie durchgängig drei Bedingungen: Zum einen wolle sie am 14-tägigen Besuchswochenende nur jeweils einmal, nämlich von Samstag auf Sonntag übernachten und zudem erst nach ihrem Reitunterricht am Samstagvormittag vom Vater abgeholt werden. Sie begründete dies vor allem damit, dass der Vater sie mehrfach entweder verfrüht aus dem Reitunterricht abgeholt oder gar nicht erst hingebracht hatte und dass er ständig ihre Wünsche und Bedürfnisse missachte. Zum zweiten wolle sie in den kürzeren Ferien nur jeweils wenige Tage zum Vater, in den Sommerferien maximal eine Woche und nicht, wie vom Vater kategorisch gefordert, jeweils die Ferien hälftig bei den Eltern verbringen. Auch dies wurde mit einer gewissen Angst, resultierend aus der übergriffigen Art des Vaters und der Missachtung ihrer Wünsche und Bedürfnisse begründet. Zum dritten wolle sie Zeit mit dem Vater alleine verbringen und nicht, wie dies bisher der Fall gewesen sei, hinnehmen, dass permanent die Freundin des Vaters mit anwesend sei.

Johanna wirkte in ihren verbalen Äußerungen sehr strukturiert, klar und kompetent, als ob sie die Situation recht gut darüber meistere, dass sie über ihr Alter hinaus reif und selbstbestimmt ihre Interessen vertritt. Im Elternbild-Fragebogen (EBF-KJ) – der Fragebogen wurde, als sie mit der Mutter kam, in der Mutterform und als sie mit dem Vater kam, in der Vaterform vorgelegt – fand sich eine erhebliche Diskrepanz zwischen ihrer Wahrnehmung des Vaters und der Mutter, die durchgängig zugunsten der Mutter ausfiel. Der Vater erhielt sowohl einen sehr schlechten Gesamtwert als auch in den einzelnen Unterskalen (Autonomie, Konflikt, Bestrafung und Ablehnung) jeweils sehr schlechte Werte. In diesem Test wird dem Kind angeboten, auch noch in Freitext einige Anliegen zu formulieren und da äußerte sie sich extrem: Es gäbe nichts, was ihr an ihrem Vater gut gefalle, sie habe Angst vor ihm gehabt, umgekehrt gäbe es nichts, was ihr an der Mutter nicht gefalle.

Im Sceno-Spiel dagegen zeigte sich nochmals eine andere Facette: Sehr viel stärker als aus ihrem sehr klaren und geordneten Bericht wurde hier deutlich, wie sehr verunsichert und verängstigt sie durch die heftigen Auseinandersetzungen zwischen den Eltern war. Ich setze den Scenotest in familienrechtlichen Begutachtungssituationen zumeist so ein, dass ich das Spielfeld in eine väterliche und eine mütterliche Hälfte unterteile. Johanna blieb zunächst vollkommen auf die Seite der Mutter fixiert, bis sich gegen Ende alles im Chaos auflöste. In perseverierender Weise spielte sie mit verschiedenen Tieren Bedrohungsszenarien durch. Es kam zu heftig aggressiven Auseinandersetzungen, die zunehmend aus dem Ruder liefen und bösartig und ängstigend wurden. Darüber hinaus kam es zu keinem wirklich geordneten Spielgeschehen, sondern die Bedrohungssituationen und die aggressiven Auseinandersetzungen zwischen den Tieren wurden ständig wiederholt, ohne dass es zu einer Lösung kam. Dabei war ein Kind mitbeteiligt, die Erwachsenen wurden aber herausgehalten. Am Ende fand sich eine Pseudolösung, wobei sich plötzlich alle beteiligten Tiere vertrugen und beieinander schliefen, was aber vollkommen unmotiviert erschien. Eine Klärung des Konfliktes fand nicht statt. Auch als sie vom Vater gebracht wurde und ich den Scenotest in der gleichen Weise wiederholte, stellte sie wiederum eine ganz ähnlich aggressiv und bedrohlich eskalierende Situation her. Jetzt führte sie allerdings zwei Erwachsene ein, zunächst nur die Mutter, schließlich auf Aufforderung des Untersuchers hin auch den Vater. Hier endete alles im Chaos.

Man konnte also aus den drei methodisch unterschiedlichen Zugangswegen unterschiedliche innere Verfassungen des Mädchens, die jedoch systematisch aufeinander bezogen schienen, relativ präzise erfassen: Aus der Exploration wurde eine sehr geordnete kompetente Seite Johannas ersichtlich, bei der sie in unmissverständlicher, stabiler und autonomer Weise ihren Willen und ihre Bedürfnisse hinsichtlich des Umgangs kundtat. Im strukturierten EBF-KJ zeigte sich ihre Tendenz, in ein Schwarzweiß-Denken abzurutschen, bei dem der Vater äußerst negativ gesehen und die Mutter idealisiert wurde. Daraus wurde deutlich, wie groß die Gefahr war, dass das Kind sich bei anhaltenden Streitigkeiten der Eltern zurückziehen werde und in der Zukunft, sofern der Vater nicht auf ihre berechtigten Wünsche mehr eingehen würde, den Kontakt zum Vater abbricht. Im Scenotest schließlich wurde überdeutlich, wie schwer sie durch diese Auseinandersetzungen der Eltern belastet war, was sie in ihren verbalen Äußerungen relativ kompetent abpuffern konnte und was sich ansonsten darüber erschloss, dass sie im Zuge der Auseinandersetzungen der Eltern immer wieder heftige Einbrüche in ihren Schulleistungen gezeigt hatte. In allen drei methodisch unterschiedlichen Zugängen war durchgängig eine deutliche Präferenz für die Mutter festzustellen. Darüber hinausgehend positionierte sie sich eindeutig dahingehend, dass sie bei der Mutter wohnen bleiben wolle, was zwischenzeitlich vom Vater ebenfalls in Frage gestellt worden war.

3 Indikationsstellung, Anwendung und Durchführung

Was die Charakteristika, Stärken und Schwächen, Anwendungsbedingungen, Durchführung, Validität und Reliabilität der einzelnen Testverfahren angeht, sei auf die einschlägigen Kapitel dieses Buches verwiesen. Generell ist zu sagen, dass in der familienrechtlichen Begutachtung der Einsatz projektiver Tests bei Kindern ab dem Vorschulalter sinnvoll erscheint, während bei Kleinstkindern die Interaktionsbeobachtung mit den Eltern und das freie Spiel die größte Bedeutung haben. Bei Jugendlichen im familienrechtlichen Verfahren kommt dem Willen des Kindes eine zentrale Bedeutung zu, so dass projektive Verfahren eher selten zum Einsatz kommen. In der strafrechtlichen Begutachtung Jugendlicher und Heranwachsender ist für mich neben einem Intelligenzinstrument und gegebenenfalls einem Persönlichkeitsfragebogen oder spezifischen weiteren Selbsteinschätzungsinstrumenten die Anwendung des Rorschach-Tests und des Thematischen Apperzeptionstests oft hilfreich. Bei Begutachtung von Eltern im Familienrechtsverfahren können insbesondere bei der Frage nach einer erheblichen Kindeswohlgefährdung auch projektive Testverfahren zur Erfassung von Hinweisen auf Störungen in der Persönlichkeitsstruktur und -organisation Verwendung finden. Dies gilt vor allem bei Hinweisen auf psychische Auffälligkeiten oder Erkrankungen, insbesondere auf Persönlichkeitsstörungen. Neben der unbedingt erforderlichen Exploration und Untersuchung der Funktionalität der Persönlichkeit und der psychopathologischen Einschätzung können Selbsteinschätzungsfragebogen (wobei hier die meist mangelnde Offenheit kritisch zu beachten ist) und eben auch projektive Verfahren weitere Erkenntnisse liefern, die zu einer Gesamtschau integriert werden müssen. Selbstverständlich sind dabei eine vorsichtige und zurückhaltende Ableitung von Schlussfolgerungen und eine kritische Einordnung der erhobenen Befunde in das klinische Gesamtbild. Besier et al. (2012) schlugen vor, neben anderen Instrumenten in der Bindungsdiagnostik zur Untersuchung der Eltern auch projektive Bindungsinstrumente, beispielsweise das Adult Attachment Projective (AAP) (George et al. 1999) als Instrument der Bindungsdiagnostik zur Risikoabschätzung bei Kindeswohlgefährdung einzusetzen.

In der Regel empfiehlt es sich, die Testverfahren jeweils zweimal durchzuführen, einmal, wenn das Kind mit dem Vater kommt, und das andere Mal, wenn es mit der Mutter zur Untersuchung kommt. Dadurch können Einwände einer Beeinflussung des Testergebnisses durch situative Beeinflussungssituationen entkräftet werden. Wichtiger aber ist, dass aus der Übereinstimmung der beiden Testergebnisse oder aus deren Diskrepanz weitergehende Schlüsse hinsichtlich der Stabilität der kindlichen Einstellung bzw. ihrer möglicherweise tiefreichenden Beeinflussbarkeit gezogen werden können.

4 Zu einigen projektiven Verfahren im Einzelnen

4.1 Scenotest

Ich teile bei Sorge- und Umgangsrechtsverfahren meist das Spielfeld mittels der vorhandenen Klötze in zwei Hälften – eine für den Papa, eine für die Mama.

In der Begutachtungspraxis ist der Scenotest vor allem bei Kindern, die ängstlich und gehemmt erscheinen oder bei denen der Verdacht besteht, dass sie von einem Elternteil indoktriniert wurden, ein Mittel, um das Kind ins freie Spiel zu bringen und damit Bereiche seines Erlebens zugänglich werden zu lassen, die angesichts des Drucks in der Begutachtungssituation sonst unter Umständen verschlossen bleiben. Vor allem zeichnet sich häufig sehr dramatisch ab, wie stark das Kind unter Belastung steht. Auch ergeben sich in vielen Fällen Hinweise auf Gewalterleben oder traumatische Belastungen. Dabei sollte jedoch aus den dargestellten Spielhandlungen nicht einfach auf real erlebtes Geschehen rückgeschlossen werden. Häufig sind die psychischen Prozesse der Umsetzung von traumatischem Erleben in das Spiel des Kindes sehr komplex determiniert. Neben Hinweisen auf die Belastung des Kindes können in vielfältiger Weise auch das Organisationsniveau der psychischen Verarbeitung und Verarbeitungsmechanismen untersucht werden.

Durch die »spielerische« Zugangsweise ergeben sich oft Aufschlüsse über die Stabilität der verbalen Äußerungen des Kindes. So kann sich unter Umständen die klare verbale Präferenz für ein Elternteil im Sceno-Spiel deutlich relativieren oder es werden ganz starke Bedürfnisse nach Wiedervereinigung der Familie – dies ist vor allem bei kleinen Kindern relativ häufig – im Spiel manifest. Derartige Erkenntnisse können gegebenenfalls die verbalen Äußerungen eines Kindes hinsichtlich seiner Bindungen weiter differenzieren und die ihnen zugrunde liegende Motivlage und Dynamik verständlich werden lassen. Allerdings wird man auf dieser Ebene nur selten erwarten, dass grundlegend andere Beziehungsprioritäten zum Vorschein kommen als dies in der Exploration des Kindes vom Kind formuliert wird. Man wird aber eventuell Hinweise darauf erhalten, dass die verbalen Äußerungen keinen derart stabilen Kindeswillen repräsentieren, wie dies vielleicht auf den ersten Blick erschienen sein mag.

4.2 Children's Apperception Test (CAT), Familien-Beziehungs-Test (FBT) und Thematischer Apperzeptionstest (TAT)

Diese Tests beruhen auf Bildtafeln, zu denen jeweils Narrative entwickelt werden sollen. Beim Familien-Beziehungs-Test werden Familiensituationen in vieldeutigen Bildern dargestellt. Auch beim Children's Apperception Test werden überwiegend Familiensituationen zeichnerisch dargestellt, wobei die Protagonisten Tiere sind. Die Kinder sollen daraus jeweils Geschichten entwickeln, die sowohl über ihre Wahrnehmung und ihr Erleben der familiären Situation als auch über ihre innere Befindlichkeit und ihre Verarbeitungsmechanismen Aufschluss geben können. Häufig werden mithilfe dieser Tests jedoch weniger die Präferenzen des Kindes erhoben, sondern es werden seine generelle Belastung und sein Umgang mit der aus dem Streit der Eltern resultierenden Belastungssituation sowie sein Erleben zugänglich. So ist beispielsweise beim CAT die erste Tafel, bei der zwei erwachsene Bären an unterschiedlichen Enden eines Seils ziehen und ein kleiner Bär einem der beiden Erwachsenen hilft, meist relativ unergiebig, da Kinder häufig eine eindeutige Festlegung scheuen. Dagegen können Gefühle von Allein-gelassen-Werden, Überforderung, Geschwisterrivalität, und Parentifizierungsprozesse, um nur einige wenige Aspekte zu nennen, häufig recht gut erkannt werden.

Der Thematische Apperzeptionstest kann erst bei älteren Kindern und bei Jugendlichen durchgeführt werden. Ich verwende ihn daher in der familienrechtlichen Begutachtung eher selten. Den Probanden werden alters- und geschlechtsspezifische Tafeln vorgelegt, vielfach mit Beziehungsszenen, mithilfe derer Rückschlüsse auf Bedürfnisse und motivationale Faktoren beim Probanden gezogen werden. Die Indikation dafür ist manchmal gegeben, wenn Jugendliche sich schwer tun, von sich aus über ihr Erleben der familiären Situation zu berichten, wenn sie sehr ängstlich oder verschlossen erscheinen oder wenn es Hinweise darauf gibt, dass sie unter erheblichen Belastungen stehen, die sie aber kaum formulieren können. Vor allem larviert depressive Zustände, die manchmal in der klinischen Untersuchung kaum herauszuarbeiten sind, werden in der testpsychologischen Untersuchung mittels TAT deutlich erkennbar. Dies kann im Einzelfall sehr hilfreich für die Einschätzung der tatsächlichen Situation des Jugendlichen sein. Ähnliches gilt für die strafrechtliche Begutachtung Jugendlicher und Heranwachsender. Allein schon die Einschätzung, wie karg oder reichhaltig ausgestaltet die aus den TAT-Tafeln entwickelten Geschichten sind, ermöglicht eine gewisse Einschätzung der Differenziertheit des emotionalen Erlebens. Speziell bei schwer belasteten Jugendlichen, die sich weder über die Tat noch über ihre Entwicklungsgeschichte oder die familiäre Situation detailliert äußern können oder wollen, gewinnt man auf diese Weise einen weitaus besseren Einblick in die innere Situation des Probanden. Dies kann im Einzelfall sehr bedeutsam für die gutachterliche Einschätzung sowohl der Motivationslage bei der Tat als auch der Tatdynamik und der zu empfehlenden Maßnahmen sein.

4.3 Rorschach-Test

Der Rorschach-Test kommt in der familienrechtlichen Begutachtung eher selten zur Anwendung, da er relativ wenig Aufschluss über das aktuelle Erleben des Kindes gibt, sondern eher grundlegende Wahrnehmungs- und Persönlichkeitsstrukturen erfasst und mithin stärker Hinweise auf psychopathologische Auffälligkeiten gibt. Sofern psychische Erkrankungen des Kindes für die Fragestellung überhaupt eine Rolle spielen, ist in der Begutachtungssituation eine genaue klinische Beschreibung und Einordnung der Symptomatik sehr viel wichtiger als deren detailliertere Erkundung mithilfe von objektivierenden oder projektiven Verfahren.

Dagegen kann der Rorschach-Test im Rahmen einer Untersuchung der Eltern im Hinblick auf ihre eventuell durch eine schwere psychische Erkrankung eingeschränkte Erziehungsfähigkeit wertvolle Hinweise geben. Diese sind aber ebenso wie Selbsteinschätzungsfragebogen immer sehr zurückhaltend zu interpretieren. Derartige Befunde können jedoch Anlass zu einer weiteren und vertieften Exploration der in Frage stehenden Auffälligkeiten geben oder sie sind als methodisch völlig andersartig gewonnene Unterstützung dessen verwertbar, was klinisch bereits erhoben und festgestellt werden konnte.

Bei strafrechtlichen Begutachtungen verwende ich selbst gerne aus den oben genannten Gründen den Rorschach-Test, da er aufgrund seiner formalen wahrnehmungspsychologischen Konstruktion einerseits eine relativ stark objektivierende Auswertung erlaubt, andererseits wertvolle Hinweise auf verdeckte Persönlichkeitsaspekte liefern kann. Letztere können im Abgleich mit den klinischen Befunden vorsichtig als Bestätigung dieser Befunde gewertet werden oder in manchen Fällen auch Anlass zu einer weiteren Exploration geben. Durch den völlig unterschiedlichen methodischen Zugang wird der Blick geweitet und eine interne Qualitätskontrolle eingeführt.

4.4 Family Relations Test (FRT), Familiensystemtest (FAST)

Beide Tests sind semiprojektive Verfahren, wobei im Falle des Family-Relations-Tests – ein Klassiker unter den in der familienrechtlichen Begutachtung angewandten Tests – positive und negative Empfindungen und Gefühle, die dem Kind entgegengebracht werden und die das Kind anderen entgegenbringt, mithilfe von Kärtchen verschiedenen Personen zugeordnet werden. Im FAST werden mithilfe von kleinen Figuren emotionale Bindung und hierarchische Strukturen in der Familie quantitativ und qualitativ erfassbar.

Ein Vorteil dieser Verfahren ist, dass sie den Kindern meist recht viel Spaß machen und sie so zur Mitarbeit motiviert werden. Vorteilhaft ist auch die Möglichkeit einer quantifizierenden Auswertung. Sehr wichtig ist auch bei diesen semiprojektiven Verfahren eine kritische Einordnung der erhobenen Befunde in den klinischen Gesamtzusammenhang. So kann beispielsweise eine fast ausschließlich positive Bewertung eines Elternteils ganz Unterschiedliches bedeuten: Sie kann Ausdruck einer tatsächlich stark positiven Beziehung sein, wie sie auch Folge einer massiven Ablehnung des anderen Elternteils sein kann. Weitere Möglichkeiten wären eine ausgeprägte Abhängigkeitsbeziehung, eine starke Indoktrination oder eine Parentifizierung des

Kindes einhergehend mit einer Idealisierung des betreffenden Elternteils und einem hohen Maß an Verantwortung für diesen. Auch bei diesen semiprojektiven Tests können die doppelte Durchführung und daraus eventuell resultierende Unterschiede in den Ergebnissen wichtige Hinweise auf die Beziehungssituation des Kindes geben.

4.5 Weitere projektive Tests (Familie in Tieren, Mensch-Baum-Zeichentest, Schloss-Test, 3-Wünsche-/10-Wünsche-Probe, Düss-Fabeln, Schweinchen-Schwarzfuß-Test, Wartegg Zeichen-Test und andere)

Der Vorteil dieser eher orientierenden Testverfahren besteht darin, dass sie starke Stimuli darstellen, die die Phantasie des Kindes anregen und so die Möglichkeit eröffnen, mit dem Kind über seine innere Welt, sein Erleben und seine Verarbeitung der familiären Konfliktsituation ins Gespräch zu kommen. Die Auswertung ist meist wenig standardisiert oder, sofern sie standardisiert ist, werden erhebliche Validitätsprobleme geltend gemacht. Dennoch können derartige Tests eine große Hilfe bei der Exploration sein. Vorsicht ist vor allem bei der Interpretation geboten. Diese muss in der Regel durch Erkenntnisse aus anderen methodischen Zugängen gestützt und plausibel gemacht werden. Sofern dies der Fall ist, können diese Verfahren wertvolle Zusatzinformationen liefern.

5 Sorge- und umgangsrechtliche Testbatterie (SURT; Hommers 2009)

Die Sorge- und umgangsrechtliche Testbatterie ist speziell für die familienrechtliche Begutachtung entwickelt worden und erfasst die emotionalen Beziehungen von Kindern zu ihren Eltern. Sie besteht aus drei Untertests, dem projektiven Familien-Szenen-Test (PFST), den semiprojektiven Entscheidungsfragen (SPEF) und einem nicht projektiven Untertest Eltern-Wahrnehmungsunterschiede (EWU). Der Vorteil des Verfahrens liegt darin, dass es nach Grundsätzen der klassischen Testtheorie konstruiert wurde und Prozentrangnormen und kritische Werte für Anzeichen von emotionaler Bevorzugung eines Elternteils zur Verfügung stellt. Die Auswertungsobjektivität ist hoch, es liegen erste Untersuchungen zur Validität vor. Insoweit wird das Verfahren testtheoretischen Anforderungen gerecht. Auch ist das Material durchaus attraktiv für Kinder. Im Gegensatz zu sonstigen projektiven Verfahren mit ihrem stärker explorativen Charakter habe ich allerdings die Erfahrung gemacht, dass kaum jemals andere Ergebnisse hinsichtlich der emotionalen Bindung des Kindes zustande kommen, als die, die sowieso in der Exploration explizit festzustellen waren. Selbst kleine Kinder durchschauen die Testkonstruktion vollkommen und antworten entsprechend ihrer bewussten Äußerungen im Rahmen der Begutachtung. Daher ist bedauerlicherweise der zusätzliche Nutzen angesichts des nicht ganz zu vernachlässigenden Aufwandes für Untersuchung und Auswertung sehr zu relativieren.

6 Fazit

Zusammenfassend sind projektive Testverfahren in der Begutachtungspraxis als wertvolle Hilfen anzusehen, wenn der Untersucher mit ihnen vertraut ist und die Interpretation entsprechend zurückhaltend vorgenommen wird, wobei der klinische Kontext immer zu berücksichtigen ist. Vor allem ist vor einfachen Gleichsetzungen des gespielten Geschehens mit den tatsächlichen Einstellungen des Kindes oder gar stattgehabten Erlebnissen zu warnen. Die getroffenen Interpretationen sind durch weitere Befunde, die aus anderen methodischen Zugängen stammen, plausibel zu machen und ihre Reichweite und das Ausmaß an Sicherheit einer spezifischen Interpretation muss verdeutlicht werden. Gegebenenfalls ist auch darauf hinzuweisen, dass es alternative Möglichkeiten der Interpretation des Materials gibt bzw., wie dies oft bei relativ unstrukturiertem Material der Fall ist, dass die Äußerungen des Kindes überdeterminiert sind und aus mehreren Komponenten bestehen können.

X   Fallbeispiel

Dieses abschließende Kapitel stellt den Ablauf des psychodiagnostischen Prozesses vom ersten Kontakt bis zur Besprechung der Befunde mit der Familie anhand eines Fallbeispiels exemplarisch dar. Die Überlegungen zur Einordnung und Bewertung der Befunde im Verlauf des Auswertungsprozesses sind kursiv gedruckt.

Im **Erstgespräch** betonen die Eltern des 7;11-jährigen Nico, dass es zuhause keine »übernatürlichen« Probleme gebe, er sei immer fröhlich und gut gelaunt und sehr ideenreich. Ärger gebe es nur in der Schule, auf deren Druck sie ihr Kind auch vorstellen. Seine Mitarbeit sei im Unterricht wechselnd, er reagiere leicht gekränkt und aggressiv, konkurriere mit anderen und lasse sich nichts sagen. Er habe praktisch keine Freunde. Seine Hausaufgaben mache er problemlos und selbstständig. Auch in einer Symptomliste (CBCL) und einem Fragebogen zur Lebensqualität berichten die Eltern keinerlei Probleme.

Erste Auffälligkeiten: Schon im Vorschulalter habe Nico im Kindergarten immer gemeckert, wenn er in der Gruppe etwas machen sollte. Im Vorjahr wurde N. in einer anderen kinderpsychiatrischen Praxis vorgestellt. Die dortige Diagnostik ergab eine »massive Störung des Sozialverhaltens mit emotionaler Störung auf dem Hintergrund einer familiären Belastungssituation mit Mehrgenerationenkonflikten«, empfohlen wurde eine tagesklinische oder stationäre Behandlung und Maßnahmen der Familienhilfe.

Die Eltern folgten der Empfehlung nicht. Nach einer Woche in der Grundschule wurde er wegen seiner Verhaltensauffälligkeiten in eine Grundschulförderklasse eingeschult und besuche jetzt die erste Klasse einer Schule für Erziehungshilfe. Schließlich stellten sie den Jungen bei uns vor.

Die **Lehrerin** beschreibt ihn als in der Klasse integriert und mit gutem Kontakt zu den Erwachsenen, denen er häufig von seinen Phantasien und Wünschen berichte, ein starker, unverletzbarer Held zu sein. Er sei meist sehr angespannt, Interesse und Mitarbeit wechselten stark, bei Schwierigkeiten gebe er rasch auf oder werde wütend. Mit anderen Kindern gebe es ständig Konflikte, er verhalte sich unreif und egozentrisch, möchte unbedingt bestimmen, reagiere auf kleinste Kränkungen massiv aggressiv, auch handgreiflich, ohne sich in andere einfühlen zu können oder Reue zu zeigen. So habe er auch schon damit gedroht, die Lehrer umzubringen oder die Schule abzubrennen. Er provoziere mit sexuellen Verhaltensweisen und lasse sich durch Ermahnung oder Bestrafung nicht beeindrucken. Inzwischen habe er bei den ein Jahr jüngeren Mitschülern eine dominante Rolle übernommen. Es sei nicht möglich, »seiner Wut, seinen Aggressionen und seinem Bedürfnis nach Anerkennung therapeutisch zu begegnen«. Die dringende Empfehlung der Schule, in eine spezialisierte E-Schule für Erziehungshilfe mit sozialpädagogischer Tagesgruppe zu wechseln, werde wie die Kooperation mit dem Jugendamt überhaupt von den Eltern abgelehnt. Da N. berichtet habe, dass ihn sein Vater früher geschlagen habe, müsse man durchaus die Frage stellen, ob das Kindeswohl nicht gefährdet sei.

Zur **Familienanamnese**: Einziges Kind seiner in Deutschland geborenen Eltern, die beide ihre Kindheit (die Mutter auch ihre Jugend) überwiegend in ihren östlichen Heimatländern verbrachten. Der Vater sei voll, die Mutter, die die deutsche Sprache nicht gut beherrscht, in Teilzeit berufstätig. Die Eltern und der Bruder des Vaters leben in einem gemeinsam gekauften Haus als Großfamilie mit erheblichen Konflikten zusammen, die Großeltern würden die Mutter vor dem Kind entwerten und ihr in der Erziehung in den Rücken fallen. Nico ist der einzige und offenkundig massiv verwöhnte Enkel. Der Medienkonsum werde in letzter Zeit kontrolliert.

Eigenanamnese: N. wurde nach problemloser Schwangerschaft seiner 20-jährigen Mutter spontan entbunden, habe sich zeitgerecht entwickelt und sei nie krank gewesen. In der Großfamilie werden drei Sprachen gesprochen. Im Vorsorgeheft sind eine Entwicklungsverzögerung im Verhalten und der Motorik vermerkt.

Psychischer Befund: Nico wirkt für sein Alter groß und kräftig, altersangemessen gekleidet und gepflegt, mit guter Sprachkompetenz, aber derber Ausdrucksweise. Grobmotorisch scheint er etwas unbeholfen. Im Kontakt ist er offen, wirkt aber angespannt mit einem leichten Zwinkertic. Für Wahrnehmungsstörungen gibt es keine Hinweise. Im Gespräch betont er seine Sicht als Opfer, das von andern geärgert wird, die er zugleich ablehnt. Er habe keine Lust auf Schule, möchte allerdings, dass er gut ist und sein Vater stolz auf ihn ist. Er kann schlecht alleine sein. Am liebsten hätte er ein Handy wie die größeren Kinder. Zu Ressourcen und Stärken berichteten die Eltern, dass er zuhause ein problemloses Kind sei, er spiele gerne mit Freunden und mit seiner Playstation, mit Fußball habe er nach einem Jahr aufgehört, »keine Lust mehr«, neuerdings sei er im Karate.

Aus den jetzigen Informationen ergibt sich die Hypothese, dass die offenbar vorwiegend außerhalb der Familie auftretenden Sozialstörungen Nicos Ausdruck einer narzisstischen Störung bei einem in der Großfamilie verwöhnten, unglücklichen Kind darstellen, dessen Eltern in der Erziehung uneins sind, sich aber unkritisch mit ihrem Kind verbünden und ihm daher keinen haltgebenden Rahmen bieten können. Dabei erscheint besonders die Mutter in einer schwachen Position.

Dennoch müssen Entwicklungsprobleme, eine hyperkinetische Störung des Sozialverhaltens (ADHS) und eine kognitive Überforderung ausgeschlossen werden. Für in der Klasse oder Schule liegende Ursachen gibt es bislang keine Hinweise, abgesehen davon, dass der Junge inzwischen sekundär in eine problematische Rolle geraten sein dürfte.

Die **Diagnostikplanung** sieht eine Intelligenz- und Entwicklungsdiagnostik, Motodiagnostik und projektive Verfahren im Hinblick auf die emotionale Verfassung und Konflikte des Jungen vor.

Verhalten in der Testsituation

Bei der **Leistungsdiagnostik** macht er zunächst mit, hält sich jedoch nicht gerne an Anweisungen und Aufgabenstellung. Entweder entwertet er, was von ihm verlangt wird, als »babyleicht«, oder er will es nicht machen, weil's »blöd« ist. Mit steigenden Anforderungen reagiert er zunehmend lustlos, bockig, provozierend und verweigernd. Dabei rutscht er immer mehr in eine unflätige, abwertende Ausdrucksweise hinein. Er folgt dem Lustprinzip, möchte jedoch zugleich Erfolg haben und reagiert kurzfristig positiv auf Lob und Ermutigung.

Die **allgemeine intellektuelle Leistungsfähigkeit** liegt mit einem Gesamt-IQ von 85 im HAWIK-IV an der unteren Altersnormgrenze, Sprachverständnis mit 90 und wahrnehmungsgebundenes logisches Denken mit 88 Indexwerten im unteren Durchschnittsbereich (85–115 Indexwerte), Arbeitstempo flott (106), Arbeitsgedächtnis mit 71 Indexwerten sehr schwach. Die schulischen Fertigkeiten Lesen, Rechtschreibung und Rechnen befinden sich im Bereich der Klassennorm.

Im **Körperkoordinationstest** für Kinder zeigt sich eine grob- und feinmotorische Entwicklungsverzögerung. Mit einem MQ von 73 erreicht er ein nicht altersentsprechendes Ergebnis. Er verhält sich unruhig, mit überschießenden Bewegungen und ungenauer Feinmotorik, ständig demonstriert er seinen Wunsch, etwas zerstören zu wollen. Allerdings scheint der Junge kaum über Bewegungserfahrungen zu verfügen.

Nach der spezifischen **ADHS-Diagnostik** (Verhaltensbeobachtung, ADHS-DSM IV-Symptomliste, Schulbericht) liegt trotz der Schwäche im Kurzzeitgedächtnis im HAWIK eine Aufmerksamkeits-Hyperaktivitätsstörung nicht vor.

Damit kann eine generelle oder partielle kognitive Überforderung in der ersten Grundschulklasse sowie ein klinisch relevantes ADHS ausgeschlossen werden.

Fragebogenverfahren spielen in diesem Alter noch keine große Rolle. Im Depressionsinventar für Kinder DIKJ erreicht er mit einem Prozentrang von 64 ein völlig durchschnittliches Ergebnis.

Eine larvierte Depression, die in Form von Sozialstörungen ausagiert (psychoanalytisch: manisch abgewehrt) wird, kommt bei Kindern durchaus vor, ist damit zwar noch nicht auszuschließen, aber doch eher unwahrscheinlich.

Die **Projektive Diagnostik** erfolgt in zwei Sitzungen, die Tests werden in der Reihenfolge der Durchführung vorgestellt.

Seine Zeichnung des **Baum-Haus-Feuer-Wasser-Mensch-Tests** zeigt ▶ Abb. X.1.

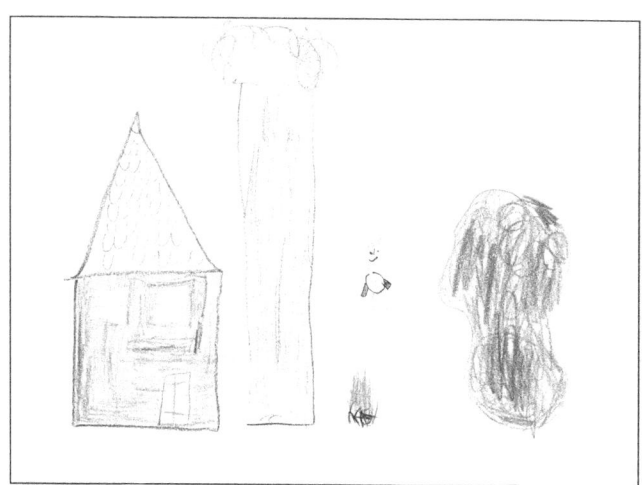

Abb. X.1: Nico: HBFWM-Test

Er erklärt das Bild: »Das bin ich und ich hab eine B-Kette und lauf rum und kauf mir eine Dose und schreib so auf der Wand«. Wofür der Buchstabe B an seiner Halskette steht, bleibt unklar. Offenbar stellt er sich mit hochgekämmter Haartolle als coolen Sprayer dar.

Die Elemente des Bildes sind in ihren Grenzen betont, unverbunden. Auffallend groß ist der weit über das Haus ragende Baum, der allerdings nur eine kleine und wenig differenzierte Krone trägt, ein Hinweis auf eine narzisstische Problematik mit dem Wunsch nach Stärke und Größe bei schwacher kognitiver Kontrolle? Das Feuer ist nicht groß, brennt aber hell. Das Haus steht am Rande, wirkt unbewohnt, ohne Gardinen, Türklinke, Schornstein: ohne Wärme? Das Blau des Hauses korrespondiert mit dem Wasser des Teiches, der keinen Zu- oder Ablauf hat. Der Mensch lacht, trägt jugendtypische Symbole (Kette, Frisur), im Gegensatz zu den Füßen fehlen ihm aber die Hände: Ein Wunsch nach Selbstständigkeit bei erlebter Hilflosigkeit?

So verstanden verweist das Bild auf einen narzisstischen Konflikt zwischen dem Wunsch nach Autonomie und Grandiosität bei erlebter Hilflosigkeit.

Seine Zeichnung der **Familie in Tieren** zeigt ▶ Abb. X.2.

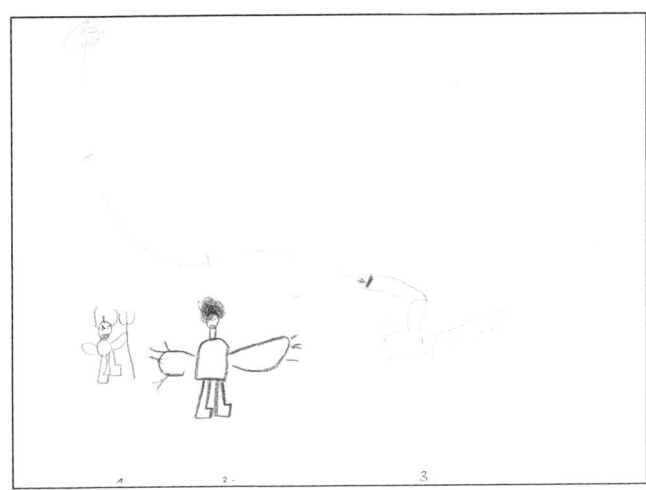

Abb. X.2: Nico: Familie in Tieren

Als erstes malt er sich als Teufel, »der tut die Leute stechen mit der Gabel«. Weitere Fähigkeiten hat der Teufel nicht.

Die Mutter ist ein »Fabeltier, das ist dick und fett«. Was er an der Mutter mag? »Gar nix!« Und was er nicht mag an seiner Mutter? »Alles!«

Als drittes stellt er den Vater als Puma dar, »der kann Ketchup schießen«. Was er an dem Vater mag? »Der kann Leute umbringen!« und was nicht? »Gar nichts!«

Was machen wohl die Tiere auf deinem Bild miteinander? »Die prügeln sich«. Und wem geht es am besten? »Dem Teufel, der hat Spaß die Leute zu piksen.« Und wem geht es am schlechtesten? »Der dicken fetten Frau.« Und warum? »Weil die dick und fett ist.«

Die Mutter, der die Haare zu Berge stehen, steht mit ausgebreiteten Armen zwischen Vater und Sohn, als wollte sie die beiden auseinanderhalten. Der kleine rote Teufel schaut zum Mutter-Fabeltier, auf die sich seine Aggression zu richten scheint. Auch der zähnefletschende Puma schaut das Fabeltier an und schleudert seine Ketchupkugel in ihre Richtung, sein Geschoss dreht jedoch ab und steigt wie ein Drache nach oben.

Hier wird klar, dass Aggression und Entwertung des Jungen sich in erster Linie gegen die Mutter richten. Der Vater trianguliert diese konflikthafte Beziehung nicht, sondern scheint das Spiel des Sohnes aus sicherer Entfernung mitzuspielen. Möglicherweise ist der Umgang des Vaters mit seiner Frau Vorbild für die Haltung des Sohnes gegenüber seiner Mutter.

Im **Scenotest** stellt er folgende Szenerie: Auf einer Waldlichtung findet ein Karateturnier statt. Der »alte Opa« ist der Karatemeister und steht am Rand der Matte, auf der zwei junge Kämpfer gegeneinander darum kämpfen, »wer der neue Meister wird, wenn der alte stirbt«. Ein Junge unter den Zuschauern hat etwas zu essen dabei. Er erzählt nichts weiter dazu, so bleibt offen, wie die Sache ausgeht.

Wem es am besten geht von den Leuten? »Dem Jungen (unter den Zuschauern), weil er etwas zu essen und einen gemütlichen Platz hat. Der hat Eintritt bezahlt, der ist reich!« *Und wem geht es am schlechtesten?* »Dem kleineren (der Kämpfer), weil der andere stärker ist.« *Und wer möchtest du sein?* »Der mit dem Essen, der sieht cool aus, der hat eine rote Kappe und Jeans an, der sieht besser aus als die anderen.«

In diesem Szenario verbindet Nico sein zentrales Thema Stärke und Kampf mit oralem Neid (auf den reichen Jungen mit seinem Essen) und ödipaler Rivalität: Der alte (Vater) wird sterben und die Jungen kämpfen jetzt schon um seine Nachfolge.

Im **Satzergänzungstest** zeigt sich eine deutliche Schulunlust; die Neigung, sich als Opfer der anderen zu sehen; ein Drang nach Medienkonsum (Handy besitzen, Playstation spielen) und eine negative Sicht auf die Ehe (»Verheiratet sein … *Nein!!!*« » Ich hoffe … *dass ich nicht heirate*«).

Besonders auffallend sind hochaggressive Allmachtsphantasien:

»Wenn ich groß bin … *will ich Polizei werden!*«

»Ich träume in der Nacht … *dass ich Kriminalpolizei bin und die Leute abschieße.*«

»Wenn nur … *ich mit meinem Freund die Welt beherrschen könnt.*«

»Ich erschrecke, wenn … *wenn ich in der Nacht meine Vampirzähne nehme und andere erschrecke!*«

»Manchmal habe ich mir schon gedacht … *dass ich cool bin.*«

Auch Nicos Wünsche in der **Wunschprobe** weisen auf einen ausgeprägten Narzissmus hin:

1. Ein iPhone S;
2. 800 Milliarden Euro;
3. Ein Automatik-Lamborghini mit Strombetrieb, aber Gas ist schneller.

Erstaunlicherweise zeigt die formale Auswertung des **Picture-Frustration-Tests** keine Auffälligkeiten, alle Skalenwerte (Intra-, Extra- und Impunitivität, obstacle-dominance, ego-defense und need-persistence) liegen im Normbereich. Auf der inhaltlichen Ebene der Antworten zeigt sich aber eine im Testverlauf zunehmende drastische und aggressiv-abwertende Sprache:

Bild 13 (Der Bauer erwischt die Kinder beim Stehlen seiner Äpfel): »Lass mich los oder ich ruf meine Freunde und wir nehmen einen Stock und verhauen dich!«

Bild 17 (Eltern zum Kind: Wir gehen aus, schlaf ein!) »Ja, ich schlafe (und denkt sich im Kopf: ich werde den Fernseher anmachen und glotzen)«.

Bild 18 (Ich lade dich nicht zu meiner Geburtstagsparty ein!): »Ist mir egal, Pennerin! Ich will dir sowieso kein Geschenk geben.«

Bild 22 (Die Lehrerin sagt: Du kommst zu spät zur Schule!): »Ist mir doch egal, Frau Direktorin Popofotze!«

Bild 24 (Die Bibliothekarin zum Kind: Du musst dir die Hände waschen, ehe du dir ein Buch nimmst): »Nein, tu ich nicht, Frau Kackamucka!«

Hier zeigt sich deutlich, dass der PF-Test zwar die formale Richtung der Aggression, nicht aber ihre Qualität und Ausprägung erfasst.

Die formale und qualitative Auswertung des PF-Tests sprechen dafür, dass frustrationsbedingte Aggression des Patienten keine bestimmte Richtungstendenzen erkennen lässt, aber in ihrem Ausmaß erheblich ausgeprägt ist, mit einer abwertenden Haltung offenbar besonders gegenüber Frauen.

Abschließend legen wir Nico die Tafeln des **TAT** vor:
»Dem Jungen ist langweilig, der kann nicht Geige spielen und fertig.« (Und wie geht's weiter?) »Dem ist nur weiter langweilig, der will lieber coole Musik«.
17 BM »Das ist ein blöder Mann und der klettert nackt rum. Aber weil er blöd ist, ist es ihm nicht peinlich« (Ja was hat der wohl vor?) »Der wollte auf den Berg hoch und mit seiner Frau …«
9 BM »Das sind Blödmänner und die schlafen im Gras und einer hat den erschossen und weggebracht und die Augen weggeschnitten und das Herz rausgerissen.«
5 »Die Mama, die alte Oma guckt und sicht eine blöde Kanne – das sind Blumen, die sie zum Geburtstag kriegen sollte, aber sie nimmt sie halt schon vorher.«
6 BM »Die alte Oma guckt aus dem Fenster und der blöde Dieb schmeißt sie aus dem Fenster und klaut ihr das Geld. Dann hängt er sie auf und haut ihr in die Fresse.«
7 BM »Da tun zwei Männer sprechen: Wir wollen die Frau ermorden und den Kopf abhacken, und den Arsch abschneiden.«
13 B »Dem ist voll voll langweilig, dass er einen verprügeln könnte.«
12 BG »Ein Boot das schwimmt. Da ist keiner. Da ist die Schnur gebrochen. (Und was ist da sonst noch los?) »Da ist Herbst«.
11 »Das ist am Wasserfall und da ist ein Tier. Da kommt ein Riesendinosauriertier und will das auffressen. Ende.«

13 MF »Der Mann steht auf und küsst die Frau auf seinen Busen und leckt ihren Arsch und leckt ihre Muschi.«
16 »Da ist ein Mann und macht Sex mit einer Frau und die kackt den an und der trinkt die Pisse und isst die Kacke. Ende.«

Die sich im Verlauf der Geschichten immer stärker entfaltende Aggression, die von sadistischen Mord- und Verstümmelungsphantasien (9 BM, 6 BM, 7 BM) ausgehend zunehmend sexualisierter (17 BM, 13 MF, 16) wird, verschlägt einem bei einem gerade 8 Jahre alt gewordenen Kind den Atem. Der Held hasst die ganze Welt (alles und alle sind »blöd«, 17 BM, 9 BM, 5, 6 BM). Als Auslöser seiner grenzenlosen Aggression sind Langeweile (1, 13 B) und Gier (5, 6 BM) erkennbar. Nicht immer jedoch lässt sich ein Motiv erschließen (9 BM, 7 BM), so scheinen Hass und Gewalt der Natur des Helden zu entsprechen. Ein Hinweis auf eine Gewissensregung findet sich nur in einer Geschichte (17 BM: »… weil er blöd ist, ist es ihm nicht peinlich.«). Die Sexualität des Helden erscheint wie seine Aggression entgrenzt, vollkommen von jeder Form von Liebe abgespalten, pornographisch und damit auch frauenverachtend (13 MF, 16). Empathie fehlt völlig. Altersentsprechend kindgerechte Bedürfnisse sind nicht einmal angedeutet.

Die entgrenzte, sadistische Aggressivität sowie die von jeder Beziehung isolierte drastische Sexualität in den Narrativen des Kindes zu den TAT-Bildern weisen auf eine Störung der Persönlichkeitsentwicklung hin, die sich hier in schwacher Impulskontrolle, einem narzisstischen Anspruch auf Verfügbarkeit der Objekte (Menschen wie Gegenstände) und in der Tendenz zeigt, Aggression anlasslos oder instrumentell zur Erreichung von Zielen und Absichten einzusetzen.

Für die auch zu prüfende Annahme, dass der Junge die Testsituation benutzt, um uns hinters Licht zu führen oder zu beeindrucken (buchstäblich zu verarschen), gibt es aus der Verhaltensbeobachtung und der Gegenübertragung keinen

Anhalt. Bei einem Kind in diesem Alter hätte ein solches Verhalten auch die Bedeutung eines Symptoms.

Die **abschließende Interpretation** verbindet die für die Fragestellung relevanten Informationen aus (Familien-, Eigen- und Sozial-) Anamnese, Vorbefunden und eigenen Befunden unter Beachtung der Differentialdiagnostik zu einem Gesamtbild, das ein fundiertes Verständnis der Kindes, seiner Symptomatik und deren auslösenden und aufrechterhaltenden Bedingungen ermöglicht:

Nico ist ein körperlich altersentsprechend entwickelter Junge im Alter von 8 Jahren. Abgesehen von einer nicht altersentsprechenden Motorik und einer kognitiven Allgemeinbegabung im Bereich der unteren Altersnorm zeigt er keine Hinweise auf Entwicklungsprobleme oder ein ADHS im klinischen Sinne. Die Symptomatik begann, soweit bekannt, im Vorschulalter. Daher kann eine Verhaltensstörung infolge Überforderung in der ersten Grundschulklasse ausgeschlossen werden. Die auf der Symptomebene beschriebenen und beobachteten Verhaltensstörungen sprechen nach dem Gesamtbild für eine ausgeprägte narzisstische Problematik mit labilem Selbstwertgefühl, das der Junge durch Phantasien von Stärke, Macht und Unabhängigkeit, Dominanzstreben und aggressive Ich-Durchsetzung zu stabilisieren versucht. Dabei ist seine Frustrationstoleranz sehr gering, Anforderungen versucht er durch Entwertung zu entgehen. Aufgrund seiner egozentrischen Sicht auf die Welt fehlt es ihm weitestgehend an Empathie, Beziehungs- und Kompromissfähigkeit. Er hat ein enormes Aggressionspotential, das durch geringfügige Anlässe mobilisiert und weder durch Einfühlung noch durch Einsicht begrenzt wird. Seine Sexualität erscheint extrem frühreif, isoliert von Beziehung und Liebe, und von Verachtung für das weibliche Geschlecht geprägt. Die emotionale und soziale Entwicklung sind deutlich verzögert: N. ist mit hohen oralen Ansprüchen nach voraussetzungsloser Wunscherfüllung und grenzenlosem Ausleben seiner Impulse noch dem Lustprinzip eines Kleinkindes verhaftet. Seine Affekte werden aber auch von ödipalen Konflikten bestimmt: Er idealisiert den Vater, mit dem er sich identifiziert, mit dem er aber auch konkurriert. Seine Beziehung zur Mutter dagegen erscheint vorwiegend von Auflehnung und Verachtung bestimmt, mit der er möglicherweise gegen seine erlebte Abhängigkeit von ihr ankämpft.

Als **Ursachen** dieser Fehlentwicklung kommen nach den bislang vorliegenden Informationen verschiedene Umstände und deren Zusammenwirken in Frage: Das familiäre Umfeld im Haus des Patienten ist offenbar von massiven Konflikten bestimmt, wobei die Großeltern die Mutter abwerten, Nico, den einzigen Enkel jedoch durch Verwöhnung und Gewährung aufwerten. Kinder aus Migrantenfamilien mit guter Sprachkompetenz, deren Mütter (bzw. Eltern) die deutsche Sprache nicht beherrschen, fühlen sich nicht selten den betreffenden Erwachsenen überlegen. Die Ehe der Eltern ist aus Sicht des Kindes schlecht, der Vater war (ist?) gewalttätig, so dass Streit und Gewalt auch im engeren Familienkreis anzunehmen sind. Daher ist eine Traumatisierung des Jungen zu vermuten, die seine Aggressivität mit erklären könnte. Grenzen und Halt in der Erziehung fehlten dem Kind weitgehend, konnten so auch nicht internalisiert werden, was zu einer unzureichenden Gewissensbildung führte. So stammt sein Wissen um sadistische und pornographische Praktiken (entgegen den Aussagen der Eltern) mit hoher Wahrscheinlichkeit von einem nicht kindgemäßen und vermutlich exzessiven Medienkonsum.

Die **Folgen** der Symptomatik führten zu einem Teufelskreis aus überheblichem, aggressivem und unangepasstem Sozialverhalten, fehlender Akzeptanz und Ablehnung durch die Gleichaltrigen, mangelnden Lernfortschritten und dadurch zunehmend erlebter Belastung durch die schulischen Leistungsanforderungen, drohendem Schulwechsel bzw. Ausschluss, wodurch Frustration, Aggression und Verhaltensstörungen weiter unterhalten und angeheizt werden. Dabei scheinen die Eltern das Ausmaß der Störung zu verleugnen, unkritisch auf der Seite ihres Kindes zu stehen, was der Junge als Billigung erleben dürfte, und so notwendige pädagogische und therapeutische Maßnahmen zu blockieren.

Die **Diagnose** lautete: Störungen des Sozialverhaltens mit emotionaler (narzisstischer) Störung bei problematischer Familiensituation, motorische Entwicklungsverzögerung (ICD 10: F 92.8, F 82).

Differentialdiagnostisch ist auch an eine posttraumatische Belastungsstörung (F 43.1), an eine Bindungsstörung mit Enthemmung (F 94.2) und (eher unwahrscheinlich) an eine hyperkinetische Störung des Sozialverhaltens (F 90.1) zu denken. Hier bleibt der weitere Verlauf abzuwarten.

Empfehlung: Die Befunde habe ich mit den Eltern ausführlich besprochen. Ich empfahl dringend eine vollstationäre kinderpsychiatrische Behandlung mit anschließender Aufnahme in einer Jugendhilfeeinrichtung in Wochenpflege, sozialpädagogischer Intensivbetreuung, Beschulung in einer Schule für Erziehungshilfe und begleitende heilpädagogische bzw. tiefenpsychologisch fundierte Psychotherapie unter Einbeziehung der Bezugspersonen. Falls der Junge weiterhin in dem jetzigen Milieu bliebe, sah ich das Kindeswohl und die soziale Integration durchaus als gefährdet und die Prognose als ungünstig an. Den Eltern habe ich dringend nahegelegt, sobald wie möglich aus dem Haus auszuziehen. Die Weiterbetreuung in meiner sozialpsychiatrischen Praxis hatte ich angeboten.

Allerdings hatte ich nicht das Gefühl, die Eltern in diesem Gespräch wirklich erreicht zu haben.

Der **Behandlungsverlauf** bestätigte meine Skepsis: Statt der kontinuierlichen sozialpsychiatrischen Begleitung nahmen die Eltern lediglich zwei Termine in unserer Praxis wahr. Sie setzten meine Empfehlungen nicht um. Sie stimmten lediglich (immerhin) der Aufnahme in eine sozialpädagogische Tagesgruppe zu, erlaubten uns jedoch nicht die Kooperation mit der Jugendhilfe oder der Schule. Die weitere Betreuung und kinderpsychiatrische Behandlung wurde nicht gewünscht.

Seitdem sind mehrere Jahre vergangen, ohne dass wir von Nico und seinem weiteren Schicksal etwas gehört hätten.

Verzeichnisse

Literatur

Achenbach T.M. & Edelbrock C.S. (1983). Manual for the Child Behavior Checklist and Revised Behavior Profile. Burlington, VT: Department of Psychiatry, University of Vermont.

Ainsworth M.D.S. (1977). Feinfühligkeit versus Unempfindlichkeit gegenüber Signalen des Babys. In K. Grossmann (Hrsg.). Entwicklung der Lernfähigkeit in der sozialen Umwelt. S. 98–107. München: Kindler.

Ainsworth M.D.S., Blehar M.C., Waters E. & Wall S. (1978). Patterns of Attachment. A Psychological Study of the Strange Situation. Hillsdale, NJ: Erlbaum.

Ainsworth M.D.S. & Wittig B.A. (1969). Attachment and Exploratory Behavior of 1-Year-Olds in a Strange Situation. In B.M. Foss (Hrsg.). Determinants of Infant Behavior, IV. London: Methuen.

Altmann-Herz U. (1990). Zur Theorie und Praxis des Scenotests. Eine Übersicht zur diagnostisch-therapeutischen Anwendung. Acta Paedopsychiatrica 53, S. 35-44.

Amman R. (1989). Heilende Bilder der Seele. München: Kösel.

Ammann R. (2009). Das Sandbild, woher kommt es, wohin geht es? Zeitschrift für Sandspieltherapie 26, S. 7-16.

Appel K.E. (1931). Drawings by Children as Aids to Personality Studies. American Journal of Orthopsychiatry 1(2), S. 129-144.

Arden R., Trzaskowski M., Garfield V. & Plomin R. (2014). Genes Influence Young Children's Human Figure Drawings and Their Association with Intelligence a Decade Later [Elektronische Ressource]. Psychological Science 25, 1843-1850.

Avé-Lallemant U. (1994). Der Sterne-Wellen-Test. München: Reinhardt.

Avé-Lallemant U. (2000). Der Wartegg-Zeichentest in der Lebensberatung. München: Reinhardt.

Axline V.M. (2002). Kinder-Spieltherapie im nicht-direktiven Verfahren (10. Aufl.). München: Reinhardt.

Bahrke U. & Nohr K. (2013). Katathym Imaginative Psychotherapie. Lehrbuch der Arbeit mit Imaginationen in psychodynamischen Psychotherapien. Berlin: Springer.

Bakker-van Zeil, T. (2005). Katathym-imaginative Psychotherapie mit Adoptivkindern. In L. Kottje-Birnbacher, U. Sachsse & E. Wilke (Hrsg.). Imagination in der Psychotherapie. S. 141-147. Bern: Huber.

Balzer W. (2006). Symbolisierung als Re-Präsentation von Getrenntheit - ein Auslaufmodell? Psychoanalyse im Widerspruch 35, S. 27-38.

Baulig I. & V. Baulig. (2006). KWT Kinderwelttest. Göttingen: Beltz.

Baumann U. & Stieglitz R.-D. (2001). Psychodiagnostik psychischer Störungen: Allgemeine Grundlagen. In R.-D. Stieglitz, U. Baumann & H.J. Freyberger (Hrsg.). Psychodiagnostik in klinischer Psychologie, Psychiatrie, Psychotherapie. (2., überarb. und erw. Aufl.). S. 3-20. Stuttgart: Thieme.

Bauriedl T. (1994). Auch ohne Couch. Psychoanalyse als Beziehungstheorie und ihre Anwendungen. Stuttgart: Verlag Internationale Psychoanalyse.

Becker U. (1992). Lexikon der Symbole. Köln: Komet.

Beckmann D., Brähler E. & Richter H.-E. (1991). Der Gießen-Test (GT). Bern: Huber.

Beelmann W. & Schmidt-Denter U. (1999). Normierung der deutschsprachigen Fassung des Family Relations Test (FRT) für Kinder von vier bis fünf Jahren. Praxis der Kinderpsychologie und Kinderpsychiatrie 48(6), S. 399-410.

Beelmann W. & Schmidt-Denter U. (2001). Der Family Relations Test (FRT). In D. Sturzbecher (Hrsg.). Spielbasierte Befragungstechniken. S. 64-90. Göttingen: Hogrefe.

Bell R.B. & Rosenzweig S. (1965). The Investigation of Projective Distance with Special References to the Rosenzweig Picture-Frustration Study. Journal of Projective Techniques and Personality Assessment 29, S. 161-167.

Bellak L. (1993). Confrontation in Vienna. Larchmont, NY: C.P.S. Inc.

Bellak L. & Bellak S.S. (1949). The Childrens Apperception Test (C.A.T.). New York: C.P.S. Inc.

Bellak L. & Bellak S. S. (1955). CAT – Der Kinder-Apperzeptions-Test. Göttingen: Hogrefe.

Bellak L. & Bellak S.S. (1956). Der Kinder-Apperzeptions-Test. Handanweisung. (Aus dem Englischen übersetzt von Wolfgang Moog). Göttingen: Verlag für Psychologie.

Bene E. & Anthony J. (1957). Manual for the Family Relations Test. London: National Foundation for Educational Research in England and Wales.

Berger M. (1987). Das verstörte Kind mit seiner Puppe. Zur Schwangerschaft in der frühen Adoleszenz. Praxis der Kinderpsychologie und Kinderpsychiatrie 36(3), S. 107-117.

Berger M. (1988). Die Mutter unter der Maske. Zur Entwicklungsproblematik von Kindern adoleszenter Eltern. Praxis der Kinderpsychologie und Kinderpsychiatrie 37(8), S. 333-345.

Berger M. (1989). Klinische Erfahrungen mit späten Müttern und ihrem Wunschkind Praxis der Kinderpsychologie und Kinderpsychiatrie 38 (1), S. 16-24.

Besier T., Ziegenhain U., Fegert J.M. & Künster A. K. (2012). Einsatz von Bindungsdiagnostik bei familiengerichtlicher Begutachtung in der Kinder- und Jugendpsychiatrie Praxis der Kinderpsychologie und Kinderpsychiatrie 61, S. 255-270.

Běťák L. (2008). Baum und Traumbaum. In M. Bürgi-Kraus, L. Kottje-Birnbacher, I. Reichmann & E. Wilke (Hrsg.). Entwicklung in der Imagination – Imaginative Entwicklung. S. 152-166. Lengerich: Pabst.

Bion W. (1997). Lernen durch Erfahrung. Frankfurt/M: Suhrkamp.

Bitzen C. (2002). Das projizierte Selbstbild gesunder und diabetischer Jugendlicher. Eine inhaltsanalytische Auswertung projektiver Narrative. München: GRIN.

Blanz B., Remschmidt H., Schmidt M.H. & Warnke A. (2006). Psychische Störungen im Kindes- und Jugendalter. Ein entwicklungspsychologisches Lehrbuch. Stuttgart: Schattauer.

Blum G.S. & Hunt H.F. (1952). The Validity of the Blacky Pictures. Psychological Bulletin 49, S. 238-250.

Boekholt M. (2000). Traumatisme réel, traumatisme fantasmatique. Le Patte-Noire dans l'approche des représentations de relation. Psychologie Clinique et Projective 6, S. 145-154.

Bogen S. & Kobbert M.J. (2010). Zur Kulturgeschichte des Spiels. Es wechseln die Zeiten, Spiele überdauern. Politik und Kultur. Zeitung des Deutschen Kulturrats 5, S. 6.

Bohm E. (1967). Lehrbuch der Rorschach-Psychodiagnostik. Für Psychologen, Ärzte und Pädagogen (3., neu bearbeitete und erw. Aufl.). Bern: Huber.

Bölte S., Adam-Schwebe S., Englert E., Schmeck K. & Poustka F. (2000). Zur Praxis der psychologischen Testdiagnostik in der deutschen Kinder- und Jugendpsychiatrie: Ergebnisse einer Umfrage. Zeitschrift für Kinder- und Jugendpsychiatrie und Psychotherapie 18, S. 151-161.

Boroditsky L. (2010, 16.04.2010). Wie prägt die Sprache unser Denken? Süddeutsche Zeitung, S. 12.

Bottenberg E.H. (1967). Rorschachtest: Darstellung und testkritische Prüfung einer Modifikation (Ro 30). Psychologie und Praxis 11, S. 111-194.

Bottenberg E.H. (1967). WüRo – Würzburger Rorschachmodifikation (Ro 30). Psychologie und Praxis 11, S. 69-96.

Bottenberg E.H. (1972). Projektionen I: Formdeuteverfahren: Rorschach-Test und Modifikationen. In W. Arnold & R. Pauli (Hrsg.). Psychologisches Praktikum Bd.2: Diagnostisches Praktikum. S. 108-175. Stuttgart: Fischer.

Bottenberg, E.H. (1985). Würzburger Rorschachmodifikation WüRo (Ro 30). Orientierungen. Braunschweig: Technische Universität, Seminar für Psychologie

Bottenberg E.H. (1990). Wuerzburg Rorschach Modification (WueRo Ro 30). Administration, codification, interpretation. Braunschweig: Technische Universität, Seminar für Psychologie.

Bowlby J. (1975). Bindung. Eine Analyse der Mutter-Kind-Beziehung. Aus dem Englischen übersetzt von Gertrud Mander. München: Kindler.

Bowlby J. (1976). Trennung. Psychische Schäden als Folge der Trennung von Mutter und Kind. Aus dem Englischen übersetzt von Erika Nosbüsch München: Kindler.

Bowlby, J. (1983). Verlust, Trauer und Depression. Aus dem Englischen übersetzt von Elke Scheidt. Frankfurt/M: Fischer.

Brächter W. (2010). Geschichten im Sand. Grundlagen und Praxis einer narrativen systemischen Spieltherapie. Heidelberg: Auer.

Brähler E., Holling H., Leutner D.& Petermann F. (Hrsg.) (2002). Brickenkamp Handbuch psychologischer und pädagogischer Tests (3., vollst. überarb. und erw. Aufl.). Göttingen: Hogrefe.

Brämer R. (2010). Jugendreport Natur 2010 [Elektronische Ressource]. URL: http://www.wanderforschung.de/files/jrn10start1299055072.pdf.

Brem-Gräser L. (2001). Familie in Tieren. Die Familiensituation im Spiegel der Kinderzeichnung. Entwicklung eines Testverfahrens (8. Aufl.). München: Reinhardt.

Bretherton I. & Kißgen R. (2009). Diagnostik der Bindungsqualität im Kindergarten- und Vorschulalter. Die Attachment Story Completion Task (ASCT). In H. Julius, B. Gasteiger-Klicpera

& R. Kißgen (Hrsg.). Bindung im Kindesalter. Diagnostik und Interventionen. S. 107-120. Göttingen: Hogrefe.

Bretherton I., Ridgeway D. & Cassidy J. (1990). Assessing Working Models of the Attachment Relationship: An Attachement Story Complementation Task for 3-Year-Olds. In M.T. Greenberg, D. Cicchetti & E.M. Cummings (Hrsg.). Attachement in the Preschool Years. S. 273-310. Chicago: The University of Chicago Press.

Bretherton I., Suess G., Golby B. & Oppenheim D. (2001). Attachment Story Completion Task (ASCT). Methode zur Erfassung der Bindungsqualität im Kindergartenalter durch Geschichtenergänzungen im Puppenspiel. In G. Suess, H. Scheuerer-Englisch & W.K. Pfeifer (Hrsg.). Bindungstheorie und Familiendynamik. Anwendung der Bindungstheorie in Beratung und Therapie. S. 83-124. Gießen: Psychosozial Verlag.

Brisch K.H. (1999). Bindungsstörungen. Von der Bindungstheorie zur Therapie. Stuttgart: Klett-Cotta.

Brisch K.H. (2014). SAFE®- Sichere Ausbildung für Eltern: Sichere Bindung zwischen Eltern und Kind. Stuttgart: Klett-Cotta.

Brisch K.H. & Hellbrügge T. (Hrsg.) (2003). Bindung und Trauma. Risiken und Schutzfaktoren für die Entwicklung von Kindern. Stuttgart: Klett-Cotta.

Brisch K.H. & Hellbrügge T. (Hrsg.) (2006). Kinder ohne Bindung. Deprivation, Adoption und Psychotherapie. Stuttgart: Klett-Cotta.

Brittain H.L. (1907). A Study in Imagination. Pedagogical Seminary 14, S. 137-207.

Brunner B. (2009). Integrative Gestalttherapie mit Kindern und deren Familien. Graduierungsarbeit Österreichischer Arbeitskreis für Gruppentherapie und Gruppendynamik, Fachsektion für Integrative Gestalttherapie [Elektronische Ressource]. URL: http://www.gestalttherapie.at/graduierungsarbeiten_oeffentlich/ga_barbara_brunner.pdf.

Brugger P. (2022). 101 Jahre Rorschachtest. Nervenheilkunde 41, S. 610-616.

Büchele-Karrer B. (1974). Vergleichende Untersuchungen zwischen Dreibaum- und anderen projektiven Tests. Praxis der Kinderpsychologie und Kinderpsychiatrie 5, S. 166-181.

Buchheim A., Erk S., George C., Kächele H., Ruchsow M., Spitzer M. et al. (2006). Measuring Attachment Representation in an fMRI Environment: A Pilot Study. Psychopathology 39, S. 144-152.

Buchheim A., George C., Juen F. & West M. (2012). Das Adult Attachment Picture Projective System (AAP). In G. Gloger-Tippelt (Hrsg.). Bindung im Erwachsenenalter. Ein Handbuch für Forschung und Praxis. (2. Aufl.). S. 355-379. Bern: Huber.

Buchheim A. & Strauß B. (2002). Interviewmethoden der klinischen Bindungsforschung. In B. Strauß, A. Buchheim & H. Kächele (Hrsg.). Klinische Bindungsforschung. Theorien – Methoden – Ergebnisse. S. 27-53.

Buck J.N. (1948). The H-T-P Technique. A Qualitative and Quantitative Scoring Manual. Journal of Clinical Psychology 4, S. 317-396.

Buck J.N. & Hammer E.F. (Hrsg.) (1969). Advances in the House-Tree-Person-Technique: Variations and Applications. Los Angeles, CA: Western Psychological Services.

Buck J.N. & Warren W.L. (1992). House-Tree-Person Projective Drawings Technique (H-T-P). Manual and Interpretative Guide. Los Angeles, CA: Western Psychological Services.

Bueti D. & Walsh V. (2009). The Parietal Cortex and the Representation of Time, Space, Number and Other Magnitudes. Philosophical Transactions of the Royal Society B Biological Science 364, S. 1831-1840.

Bühler K. (1965 (1929)). Die Krise der Psychologie (3., unveränd. Aufl.). Stuttgart: Fischer.

Bundscherer B. (1988). Zusammenhänge zwischen Familienzeichnungen sechsjähriger Kinder und der Beziehungsqualität zu ihren Müttern. Regensburg: Universität Regensburg (Diplomarbeit).

Bürgin D., Resch F. & Schulte-Markwort M. (Hrsg.) (2007). Operationalisierte Psychodynamische Diagnostik im Kindes- und Jugendalter. Bern: Huber.

Burns R.C. (1982). Self-Growth in Families: Kinetic-Familiy Drawings (K-F-D). Research and Application. New York: Brunner/Mazel.

Burns R.C. (1987). Kinetic House-Tree-Person-Drawings (K-H-T-P). An Interpretative Manual. Los Angeles, CA: Western Psychological Services.

Burns R.C. & Kaufman S.H. (1970). Kinetic Family Drawings (K-F-D). An Introduction to Understanding Children through Kinetic Drawings. New York: Brunner/Mazel.

Burns R.C. & Kaufman S.H. (1972). Actions, Styles and Symbols in Kinetic Family Drawings (K-F-D): An Interpretative Manual. New York: Brunner/Mazel.

Carroll F. (1996). No Child is an Island. In B. Feder & R. Ronall (Hrsg.). A Living Legacy of Fritz and Laura Perls. Contemporary Case Studies. Monclair, NJ: Bookmaster.

Caruso K.R. (1987). Projective Storytelling Cards. Redding, CA: Nothwest Psychological Publishers.

Cassidy J. & Marvin R.S. (1992). Attachment Organization in Preschool Children: Procedures

and Coding Manual. (unveröffentlichtes Manuskript) Seattle, WA MacArthur Working Group on Attachment.
Charlton M., Käppler C. & Wetzel H. (2003). Einführung in die Entwicklungspsychologie. Weinheim: Beltz.
Cierpka M. (Hrsg.) (2008). Handbuch der Familiendiagnostik (3., aktualisierte und erg. Aufl.). Heidelberg: Springer.
Corboz R.J. & Gnos P.U. (1980). Der Dreibaumtest in der Volksschule. Acta paedopsychiatrica 46, S. 83-92.
Corboz R.J., Gygax B. & Helfenstein S. (1962). Le dessin des trois arbres. Crianca portuguesa 21, S. 349-364.
Corman L. (1992). Le Test PN (Patte Noire) (9. Aufl.). Paris: Presses Univ. de France.
Corman L. (1995). Der Schwarzfuß-Test. Grundlagen, Durchführung, Deutung und Auswertung. Übersetzt aus dem Französischen von Renate Krieger (3. Aufl.). München: Reinhardt.
Corman L. (2006). Der Schwarzfuß-Test. Testmappe (4. Aufl.). München: Reinhardt.
Coulacoglou, C. (1996). Märchentest Fairy Tale Test. Ein projektiver Persönlichkeitstest für Kinder. München: Ernst Reinhardt.
Coulacoglou C. (2010). Der Märchentest – Fairy Tale Test. Märchenspiegel. Zeitschrift für internationale Märchenforschung und Märchenpflege 21(4), S. 14-23.
Cramer P. (1987). The Development of Defense Mechanisms. Journal of Personality 55, S. 597-614.
Cramer P. (1988). The Defense Mechanism Inventory. A review of research and discussion of the scales. Journal of Personality Assessment 52, S. 142-164.
Crittenden P.M. (1994). The Preschool Assessment of Attachment. Coding Manual. (Unveröffentlichtes Manuskript) Miami, FL: Family Relations Institute.
Csikszentmihalyi M. (1985). Das Flow-Erlebnis. Stuttgart: Klett-Cotta.
Deegener G. (2004). Non-verbale diagnostische Verfahren. In W. Körner & A. Lenz (Hrsg.). Sexueller Missbrauch. (Bd. 1). S. 129-139. Göttingen: Hogrefe.
Dettenborn H. (1971). Beziehungen im psychologisch relevanten Determinationskomplex der Jugendkriminalität. Probleme und Ergebnisse der Psychologie 39, S. 27-79.
Dieter, J. (1999). Bindungsforschung und ihre Bedeutung für die Katathym Imaginative Psychotherapie. Imagination 21(2), S. 19-36.
Dietrich P.S. (2001). Der Scenotest. In D. Sturzbecher (Hrsg.). Spielbasierte Befragungstechniken. Göttingen: Hogrefe.

Dold P. (1989). Sceno-Familientherapie. München: Reinhardt.
Dollard J., Doob L.W., Miller N.E., Mowrer O.H. & Sears R.R. (1939). Frustration and Aggression. New Haven, CT: Yale University Press.
Döpfner M. & Petermann F. (2012). Diagnostik psychischer Störungen im Kindes- und Jugendalter (3., überarb. Aufl.). Göttingen: Hogrefe.
Dornes M. (2002). Die emotionale Welt des Kindes. Frankfurt/M: Fischer.
Dornes M. (2012). Die Modernisierung der Seele. Kind – Familie – Gesellschaft. Frankfurt/M.: Fischer.
Douglas C. (1993). Translate the Darkness: The Life of Christina Morgan. New York: Simon & Schuster.
Duhm E. & Hansen J. (1957). Der Rosenzweig P-F Test. Deutsche Bearbeitung der Rosenzweig »Picture Frustration Study«, Form für Kinder. Göttingen: Hogrefe.
Düss L. (1956). Fabelmethode und Untersuchungen über den Widerstand in der Kinderanalyse. Biel: Institut für Psycho-Hygiene.
Ebbinghaus H. (1885). Über das Gedächtnis: Untersuchungen zur experimentellen Psychologie. Leipzig: Duncker & Humblot. Nachdruck 1985, Darmstadt. Wissenschaftliche Buchgesellschaft.
Eckstein B. (1995). Die »House-Tree-Person Technique« (H-T-P). Ein projektives Untersuchungsverfahren für die Diagnostik bei Kindern mit Verhaltensstörungen. Zeitschrift für Heilpädagogik 46, S. 227-234.
Ehlers T. (1977). Zur Gültigkeit der Rosenzweig Picture-Frustration Study, Form für Kinder. Heilpädagogische Forschung 7, S. 158-185.
Engels H. (1957). Eine spezielle Untersuchungsmethode mit dem Sceno-Test (von Staabs-Test) zur Erforschung der normalen kindlichen Persönlichkeit. Münster: Aschendorff.
Erikson E.H. (1971). Kindheit und Gesellschaft (4. Aufl.). Stuttgart: Klett.
Ermert C. (1994). Alters-, Geschlechts- und belastungsspezifische Unterschiede beim Spiel mit Vorschulkindern mit dem Scenotest. Eine Studie zur Konstruktvalidität von Beobachtungssystemen. Zeitschrift für Klinische Psychologie, Psychopathologie und Psychotherapie 42, S. 373-384.
Ermert C. (1997). Scenotest-Handbuch. Scenotest-Diagnostik. Anleitung zur Durchführung und Auswertung, Entwicklung und Evaluation. Bern: Huber.
Eron L.D. (1965). A Normative Study of the Thematic Apperception Test. In B.I. Murstein (Hrsg.). Handbook of Projective Techniques. New York: Basic Book.

Eschenbach U. (Hrsg.) (1978). Das Symbol im therapeutischen Prozeß bei Kindern und Jugendlichen Stuttgart: Bonz.

Esser G. (Hrsg.) (2008). Lehrbuch der Klinischen Psychologie und Psychotherapie bei Kindern und Jugendlichen. Stuttgart: Thieme.

Exner J.E. (1974). The Rorschach. A Comprehensive System. Volume 1. New York: Wiley.

Exner J.E. (2010). Rorschach-Arbeitsbuch für das Comprehensive System. Deutschsprachige Fassung des »A Rorschach Workbook for the Comprehensive System – 5th Edition« (5. Aufl.). Bern: Huber.

Fan R.J. (2012). A Study on the Kinetic Family Drawings by Children with Different Family Structures. The International Journal of Arts Eduacation 10(1), S. 173-204.

Federer M., Margraf J. & Schneider S. (2000). Leiden schon Achtjährige an Panik? Prävalenzuntersuchung mit Schwerpunkt Panikstörung und Agoraphobie. Zeitschrift für Kinder- und Jugendpsychiatrie 28, S. 205-214.

Fischer L. & Wiswede G. (2009). Grundlagen der Sozialpsychologie (3., völlig neu bearb. Aufl.). München: Oldenbourg.

Fisseni H.-J. (2004). Lehrbuch der psychologischen Diagnostik. Göttingen: Hogrefe.

Flämig J. & Wörner U. (1977). Standardisierung einer deutschen Fassung des Family Relations Test (FRT) an Kindern von 6 bis 11 Jahren. Praxis der Kinderpsychologie und Kinderpsychiatrie 26(1), S. 5-11 und 38-46.

Fliegel S. & Kämmerer A. (2009). Psychotherapeutische Schätze I. 101 bewährte Übungen und Methoden für die Praxis (7. Aufl.). Tübingen: dgvt-Verlag.

Fliegner J. (1995). »Sceno-R«: Eine Materialrevision des Scenotests. Praxis der Kinderpsychologie und Kinderpsychiatrie 44(6), S. 215-221.

Fliegner J. (2004). Scenotest-Praxis. Ein Handbuch zur Durchführung, Auswertung und Interpretation. Heidelberg: Asanger.

Fraiberg S. (Hrsg.) (1980). Clinical Studies in Infant Mental Health. New York: Basic Books.

Fraiberg S., Adelson E. & Shapiro V. (1975). Ghosts in the Nursery. A Psychoanalytic Approach to the Problems of Impaired Infant-Mother Relationships. Journal of the American Academy of Child & Adolescent Psychiatry 14(3), S. 387-421.

Frank L.K. (1939). Projective Methods for the Study of Personality. Journal of Psychology 8, S. 389-413.

Franzke E. (1985). Märchen und Märchenspiel in der Psychotherapie. Der kreative Umgang mit alten und neuen Geschichten. Bern: Huber.

Freud A. (1927). Das infantile Triebleben. In Die Schriften der Anna Freud. (Bd. 1). S. 95-123. München: Kindler 1980.

Freud A. (1927). Vier Vorträge über Kinderanalyse. In Die Schriften der Anna Freud. (Bd. 1). S. 11-75. München: Kindler 1980.

Freud S. (1905). Drei Abhandlungen zur Sexualtheorie. Einleitung von Reimut Reiche. (Nachdruck 2005 der 1905 bei Deuticke, Leipzig, erschienenen Erstausgabe). Frankfurt: S. Fischer.

Freud S. (1999). Gesammelte Werke (Nachdruck der Erstausgabe 1900) Frankfurt: Fischer.

Freud S. (1999). Ratschläge für den Arzt bei der psychoanalytischen Behandlung (1912). In S. Freud (Hrsg.). Gesammelte Werke - chronologisch geordnet, Bd. VIII: Werke aus den Jahren 1909 - 1913. S. 377. Frankfurt/M.: Fischer.

Fuchs M., Hayward C. & Steiner H. (2013). Epidemiologie. In G. Lehmkuhl, F. Poustka, M. Holtmann & H. Steiner (Hrsg.). Lehrbuch der Kinder- und Jugendpsychiatrie. Band 1: Grundlagen. S. 196-215. Göttingen: Hogrefe.

Fuhrmann O. & Boroditsky L. (2010). Cross-Cultural Differences in Mental Representations of Time: Evidence from an Implicit Nonlinguistic Task. Cognitive Science 34, S. 1430-1451.

Fury G., Carlson E.A. & Sroufe L.A. (1997). Children´s Representations of Attachment Relationships in Family Drawings. Child Development 68(6), S. 1154-1164.

Gehring T.M. (1993). Familiensystem-Test (FAST) (2., erw. Aufl.). Weinheim: Beltz.

Gehring T.M., Funk U. & Schneider M. (1989). Der Familiensystem-Test (FAST). Eine dreidimensionale Methode zur Analyse sozialer Beziehungsstrukturen. Praxis der Kinderpsychologie und Kinderpsychiatrie 38(5), S. 152-164.

Gehring T.M. & Marti D. (2001). Concept and Psychometric Properties of the FAST. In T.M. Gehring, M. Debry & P.K. Smith (Hrsg.). The Family System Test (FAST). Theory and Applications. S. 3-27. Hove/ UK: Brunner-Routledge.

George C., Kaplan N. & Main M. (1985). The Attachment Interview for Adults. In J. Solomon & C. George (Hrsg.). Attachment Disorganization. S. 462-507. Berkeley, CA: University of California.

George C. & West M. (2001). The Development and Preliminary Validation of a New Measure of Adult Attachment: The Adult Attachment Projective. Attachment and Human Development 3, S. 55-86.

George C. & West M. (2012). The Adult Attachment Projective Picture System. Attachment Theory and Assessment in Adults. New York: Guilford.

George C., West M. & Kißgen R. (2009). Diagnostik der Bindungsqualität im Jugendalter – Das Adult Attachment Projective (AAP). In H. Julius, B. Gasteiger-Klicpera & R. Kißgen (Hrsg.). Bindung im Kindesalter. Diagnostik und Interventionen. Göttingen: Hogrefe.

George C., West M. & Pettem O. (1999). The Adult Attachment Projective: Disorganization of Adult Attachment at the Level of Representation. In J. Solomon & C. George (Hrsg.). Attachment Disorganization. S. 318-347. New York: Guilford.

Gernhardt A. (2012). Kinderzeich(n)en. Kindliches Zeichnen im kulturellen Kontext. Nifbe-Themenheft Nr. 10. Osnabrück: Niedersächsisches Institut für frühkindliche Bildung und Entwicklung.

Glanzer O. (1983). Zur kombinierten Behandlung eines 12-Jährigen mit dem Sceno-Material und dem Katathymen Bilderleben. Praxis der Kinderpsychologie und Kinderpsychiatrie 32(3), S. 95-98.

Global Assessment of Functioning (GAF) Scale. (2003). Diagnostisches und Statistisches Manual psychischer Störungen – Textrevision. In H. Saß, H.-U. Wittchen, M. Zaudig & I. Houben (Hrsg.). DSM-IV-TR. Göttingen: Hogrefe.

Gloger-Tippelt G., Kappler G. & König L. (2008). Distribution of Attachment Quality Using the Attachment Story Task in Children Aged 3 to 9 Years from German Samples – Gender and Age Effects (Konferenzvortrag). In 20th Biennial Meeting of the International Society of Social and Behavioral Development (ISSBD). Würzburg.

Gloger-Tippelt G. & König L. (2009). Bindung in der mittleren Kindheit. Das Geschichtenergänzungsverfahren zur Bindung 5- bis 8-jähriger Kinder (GEV-B). Weinheim: Beltz.

Gnos P.U. (1978). Der Dreibaumtest. Ausgeführt in Schulklassen verschiedener Altersstufen. Zürich (Univ. Diss.).

Goodenough F. (1926). Measurement of Intelligence by Drawings. New York: World Book Co.

von Gontard A. (2007). Theorie und Praxis der Sandspieltherapie. Ein Handbuch aus kinderpsychiatrischer und analytischer Sicht. Stuttgart: Kohlhammer.

von Gontard A. & Lehmkuhl G. (2003). Spieltherapien: I. Allgemeine Einführung, tiefenpsychologische und personenzentrierte Zugänge. Praxis der Kinderpsychologie und Kinderpsychiatrie 52, S. 35-48.

von Gontard A. & Lehmkuhl G. (2003). Spieltherapien: II. Neue Entwicklungen. Praxis der Kinderpsychologie und Kinderpsychiatrie 52, S. 88-97.

Görlitz, G. (2009). Psychotherapie für Kinder und Jugendliche. Stuttgart: Klett Cotta.

Grawe K. (2004). Neuropsychotherapie. Göttingen: Hogrefe.

Grawe K. & Grawe-Gerber M. (1999). Ressourcenaktivierung - Ein primäres Wirkprinzip der Psychotherapie. Psychotherapeut 44, S. 63-73.

Greenberg M.T., Cicchetti D. & Cummings E.M. (1993). Attachment in the Preschool Years. Theory, Research, and Intervention. Chicago, IL: University of Chicago Press.

Grossmann K. (1995). Kontinuität und Konsequenzen der frühen Bindungsqualität während des Vorschulalters. In G. Spangler & P. Zimmermann (Hrsg.). Die Bindungstheorie. Grundlagen, Forschung und Anwendung. S. 191-202. Stuttgart: Klett-Cotta.

Grossmann K. & Grossmann K. (2003). Elternbindung und Entwicklung des Kindes in Beziehungen. In B. Herpertz-Dahlmann, F. Resch, M. Schulte-Markwort & A. Warnke (Hrsg.). Entwicklungspsychiatrie. Biopsychologische Grundlagen und die Entwicklung psychischer Störungen. Stuttgart: Schattauer.

Grossmann K. & Grossmann K. (2012). Bindungen – Das Gefüge psychischer Sicherheit (5., vollst. überarb. Aufl.). Stuttgart: Klett-Cotta.

Grüttner T. (1987). Helfen bei Legasthenie. Berlin: Rowohlt.

Guggenbühl B. (2007). Kompendium zum Wartegg-Zeichentest. Übersicht über theoretische Ansätze und Auswertungsmethoden und Neunormierungen Zürich: Fachhochschule (Diplomarbeit).

Günter M. (2003). Psychotherapeutische Erstinterviews mit Kindern. Winnicotts Squiggletechnik in der Praxis. Stuttgart: Klett-Cotta.

Häcker H.O. & Stapf K.-H. (2004). Dorsch Psychologisches Wörterbuch (14., vollst. überarb. und erw. Aufl.). Bern: Huber.

Hammer E. (1958). The Clinical Application of Projective Drawings. Springfield, IL: C.C. Thomas.

Handler L. & Habenicht D. (1994). The Kinetic Family Drawing Technique: A Review of the Literature. Journal of Personality Assessment 62 (3), S. 440-464.

Hansburg H.G. (1972). Adolescent Separation Anxiety. Bd. I: A Method for the Study of Adolescent Separation Problems. Springfield, IL: Charles C. Thomas.

Harlow H.F. & Harlow M.K. (1969). Effects of Various Mother-Infant Relationships on Rhesus Monkey Behavior. In B.M. Foss (Hrsg.). Determinants of Infant Behavior. S. 15-36. London: Methuen.

Hartmann H., Rosenstiel L.v. & Neumann P. (1977). Lehrbuch der Holtzman Inkblot Technique. Bern: Huber.

Hayashi M.J., Kanai R., Tanabe H.C., Yoshida Y., Carlson S., Walsh V. et al. (2013). Interaction of

Numerosity and Time in Prefrontal and Parietal Cortex. The Journal of Neuroscience 33, S. 883-893.

Heckhausen H. (1963). Hoffnung und Furcht in der Leistungsmotivation. Meisenheim am Glan: Anton Hain.

Heinemann E. & Hopf H. (2006). AD(H)S. Symptome – Psychodynamik – Fallbeispiele – psychoanalytische Theorie und Therapie. Stuttgart: Kohlhammer.

Heiß R. (1950). Die diagnostischen Verfahren in der Psychologie. I. Teil. Psychologische Rundschau 1, S. 266-275.

Heitger M. & Spiel W. (1984). Eine Festgabe für Marta Kos-Robes – Laudatio. In W. Datler & T. Reinelt (Hrsg.). Psychotherapie als Hilfe für das Kind. Beiträge zur Kinderpsychotherapie und deren Konsequenzen für Pädagogik, Heilpädagogik und Prävention. S. 13-15. München: Reinhardt.

Heyns R.W., Veroff J. & Atkinson J.W. (1958). A Scoring Manual for the Affiliation Motive. In J. W. Atkinson (Hrsg.). Motives in Fantasy, Action, and Society. S. 205-218. Princeton, NJ: Van Nostrand.

Höfer S. (2014). Spieltherapie. Geleitetes individuelles Spiel in der Verhaltenstherapie. Mit E-Book inside und Arbeitsmaterial. Weinheim: Beltz.

Höhn E. (1964). Spielerische Gestaltungsverfahren. In R. Heiss (Hrsg.). Psychologische Diagnostik. Handbuch der Psychologie. (2. Aufl. Bd. 6). S. 685-705. Göttingen: Hogrefe.

Holtzman W.H. (1956). Development of an Experimental Inkblot Test. A New Departure from the Rorschach. American Psychologist 11, S. 400.

Holtzman W.H., Thorpe J.S., Swartz J.D. & Herron E.W. (1961). Inkblot Perception and Personality. Holtzman Inkblot Technique. Austin, TX: University of Texas Press.

Hommers W. (2009). Sorge- und Umgangsrechtliche Testbatterie. Göttingen: Hogrefe.

Hörmann H. (Hrsg.) (1978). Theoretische Grundlagen der projektiven Tests (Bd. 6). Göttingen: Hogrefe.

Hörmann H. & Moog W. (1957). Der Rosenzweig P-F Test. Deutsche Bearbeitung der Rosenzweig »Picture Frustration Study«. Form für Erwachsene. Göttingen: Hogrefe.

Horn G., Sannwald R. & Wienand F. (2006). Katathym Imaginative Psychotherapie mit Kindern und Jugendlichen. München: Reinhardt.

Howells J.G. & Lickorish J.R. (1963). The Family Relations Indicator. A Projective Technique for Investigating Intra-Family Relationships Designed for Use with Emotionally Disturbed Children. British Journal of Educational Psychology 33(3), S. 286-296.

Howells J.G. & Lickorish J.R. (1994). Familien-Beziehungs-Test FBT (Aus dem Englischen von Karl Klüwer) (5. Aufl.). München: Reinhardt.

Husslein E. (1978). Der Schulangst-Test (SAT): Ein psychodiagnostisches Verfahren zur qualitativen Erfassung schulischer Ängste. Göttingen: Hogrefe.

Jahnke J. (1999). Eine wahre TAT-Geschichte. In H. E. Lück & R. Miller (Hrsg.). Illustrierte Geschichte der Psychologie. (2., korr. Aufl.). S. 314-316. Weinheim: Beltz.

Janus U. & Janus L. (2007). Abenteuer in anderen Welten. Fantasy-Rollenspiele: Geschichte, Bedeutung, Möglichkeiten. Gießen: Psychosozial-Verlag.

Janus U. & Janus L. (2010). Fantasy-Rollenspiele und Computerspiele. Historische Wechselwirkungen und psychologische Bedeutung. Psychosozial 122, S. 101-108.

Jenni O.G. (2013). Wie Kinder die Welt abbilden - und was man daraus folgern kann [Elektronische Ressource]. Pädiatrie up2date 8, 227-253. DOI: 10.1055/s-0032-1326475.

Jolles I. (1971). A Catalog for the Qualitative Interpretation of the House-Tree-Person (H-T-P) Los Angeles, CA: Western Psychological Services.

Joseph S. (2011). Familienpsychologische Gutachten. Rechtliche Vorgaben und sachverständiges Vorgehen (5. Aufl.). München: Beck.

Julius H. (2001). Bindungsorganisation und kindliches Narrativ. In G. Suess, H. Scheuerer-Englisch & W.K. Pfeifer (Hrsg.). Bindungstheorie und Familiendynamik. Anwendung der Bindungstheorie in Beratung und Therapie. S. 120-135. Gießen: Psychosozial Verlag.

Julius H. (2001). Die Bindungsorganisation von Kindern, die an Erziehungsschulen unterrichtet werden. Sonderpädagogik 31, S. 74-93.

Julius H. (2009). Diagnostik der Bindungsqualität im Grundschulalter. Der Separation Anxiety Test (SAT). In H. Julius, B. Gasteiger-Klicpera & R. Kißgen (Hrsg.). Bindung im Kindesalter. Diagnostik und Interventionen. S. 121-137. Göttingen: Hogrefe.

Jung C.G. (1910). The Association Method. American Journal of Psychology 21(2), S. 219-269.

Jung C.G. (1972). Gesammelte Werke Bd. 8. Die Dynamik des Unbewussten. Olten: Walter.

Jürgensen M. (2008). Geschlechtstypisches Verhalten, gesundheitsbezogene Lebensqualität und besondere Belastungen von Kindern mit Störungen der körperlichen Geschlechtsentwicklung (DSD) bei 48, XY-Karyotyp Lübeck (Univ. Diss.).

Kagan J. (1960). Thematic Apperceptive Techniques with Children. In A. Rabin & M. Haworth (Hrsg.). Projective Techniques with Children. S. 105-129. New York: Grune & Stratton.

Kalff D. (2000). Sandspiel. Seine therapeutische Wirkung auf die Psyche (4. Aufl.). München: Reinhardt.

Kalff M. (1996). Zwanzig Punkte zur Interpretation des Sandspiels. Zeitschrift für Sandspieltherapie 5, S. 43-55.

Kapfhammer H.P., Neumeier R. & Scherer J. (1993). Ich-Entwicklung im Übergang von Jugend und jungem Erwachsenenalter: Eine empirische Vergleichsstudie bei psychiatrischen Patienten und gesunden Kontrollprobanden. Praxis der Kinderpsychologie und Kinderpsychiatrie 2, S. 106-113.

Kaplan N. & Main M. (1985). Children's Internal Representations of Attachment as Seen in Family Drawings and in a Separation Anxiety Interview (Konferenzvortrag). In Meeting of the Society for Research in Child Development. Toronto.

Kaplan N. & Main M. (1986). A System for the Analysis of Children's Family Drawings in Terms of Attachment. (Unveröffentlichtes Manuskript). Berkeley, CA: University of California

Kast V. (1995). Imagination als Raum der Freiheit. Dialog zwischen Ich und Unbewußtem. München: Deutscher Taschenbuch-Verlag.

Keller H. (2011). Kinderalltag. Kulturen der Kindheit und ihre Bedeutung für Bindung, Bildung und Erziehung. Berlin: Springer.

Kernberg P. (1995). Die Formen des Spielens. In Österreichische Studiengesellschaft für Kinderpsychoanalyse (Hrsg.). Studien zur Kinder-Psychoanalyse. Jahrbuch XII. S. 9-34. Göttingen: Vandenhoeck und Ruprecht.

Keßler B.H. (2001). Klinisch-biographische Diagnostik. In R.-D. Stieglitz, U. Baumann & H.J. Freyberger (Hrsg.). Psychodiagnostik in klinischer Psychologie, Psychiatrie, Psychotherapie. (2., überarb. und erw. Aufl.). S. 195-209. Stuttgart: Thieme.

Kirn T., Echelmeyer L. & Engberding M. (2009). Imagination in der Verhaltenstherapie. Heidelberg: Springer.

Klagsbrunn M. & Bowlby J. (1976). Responses to Separation from Parents: A clinical Test for Young Children. British Journal of Projective Psychology 21, S. 7-21.

Klauser M. (2010). Der Wartegg-Zeichentest. Ein Arbeitsheft. Winterthur (Unveröffentlichte Seminarunterlagen).

Kleining G. (1995). Lehrbuch Entdeckende Sozialforschung. Band 1: Von der Hermeneutik zur qualitativen Heuristik. Weinheim: Beltz.

Klemenz B. (2000). Ressourcendiagnostik bei Kindern. Praxis der Kinderpsychologie und Kinderpsychiatrie 49, S. 176-198.

Klessmann E. (1978). Besonderheiten aus der Arbeit mit dem Katathymen Bilderleben bei Kindern und Jugendlichen. In H. Leuner, G. Horn & E. Klessmann (Hrsg.). Katathymes Bilderleben mit Kindern und Jugendlichen. S. 39-49. München: Ernst Reinhardt.

Klessmann E. (1983). Das Katathyme Bilderleben als Spiegel gestörter Familienbeziehungen bei Kindern und Jugendlichen. In H. Leuner (Hrsg.). Katathymes Bilderleben. Ergebnisse in Theorie und Praxis. (2., überarb. Aufl.). Bern: Huber.

Klessmann E. & Eibach H. (1996). Traumpfade. Weg-Erfahrungen in der Imagination. Bern: Huber.

Klopfer B. & Davidson H.H. (1971). Das Rorschach-Verfahren. Eine Einführung (2. Aufl.). Bern: Huber.

Klopfer B., Kirkner F.J., Wisham W.W. & Baker G. (1951). Rorschach Prognostic Rating Scale. Journal of Projective Techniques and Personality Assessment 15, S. 425-428.

Klosinski G. (1988). Das »10-Wünsche-Phantasiespiel«. Gedanken und Erfahrungen zum »projektiven Fragen« am Beginn des therapeutischen Dialoges mit Kindern und Jugendlichen. Acta paedopsychiatrica 51, S. 164-171.

Klosinski G. (2007). Begutachtung in der Kinder- und Jugendpsychiatrie. Empfehlungen der Kommission »Qualitätssicherung für das Gutachtenwesen in der Kinder- und Jugendpsychiatrie und Psychotherapie« (2., überarb. und erw. Aufl.). Köln: Deutscher Ärzte Verlag.

Klüwer K. (1972). Familien-Beziehungs-Test. München: Reinhardt.

Knehr E. (1961). Konfliktgestaltung im Scenotest. München: Reinhardt.

Ko S.-R. (2004). Zur klinischen Validität des Koppitz'schen ZEM-Analyseschemas: Ein empirischer Vergleich von CBCL- und Bilddaten. (Dissertation). Hamburg [Elektronische Ressource]. URL: http://ediss.sub.uni-hamburg.de/volltexte/2005/2450/.

Kobak, R.R. (1993). The Adult Attachment Interview Q-Sort. (Unveröffentlichtes Manuskript). Newark, DE: University of Delaware.

Koch K. (2003). Der Baumtest: Der Baumzeichenversuch als psychodiagnostisches Hilfsmittel (11. Aufl., unveränd. nach der 9., korrigierten Aufl. 1997). Bern: Huber.

Koppitz E.M. (1968). Psychological Evaluation of Children´s Human Figure Drawings. New York: Grune and Stratton.

Koppitz E.M. (1972). Die Menschendarstellung in Kinderzeichnungen und ihre psychologische Auswertung (Deutsche Übersetzung von E. Kende und W. Koppitz). Stuttgart: Hippokrates.

Kos M. & Biermann G. (2002). Die verzauberte Familie. Ein tiefenpsychologischer Zeichentest (5. Aufl.). München: Reinhardt.

Kroon N. (1999). The Thematic Apperception Test for Children. An Investigation into the Validity of the Thematic Apperception Test for Child Assessment through an Evaluation of Tasks of Emotional Development Test. Utrecht (Univ. Diss.).

Kuba M.J., Byrne R.A. & Meisel D.V. (2006). When Do Octopuses Play? Effects of Repeated Testing, Object Type, Age, and Food Deprivation on Object Play in Octopus vulgaris. Journal of Comparative Psychology 120(3), S. 184-190.

Kubinger K.D. (2010). Zur Zukunft des Verfahrensinventars psychologischen Diagnostizierens. In K.D. Kubinger & T.M. Ortner (Hrsg.). Psychologische Diagnostik in Fallbeispielen. S. 30-42. Göttingen: Hogrefe.

Kuhl J. (2013). Auswertungsmanual für den Operanten Multi-Motiv-Test (OMT) basierend auf Julius Kuhl & David Scheffer (2009). Münster: Sonderpunkt Wissenschaftsverlag.

Kvebaek D. (1973). Sculpture Test. A Diagnostic Aid in Family Therapy. Unpublished Technical Report of the Modum Bads Nervesanatorium. Vikersund, Norway.

Landis L. (2010). Die Menschzeichnung in der pädiatrischen Vorsorgeuntersuchung. Zürich (Univ. Diss.).

Largo R.H. & Jenni O.G. (2005). 50 Jahre Forschung in den Zürcher Longitudinalstudien: Was haben wir daraus gelernt? In R. Grießhammer (Hrsg.). Wie funktioniert (kindliche) Entwicklung? S. 47-56. München: Arbeitsstelle Frühförderung Bayern.

Laufs K.W. (1990). Der Apperzeptive Situationstest (AST). Ein Beitrag zur psychoanalytischen Theorienbildung. Ebersberg: Vless.

LeDoux J. (2002). Synaptic Self: How our Brains become Who we are. New York: Viking.

Lehmkuhl G., Meyer-Enders G., Breuer U.J., Tschuschke V. & Wienand F. (2023). Sceno-2. Manual. Revidierte und aktualisierte Fassung des Scenotests von Gerdhild von Staabs. Bern: Hogrefe.

Lehmkuhl G. & Petermann F. (Hrsg.) (2014). Fallbuch Scenotest. Göttingen: Hogrefe.

Lehmkuhl U. & Lehmkuhl G. (2013). Schulphobie und Schulverweigerung. In G. Lehmkuhl, F. Poustka, M. Holtmann & H. Steiner (Hrsg.). Lehrbuch der Kinder- und Jugendpsychiatrie. Bd. 2: Störungsbilder. S. 737-749. Göttingen: Hogrefe.

Lehmhaus D., Reiffen-Züger B. (2017). Psychodynamische Diagnostik in der Kinder- und Jugendlichen-Psychotherapie. Die Praxis projektiver Tests: Probatorik, Indikation und OPD-KJ. Frankfurt/M: Brandes & Apsel.

Lenzen C., Fischer G., Jentzsch A., Kaess M., Parzer P., Resch F. et al. (2013). Schulabsentismus in Deutschland: die Prävalenz von entschuldigten und unentschuldigten Fehlzeiten und ihre Korrelation mit emotionalen und Verhaltensauffälligkeiten. Praxis der Kinderpsychologie und Kinderpsychiatrie 62(8), S. 570-582.

Leuner H. (1985). Lehrbuch des Katathymen Bilderlebens. Grundstufe - Mittelstufe - Oberstufe. Bern: Huber.

Libby W. (1908). The Imagination of Adolescents. American Journal of Psychology 19, S. 249-252.

Liddell H.G., Scott R. & Jones H.S. (1940). A Greek-English Lexicon (9., erg. und erw. Aufl.). Oxford: Clarendon Press.

Lieberman A.F. (1977). Preschoolers´ Competence with a Peer: Relations with Attachment and Peer Experience. Child Development 48(4), S. 1277-1287.

Lienert G.A. (1969). Testaufbau und Testanalyse (3., erg. Aufl.). Weinheim: Beltz.

Lienert G.A. & Raatz U. (1994). Testaufbau und Testanalyse (5., völlig neu bearb. und erw. Aufl.). Weinheim: Beltz.

Lockot R. (2000). Ehrig Wateggs Selbstverwirklichung in der Andeutung. Kurt Höck über seinen langjährigen Mitarbeiter Ehrig Wartegg. In H. Bernhardt & R. Lockot (Hrsg.). Mit ohne Freud. Zur Geschichte der Psychoanalyse in Ostdeutschland. S. 118-127. Gießen: Psychosozial-Verlag.

Loevinger J. (1979). Construct Validity of the Sentence Completion Test of Ego Development. Applied Psychological Measurement 3, S. 281-311.

Loevinger J. & Wessler R. (1970). Measuring Ego Development 1: Construction and Use of the Sentence Completion Test. San Francisco, CA: Jossey-Bass.

Loose C., Graaf P. & Zarbock G. (Hrsg.) (2013). Schematherapie mit Kindern und Jugendlichen. Weinheim: Beltz.

Lorenz K. (1935). Der Kumpan in der Umwelt des Vogels. Zeitschrift für Ornithologie 83, S. 137-213.

Lorenzer A. (2006). Szenisches Verstehen. Zur Erkenntnis des Unbewussten. Kulturanalysen. Bd.1. Schriftenreihe. Marburg: Tectum.

Ludewig K., Pflieger K., Wilken U. & Jacobskötter G. (1983). Entwicklung eines Verfahrens zur Darstellung von Familienbeziehungen: Das Familienbrett. Familiendynamik 8, S. 235-251.

Ludewig K. & Wilken U. (Hrsg.) (2000). Das Familienbrett. Ein Verfahren für die Forschung und Praxis mit Familien und anderen sozialen Systemen. Göttingen: Hogrefe.

Luquet G.-H. (1977). Le dessin enfantin (3. Aufl.). Lausannes: Delachaux et Niestlé

Lutz C. (2007). Projektive Verfahren und ihre Verwendung für die psychodynamische Diagnostik bei Kindern und Jugendlichen. In H. Hopf & E. Windaus (Hrsg.). Lehrbuch der Psychotherapie für die Ausbildung zum Kinder- und Jugendlichenpsychotherapeuten und für die ärztliche Weiterbildung. Band 5: Psychoanalytische und tiefenpsychologisch fundierte Kinder- und Jugendlichenpsychotherapie. S. 159-176. München: CIP-Medien.

Machón A. (2013). Children´s Drawings. The Genesis and Nature of Graphic Representation. A Developmental Study. Madrid: Fibulas Publishers.

Machover K. (1949). Personality Projection in the Drawing of the Human Figure. A Method of Personality Investigation. Springfield, IL: Charles C. Thomas.

Main M. & Cassidy J. (1988). Categories of Response to Reunion with the Parent at Age Six: Predictable from Infant Attachment Classifications and Stable over a 1-Month Period Developmental Psychology 24, S. 415-426.

Main M., Kaplan N. & Cassidy J. (1985). Security in Infancy, Childhood, and Adulthood: A Move to the Level of Representation In I. Bretherton & E. Waters (Hrsg.). Growing Points in Attachment Theory and Research. Monographs of the Society for Research in Child Development. (Bd. 50 (1-2, Serial No. 209)). S. 66-106. Chicago: The University of Chicago Press.

Manes S. (1998). Mama ist ein Schmetterling, Papa ein Delphin. Kinderzeichnungen verstehen. Aus dem Italienischen von Rosetta Pillatzki. München: Piper.

Mantel T. (1998). Spieltherapie - heilende Bilder der Seele. Forum der Kinder- und Jugendpsychiatrie und Psychotherapie 1, S. 44-54.

Mattejat F. (1993). Subjektive und objektive Familiendiagnostik. In U. Knölker & M. Schulte-Markwort (Hrsg.). Subjektivität in der kinder- und jugendpsychiatrischen Diagnostik, Therapie und Forschung. Wissenschaftshistorische, philosophische, psychologische, psychoanalytische und kinder- und jugendpsychiatrische Aspekte. Egelsbach: Hänsel-Hohenhausen.

Mattejat F. (2008). Familienbezogene Interventionen. In H. Remschmidt, F. Mattejat & A. Warnke (Hrsg.). Therapie psychischer Störungen bei Kindern und Jugendlichen. S. 65-80. Stuttgart: Thieme.

Mattejat F. & Scholz M. (1994). Das subjektive Familienbild (SFB). Leipzig-Marburger Familientest. Göttingen: Hogrefe.

Maturana H.R. & Varela F. (Hrsg.) (1980). Autopoiesis and Cognition. The Realization of Living. Dordrecht: Reidel.

Maturana H.R. & Varela F. (1984). Der Baum der Erkenntnis. Bern: Scherz.

Mentzos S. (1977). Interpersonelle und institutionalisierte Abwehr (erw. Neuausgabe. Aufl.). Frankfurt/M.: Suhrkamp.

Meyer-Enders G. (2014). Mira sucht Entspannung (6;2 Jahre). In G. Lehmkuhl & F. Petermann (Hrsg.). Fallbuch Scenotest. S. 183-189. Göttingen: Hogrefe.

Mielcke J. (2005). The Erica Method of Sand Tray Assessment. In C. Schaefer, J. McCormick & A. Ohnogi (Hrsg.). International Handbook of Play Therapy. Advances in Assessment, Theory, Research, and Practice. Lanham, ND: Aronson.

Minuchin S. (1977). Familie und Familientherapie. Theorie und Praxis struktureller Familientherapie. Freiburg im Breisgau: Lambertus.

Morgan C.D. & Murray H.A. (1935). A Method for Investigating Fantasies: The Thematic Apperception Test. Archives of Neurological Psychiatry 34, S. 289-306.

Mortola P. (Hrsg.) (2011). Einführung in die Psychotherapie mit Kindern und Jugendlichen. Das Praxisbuch zum Violet-Oaklander-Training. Wuppertal: Hammer.

Mrochen S. (1997). Bewertung und Akzeptanz. Eine Herausforderung in Erziehung und Psychotherapie. In C. Boeck-Singelmann, B. Ehlers & T. Hensel (Hrsg.). Personzentrierte Psychotherapie mit Kindern und Jugendlichen. Bd. 2: Anwendung und Praxis. Göttingen: Hogrefe.

Mrochen S., Holtz K.L. & Trenkle B. (1997). Die Pupille des Bettnässers. Hypnotherapeutische Arbeit mit Kindern und Jugendlichen (3. Aufl.). Heidelberg: Carl-Auer.

Müller L. & Müller A. (Hrsg.) (2003). Wörterbuch der analytischen Psychologie. Düsseldorf: Walter.

Müller L. & Petzold H. (1998). Projektive und semiprojektive Verfahren für die Diagnostik von Störungen, Netzwerken und Komorbidität in der integrativen Therapie von Kindern und Jugendlichen. Integrative Therapie: Zeitschrift für vergleichende Psychotherapie und Methodenintegration 3-4, S. 396-438.

Murray H.A. (1943). Thematic Apperception Test: Manual. Cambridge MA: Harvard University Press.

Murstein B.I. & Pryer R.S. (1959). The Concept of Projection. A Review. Psychological Bulletin 56, S. 353-374.

Naglieri J.A. (1988). Draw A Person: A Quantitative Scoring System. San Antonia, TX: Psychological Corporation.

Naglieri J.A., Mc Neish T.J. & Bardos A.N. (1991). Draw-A-Person: Screening Procedure for Emotional Disturbance. Austin, TX: ProEd.

Natho F. (2010). Gespräche mit dem inneren Schweinehund. Arbeit mit Tierfiguren in syste-

mischer Beratung und Therapie (2. Aufl.). Göttingen: Vandenhoeck & Ruprecht.
Nestler J. & Castello A. (2003). Testdiagnostik an Erziehungsberatungsstellen. Ergebnisse einer repräsentativen Untersuchung in der Bundesrepublik. Informationen für Erziehungsberatungsstellen. Hrsg.: Bundeskonferenz für Erziehungsberatung 1, S. 31-35.
Oaklander V. (2006). Verborgene Schätze heben. Wege in die innere Welt von Kindern und Jugendlichen. Stuttgart: Klett-Cotta.
Oaklander V. (2013). Gestalttherapie mit Kindern und Jugendlichen. Aus dem Amerikanischen von Klaus Schomburg und Sylvia M. Schomburg-Scherff (16. Aufl.). Stuttgart: Klett-Cotta.
Oerter R. (2008, 1./2.3.2008). Mensch ärgere dich. Süddeutsche Zeitung, S. 22.
Oerter R. (2011). Psychologie des Spiels. Weinheim: Beltz.
OLG Frankfurt. (1979). Der Amtsvormund 1979. S. 130.
OLG München. (1979). Familienrechtszeitschrift, Heft 4, 231. S. 337-340.
Paß T. (2013). Der Seelengarten – Das therapeutische Sandspiel als Brücke zum Unbewussten. Münster: Waxmann.
Peller L. (1988). Das Spiel als Spiegel der Libido-Entwicklung. In G. Biermann (Hrsg.). Handbuch der Kinderpsychotherapie. S. 35-48. Frankfurt/M: Fischer.
Pellis S.M. & Pellis V.C. (2007). Rough-and-Tumble Play and the Development of the Social Brain. Current Directions in Psychological Science 16 (2), S. 95-98.
Pennington Y.V. (1996). The Sandtray Assessment of Development. A Refinement of Bowyer's Research into Lewin's Theory of Development. A Preliminary Investigation of the Instrument. Atlanta, GA: Georgia State University (Univ. Diss.).
Petzold H.G. (1996). Weggeleit, Schutzschild und kokreative Gestaltung von Lebenswelt. Integrative Arbeit mit protektiven Prozessen und soziökologischen Modellierungen in einer entwicklungsorientierten Kindertherapie. In B. Metzmacher, H.G. Petzold & H. Zaepfel (Hrsg.). Therapeutische Zugänge zu den Erfahrungswelten des Kindes von heute. Integrative Kindertherapie in Theorie und Praxis. Bd.1. Paderborn: Junfermann.
Petzold H.G. & Orth I. (Hrsg.) (1990). Die neuen Kreativitätstherapien. Paderborn: Junfermann.
Piaget J. (1975). Gesammelte Werke. Stuttgart: Klett.
Piaget J. (1993). Spiel und Traum. Die Entwicklung der Symbolfunktion beim Kinde. In Gesammelte Werke. Studienausgabe (3. Aufl. Bd. 5). Stuttgart: Klett-Cotta.
Piaget J. & Inhelder B. (1973). Die Psychologie des Kindes. Olten: Walter.
Pianta R.C. & Longmaid K. (1999). Attachment-Based Classifications of Children's Drawings: Psychometric Properties and Relations with Children's Adjustment in Kindergarten. Journal of Clinical Child Psychology 28, S. 244-255.
Pigem Serra J.M. (1949). La prueba de la expresión desiderativa. Barcelona: Libreria de Ciencias Medicas (Univ. Diss.).
Plaum E. (1996). Einführung in die Psychodiagnostik. Darmstadt: Wissenschaftliche Buchgesellschaft.
Polt W. & Rimser M. (2006). Aufstellungen mit dem Systembrett. Interventionen für Coaching, Beratung und Therapie. Münster: Ökotopia.
Pospeschill M. & Spinath F.M. (2009). Psychologische Diagnostik. München: Reinhardt.
Preuß U. & Landsberg W. (1996). Geschichten Erzählen projektiv (GEp). Frankfurt/ M: Swets Test Services.
von Prince K. (2015). A Documentation of North Ambrym, A Language of Vanuatu. Forschungsprojekt HU Berlin [Elektronische Ressource]. URL: http://elar.soas.ac.uk/deposit/0131.
Ramoutar K.M. & Farrington D.P. (2006). Are the Same Factors Related to Participation and Frequency of Offending by Male and Female Prisoners? Psychology, Crime & Law 12(5), S. 557-572.
Rauchfleisch U. (1979). Handbuch zum Rosenzweig Picture-Frustration Test (PFT). Band 2: Manual zur Durchführung des PFT und Neueichung der Testformen für Kinder und Erwachsene. Bern: Huber.
Rauchfleisch U. (1979). Handbuch zum Rosenzweig Picture-Frustration-Test (PFT). Band 1: Grundlagen, bisherige Resultate und Anwendungsmöglichkeiten des PFT. Bern: Huber.
Rauchfleisch U. (1989). Der Thematische Apperzeptionstest (TAT) in Diagnostik und Therapie. Eine psychoanalytische Interpretationsmethode. Stuttgart: Enke.
Rauchfleisch U. (2001). Kinderpsychologische Tests. Ein Kompendium für Kinderärzte (3., überarb. und erw. Aufl.). Stuttgart: Thieme.
Rau-Luberichs D. (2006). Das Unbewusste im therapeutischen Spiel der Kinder. In M.B. Buchholz & G. Gödde (Hrsg.). Das Unbewusste in der Praxis. Erfahrungen verschiedener Professionen. (Bd. 3). S. 158-190. Gießen: Psychosozial-Verlag.
Reiffen-Züger B. & Lehmhaus D. (2013). Begleitheft Plämokasten für den Einsatz in Diagnostik und Therapie. München: Ärztliche Akademie für Psychotherapie von Kindern und Jugendlichen e.V.

Reinelt T. (1994). Bemerkungen zum Leben und Werk von Marta Kos-Robes. In M. Endres (Hrsg.). Krisen im Jugendalter. S. 14. München: Ernst Reinhardt.

Reiners B. (2006). Kinderorientierte Familientherapie - eine neue Methode aus Skandinavien zur besseren Integration jüngerer Kinder in die Familientherapie. Kontext, Zeitschrift für Systemische Therapie und Familientherapie 37(4), S. 349-359.

Reitz S. & Usländer A. (2016). Haus – Baum – Feuer – Wasser – Mensch – Test. Eine qualitative Pilotstudie der Katholischen Hochschule Freiburg und des C. G.Jung-Instituts Stuttgart. Masterarbeit von Svenja Reitz und Anja Usländer bei Prof. Dr. Traudel Simon und Prof. Dr. Christian Roesler. Quelle: Internationales Netzwerk Forschung und Entwicklung in der Analytischen Psychologie Dreiländergruppe (INFAP3) https://www.infap3.eu/abgeschlossene-studien, aufgerufen 29.5.2024.

Remschmidt H. & Mattejat F. (1999). Familienidentifikationstest (FIT). Handanweisung. Göttingen: Hogrefe.

Remschmidt H., Schmidt M.H. & Poustka F. (Hrsg.) (2006). Multiaxiales Klassifikationsschema für psychische Störungen des Kindes- und Jugendalters nach ICD-10 der WHO. Bern: Huber.

Renner M. (1975). Der Wartegg-Zeichentest im Dienste der Erziehungsberatung (5. Aufl.). München: Ernst Reinhardt.

Resch F. (1999). Entwicklungspsychopathologie des Kindes- und Jugendalters. Ein Lehrbuch (2., überarb. und erw. Aufl.). Weinheim: Beltz Psychologie Verlags Union.

Retzlaff R. (2008). Spiel-Räume. Lehrbuch der systemischen Therapie mit Kindern und Jugendlichen. Stuttgart: Klett-Cotta.

Revers W.J. (1958). Der Thematische Apperzeptionstest (TAT) (3., erw. Aufl. 1973.). Bern: Huber.

Revers W.J. & Allesch C.G. (1985). Handbuch zum Thematischen Gestaltungstest (Salzburg). Weinheim: Beltz.

Reznikoff M. & Reznikoff H.R. (1956). The Family Drawing Test: A Comparative Study of Childrens' Drawings. Journal of Clinical Psychology 12(2), S. 167-169.

Richter H.-E. (1963). Eltern, Kind und Neurose. Die Rolle des Kindes in der Familie. Stuttgart: Klett.

Richter H.-E. (1970). »Patient Familie«. Entstehung, Struktur und Therapie von Konflikten in Ehe und Familie. Reinbek: Rowohlt.

Riedel I. (2005). Bilder in Psychotherapie, Kunst und Religion. Ein Schlüssel zur Interpretation. Freiburg: Kreuz.

Rogers C.R. (1942). Counseling and Psychotherapy. Newer Concepts in Practice. Boston, MA: Houghton Mifflin.

Roivainen E. (2009). A Brief History of the Wartegg Drawing Test. Gestalt Theory 31, S. 55-71.

Rorschach H. (1972). Psychodiagnostik. Methodik und Ergebnisse eines wahrnehmungsdiagnostischen Experiments (Deutenlassen von Zufallsformen) (9. Aufl.). Bern: E. Bircher.

Rosenzweig S. (1944). An Outline of Frustration Theory. In J.M. Hunt (Hrsg.). Personality and the Behavior Disorders. A Handbook Based on Experimental and Clinical Research. (Bd. 1). S. 379-388. New York: Ronald Press.

Rosenzweig S. (1945). The Picture-Association Method and its Application in a Study of Reactions to Frustration. Journal of Personality 14, S. 3-23.

Rosenzweig S. (1950). Manual for the Rosenzweig Picture-Frustration Study, Adult Form. St. Louis, MO: Rosenzweig.

Rosenzweig S. (1957). Der Rosenzweig P-F-Test: Form für Erwachsene. Deutsche Bearbeitung von Hans Hörmann und Wolfgang Moog. Göttingen: Hogrefe.

Rosenzweig S., Fleming E.E. & Rosenzweig L. (1948). The Children´s Form of the Rosenzweig Picture-Frustration Study. Journal of Psychology 26, S. 141-191.

Rostasy K. (2005). Kinderzeichnungen bei Migräne. Kinderärztliche Praxis 76(2), S. 88-91.

Roth G. (2004). Wie das Gehirn die Seele macht. In G. Schiepek (Hrsg.). Neurobiologie der Psychotherapie. Stuttgart: Schattauer.

Roth H., Süllwold F. & Berg M. (1967). Problemfragebogen für Jugendliche. Göttingen: Hogrefe.

Roth M. & Herzberg P.Y. (2008). Psychodiagnostik in der Praxis: State of the Art? Klinische Diagnostik und Evaluation 1(1), S. 5-18.

Roth W. (2011). C.G. Jung verstehen. Grundlagen der Analytischen Psychologie (2. Aufl.). Ostfildern: Patmos.

Rotter J.B., Lah M.I. & Rafferty J.E. (1992). The Rotter Incomplete Sentences Blank RISB. Manual (2. Aufl.). San Antonio, TX: Psychological Corporation.

Rübeling H., Schwarzer S., Keller H. & Lenk M. (2011). Young Children´s Nonfigurative Drawings of Themselves and Their Families in Two Different Cultures. Journal of Cognitive Education and Psychology 10, S. 63-76.

Salewski C. & Stürmer S. (2014). Qualitätsmerkmale in der familienrechtspsychologischen Begutachtung. Untersuchungsbericht 1 [Elektronische Ressource]. URL: http://www.fernuni-hagen.de/psychologie/qpfg/pdf/Untersuchungsbericht1_FRPGutachten_1.pdf

Salvisberg H. (2012). Symbolbildung und Symbolverwendung. In H. Ullmann & E. Wilke (Hrsg.). Handbuch der Katathym Imaginativen Psychotherapie. Bern: Huber.

Salzgeber J. (2011). Familienpsychologische Gutachten (5. Aufl.). München: Beck.

Sarbin T.R. (Hrsg.) (1986). Narrative Psychology. The Storied Nature of Human Conduct. Westport, CT: Praeger Publishers.

Satir V. (1967). Conjoint Family Therapy. A Guide to Theory and Technique. Palo Alto, CA: Science and Behavior Books.

Satir V. (1975). Selbstwert und Kommunikation. Familientherapie für Berater und zur Selbsthilfe. Stuttgart: Klett-Cotta.

Schädler U. & Calvo R. (Hrsg.) (2009). Alfons X. »der Weise«: Das Buch der Spiele. Wien: LIT.

Schaipp C. & Plaum E. (2000). Sogenannte projektive Techniken: Verfahren zwischen Psychometrie, Hermeneutik und qualitativer Heuristik. Journal für Psychologie 8(1), S. 29-44.

von Schlippe A & Schweitzer J. (2006). Lehrbuch der systemischen Therapie und Beratung II. Das störungsspezifische Wissen. Göttingen: Vandenhoeck & Ruprecht.

Schmalt H.-D. & Sokolowski K. (2000). Zum gegenwärtigen Stand der Motivdiagnostik. (erschienen als: Schmalt H.-D. & Sokolowski K. (2000). Zum gegenwärtigen Stand der Motivdiagnostik. Diagnostica, 46, 115-123 [Elektronische Ressource]. URL: http://www.bildung.uni-siegen.de/mitarbeiter/sokolowski/publikationen/stand_motivdiagnostik_2000.pdf.

Schnackers U.K. & Kleinbeck U. (1975). Machtmotiv und machtthematisches Verhalten in einem Verhandlungsspiel. Archiv für Psychologie 127, S. 300-319.

Schober S. (1977). Einschätzung und Anwendung projektiver Verfahren in der heutigen klinisch-diagnostischen Praxis. Ergebnisse einer schriftlichen Umfrage unter den Erziehungsberatern der BRD. Diagnostica 23, S. 364-372.

Schorr A. (1995). Stand und Perspektiven diagnostischer Verfahren in der Praxis. Diagnostica 41 (1), S. 3-20.

Schürmann S. & Döpfner M. (2018). FRT-KJ. Family Relations Test für Kinder und Jugendliche. Deutschsprachige Adaptation für Kinder und Jugendliche des Family Relations Test: Children's Version (FRT-C) von Eva Bene und James Anthony. Göttingen: Hogrefe.

Schuster M. (2001). Kinderzeichnungen. wie sie entstehen, was sie bedeuten. (2., neu bearb. Aufl.). München: Ernst Reinhardt.

Schwartz L.A. (1932). Social-Situation Pictures in the Psychiatric Interview. American Journal of Orthopsychiatry 2, S. 124-133.

Sechehaye M.A. (1973). Tagebuch einer Schizophrenen. Selbstbeobachtungen einer Schizophrenen während der psychotherapeutischen Behandlung. (Aus dem Französischen übersetzt von Eva Moldenhauer). Frankfurt/ M: Suhrkamp.

Sehringer W. (1983). Zeichnen und Spielen als Instrumente der Diagnostik. Heidelberg: Schindele.

Sehringer W. (1999). Zeichnen und Malen als Instrumente der psychologischen Diagnostik. Ein Handbuch (2., völlig neu bearb. Aufl.). Heidelberg: Programm »Edition Schindele« im Universitätsverlag Winter

Seidel C. (2007). Leitlinien zur Interpretation der Kinderzeichnung. Praxisbezogene Anwendung in Diagnostik, Beratung, Förderung und Therapie. Lienz, Österreich: Journal Verlag.

Sigg E. (1997). Initialbilder in der Sandspieltherapie. Die Geburt des Drachens. Zeitschrift für Sandspieltherapie 7, S. 4-13.

Simon F.B. & Stierlin H. (1984). Die Sprache der Familientherapie. Ein Vokabular. Überblick, Kritik und Integration systemtherapeutischer Begriffe, Konzepte und Methoden. Stuttgart: Klett-Cotta.

Simon-Wundt T. (1997). Märchendialoge mit Kindern. Ein psychodiagnostisches Verfahren. München: Pfeiffer.

Simon T. (2006). Der Märchendialog: ein projektives psychodiagnostisches Verfahren für Kinder. Manual und Validitätsstudie. Dissertation. University of Zurich, Philosophische Fakultät. Abrufbar über https://www.zora.uzh.ch/, hinterlegt am 14.6.2016.

Soltvedt M. (2005). BOF - Barnorienterad familjeterapi. Stockholm: Mareld.

Southers E. (2012). Draw a Person Test [Elektronische Ressource]. History of Projective Testing. DOI: http//projectivetests.umwblogs.org/popular-tests/draw-a-person-test 27.8.2012.

Spitczok von Brisinski I. (2006). Systemische Narrative, Qualitätsmanagement, Psychiatrie und Krankenkassen: Eine Reflexionsliste zur systemischen Berichtgestaltung. Kontext, Zeitschrift für Systemische Therapie und Familientherapie 37(3), S. 275-296.

Spitz R. (1946). Anaclitic Depression: An Inquiry into the Genesis of Psychiatric Conditions in Early Childhood. The Psychoanalytic Study of the Child 2, S. 53-74.

Spitzer M. (2012). Digitale Demenz. Wie wir uns und unsere Kinder um den Verstand bringen. München: Droemer Knaur.

Spitzer M. (2012). Frontalhirn und Fernsehen, Richter und Zucker. Nervenheilkunde 31, S. 583-586.

Staabs, G. von (1964, 2004). Der Scenotest. Beitrag zur Erfassung unbewußter Problematik und charakterologischer Struktur in Diagnostik und Therapie. (9., unveränderte Aufl.) Bern: Huber.

Stäcker K.-H. (1984). Projektive und thematische Verfahren. 3. Thematischer Apperzeptionstest. In L.R. Schmidt (Hrsg.). Lehrbuch der Klinischen Psychologie. (2., neu bearb. und erw. Aufl.). S. 270-275. Stuttgart: Enke.

Steck P. (1997). Psychologische Testverfahren in der Praxis. Diagnostica 43, S. 267-284.

Stern D.N. (1998). Die Mutterschaftskonstellation. Eine vergleichende Darstellung verschiedener Formen der Mutter-Kind-Psychotherapie. Aus dem Amerikanischen von Elisabeth Vorspohl. Stuttgart: Klett-Cotta.

Stich H.L. (2009). Teilleistungsstörungen bei Einschulungskindern. Eine differenzierte Analyse der Prävention von Entwicklungsverzögerungen über einen Zehnjahreszeitraum. Kinder- und Jugendmedizin(1), S. 42-48.

Sticker E., Willerscheidt J. & Fooken I. (2018). ProDiBez – Projektives Diagnostikum zum Beziehungserleben von Kindern. Bern: Hogrefe.

Stigler M. & Pokorny D. (2008). Auf der Suche nach den frühen Spuren. Die Aktivierung des Primärprozesses als Wirkfaktor der Imagination. In M. Bürgi-Kraus, L. Kottje-Birnbacher, I. Reichmann & E. Wilke (Hrsg.). Entwicklung in der Imagination - Imaginative Entwicklung. Lengerich: Pabst.

Sturzbecher D. (1993). Der Familien-Interaktionstest für Vorschulkinder (FIT-K) und erste Ergebnisse seiner Erprobung. Psychologie in Erziehung und Unterricht 40, S. 149-262.

Sturzbecher D. (Hrsg.) (2001). Spielbasierte Befragungstechniken. Göttingen: Hogrefe.

Sturzbecher D. & Freytag R. (2000). Familien- und Kindergarten-Interaktions-Test (FIT-KIT). Handanweisung. Göttingen: Hogrefe.

Sturzbecher D. & Grundmann M. (2001). Vorschulkinder als unsichere Informationsquelle. In D. Sturzbecher (Hrsg.). Spielbasierte Befragungstechniken. S. 37-43. Göttingen: Hogrefe.

Sturzbecher D., Waltz C., Welskopf R. & Freytag R. (2001). Der Familien- und Kindergarten-Interaktionstest (FIT-KIT). In D. Sturzbecher (Hrsg.). Spielbasierte Befragungstechniken. S. 91-134. Göttingen: Hogrefe.

Suess G. (1987). Auswirkungen frühkindlicher Bindungserfahrungen auf die Kompetenz im Kindergarten. Universität Regensburg (Unveröff. Diss.).

Sullivan H.S. (1953). The Interpersonal Theory of Psychiatry. New York: Norton.

Target M., Fonagy P. & Shmueli-Goetz Y. (2003). Attachment Representations in School-Age Children: The Development of the Child Attachment Interview (CAI). Journal of Child Psychotherapy 29(2), S. 171-186.

Tausch R. (1970). Gesprächspsychotherapie (4., ergänzte. Aufl.). Göttingen: Hogrefe.

Teplitz, R. (2009). Die Menschzeichnung von vier- bis achtjährigen Kindern: Ein Bewertungssystem für die kinderärztliche Praxis. Zürich (Univ. Diss.).

Thomas M. (1937). Méthode des histoires à compléter. Archives de Psychologie 26, S. 209-284.

Trudewind C. & Steckel R. (1999). Normierung und Validierung eines semiprojektiven Verfahrens zur Erfassung der Bindungsqualität bei 8-14-jährigen Jungen und Mädchen. Forschungsförderung AG Spieleforschung: AE Motivations- und Emotionspsychologie. Unveröffentlichter Abschlussbericht. Ruhr-Universität Bochum.

Trudewind C. & Steckel R. (2009). Diagnostik der Bindungsqualität bei 8-14-jährigen Kindern. Der Bochumer Bindungstest (BoBiTe). In H. Julius, B. Gasteiger-Klicpera & R. Kißgen (Hrsg.). Bindung im Kindesalter. Diagnostik und Interventionen. S. 175-198. Göttingen: Hogrefe.

Tyson P. & Tyson R.L. (2001). Lehrbuch der psychoanalytischen Entwicklungspsychologie. Stuttgart: Kohlhammer.

Ullmann H. & Wilke E. (Hrsg.) (2012). Handbuch Katathym Imaginative Psychotherapie. Bern: Huber.

van de Vijfeijken K. (2007). Zeichne einen Menschen. Die Zeichnung eines Menschen als Screeningverfahren zur Erfassung der kognitiven Entwicklung und sozial-emotionalen Problematik. Leiden: Psychologische Instrumenten Tests en Services.

van Krevelen A. (1953). Die Anwendung des Pigmentests in der kinderpsychiatrischen Diagnostik. Acta Paedopsychiatrica 20(5), S. 2-12.

Vane J.R. (1981). The Thematic Apperception Test: A Review. Clinical Psychology Review 1, S. 319-336.

Vetter A. (1948). Diagnostische Erfahrungen mit dem Wartegg-Test. Grenzgebiete der Medizin 1, S. 241-245.

Vetter A. (2000). Erscheinungswissenschaftliche Auswertung des Wartegg-Zeichentests. In U. Avé-Lallemant (Hrsg.). Der Wartegg-Zeichentest in der Lebensberatung. S. 15-32. München: Reinhardt.

Viering K. (2014). Es muss nicht immer Fußball sein. Stuttgarter Zeitung Nr. 131 v. 10.06.2014, S. 18.

Vincent K.R. (Hrsg.) (1982). The Fully Automated Holtzman Interpretation. Norwood, NJ: Ablex.

von Staabs G. (1944). Anleitung zum Scenotest. Berlin: Eigendruck.

von Staabs G. (1951). Der Scenotest. Stuttgart: Hirzel.

von Staabs G. (1964/2004). Der Scenotest. Beitrag zur Erfassung unbewusster Problematik und charakterologischer Struktur in Diagnostik und Therapie (9. unveränd. Aufl.). Bern: Huber.

Wallerstein J.S., Lewis J.M. & Blakeslee S. (2002). Scheidungsfolgen. Die Kinder tragen die Last. Eine Langzeitstudie über 25 Jahre. Weinheim: Beltz.

Warnke A. (1993). Zum Verständnis der Begriffe Objektivität und Subjektivität. In U. Knölker & M. Schulte-Markwort (Hrsg.). Subjektivität in der kinder- und jugendpsychiatrischen Diagnostik, Therapie und Forschung. Egelsbach: Hänsel-Hohenhausen.

Wartegg E. (1939). Gestaltung und Charakter. Zeitschrift für Angewandte Psychologie und Charakterkunde (Beiheft 2), S. 84.

Wartegg E. (1953). Schichtdiagnostik. Der Zeichentest (WZT). Einführung in die experimentelle Graphoskopie. Göttingen: Hogrefe.

Wartemann U. (1998). Der Familie in Tieren Test. Zur Validität von Kinderzeichnungen als Instrumente psychologischer Diagnostik. Universität Potsdam (Unveröff. Diplomarbeit).

Waser C.M. (1986). Der Dreibaumtest. Ein projektiver Zeichentest zur Beziehungsdiagnostik. Handanweisung. Eschborn: Klotz.

Waters E. & Deane K.E. (1985). Defining and Assessing Individual Differences in Attachment Relationships: Q-Methodology and the Organization of Behavior in Infancy and Early Childhood. In I. Bretherton & E. Waters (Hrsg.). Growing Points of Attachment Theory and Research: Monographs of the Society for Research in Child Development. (Bd. 50). S. 41-65. Hoboken, NJ: Wiley.

Weber G. & Stierlin H. (1989). In Liebe entzweit. Ein systemischer Ansatz zum Verständnis und zur Behandlung der Magersuchtsfamilie. Reinbek: Rowohlt.

Weiler J. (2013, 17.03.2013). Vorn, wo die Zukunft liegt. Frankfurter Allgemeine Sonntagszeitung, S. 64.

Weiner I.B. (1999). What the Rorschach Can Do for You: Incremental Validity in Clinical Applications. Assessment 6, S. 327-339.

Weiner I.B. (2000). Making Rorschach Interpretation as Good as it Can be. Journal of Personality Assessment 74, S. 164-174.

Wenck S. (1970). House-Tree-Person-Drawings: An Illustrated Diagnostic Handbook. Los Angeles, CA: Western Psychological Services.

Westen D. (1991). Clinical Assessment of Object Relations Using the TAT. Journal of Personality Assessment 56, S. 56-74.

Wetzel H. (2008). Familientherapie: Eine kurze Einführung [Elektronische Ressource]. DOI: https://www.psychologie.uni-freiburg.de/Members/wetzel/lehre/familientherapie/download.

Wienand F. (2021). Rezension: ProDiBez – Projektives Diagnostikum zum Beziehungserleben von Kindern. Forum für Kinder- und Jugendpsychiatrie, Psychosomatik und Psychotherapie 2: S. 81-86.

Wienand F. (2012). Der Arztbrief in der Kinder- und Jugendpsychiatrie. Psychosomatik und Psychotherapie 22(2), S. 8-40.

Wienand F. (2012). KIP bei Störungen im Kindes- und Jugendalter. In H. Ullmann & E. Wilke (Hrsg.). Handbuch Katathym Imaginative Psychotherapie. S. 278-315. Bern: Huber.

Wilde K. (1950). Die Wunschprobe. Psychologische Rundschau 1, S. 213-224.

Wille A. (1982). Der Familienskulptur-Test. Praxis der Kinderpsychologie und Kinderpsychiatrie 31(4), S. 150-154.

Winnicott D.W. (1969). Übergangsobjekte und Übergangsphänomene. Psyche - Zeitschrift für Psychoanalyse und ihre Anwendungen 23(9), S. 666-682.

Winnicott D.W. (2007). Die therapeutische Arbeit. Die Technik des Squiggle oder Kritzelspiels. Aus dem Englischen von Erika Nosbüsch. Karlsruhe: Gerardi, Verlag für Kunsttherapie.

Winnicott D.W. (1989). The Squiggle Game. In C. Winnicott, R. Shepherd & M. Davis (Hrsg.). Psycho-Analytic Explorations. S. 299-317. London: Karnac.

Winnicott D.W. (1971). Vom Spiel zur Kreativität (13. Aufl. 2012). Stuttgart: Klett-Cotta.

Winter D.G. (1973). The power motive. New York: Free Press.

Winterstein P. & Jungwirth R.J. (2006). Medienkonsum und Passivrauchen bei Vorschulkindern. Risikofaktoren für die kognitive Entwicklung? Kinder- und Jugendarzt 37(4), S. 205-211.

Wirtz M.A. (Hrsg.) (2013). Dorsch Lexikon der Psychologie (16., vollst. überarb. Aufl.). Bern: Huber.

Wittkowski J. (2011). Formdeuteverfahren. In L. Hornke, M. Amelang & M. Kersting (Hrsg.). Enzyklopädie der Psychologie. Persönlichkeitsdiagnostik. (Bd. 4). S. 241-298. Göttingen: Hogrefe.

Wittkowski J. (2011). Projektive Verfahren. In L. Hornke, M. Amelang & M. Kersting (Hrsg.). Enzyklopädie der Psychologie. Persönlichkeitsdiagnostik. (Bd. 4). S. 299-410. Göttingen: Hogrefe.

Zelenko M., Gschwend M., Pfeiffer E. & Lehmkuhl U. (2013). Bindung. In G. Lehmkuhl, F. Poustka, M. Holtmann & H. Steiner (Hrsg.). Lehrbuch der Kinder- und Jugendpsychiatrie. Band 1: Grundlagen. S. 110-126. Göttingen: Hogrefe.

Zierl W. (1983). Scenodrama - Therapeutisches Rollenspiel im Sceno-Test. In H. Petzold (Hrsg.). Puppen und Puppenspiel in der Psychotherapie mit Kindern, Erwachsenen und alten Menschen. S. 210-237. München: Pfeiffer.

Ziler H. (1958). Der Mann-Zeichen-Test in detailstatistischer Auswertung. MZT (det). Münster: Aschendorff.

Zimmermann P. & Becker-Stoll F. (2001). Bindungsrepräsentation im Jugendalter. In G. Gloger-Tippelt (Hrsg.). Bindung im Erwachsenenalter. Ein Handbuch für Forschung und Praxis. S. 251-274. Bern: Huber.

Zinni V.L. (1997). Different Aspects of Sandplay with 10- and 11-Year-Old Children. Child Abuse and Neglect 21, S. 657-668.

Zöllner H.-M. (2004). Die Baumzeichnung als Spiegel der leidenden Seele. Würzburg: Königshausen & Neumann.

Zöllner U. (2006). Persönlichkeitsdiagnostik mit dem Sterne-Wellen-Test. München: Reinhardt.

Zulliger H. (1967). Heilende Kräfte im kindlichen Spiel (5. Aufl.). Stuttgart: Klett.

Stichwortverzeichnis

1

10-Wünsche-Phantasiespiel 151

A

Abbildungsfunktion 50
abgetrenntes System 328
Abwehr 175
Abwehridentifikation 171
Abwehrmechanismen 24, 328, 354
Adult Attachment Projective (AAP) 325
Adult-Attachment-Interviews (AAI) 296
Analyse der Baumzeichnung 67
Anorexia nervosa 56
Apperzeptiver Situationstest (AST) 212
Assimilation 226
Assoziation 155
Attachment Organzisation in Preschool Children 295
Attachment Story Completion Task (ASCT) 297, 310
Attachment-Q-Sort (AQS) 295
attitude 84
Ausdrucks- und Symbolfunktion 50
Auswertung nach Murray 188
Auswertung nach Revers 189
Auswertungsschema Scenotest 261
Autopoiese 348

B

Barnorienterad familjeterapi (BOF) 244, 250
Baum 90
Baumtest 66
Befundbesprechung 18
Beobachtungskriterien 258
Besprechung der Familien-Zeichnungen 111
Bewegung 60
Bewusstsein 32
Beziehungsanalyse 348
Beziehungsrad 139

Beziehungsraster 363
Beziehungsspiel 227
Bildlösung 120
Bindungsdiagnostik 291
– imaginative 332
Bindungsforschung 298
Bindungsmotiv 321
Bindungsmuster 295, 299
Bindungsrepräsentation 294, 298, 329
Bindungsrepräsentationen
– Phaseninadäquatheit der Bindungsrepräsentationen 338
Bindungssicherheitswert 313
Bindungsstil 299, 314
– desorganisiert 300, 308, 314
– sicher gebunden 299, 308
– unsicher-ambivalent 300, 308
– unsicher-vermeidend 300, 308
– verstrickt 300
Bindungsstörungen 30, 300
Bindungssystem 298
Bindungstheorie 296
bizarre Details 85
Blumentest 69
Bochumer Bindungstest 321
Button-Test 137

C

CAT-Supplement (CAT-S) 204
Child Attachment Interview (CAI) 296
Children's Apperception Test (CAT) 199, 384
Children's Apperception Test Human Figures (CAT-H) 204
comments 85
Comprehensive System (CS) 278, 289
consistency 85
criticality 85

D

Deaktivierung 328
Defense Mechanism Manual 192, 197

deskriptive Übersetzung 190
Details 85
Determinanten 182, 276, 282
Deutungsschema 249
Dialogprinzip 42
Distanzierung 176
Draw-A-Person-Test 75
Dreibaumtest 114
Drei-Ebenen-Modell 348
drive 84

E

Ebenmaß 120
ed perspective 165
ego-defense 165
Einzelfalldiagnostik 38
Elterngespräch 112
emotionale Faktoren 78
emotionales Zeichen 53
emphasis 84
Entfaltungstest 179
Entwicklung der Symbolisierungsfähigkeit 29
Entwicklungsbedingungen und Kinderzeichnungen 64
Entwicklungsdefizit 55
Entwicklungsmerkmale 78
Entwicklungsrückstand 54
Entwicklungsstörungen 16
Erfassungstyp 283
erotische Darstellungen 85
essentielle Details 85
Explorationsspiel 226
Explorationssystem 298
Extrapunitivität 165

F

Fabelmethode 159
Familie in Tieren (FiT) 96
Familien- und Kindergarten-Interaktionstest (FIT-KIT) 355
Familien-Beziehungs-Test (FBT) 361, 384
Familienbrett 364
Familienbrett von KIKT-TheMa 369
Familiendiagnostik 294, 345
Familien-Identifikationstest 350
familienrechtliche Begutachtung 375
Familiensystemtest (FAST) 35, 367, 385
Familienzeichnungen 302
Familie-Zeichnungen 95
Family Relations Test (FRT) 352, 385
Farbe 61
Feinfühligkeit 300

Fernsehkonsum 80
Feuer 90
Fische 121
Flow 222
Fokus 191
force 222
formale Operation 227
Formlösung 120
Formniveau 283
Fort-da-Spiel 228, 230
Fremde Situation 295
Frustrations-Aggressions-Hypothese 164
Frustrationstoleranz 165
Funktionslust 50

G

Geltung 43
gemeinsame Imagination von Mutter/Vater und Kind 338
Geschichte projektiver Verfahren 25
Geschichtenergänzungsverfahren zur Bindung 5–8-jähriger Kinder (GEV-B) 310
Geschichten-Erzähl-Test projektiv (GETp) 211
Gestaltpsychologie 127
Gestalttherapie 235
Gewaltspiele 225
Gitter-Technik (Gridtechnik) 182, 197, 322
Gleichmaß 120
graphische Ausführung 132
graphische Grundelemente 57
graphisches Grundvokabular 52

H

Hadesbuch 277
Hamburger Familienbrett 365
Handlungsspiel 227
Häufigkeit von Teilleistungsstörungen 16
Hauptgütekriterien 33
Haus 89
Haus-Baum-Feuer-Wasser-Mensch-Test (HBFWMT) 88
Haus-Baum-Mensch-Test 82
Helden 148
Hemmung 175
hero 148, 181
heuristisch 41
Himmel 121
hochbegabte Kinder 54
Holtzman Inkblot Technique (HIT) 290
House-Tree-Person Technique (H-T-P) 82
Human-Figure-Drawing-Test 77
humanistische Psychologie 348

I

Imagination 27
Imagination »Baum« 70
Imagination »Drei Bäume« 117
Imagination mit beiden Eltern 338
implizites Selbst 32
Impunitivität 165
Initialbild 245
inkrementelle Validität 287
innere Arbeitsmodelle 298
Insel 122
intellektueller Realismus 51
Intelligenz 54
interpersonelle Diagnostik 347
Intropunitivität 165
ironisierende Darstellung 135
Isolation 176

K

Katathym Imaginative Psychotherapie (KIP) 69, 332
Katathymes Bilderleben (KB) 69, 117, 332
Kinder-Apperzeptions-Test (CAT) 199
Kinderwelttest 267
Kinderzeichnungen im Elterngespräch 112
Kindeswohlgefährdung 382
Kinetic-Family Drawing Technique (KFD) 110
Kinetic-House-Tree-Person Drawings 83
Klecksographien 277
Klientenzentrierte Psychotherapie 234
kognitive Abtrennung 328
Kohärenz 328
Kommunikationsfunktion 50
Komplex 160
konkrete Operationen 226
Konsistenz 85
Konstruktionsspiel 226
Konstruktive Internale Kohärenz 308
Konstruktivismus 347, 348
Kopfschmerzen 140
Körperspiel 227
Kreativität 27
Kritzel- oder Schnörkelspiel 142
Kritzelphase 51
Kulturgeschichte des Spiels 223
Kulturvergleich 57
kursorische Durchsicht 190
Kvebaek Family Sculpture Test (KFST) 364
Kybernetik 348

L

Längsschnittanalyse 190
Latenz 228
line quality 84

M

Main und Cassidy-System 295
Mann-Zeichen-Test 75
Märchendialoge mit Kindern 216
Märchentest (Fairy Tale Test) 213
Meer 121
Mensch 91
Mensch-Zeichentest 75
Menschzeichnungen 75
mentale Repräsentation 52
Mentalisierung 29
Migräne 140
Modell der narrativen Kohärenz 299
Modell der Phaseninadäquatheit 299
Modell der Verzerrungen 299
Modell des dominanten Themas 299
Modusorientierte Spieltherapie 234
Mond 121
Multiaxiales Klassifikationsschema 17
Mutter-Kind-Psychotherapie 293

N

Nachahmungsfunktion 50
Nachbefragung 63
Nachgespräch 188
Narrativ 149, 182
narrative systemische Spieltherapie 236
Nebengütekriterien 34
needs 148, 180, 181
neurotischer Konflikt 55
nicht essentielle Details 85
nicht-direktive Spieltherapie 235

O

Objektbeziehungstheorie 348
Objektivität 33, 38, 41, 43
Objektkonstanz 29
Objektrepräsentanzen 30
Objektstufe 191, 217
obstacle-dominance 165
ödipales Spiel 228
Online-Spiele 225
organization 84

Original-Antwort 283

P

Pathologie des Spielens 238
Patte Noir (PN) 177
persönliche Erfahrung 329
Personzentrierte (kindzentrierte) Spieltherapie 234
Perspektive 86
Phantasie 27
Picture Frustration Test (PFT) 164
Pigem-Test 107, 152
Plämokasten 267
Populär-Antwort 282
postödipales Spiel 228
pragmatische Validierung 183
präödipales Spiel 227
präoperationales Denken 29
Prävalenz psychischer Störungen 15
Preschool Assessment of Attachment 295
press 148, 180, 181
Primärprozess 28, 59
Problemkuchen 139
Problemsystem 347
ProDiBez 317
Projective Storytelling Cards 211
Projektion 24
Projektive Methoden 17
Projektive Verfahren 18
Projektiver Test 36
Proportionen 86
Prüfverfahren qualitativ-heuristischer Methodik 43
psychoanalytische Entwicklungslehre 160
psychoanalytische Interpretationsmethode von Rauchfleisch 190
psychodynamische Familiendiagnostik 345
psychologische Tests 33
Puppenspiel 226

Q

Q-Sort-Methode 295
qualitative Methoden 42
qualitativ-heuristisch 40
qualitativ-heuristische Verwendungspraxis 41
quantitative Methoden 42

R

Rationalisierung 176

Rauchgewohnheiten 80
Raumorientierung 59
Raumschema 60
Raumschema Scenotest 260
Raumsymbolik 59
Regelmaß 120
Regelspiel 227, 228
Regensburger Untersuchung 302
Regression 69
Reifungsverzögerung 53
Reliabilität 33
Repräsentationen 298
Risikofaktoren 16
Rollenspiel 226
Rorschach Prognostic Rating Scale (RPRS) 287
Rorschach-Test 275, 385

S

Sachlösung 120
Sachverständige 377
Sandbilder 241
Sandkasten 244
Sandspiel 243
Sandspieltherapie 241
Satzergänzungstests 154
Sceno-2 253
Sceno-R 253
Scenotest 251, 383
Scenotest in familienrechtlichen Begutachtungssituationen 380
Schemaphase 51
Schematherapie 233
schematische Auswertung 190
Schichtenmodell 127
Schiff 122
Schock 283
Schulangst-Test 206
Schweinchen-Schwarzfuß-Test (SFT) 170
Sekundärprozess 28, 59
Selbstkonzept 57
Selbstwirksamkeit 328
sensomotorische Intelligenz 226
sensomotorisches Denken 53
Separation Anxiety Test (SAT) 306
sequence 85
Sichtweisen der Diagnostik 39
Signierung 276
Sinn- oder Symbollösung 120
Sinnzeichen 52
situation test 180
Situationsklassen 356
Skripttheorie 356
Social Cognition and Object Relations Scales SCORS 192

Sonne 121
Sorge- und umgangsrechtliche Testbatterie (SURT) 387
Soziales Atom 138
Spiel 221
spielbasierte Befragungstechniken 352
Spieldiagnostik 233
Spielraum 231
Spielsachen 224
Spielstörungen 232
Spielverhalten 258
Squigglespiel 142
Stadium der formalen Operationen 30
Stadium der konkreten Operationen 30
Sterne 121
Sterne-Wellen-Test (SWT) 118
Stimmungslösung 120
Strichführung 61, 84
Struktur- und Systemdiagnose 345
Stufenmodell der Intelligenzentwicklung von Piaget 53
Subjektives Erleben 32
Subjektives Familienbild (SFB) 350
Subjektivität 38, 41
Subjektstufe 191, 217
Symbol 28, 31, 58, 243
Symboldrama 332
Symbolik 89, 121
Symbolisierung 27, 29
Symbolspiel 226
Synchronie 328
systemische Diagnostik 237
systemische Familiendiagnostik 348
systemische Familientherapie 348
Systemische Therapie 236
Systemtheorie 348

T

Teile-Arbeit 243
Tendenzidentifikation 171
Testgütekriterien 33
thematische Apperzeptionsverfahren 148
Thematischer Apperzeptionstest (TAT) 179, 384
Theorie der Frustrationsvereitelung 165
Theorie des Spiels 230
Tierfamilie 96
Tiersymbolik 99
Tierwunschprobe 152
time 84
Tintensäue 277
Traumanalyse 174
Traumbaum 73
Trennungsangst-Test 306

U

Übergangsobjekte 224
Übergangsraum 231
Über-Ich-Pathologie 56
Übertragung 191
unbewusste Abwehr 56
Unbewusstes 32

V

Validität 33
Verbundenheit 328
Verhaltensbeobachtung 187
Verhaltenstypen 258
Verleugnung 175
Verschiebung 176
Vertuschen 175
Verzauberte Familie (VF) 106
Verzerrungen der Beziehungsrepräsentation 336
visueller Realismus 51
Vogel Dodo Hypothese 164
Vogelperspektive 135
voroperationales Denken 53

W

Wartegg-Zeichen-Test 126
Wasser 91
Wellen 121
Wittgenstein-Index 67
Wunschfamilie in Tieren 104
Wunschprobe 150
Würzburger Rorschach-Modifikation 290

Z

Zahlenlotto 224
Zauberer 108
Zeichen 28
Zeichne einen Menschen! 79
Zeichne-einen-Menschen-Test ZEM 77
zeichnerische Entwicklung von Kindern 51
zeichnerische Gestaltungsverfahren 49
Zeichnungen 54
Zeitvorstellung 60
Zürcher Bewertungssystem 75